平乐正骨系列丛书

总主编 郭艳幸 杜天信

平乐正骨养骨学

郭艳幸 郭珈宜 李峰 主编

15

PINGLE GUO'S
ORTHOPAEDIC

中国中医药出版社
·北京·

图书在版编目（CIP）数据

平乐正骨养骨学 / 郭艳幸，郭珈宜，李峰主编 .—北京：中国中医药出版社，2018.12

（平乐正骨系列丛书）

ISBN 978 – 7 – 5132 – 5192 – 1

Ⅰ . ①平… Ⅱ . ①郭… ②郭… ③李… Ⅲ . ①正骨手法 Ⅳ . ① R274.2

中国版本图书馆 CIP 数据核字（2018）第 210562 号

中国中医药出版社出版

北京市朝阳区北三环东路 28 号易亨大厦 16 层

邮政编码 100013

传真 010-64405750

保定市中画美凯印刷有限公司印刷

各地新华书店经销

开本 787 × 1092 1/16 印张 29.5 字数 593 千字

2018 年 12 月第 1 版 2018 年 12 月第 1 次印刷

书号 ISBN 978 – 7 – 5132 –5192 – 1

定价 189.00 元

网址 www.cptcm.com

社 长 热 线 010-64405720

购 书 热 线 010-89535836

维 权 打 假 010-64405753

微信服务号 zgzyycbs

微商城网址 https://kdt.im/LIdUGr

官 方 微 博 http://e.weibo.com/cptcm

天猫旗舰店网址 https://zgzyycbs.tmall.com

如有印装质量问题请与本社出版部联系（010-64405510）

《平乐正骨养骨学》编委会

主　编　郭艳幸　郭珈宜　李　峰

副主编　赵庆安　郭马珑　孙贵香　吕振超
　　　　曾序求

编　委　（按姓氏笔画排序）

　　　　王国杰　王振亚　文永兵　吕振超

　　　　朱小磊　刘　强　刘　斌　孙贵香

　　　　孙乾坤　苏晓川　李　峰　李东升

　　　　杨　磊　杨新成　宋鹏程　张云飞

　　　　张玉可　张晓丽　张康乐　张冀东

　　　　陈　刚　范克杰　易亚乔　赵东亮

　　　　赵庆安　胡　梅　郭马珑　郭珈宜

　　　　郭艳幸　崔宏勋　章　奕　程　栋

　　　　曾序求

主　审　郭艳锦

正骨医学瑰宝　造福社会民生（陈序）

　　平乐郭氏正骨，享誉海内外，是我国中医正骨学科的光辉榜样，救治了大量骨伤患者，功德无量，是我国中医药界的骄傲。追溯平乐正骨脉络，实源于清代嘉庆年间，世代相传，医术精湛，医德高尚，励学育人，服务社会，迄今已有220余年历史。中华人民共和国成立以后，平乐正骨第五代传人高云峰先生将其家传秘方及医理技术传于天下，著书立说，服务民众。在先生的引领下，1958年创建河南省平乐正骨学院，打破以往中医骨伤靠门内传授之模式，中医骨伤医疗技术首次作为一门学科进入大学及科学研究部门之殿堂，学子遍布祖国各地，形成平乐正骨系统科学理论与实践体系，在推动中医骨伤学科的传承与发展方面做出了重大的贡献。以平乐正骨第六代传人、著名骨伤科专家郭维淮教授为代表的平乐正骨人，更是不断创新、发展和完善，使"平乐正骨"进一步成为以理论架构完整、学术内涵丰富、诊疗经验独特、治疗效果显著等为优势的中医骨伤科重要的学术流派，确立其在中医骨伤科界的重要学术地位。由于平乐郭氏正骨的历史性贡献与影响，"平乐郭氏正骨法"于2008年6月被国务院列入国家第一批非物质文化遗产保护名录；2012年，"平乐郭氏正骨流派"被国家中医药管理局批准为国家第一批中医学术流派传承工作室建设单位。

　　《平乐正骨系列丛书》从介绍平乐正骨的历史渊源、流派传承等发展经历入手，分别论述了平乐正骨理论体系、学术思想、学术特色及诊疗特色，包括伤科"七原则""六方法"，平乐正骨固定法、药物疗法、功能锻炼法等。此外，还生动论述了平乐正骨防治结合的养骨法、药膳法，以及平衡思想等新理念、新思路和新方法，囊括了平乐正骨骨伤科疾病护理法及诊疗规范，自成一体，独具特色。从传统的平乐正骨治伤经典入手，由点及面，把平乐正骨的预防规范、诊疗规范、护理规范、康复规范等立体而全面地呈献给社会，极具实用性及科学性。该书集我国著名的骨伤科学术流派——平乐正骨之大成，临床资料翔实、丰富、可靠，汇聚了几代平乐正骨人的心血，弥足珍贵。

该书系从预防入手，防治结合，宗气血之总纲，守平衡之大法，一些可贵的理论或理念第一次呈献给大家，进一步丰富、发展了平乐正骨理论体系，集理、法、方、药于一体，具有较强的系统性、创新性、实用性和科学性，丰富和完善了中医骨伤疾病诊疗体系，体现了平乐正骨中西并重、兼收并蓄、与时俱进的时代性和先进性。该书既可供同行参考学习，寓教于学，也可作为本学科的优秀教材。

随着世界医学的发展、人类疾病谱的变化，以及医学科学技术的进步，人们更加关注心理因素和社会因素对于疾病的影响，更加关注单纯医疗模式向"医疗、保健、预防"综合服务模式的转变。在为人民健康服务的过程中，平乐正骨始终坚持以患者需求为本，疗效为先，紧紧围绕健康需求，不断探索、创新与发展。今天，以杜天信院长及平乐正骨第七代传人郭艳幸教授为代表的平乐正骨人，秉承慎、廉、诚之医道医德，弘扬严谨勤勉之学风，继承发扬，严谨求实，博采众长，大胆创新，在总结、继承、更新以往学术理论和临床经验的基础上，对平乐正骨进行了更深层次的挖掘、创新，使得平乐正骨从理论到实践都进一步取得了重大突破。

纵观此系列丛书，内涵丰富，结构严谨，重点突出，实用性强，体现了"古为今用，西为中用"和中医药学辨证论治的特点，可以为中医骨伤科学提供重要文献，为临床医师提供骨伤科临床诊疗技术操作指南，为管理部门提供医疗质量管理的范例与方法，为从业者提供理论参考标准和规范，为人民大众提供防治疾病与养生的重要指导。

我深信此套丛书的出版，必将对中医骨伤科学乃至中医药学整体学术的继承与发展，做出新的贡献，是以为序。

陈可冀

中国科学院资深院士

中国中医科学院首席研究员

2018 年元月于北京西苑

继往开来绽新花（韦序）

受平乐郭氏正骨第7代传人、国家级非物质文化遗产项目中医正骨疗法（平乐郭氏正骨法）代表性传承人郭艳幸主任医师之邀，为其及杜天信教授为总主编的《平乐正骨系列丛书》做序，不由得使我想到了我的母校——河南平乐正骨学院，如果不是受三年自然灾害影响，今年就是她的"花甲之年"。

1955年冬天，平乐郭氏正骨第5代传人高云峰先生到北京参加全国政协会议，当毛泽东主席见到高云峰时，指着自己的胳膊向她说："就是这里折了，你能接起来吗？现在公开了，要好好培养徒弟，好好为人民服务！"毛主席的教导，给予高云峰先生多么大的鼓舞啊。她回到洛阳孟津平乐家中，不久就参加了工作，立下了要带好徒弟，使祖传平乐郭氏正骨技术惠及更多患者的决心。

在党和政府的关怀、支持下，于1956年9月成立了河南省平乐正骨医院（河南省洛阳正骨医院的前身），这是我国最早的一家中医骨伤专科医院，高云峰先生为首任院长。平乐郭氏正骨也因其技术优势与特色在全国产生了巨大影响，《河南日报》《健康报》《人民日报》为此做了相继报道，平乐郭氏正骨医术被誉为祖国医学宝库中的珍珠（见1959年10月17日《健康报》）。

1958年，为进一步满足广大人民群众对医疗保健事业日益增长的需求，把中医正骨医术提高到新的水平，经国家教育部和河南省政府有关部门批准，在平乐正骨医院的基础上，由高云峰先生主持成立了我的母校河南平乐正骨学院——全国第一所中医骨科大学，高云峰先生任院长。平乐正骨学院的成立，开辟了中医骨伤现代教育的先河，为中医骨伤科掀开了光辉灿烂的历史篇章，使中医骨伤由专有技术步入了科学的殿堂。高云峰先生是我国中医骨伤高等教育当之无愧的开拓者和奠基人。新中国成立后，中医骨伤的骨干力量由此源源不断地输送到祖国各地，成为各省公立医院骨伤科或学院骨伤系的创始人及学术带头人。因此，河南平乐正骨学院被学术界誉为中医骨伤的"黄埔军校"。同时，在学术界还有"平乐正骨半天下"的美誉。

1960 年 9 月上旬，我第一次乘火车，在经过两天两夜的旅程后，来到了位于洛阳市白马寺附近的河南平乐正骨学院，被分在本科甲二班，这个班虽然仅有 19 名学生，却是来自国内 14 个省、市、自治区的考生或保送生。日月如梭，50 多年前的那段珍贵的经历令我终生难忘，我带着中医骨伤事业的梦想从平乐正骨学院启航，直到如今荣获"国医大师"殊荣。

经过几代平乐正骨人的不懈努力，平乐正骨弟子遍及海内外，在世界各地生根、发芽、开花、结果，为无数患者带来福祉。如今的平乐正骨流派已成为枝繁叶茂的全国最大最具影响力的学术流派之一，河南省洛阳正骨医院也已成为一所集医疗、教学、科研、产业、康复、文化于一体的具有 3000 多张床位的三级甲等省级中医骨伤专科医院。站在新时代的起点，发展和创新平乐正骨、恢复高等教育是新一代平乐正骨人的肩负使命，也是我和其他获得平乐郭氏正骨"阳光雨露"者的梦想和愿望。

《平乐正骨系列丛书》共约 700 余万字，含 18 个分册，包含《平乐正骨发展简史》《平乐正骨史话》《平乐正骨基础理论》《平乐正骨平衡学》《平乐正骨常见病诊疗规范》《平乐正骨诊断学》《平乐正骨影像学》《平乐正骨骨伤学》《平乐正骨筋伤学》《平乐正骨骨病学》《平乐正骨手法学》《平乐正骨外固定法》《平乐正骨药物治疗学》《平乐正骨养骨学》《平乐正骨康复药膳》《平乐正骨康复法》《平乐正骨护理法》《平乐正骨骨伤常见疾病健康教育》等，是对 220 余年平乐正骨发展成果与临床经验的客观总结，具有鲜明的科学性、时代性和实用性。此套丛书图文并茂，特色突出，从平乐正骨学术思想到临床应用等，具体翔实地介绍了平乐正骨的诊疗方法和诊疗特色。平乐正骨有高等院校教育的过去和今天的辉煌，将来也必然能使这段光荣的历史发扬光大，结出累累硕果。《平乐正骨系列丛书》是中医骨伤从业者难得的一套好书，也是中医骨伤教学的好书，特别适用于高等医药院校各层次的本科生、研究生阅读。

特为此序！

韦贵康

国医大师

世界手法医学联合会主席

广西中医药大学终身教授

2018 年 6 月

百年正骨 承古拓新（孙序）

在河洛文化的发祥地、十三朝古都洛阳，这块有着厚重历史文化底蕴的沃土上，孕育成长着一株杏林奇葩，这就是有着220余年历史、享誉中外的平乐郭氏正骨。自郭祥泰于清嘉庆元年（1796）在平乐村创立平乐正骨以来，其后人秉承祖训，致力于家学的发展与创新，医术名闻一方。1956年，平乐正骨第五代传人高云峰女士，在毛泽东主席的亲切勉励下，带领众弟子创办了洛阳专区正骨医院，1958年创建平乐正骨学院，1959年创建平乐正骨研究所，并自制药物为广大患者服务，使平乐正骨于20世纪50年代末即实现了医、教、研、产一体化，学子遍及华夏及亚、欧、美洲等地区和国家，成为当地学科的带头人和骨干力量，平乐正骨医术随之载誉国内外，实现了由医家向中医著名学术流派的完美转型。平乐郭氏正骨第六代传人郭维淮，作为首届国家级非物质文化遗产传承人，带领平乐正骨人，将平乐郭氏正骨传统医术与现代科学技术结合，走创新发展之路，使平乐郭氏正骨以特色鲜明、内涵丰富、理论系统、疗效独特等为优势，为"平乐正骨"理论体系的形成奠定了坚实的基础，为中医骨伤科学的发展做出了重要贡献。

《平乐正骨系列丛书》全面介绍了国家非物质文化遗产——平乐郭氏正骨的内容，全方位展现了平乐正骨的学术思想和特色。丛书包含18个分册，从介绍平乐正骨的历史渊源、流派传承等情况入手，分别论述了平乐正骨学术思想、学术特色、理论体系及诊疗特色，尤其是近年理论与方法的创新，如"平衡思想""七原则""六方法"等。丛书集220余年平乐正骨学术之精华，除骨伤、骨病、筋伤等诊疗系列外，还涵盖了平乐正骨发展史、基础理论、平衡学、正骨手法、固定法、康复法、护理法等，尤其是体现平乐郭氏正骨防治结合思想的养骨法、药膳法和健康教育等，具有鲜明的时代特点，符合现代医学的预防－医学－社会－心理之新医学模式，为广大患者带来了福音。

统观此丛书，博涉知病、多诊识脉、屡用达药，继承我国传统中医骨伤科学之精华，结合现代医学之先进理念，承古拓新，内容丰富，实用性强，对骨伤医生及研究者有很好的指导作用。全书自成一体，独具特色，是一套难能可贵的好书。

《平乐正骨系列丛书》由洛阳正骨医院、郑州骨科医院、深圳平乐骨伤科医院等平乐正骨主要基地的百余名专家共同撰著，参编专家均为长期工作在医、教、研一线，临床经验丰富的平乐正骨人；临床资料翔实、丰富、可靠，汇聚了几代平乐正骨人的心血，弥足珍贵。

叹正骨医术之精妙，殊未逊于西人，虽器械之用未备，而手法四诊之法既精，则亦足以赅括之矣。愿此书泽被百姓，惠及后世。

中华中医药学会副会长

中华中医药学会骨伤专业委员会主任委员

中国中医科学院首席专家

2018 年 3 月

施 序

　　"平乐正骨"是我国中医骨伤学科著名流派之一，被列为国家级非物质文化遗产，发祥于我国河南省洛阳市孟津县平乐村，先祖郭祥泰自清代创始迄今已历七代，相传220余年，被民众誉为"大国医""神医"，翘楚中华，饮誉海内外。中医药学是一个伟大宝库，积聚了历代医家深邃的创新智慧、理论发明和丰富的临证经验。在如此灿若星河的中医药发展历史画卷中，"平乐正骨"俨然是一颗熠熠生辉的明珠。"洛阳春色擅中州，檀晕鞓红总胜流。"近220余年来，西学东进，加之列强欺凌，包括中医药在内的我国优秀民族传统文化屡遭打压。然而，"平乐正骨"面对腥风血雨依然挺立，诚为奇葩。我国中医骨伤同道在引以为傲的同时每每发之深省，激励今日之前行。

　　"平乐正骨"自先祖郭祥泰始，后经郭树楷、郭树信相传不辍，代有建树，遂形成"人和堂""益元堂"两大支系。郭氏家族素以"大医精诚"自励，崇尚"医乃仁术"之宗旨，坚持德高济世、术优惠民为己任之价值取向和行为规范，弘扬"咬定青山不放松，立根原在破岩中。千磨万击还坚劲，任尔东西南北风"的创业精神，起废除伤、病愈膏肓、妙手回春等众多轶事传闻誉溢乡里域外，不绝于耳。"平乐正骨"植根民众，形成"南星""北斗"之盛况经久不衰。中华人民共和国成立后的60多年来，在中国共产党的中医政策指引下，更是蓬勃发展。在第五代传人高云峰女士和第六代传人郭维淮教授的推进下日臻完善，先后建立了公立洛阳正骨医院、平乐正骨学院、河南省平乐正骨研究所。河南省洛阳正骨医院以三级甲等医院的规模和医疗品质，每年吸引省内外乃至海外数以百万计的骨伤患者，为提升医院综合服务能力，他们积极开展中西医结合诊疗建设，不断扩大中医骨伤治疗范围和疗效水平。平乐正骨学院及以后的培训班为国家培育了数千名优秀骨伤高级人才，时至今日，他们中的大多数已成为我国中医骨伤科事业的学科带头人、领军人才或著名学者。改革开放以来，在总结临床经验的同时，引入现代科技和研究方法，河南省洛阳正骨研究所获得多项省和国家重大项目资助，也获得多项省和国家科技奖项，在诸多方面为我国当代中医骨伤事业发展做出了重大贡献，河南省洛阳正骨医院也被国家列为部级重点专科和全国四大基地之一。"天行健，君子以自强不息"，郭氏门人始终在逆境中搏击，在成功中开拓。以"平乐正骨"为品牌的洛阳正骨医院，在高云峰等历届院长的带领下，成功地将"平乐正骨"由民间医术转向中医现代化的诊疗体系，由传统医技转向科技创新的高端平台，由单纯口授身传的师承育人模式转向现代学校教育制度的我国高等中医骨伤人才培养的摇篮，从而实现了难能可贵的历史跨越。中医药事业的发展应以"机构建设为基础，人才培养为关键，学术发展为根本，科学管理为保障"，这是20世纪80年代国家中医药管理局向全国提出的指导方针，河南省洛阳正骨医院的实践和成功无疑证实了其正确性，而且是一个先进的范例。

牡丹为我国特产名贵花卉，唐盛于长安，至宋已有"洛阳牡丹甲天下"之说，世颂为"花王"。刘禹锡《赏牡丹》诗曰："庭前芍药妖无格，池上芙蕖净少情。唯有牡丹真国色，花开时节动京城。""平乐正骨"正是我国中医药百花园中一株盛开不衰的灿烂花朵，谨借此诗为之欢呼！

继承创新是中医药事业振兴的永恒主题。在流派的整理与传承中，继承是前提、是基础。"平乐正骨"以光辉灿烂的传统文化为底蕴，有着丰富的学术内涵和独具特色的临证经验。其崇尚"平衡为纲，整体辨证，筋骨并重，内外兼治，动静互补"的学术思想，不仅是数代郭氏传人的经验总结，而且也充分反映了其哲学智慧，从整体上阐明了中医药特色优势在"平乐正骨"防治疾病中的运用。整体辨证是中医学的基本观点，强调人与自然的统一，人自身也是一个统一的整体。中医学理论体系的形成渊薮于中国古典哲学，现代意义上的"自然"来自拉丁语 Nature（被生育、被创造者），最初含义是指独立存在，是一种本能地在事物中起作用的力量。中国文人的自然观远在春秋时期即已形成，闪烁着哲学睿智。《道德经》曰："人法地，地法天，天法道，道法自然。"后人阮籍曰："道即自然。"《老子》还强调"柔弱胜刚强""天下莫柔弱于水，而攻坚强者莫之能胜，以其无以易之。弱之胜强，柔之胜刚，天下莫不知，莫能行"。相传出于孔子之手的《周易大传》提出刚柔的全面观点，认为"刚柔者，昼夜之象也""君子知微知彰，知柔知刚，万夫之望""刚柔相推而生变化""一阴一阳之谓道"。《素问·阴阳应象大论》进一步明确提出："阴阳者，天地之道也；万物之纲纪，变化之父母，生杀之本始，神明之府也。"天人相应的理念，加之四诊八纲观察分析疾病的中医学独有方法，不仅使整体辨证有可能实施，而且彰显了其优势。"平乐正骨"将这些深厚的哲理与骨伤临床结合，充分显示其文化底蕴和中医学的理论造诣。"骨为干，肉为墙"，无论从生理或病理角度，中医学总是将筋骨密切联系，宗筋束骨，在运动中筋骨是一个统一的整体，只有在动静力平衡的状态下才能达到最佳功能。"肝主筋""肾主骨""脾主肌肉"，"平乐正骨"提出的"筋骨并重，内外兼治"正是其学术思想的灵活应用。在我看来，"动静互补"比"动静结合"有着更显明的理论特征和实用价值。在骨伤疾病的防治中，动和静各有其正面和负面的作用，因而要发挥各自的正能量以避免消极影响，这样便需要以互补为目的形成两相结合的科学方法，如果违背了这一目的，动和静失去量的限制，结合仅是一种形式，甚至不利于损伤的修复。科学的思维，其延续往往不受光阴的限制，甚至有异曲同工之妙。现代研究证实，骨膜中的骨祖细胞对骨折愈合起着重要作用，肌肉是仅次于骨膜最接近骨表面的软组织，适当的肌肉收缩应力可以促进骨的发育和损伤愈合，肌肉中的丰富血管为骨提供了营养供应，肌肉的异常（包括功能异常）也会影响骨量和骨质。临床研究表明，即使不剥离骨膜，肌肉横断损伤也会延迟骨折愈合。因此，除骨膜和骨髓间充质的干细胞外，肌肉成为影响骨折愈合的又一重要组织，其中肌肉微环境的改变则是研究的重要方面。220 多年前的"平乐正骨"已在实践中体现了这种思维，并探索其规律。

基于上述的理论和实践，"平乐正骨"形成了一整套独具特色的诊疗方法，包括手法、内外药物治疗、练功导引等，将骨伤疾病的防治、康复、养生一体化。早在 20 世纪 50 年代，高云峰、郭维淮等前辈已将众多家传秘方和技术公诸于世。"平乐正骨"手到病除的技艺来自于郭氏历代传人的精心研究和积累，也与其注重学术交流、博采众长密切相关。"平乐正骨"的发源地也是少林寺伤科的发祥地。相传北魏孝文帝（495）时，少林寺始建于河南登封市北少室山五乳峰下。印度佛教徒菩提达摩曾在该寺面壁 9 年，传有"达摩十八手""心意拳"等。隋末少林寺僧助秦王李世民有功受封，寺院得到发展，逐渐形成与武术相结合的伤科技法，称为"少林寺武术伤科"，在唐代军营中推广应用，少林寺秘传内外损伤方亦得以流传。作为文化渊源，对"平乐正骨"不无影响。

洛阳之称首见于《战国策·苏秦以连横说秦》。早在距今六七千年前，该地区已发展到母系氏族繁荣阶段，著名的仰韶文化即发现于此。自周以来相继千年，成为中原地区历史上重要的政治、文化、经济、商贸、科技中心。在我国历史上有着重要地位的大批经典名著、科技发明多发迹于此。如《说文解字》《汉书》《白虎通义》《三国志》《博物志》《水经注》《新唐书》《资治通鉴》，以及"蔡侯纸""龙门石窟""唐三彩"等均为光灿千古之遗存。此外，如"建安七子"、三曹父子、"竹林七贤"、"金谷二十四友"、李白杜甫相会、程氏兄弟理学宣讲，以及白居易以香山居士自号，晚年居洛城 18 年等群贤毕至、人才荟萃。唐·卢照邻曾曰："洛阳富才雄。"北宋·司马光有诗曰："若问古今兴废事，请君只看洛阳城。"在如此人文资源丰富的地域诞生"德才兼高、方技超群"的"平乐正骨"应是历史的必然。以"平乐正骨"第七代传人杜天信教授、郭艳幸教授为首的团队肩负历史责任和时代使命，率领河南省洛阳正骨医院和河南省正骨研究院，在继承、创新、现代化、国际化的大道上快速发展，为我国中医骨伤学科建设和全面拓展提供了宝贵经验，做出了重大贡献，他们不负众望，成为"平乐正骨"的后继者、兴旺的新一代。汇积多年经验，经过认真谋划，杜天信教授、郭艳幸教授主编的《平乐正骨系列丛书》共 18 册即将出版，该套书图文并茂，洋洋大观，可敬可贺。当年西晋大文豪左思移居洛阳，筹构 10 年，遂著《三都赋》而轰动京城，转相录抄以致难觅一纸，遂有"洛阳纸贵"之典故脍炙人口，千年相传。本书问世，亦当赞誉有加，再现"洛阳纸贵"，为世人目睹"平乐正骨"百年光彩而呈献宝鉴。

不揣才疏，斯为序。

施杞

中医药高校教学名师
上海中医药大学脊柱病研究所名誉所长、终身教授
中华中医药学会骨伤分会名誉主任委员
乙未夏月

总前言

发源于河洛大地的平乐郭氏正骨医术是中医药学伟大宝库中的一颗明珠，起源于1796年，经过220余年的发展，平乐正骨以其特色鲜明、内涵丰富、理论系统、疗效独特、技术领先的优势及其所秉承的"医者父母心"的医德、医风，受到海内外学术界的广泛关注，并成为国内业界所公认的骨伤科重要学术流派。2008年6月，平乐郭氏正骨法被载入国务院公布的第二批国家级非物质文化遗产名录和第一批国家级非物质文化遗产扩展项目名录。平乐正骨理论体系完整，并随着时代进步和科学发展而不断丰富，其整体性体现在理、法、方、药各具特色，诊、疗、养、护自成体系等方面。但从时代发展和科学进步的角度看，平乐正骨理论一方面需要系统总结与提炼，进一步规范化、系统化，删繁就简；另一方面需要创新与发展，突出其实用性及科学性。在国家大力倡导发展中医药事业的背景下，总结和全面展示平乐正骨这一宝贵的非物质文化遗产，使其造福更多患者，《平乐正骨系列丛书》应运而生。

发掘与继承、发展与创新是平乐正骨理论的显著特征。平乐正骨在中医及中西医结合治疗骨伤科疑难疾患方面，形成了自己的学术特色。其学术特征主要表现为"平衡为纲、整体辨证、筋骨并重、内外兼治、动静互补、防治结合、医患合作"七原则和"诊断方法、治伤手法、固定方法、药物疗法、功能疗法、养骨方法"六方法及"破瘀、活血、补气"等用药原则。这些原则和方法是平乐正骨的"法"和"纲"，指导着平乐正骨的临床研究与实践，为众多患者解除了痛苦。在不断传承发展过程中，平乐正骨理论体系更加系统、完善。

在新的医学模式背景下，平乐正骨的传承者重视生物、心理、社会因素对人体健康和疾病的综合作用和影响，从生物学和社会学多方面来理解人的生命，认识人的健康和疾病，探寻健康与疾病及其相互转化的机制，以及预防、诊断、治疗、康复的方法。作者结合中医养生理论及祖国传统文化，审视现代人生活、疾病变化特点，根据人类生、长、壮、老、已的规律，探索人类健康与疾病的本质，不断提高平乐正骨对筋骨系统的健康与疾病及其预防和治疗的理性认识水平，提出了平乐正骨的平衡思想，并将平乐正骨原"三原则""四方法"承扬和发展为"七原则""六方法"，形成了平乐正骨理论体系的基本构架。

作为平乐正骨医术的传承主体，河南省洛阳正骨医院（河南省骨科医院）及平乐正骨的传承者在挖掘、继承、创新平乐郭氏正骨医术的基础上，采取临床研究与基础研究相结合的方法，通过挖掘、创新平乐正骨医术及理论，并对现有临床实践及科学技术进行提炼总结、研究汇总，整理成《平乐正骨系列丛书》，包含18个分册，全面介绍国家级非物质文化遗产——平乐郭氏正骨法的内容，全方位展现平乐正骨的学术思想、学术特色，集中体现平乐正骨的学术价值及其研究进展，集220余年尤其是近70年的理论与实践研究之精粹，以期更好地造福众患，提携后学，为骨伤学科的发展及现代化尽绵薄之力。

最后，感谢为平乐正骨医术做出巨大贡献的老一辈平乐正骨专家！感谢为平乐正骨医术的创新和发展努力工作的传承者！感谢一直以来关注和支持平乐正骨事业发展的各级领导和学术界朋友！感谢丛书撰稿者多年来的辛勤耕耘！同时也恳请各界同仁对本丛书中的不足给予批评指正。再次感谢！

《平乐正骨系列丛书》编委会

2017 年 12 月 18 日

主编简介

郭艳幸　女，平乐正骨第七代传人，国家二级主任医师，教授，硕士、博士生导师，博士后指导老师，享受国务院政府特殊津贴专家，河南省名中医，河南省骨关节病防治创新型科技团队首席专家与负责人。国家名老中医郭维淮学术经验继承人，国家非物质文化遗产中医正骨法（平乐郭氏正骨法）代表性传承人，平乐郭氏正骨流派学术带头人，国家"十二五"临床重点专科学术带头人，河南省中医临床学科领军人才培育对象、洛阳市科技创新领军人才、洛阳市特级名医。现任河南省洛阳正骨医院河南省骨科医院业务副院长，兼任中华中医药学会理事会理事，中华中医药学会骨伤专业委员会副主任委员，中华中医药学会治未病专业委员会副主任委员，中国中西医结合学会骨伤科专业委员会常务委员，世界中医药联合会骨伤专业委员会副会长，世界手法医学联合会常务副主席，国际数字医学会中医药分会常务委员，河南省中西医结合学会理事会常务理事，河南省中西医结合循证医学专业委员会常务委员等，《中医正骨》与《中国中医骨伤科杂志》副主编。从事骨伤临床、科研、教学工作40年，发表学术论文140余篇，出版专著9部。现主持承担地厅级以上科研项目6项，获得省部级科技成果5项，地厅级科技成果23项，国家发明专利6项，实用新型专利10项。

郭珈宜　女，1970年10月生，医学硕士，副主任中医师，副教授，平乐郭氏正骨第八代传人，第五批全国老中医药专家学术经验继承人，洛阳市非物质文化遗产"洛阳正骨（平乐郭氏正骨）"代表性传承人，全国中医学术流派（平乐郭氏正骨）传承工作室成员。现任河南省洛阳正骨医院（河南省骨科医院）骨关节病非手术疗法研究治疗中心（骨关节病研究所）主任，平乐正骨研究室主任，兼任湖南中医药大学、安徽中医药大学硕士研究生导师，中华中医药学会骨伤科分会委员，中国中西医结合学会委员，中华中医药学会亚健康分会常委，中华中医药学会整脊分会常委，中华中医药学会学术流派传承分会常委，中华中医药学会治未病分会委员，世界手法医学联合会副秘书长，世界中医药学会联合会骨关节疾病专业委员会常务理事，世界中医药学会联合会骨伤专业委员会理事，世界中医药学会联合会脊柱健康专业委员会委员，国际数字医学会数字中医药分会青年委员，洛阳市瀍河回族区政协副主席，洛阳市人大代表，农工党河南省委委员等职。

从事中医骨伤教学、科研、临床工作 20 多年，具有扎实的理论基础和丰富的临床经验，擅长以平乐正骨特色疗法诊治骨伤科疑难杂症。学术上，师承平乐郭氏正骨第七代传人郭艳锦教授及平乐郭氏正骨第七代传人、博士生导师郭艳幸教授，深得平乐正骨真传，在全面继承的基础上，结合多年临床经验及现代医学技术，熟练运用平乐正骨理、法、方、药治疗骨伤疾患，擅长治疗颈肩腰腿疼、股骨头缺血性坏死、老年性骨关节疾病及创伤后遗症等病症。在开展医疗实践的同时，积极创造条件进行科研工作，致力于平乐正骨流派传承、整理、研究，在国内外发表学术论文数十篇，其中以第一作者发表 SCI 论文 1 篇，核心期刊论文 10 余篇，著书 4 部，获得地厅级以上科技成果奖 8 项，国家发明专利 1 项，实用新型专利 7 项，主持承担、参与厅级以上科研项目 11 项。

李峰 男，主治医师，医学博士、博士后。师从平乐郭氏正骨第七代传人郭艳幸教授及国医大师韦贵康教授，擅长运用平乐正骨理法方药防治骨关节疾病，并致力于中医药调理筋骨亚健康状态的相关研究。担任中华中医药学会骨伤分会青年委员，中华中医药学会整脊分会青年委员，中华中医药学会亚健康分会委员，世界中医药学会联合会骨关节疾病专业委员会理事，世界中医药学会联合会脊柱健康专业委员会委员，世界手法医学联合会理事。发表相关论文 10 余篇。获得地厅级以上科技奖励 3 项。现主持河南省科技攻关项目 1 项，参与地厅级以上课题 7 项。

前　言

　　健康是人类全面发展的基础，养骨是实现人体健康的重要方式和途径。健康是一种动态平衡，平乐正骨学说认为，人体是一个内外平衡的有机体，"衡则泰，失衡则疾"。平衡是人体生命健康的标志，健康之法本于平衡而守于平衡，治伤之要着眼于平衡而求于平衡。平乐正骨养骨学是平乐正骨人以平衡理论为指导，在长期防治骨伤科疾病的临床实践中总结的关于筋骨养生、保健、防病与促进康复的一门学科。具体来讲，平乐正骨养骨法是根据人体筋骨关节系统的发展规律及生理、病理特点，以整体辨证为基础，采用多种科学方法进行养骨护骨，保养形体，预防骨关节疾病，达到"未病先防、已病防变和病后防复"的方法，其核心是维持筋与骨的平衡，强调整体辨证、天人合一、形神共养，养成良好的生活习惯，选择针对不同个体的科学运动方式，精准施养，以达到气血调和、脏腑平衡、筋柔骨正、防病抗衰、益寿延年的目的。

　　养骨保健康、养骨促健康有着广泛的现实需求。习近平总书记在党的十九大报告中明确提出大健康观，勾勒了"健康中国"的宏伟蓝图，把加强疾病预防放在首位。随着经济、社会的发展，现代人的生活和工作模式逐渐演变成以坐、立、站为主的快节奏模式。随着电子产品的普及和运用，50%以上的人群变为"低头族"，加之"重健康群体"不科学的盲目锻炼等，由此而带来的颈腰椎病、骨关节病、骨质疏松症等慢性筋骨疾病的发病率呈持续上升状态且呈低龄化趋势，严重影响人们的日常生活、工作和学习。在这一背景下，我们组织专家对220余年平乐正骨养骨学术思想进行系统挖掘研究与整理，总结平乐正骨养骨理论与养骨方法，数易其稿，编纂成书，这对于宣传现代养骨观念、推动养骨学术发展、全面维护人类健康具有重要的现实意义。

　　本书分为三个主要部分：总论、健康（防病）养骨法、常见病养骨法。

　　总论主要介绍养骨学概念及发展史，以及平乐正骨养骨学基础理论、基本原则、基本方法、辩证法，养骨与年龄、养骨与性别、养骨与体质、养骨与职业、养骨与四时、养骨与膳食、养骨与运动、养骨与起居、养骨与药物等内容。

健康（防病）养骨法主要是以全身骨关节系统为养护对象，按部位分为头面部养骨法、躯干部养骨法、上肢养骨法、下肢养骨法等内容。

常见病养骨法主要是针对骨关节系统常见疾病进行养骨、护骨具体方法的介绍，在辨病的基础上，根据不同骨关节疾病的发病特点及病情变化，在疾病的治疗、康复过程中施以相应的养骨处方，配合疾病的治疗，促使疾病向痊愈的方向转化。其原则是养护与治疗并重，其最终目标是达到人体平衡健康的状态。常见病养骨法主要包括骨质疏松症、骨软化症、佝偻病、骨关节炎、髋关节发育不良、颈椎病、腰肌劳损、腰椎间盘突出症、特发性脊柱侧凸、骨折、关节脱位、类风湿关节炎、骨坏死、骨髓炎、骨结核、化脓性关节炎、痛风、软组织损伤、卧床与瘫痪、围手术期、糖尿病性骨关节炎等 20 余种常见疾病的养骨促衡方法。

由于时间仓促，书中难免有不足之处，敬请同道专家多提宝贵意见和建议，以便再版时修订提高。

《平乐正骨养骨学》编委会

2018 年 3 月于洛阳

目录

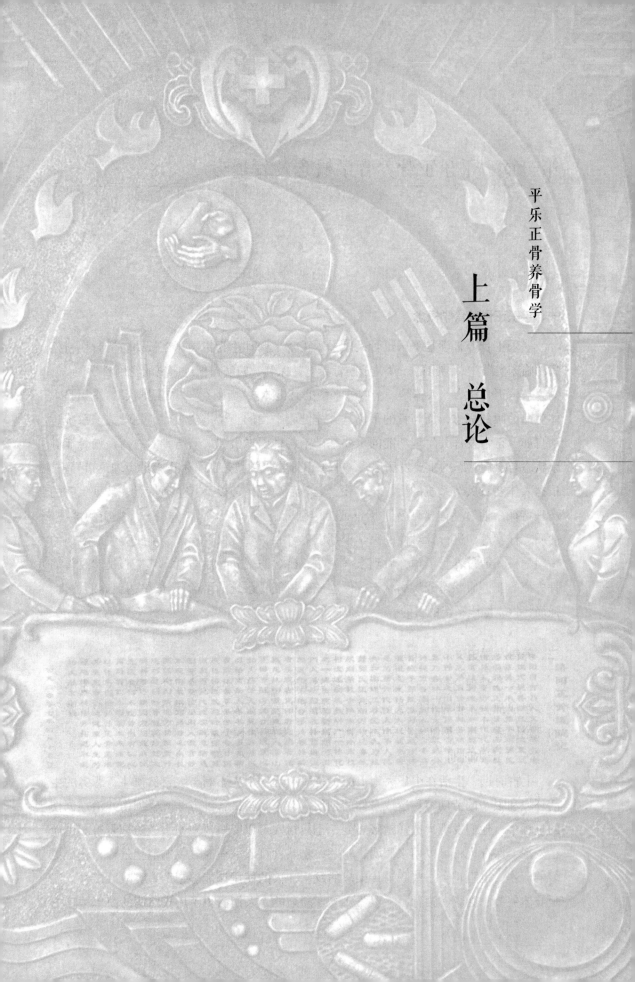

平乐正骨养骨学

上篇　总论

第一章　平乐正骨养骨学概念及发展史

一、平乐正骨养骨学概念

平乐正骨养骨学是平乐正骨人以平乐正骨平衡理论为指导，在长期防治骨伤科疾病的临床实践中总结出的一套关于筋骨养生、保健、防病与促进康复的实用科学。

平乐正骨认为，人体是一个内外平衡的有机体。"衡则泰""失衡则疾"，平衡是人体生命健康的标志，筋与骨的平衡是人体健康平衡的一个重要方面，是骨关节系统运动自如、正常发挥其生理功能的重要基础。各种因素引起的筋与骨的失衡是筋骨亚健康状态与疾病状态的重要发病形式。平乐正骨养骨学就是在平乐正骨平衡理论指导下，根据人体筋骨关节系统的生、长、壮、老等活动规律，以及其生理特点、常见疾病的病理特征，通过整体辨证及平衡辨证，辨别分析筋骨亚失衡与失衡态，失衡的部位、性质、程度等，进行针对性的医学干预以养骨、护骨，保养形体、预防骨关节疾病的一门学科。通过养骨干预，做到未病先防、已病防变和病后防复。其核心是"改善筋骨失衡的亚健康状态或疾病状态，促进或维持筋骨系统的平衡"，最终达到养筋护骨、强筋壮骨、健康平衡的目的。

二、养骨发展史

中医养骨理论是关于人体筋骨系统养生防病、壮骨强筋的理论，是中医养生学的重要组成部分，但是其思想大多散在于历代中医文献及医学实践中，一直未形成系统的理论体系，其发展随着我国中医学的产生、发展而不断完善。

（一）上古时期

上古时期，生活在中华大地上的中华民族远古祖先不断与大自然搏斗，恶劣的生活环境和艰辛的劳动容易造成身体的创伤，在不断尝试各种方法减轻创伤并治疗创伤的过程中，他们发现，选择隐蔽居处、建巢筑穴可以躲避风寒雨雪、防御野兽。进而还发现，保存火种可以用来照明、驱寒；吃熟食可以缩短对食物的消化过程，获得更多的营养，也阻止了一些肠道传染病的发生；火的使用还能够帮助人类战胜严寒，温暖肢体关节、胸腹、腰背，除湿驱寒等。渐渐的，人们懂得了用火治病的简单医疗方法，如灸、熨、熨等。这个时期，我们的祖先懂得了居处环境的好坏对于人类生存和发展至关重要，掌握一些简单的养护方法可以强壮身体，增长寿命。一些朴素的养骨思想的萌芽已经产生。

（二）春秋战国时期

春秋战国时期是人类思想史上一个辉煌的历史时期，也形成了中国社会的第一次大飞跃。春秋战国时期百家争鸣，思想活跃，形成了许多学派，这些学派的思想促进了中医养骨思想的发展。

老子是道家的代表人物，提倡"虚无恬淡""清静无为"的思想，主张无欲、无知、无为，"贵柔""返璞归真"，回复到人生最初的单纯状态，可以说开创了情志养骨的先河。道家的另一位代表人物庄子则注重运动养生，他在《庄子·刻意》说："吹呴呼吸，吐故纳新，熊经鸟申，为寿而已。"指出导引术能使人长寿，即运动养形能防病、治病，健身能使人长寿；同时，《吕氏春秋·尽数》提出："流水不腐，户枢不蠹，动也，形气亦然，形不动则精不流，精不流则气郁。"比喻经常运动的东西不易受侵蚀。这些论述均蕴含了朴素的运动养骨思想。孔子是儒家的代表，他对于饮食卫生十分重视，提出了饮食保健的原则。《论语·乡党》云："食不厌精，脍不厌细。"指出饮食精则营养丰富，脍宜细则味道鲜美，可增进食欲，有利于消化吸收，并提醒人们一定要食新鲜、清洁的食物以防止疾病的发生。这些论述进一步促进了膳食养骨理论的形成。

秦汉时期成书的《黄帝内经》作为中医学的理论经典，其内容中也蕴含着中医养骨学的理论基础。如《素问·上古天真论》说："上古之人，其知道者，法于阴阳，和于术数，食饮有节，起居有常，不妄作劳，故能形与神俱，而尽终其天年，度百岁乃去。"生动描绘了养骨的具体操作原则。其中的"形与神俱"阐述了养骨的最终目标。同时，《黄帝内经》把人与自然界看成一个整体，认为自然界的种种变化都会影响人体的生命活动，即天有所变，人有所应，因而强调人要适应自然变化，避免外邪侵袭，这对于当代四时养骨理论的形成提供了良好的借鉴。《黄帝内经》对人体生、长、壮、老、已的生命规律有精妙的观察和科学的概括，不仅注意到年龄阶段的变化，也注意到了不同性别的生理差异，这为当代年龄养骨理论的建立提供了理论基础。另外，《黄帝内经》还提出了许多重要的养骨原则和行之有效的养骨方法，如调和阴阳、濡养脏腑、疏通气血、形神兼养、顺应自然等，以及调情志、慎起居、适寒温、和五味、节房事、导引按跷、针灸等。其中特别强调"治未病"这一原则，将养骨和预防疾病密切结合在一起。

（三）汉唐时期

这一时期，运动养骨学得到进一步发展。长沙马王堆汉墓发现的《导引图》，称得上是我国最早的一张导引养生图谱，它为研究我国独特的导引术起源、发展和运动养骨思想提供了非常有价值的信息。从《导引图》的图像与简单的文字说明分析，既有手持器械运动方式，又有模仿动物形态的动作方式，各动作图谱间相互没有联系，这些特点表明了秦汉时期的导引养生思想已发展到一定程度。

华佗"五禽戏"确立了仿生健身益寿思想。据《三国志·华佗传》记载，华佗对他的弟子吴普说："人体欲得劳动，但不当使极耳。动摇则谷气得消，血脉流通，病不得生，譬犹户枢，不朽是也。是以古之仙者为导引之事，熊经鸱顾，引挽腰体，动诸关节，以求难老。吾有一术，名曰五禽之戏：一曰虎，二曰鹿，三曰熊，四曰猿，五曰鸟。亦以除疾，并利蹄足，以当导引。体中不快，起作一禽之戏，沾濡汗出，因上著粉，身体轻便，腹中欲食。普施行之，年九十余，耳目聪明，齿牙完坚。"从健身角度来看，五禽戏具有很高的价值。从养生思想看，五禽戏具有朴素的科学原理，形成了以防病为主、治病为辅的强身益寿养生观，对仿生导引体系的发展具有深远影响。

唐代孙思邈吸收了道、儒、释等各家养生学说，充实、丰富和发展了养生学内容，其在养生学方面的贡献是：①继承和发展了《黄帝内经》"治未病"的思想，以此为养生原则，提出了"养性"之说。②奠定了我国食养学的基础。③强调房中补益。④重视妇幼保健。⑤融道、释、儒、医于一体，收集、整理、推广养生功法。这为当代养骨理论的形成提供了重要借鉴。

（四）宋元时期

宋元时期，养生理论和方法日益丰富。宋代官方编撰的方剂专书《太平圣惠方》不仅具有理、法、方、药的完整体系，而且载有许多摄生保健的内容，尤其注意药物与食物相结合的方法，如记述了各种药粥、药酒等。这些方法符合医疗保健的需要，对后世药膳养骨理论的形成有一定影响。

这一时期，特别是宋代科技文化的发展，以及医疗科学的发展，为运动养骨及手法养骨的发展提供了良好的传播媒介和有利条件。此期比较著名的功法有陈抟的"十二月坐功"和著名的"八段锦"。陈抟为宋初道士，著《指玄篇》，是宋代导引术创新的代表人物。陈抟创编了十二月坐功，为坐式导引，按二十四节气分为二十四式，其内容包括按膝、捶背、伸展四肢、转身、扭颈等按摩与肢体运动等。当每节练习结束，随之进行叩齿、漱咽、吐纳等。以上每一势均有对应治疗的不同病症。这套导引术体现了陈抟人与自然界的统一观，人要顺应四时的养生思想。八段锦起源于宋代，是一种呼吸吐纳和肢体按摩相结合的保健养生导引术，在明清时期发展为多种形式，可分为坐式八段锦和站式八段锦。坐式八段锦又称为文八段，运动量比较小；站式八段锦俗称武八段，运动量比较大。宋代这些导引养生术的产生，体现了人们对长寿、健身的追求理念，对后世动静养骨及手法养骨的发展产生了巨大影响。

（五）明清时期

明清时期，中医养骨学得到进一步的发展，体现在以赵献可、张景岳为代表的温补派养生观等内容。张景岳辩证阐述了形与神、形与生命的关系，明确提出"养生之要在于治形宝精"的主张，鲜明提出了"修理中年，以求振兴"的卓越见解。中年时期是人体由盛而衰的转折时期，这种强调中年调养、以求振兴的思想，对于防止早衰、预防老年病具有积极的意义。

这一时期，运动养骨、调气养骨得到快速发展。明清时期，人们提倡导引武术健身，经过很多养生家、医家的总结提炼，使导引养骨更加系统、科学，导引的形式更加丰富。例如，静功和动功与武术的结合促进了太极拳的发展，使其以独特的风格流传于国内外，在养生保健中发挥了积极的作用。如易筋经，清道光年间以后得到广泛流传，相传由北魏达摩所创，其实是我国民间发展起来的一项强身健身的导引术。清代王祖源自称得于少林寺的《内功图说》记载有易筋经十二势，这一套势的产生标志着中国传统导引术理论又向前发展一步，从静调养神疗病思想发展到健身、壮身的缓慢柔和的壮力导引健身术，对后世运动养骨、调气养骨产生重大影响。

（六）近代与现代

中华人民共和国成立之后，中医养生学得到了较大发展。特别是近年来，随着医学模式的转变，医学科学研究的重点已开始从重视临床医学逐渐转向临床医学、预防医学和康复医学并重，传统养生保健得到更加迅速的发展，呈现出蓬勃向上的局面。中国传统的养生理论得到进一步的总结，如养神、动形、食养、药饵、气功、针灸、推拿按摩等。

中华人民共和国成立后，调气养骨也得到大力发展。21世纪初，国家体育总局成立了健身气功管理中心和健身气功协会。为满足广大气功爱好者的多元化健身需求，由体育总局健身气功管理中心组织专业人员，在传统导引养生术的基础上大力挖掘与整理传统健身养生术，使诸多种类的导引养生术得到科学的传承。2012年，国务院颁布的《全民健身计划》明确提出要广泛组织健身气功等群众喜闻乐见、简单易行的健身活动，进一步肯定了健身气功在全民健身活动中的地位和作用。

（七）平乐正骨养骨学的形成

发源于河洛大地的平乐郭氏正骨是我国著名的骨伤学术流派，历经220余年发展与传承，享誉中外。平乐正骨具有完整的理论体系，并随着时代进步和科学发展而不断丰富。历代平乐正骨人在疗伤实践的基础上注重对筋骨系统的养护，积累了丰富的养骨思想，如平乐正骨功能锻炼疗法、药物疗法等。平乐郭氏正骨第七代传人郭艳幸教授在家传中医正骨理论的基础上，结合中医养生理论及祖国传统文化，审视现代人生活、疾病的变化特点，根据人体筋骨系统的生理病理特点，不断深化平乐正骨对筋骨系统疾病预防和治疗的认识水平，使平乐正骨养骨思想更加完善。

总之，平乐正骨养骨学根植于丰富的中医养生理论，既有系统的理论体系，又有独特的方法和宝贵的临床经验，如体质养骨、情志养骨、起居养骨、膳食养骨、运动养骨、药物养骨、按摩养骨、气功养骨、音乐养骨、器械养骨等。随着经济与社会的发展，平乐正骨必将为人类的保健事业做出进一步贡献。

第二章 平乐正骨养骨学基础理论

平乐正骨学术思想中的治伤理论蕴含着宝贵的、朴素的养骨、护骨思想。

平乐正骨养骨学是以平乐正骨平衡理论为指导，基于平乐正骨气血理论，在平乐正骨长期以来不断实践的养骨、护骨的理论、原则、方法的基础上，形成的一门关于筋骨系统保健养生的学问，是中医养生理论的重要组成部分。其根本要义是防患于未然，即在日常生活中养成良好的习惯，使人体筋骨系统处于平衡、稳定的状态。

一、平乐正骨平衡理论

平衡是宇宙万物生存的永恒法则。根据周易及阴阳哲学思想，平衡的基本内涵就是阴阳的对立统一，即事物的对立统一规律。世间万事万物，大至宇宙，小至人体，皆遵循阴阳对立统一之平衡规律。

在宇宙中，引力和斥力是一对平衡。星体的旋转循环运动，就是因为星体间的引力和斥力形成了平衡。宇宙中的一切运动遵循的是对立统一的动态平衡规律，循环往复，相互依存，相互制约。

自然界也是一个对立统一和不断运动、变换着的平衡体系，我们称之为自然平衡（生态平衡），它维持和推动着自然界的生息和发展，是自然界发展的原动力。自然界中的生态存在，包括动物、植物、微生物等生物成分和光、水、土壤、空气、温度等非生物成分，每一个成分都是相互联系、相互制约的，它们之间通过对立统一、相互作用达到一个相对稳定的平衡状态，即生态平衡。

人体是个小宇宙，亦是一个对立统一的平衡体。平乐郭氏正骨第七代传人郭艳幸教授根据祖国传统医学理论及哲学思想，提出了平乐正骨平衡理论。她认为：人体机体内在阴阳、脏腑、气血及气机升降出入等的协调平衡构成了人体的内平衡；人与自然和社会相互联系、相互依赖的和谐统一构成人体的外平衡。平衡是人体生命健康的标志，衡则泰，失衡则疾。维护平衡是养骨和防病的基石，恢复平衡是伤科治疗的目标。在临床治疗及养骨实践过程中，平乐正骨以平衡理论为指导，以"守平衡、促平衡"为目的，理、法、方、药处处体现平乐正骨平衡理论。

（一）平衡理论的特点及特征

郭艳幸教授认为，健康是平衡态，疾病是失衡态。人体平衡的特点是气血充足、精力充沛、五脏安和、容光焕发。人体平衡的表现为生命活力强，生理功能好，心理承受力强。

1. 平衡是相对的，不是绝对的 人的正常生理状态是"阴平阳秘""形与神俱"。如果人体处于相对平衡状态，那么人体就没有疾病，就是健康状态。如果人体的五脏六腑、气血津液、四肢百骸、五官九窍、十二经脉等的生理功能正常，即使人处于不断变化的内外环境中，也可以在自身的承受范围内进行有效的调节，这种现象为人体的生理调节，是机体自身所具有的生理代偿功能。当内外环境因素变化超过了人体自身的调节能力，人体的平衡状态便会被打破，就会导致疾病的发生。医生的作用便是调动人体正气，以及有利于人体恢复平衡的因素，最终实现和保持人体平衡，达到恢复健康的目的。

2. 平衡是整体的、系统的，不是孤立存在的 平乐正骨第五代传人高云峰先生认为，"人体是一个小天地，牵一发而动全身"。郭艳幸教授认为，人体整体性是通过保持平衡而实现的。平衡不是平均，也不是平等，而是一种状态，是在阴阳对立制约基础上的一种和谐状态，协调共济，稳定有序。平衡的整体性就是统一性和完整性，包括了人体内部、人与自然、人与社会3个方面的"和谐"平衡。因此，自然界与人体及人体各脏器之间相互作用、相互影响，共同发挥作用，才能维持正常的生理活动。如果某一脏出现病变，必然会影响到他脏。

（1）人与自然是相互联系、相互依赖的和谐统一体：《素问·宝命全形论》曰："人以天地之气生，四时之法成。"人是大自然的一个组成部分，大自然的阳光、空气、水等构成了人赖以生存的环境。人类的活动可以影响环境，而自然环境的变化又会直接或间接地影响人的身体功能。人与自然紧密联系，息息相关，相互依赖。

时间更替，人体气血运行相应改变。①季节变换，阴阳消长，气血改变。气候由自然界阴阳二气运动变化而产生，一年之中春温、夏热、秋凉、冬寒，人体气血运行亦在不同季节气候的阴阳消长规律影响下发生相应的适应性改变，这种改变在外表现为身体功能、面色、脉象、舌象、起居等的改变。比如面色，春稍青、夏稍赤、秋稍白、冬稍黑；又如脉象，春微弦、夏微洪、秋微浮、冬稍沉。天气晴朗，风和日丽，气血输布和循环通畅；气候炎热，气血升发太过，血热容易妄行；天寒地冻，气血则凝滞收敛。②昼夜更替，阴阳消长，气血改变。一日之中昼夜晨昏变化，阴阳动态消长，人体阴阳气血运行亦相应改变。《素问·生气通天论》曰："阳气者，一日而主外，平旦人气生，日中而阳气隆，日西而阳气已虚，气门乃闭。"③月令不同，阴阳消长，气血改变。月满时，人体气血旺盛，皮肤充实，抵抗力强；月空无或缺损时，人体气血循环不足，卫气衰，抵抗力弱。

地域环境变化，人体气血运行有所不同。地域环境是人类赖以生存的要素，主要包括地域气候、水土物产、人文地理、风俗习惯等。地域气候、地理环境、水土物产及生活习惯的不同，在一定程度上影响着人体气血运行和脏腑功能，进而影响体质的形成。如江南多湿热，人之腠理多稀疏；北方多燥寒，人之腠理多致密。又如青藏高原空气稀薄，人之气血较虚，易虚喘；南方地区气候炎热，阳气多盛，人之腠理多疏，易中暑热；北方寒冷，其人多食肉，其筋骨多强实而体质耐寒，南方之人则相反；北方多冰冻冷滑，气血易凝，筋骨易损，加之多饮酒御寒，股骨头坏死患者较多；南方沿海地区多湿热，多食海鲜，则多发湿热痛风等。《素问·异法方宜论》云："东方之域，其病皆为痈疡……西方者……其病生于内……北方者……脏寒生满病……南方者……其病挛痹……中央者……其病多痿厥寒热。"处于不同地域的人都有着与本地自然条件相对应的主要患病倾向，如大骨节病多发生在我国北部及西伯利亚东部、朝鲜北部。可见，地域环境可以影响人体的生理活动，而且人体随着地域环境的变化会出现相应的改变。

（2）人与社会是相互联系、相互依赖的和谐统一体：人与社会环境相统一。《素问·气交变大论》曰："上知天文，下知地理，中知人事，可以长久。"这里明确把天文、地理、人事作为一个整体看待。人不仅是自然的一部分，而且是社会的一部分，人体和社会环境相互联系、相互作用。社会环境包括社会政治、生产力、生产关系、经济条件、劳动条件、卫生条件、生活方式及文化教育、家庭交往等各种社会联系。一般而言，良好的社会环境、和谐的家庭氛围、融洽的人际关系，可使人精神振奋，气血畅流，有利于身心健康；反之，不利的社会环境则会导致人精神压抑、紧张、恐惧，气血运行阻滞，危害身心健康。人之政治经济地位的高低对人的身心功能、体质特点也有重要影响。如常食肥甘厚味，多生痰湿；体力劳动者易患劳损诸证；邻里、同事不和则易气郁等。

（3）人是一个由脏腑、气血、筋骨等相互联系构成的和谐统一体：平乐正骨认为"人是一个小天地，牵一发而动全身"。在认识伤科疾病的病因病机时，要把局部病理变化与整体病理反应统一起来，既重视局部病变与其相关内在脏腑的联系，亦强调病变与人体周身内外环境的相关性。主要体现在以下 2 个方面。

①由内及外，脏腑失调，筋骨失衡。脏腑是化生气血、通调经络、营养皮肉筋骨、主持人体生命活动的主要器官。脏腑功能活动失调，必然导致气血紊乱、筋骨失衡，在外则表现为四肢关节活动受限。如肝藏血、主筋，若情志过极化火，或劳神过度，致阴血暗耗，肝血不足，则筋失所养，出现关节运动不灵、手足拘挛、肢体麻木、筋脉拘急、手足震颤等；筋为骨之卫，筋弱则筋骨失衡，出现关节失稳、无力、失养、活动异常，进而出现创伤性、劳损性、退变性、失用性骨关节病。肾藏精主骨，肾强则骨健，若禀赋不足或后天失养，可致肾精亏虚，骨骼失养，小儿则骨软无力、囟门

迟闭、骨骼发育不良、肢体畸形，成人可出现足痿无力、骨质疏松、骨折。骨伤则筋无所张、失依、失用，筋骨失衡，进而出现筋弛、筋痿、筋挛、筋伤。可见，内在脏腑的病变会导致筋骨失衡，肢体关节功能失常。

②由外及内，筋骨失调，脏腑失衡。肢体关节的病变也可以影响内在脏腑。《素问·刺要论》云："肉伤则内动脾""筋伤则内动肝""骨伤则内动肾。"骨折筋伤可内动脏腑。首先，恶血归肝，易内动肝肾。凡跌打损伤之证，败血凝滞体内，必归于肝，产生肝气郁结或气滞血瘀，造成局部青紫肿痛；日久则肝血不足，筋失所养，出现关节运动不灵、手足拘挛、肢体麻木、筋脉拘急、手足震颤等。跌打损伤，既伤肝伤血，亦伤骨损髓，骨与髓伤必内动于肾，造成肾所司功能异常。其次，外伤劳损易致脾胃失健。暴力损伤，瘀血凝滞归肝，肝脾不调，常影响脾胃纳食和运化功能，导致气血生化乏源，从而造成骨折延迟愈合或不愈合。再次，外伤可致心主血脉功能障碍，瘀血阻络，血行缓慢，造成筋骨失养，久之患者形体消瘦、筋骨萎缩，或创伤日久不愈合。

可见，人体是一个内外协调的和谐统一体，生理上内外相互为用，病理上互相影响，不可分割。筋骨之相互依存根源于五脏系统的密切配合、互生互制的动态平衡关系。筋骨健康之动态平衡有赖于气血的滋养，而气血源于五脏的化生平衡，五脏通过互生互通保持协调平衡，从而维护筋骨之动态平衡。

脾主运化，化生气血。脾为肺之母，而肺为水之上源，能下滋肾水以壮骨养骨，肾得滋养则骨健，骨健方能附筋强筋。肝藏血主筋，肝木生心火，肝藏血有方，则心行血有度，全身血液才能循环不休，滋养筋骨。可见，五脏存在互相依存的密切联系。五脏之气互通互生，筋骨方能互滋互养。唯有五脏功能活动平衡协调、有条不紊，气血才能生化无穷、运行有度，筋骨方能互依互促、平衡康泰。任何一脏出现问题，皆可致五脏协调之"平衡"关系遭到破坏，从而造成筋骨失衡，伤科诸疾遂生。

3. 平衡是运动的平衡，而非静止的　运动变化是宇宙间一切事物最根本的属性，人体存在于这个复杂的自然界中，当然也处在不断变化之中。人的生、长、壮、老、已基于平衡，并有各个阶段的特点，始终处在不断的动态变化中。人体平衡不是静止的，而是运动的。人体的正常生理活动既要靠各脏腑组织发挥自己的功能，又要靠脏腑间相辅相成的协同作用和相反相成的制约作用，维持生理平衡。

（二）筋骨失衡的发生模式

平乐正骨平衡理论认为，健康是平衡态，疾病是失衡态。筋骨亚健康状态、疾病状态的产生是由于人体内外平衡的打破——失衡引起，主要表现为失其度、离其常、积微甚，也即太过失度、不及失常、积微成著三个方面。

1. 太过失度　凡事要适度，保持限度、程度、节度和常度对保持筋骨健康状态非常重要。太过失度是筋骨亚健康状态与疾病状态发生的重要模式。人禀天地之气，应四时而生，无论内在的情志思维，还是外在的生理活动，皆应顺势而为，使气血调和，身体自然健康。在日常生活中，若气候变化、饮食、劳倦、情志等因素逆其常度，均会导致机体脏腑气血阴阳失和，机体功能活动失常而造成疾病。具体表现为以下几方面。

（1）劳倦太过：适度的劳作与活动可以使人体气血通畅，筋骨舒展强健，运动灵活；过度的劳作则会引起筋骨疲劳不适，产生疾病。《灵枢·九针论》曰："久视伤血，久卧伤气，久坐伤肉，久立伤骨，久行伤筋，此五久劳所病也。"因此，在养骨过程中要守平衡，把握适度原则，劳逸适度，动静结合，筋骨活动而不失度，气血畅通而不失和，使体魄强健，精神饱满。

（2）饮食太过：正常的饮食是人体赖以生存的物质源泉。饮食太过失度，一方面大饱伤脾，可引起胃肠道受损，气机逆乱，筋脉受伤。另一方面，偏嗜五味日久可造成脏腑失和，进而伤及与脏腑相应的皮、脉、肉、筋、骨，酿生筋骨疾病。《素问·五脏生成》载："是故多食咸，则脉凝泣而变色；多食苦，则皮槁而毛拔；多食辛，则筋急而爪枯；多食酸，则肉胝胸而唇揭；多食甘，则骨痛而发落。"因此，应重视饮食太过失度在筋骨亚健康状态、疾病发生中的作用，把节制饮食作为一种美德。达到"饮食和德，适节无过"的良好境界。

（3）情志太过：情志是人体正常的生理反应，当情欲无节，刺激过度，超过人体适应的限度时，则引发人体五脏失衡，发生本脏疾病，或变生他疾。《素问·阴阳应象大论》有"怒伤肝""喜伤心""思伤脾""悲伤肺""恐伤肾"等。突然强烈的精神刺激或反复持久的情志刺激可直接中伤五脏，使人体脏腑功能损伤，导致气机失调，甚至气机逆乱。气机失调，伤气及血，导致气血失衡。筋骨由气血所养，气血失衡，则筋骨失濡而易患筋骨疾病。对于筋骨已伤者，则可影响康复进程。反之，如果思想恬静，心境平和，没有杂念，则可使气血调和，身心及脏腑功能平衡，筋骨得养则身体健康。《素问·上古天真论》谓："恬淡虚无，真气从之，精神内守，病安从来。"情志养骨法是平乐正骨养骨理论中重要的养骨方法，强调在养骨过程中要重视精神修养，保持恬淡和谐的精神状态和愉悦平静的心境，做到不亢、不忧、不怒、不惧、不怨，淡泊名利，恬淡内守。

（4）自然界六气太过：人与自然相应，四时季节春生夏长、秋收冬藏的变化也深刻地影响着人们的生活。自然界六气若处于相对平衡状态，则有利于自然界的生、长、收、藏，人应之则不会生病或少生病。若六气太过则成"六淫"，成为致病因素，如中医理论中有"久坐湿地伤肾、风雨寒暑伤形"之说。平乐正骨养骨理论认识到自然界六气变化在骨关节疾病的防治过程中起着重要作用，把"法天顺地"作为平乐正骨重要的养骨原则，强调在日常生活中应当注意起居，顺应自然。一年之内，春防风，又当防寒；夏防暑热，又当防因暑而致感寒；长夏防湿；秋防燥；冬防寒，又当防风。

同时，要加强昼夜晨昏的调护。

2. 不及失常　不及失常是指人体气血亏虚或脏腑亏虚，以及日常生活中某些生活方式不足引起的失衡态，主要包括气血不足、脏腑亏虚及运动不足等。

（1）气血不足：气血作为人体生命活动的物质基础，在保持人体健康过程中发挥着重要的作用。气血不足导致气血失衡，经脉壅滞，气血不通，致筋骨失养则百病丛生。平乐正骨养骨理论认为在筋骨亚健康状态、疾病状态的养护治疗过程中，应辨气血失衡的程度，采取益气、养血、活血等基本养骨方法，或食补，或药补，或药食并用，或用手法调经络、达脏腑，最终达到使人体气血充盛、脏腑功能旺盛、四肢百骸充养有度、功能强健的目的。

（2）脏腑亏虚：脏腑亏虚包括脾胃亏虚及肝肾亏虚两个重要方面。肝、脾、肾三脏在筋骨亚健康疾病的发病过程中均起着重要作用。以骨质疏松症的防治为例，肝、脾、肾三脏亏虚对骨质疏松症的产生起着重要作用。脾胃为后天之本、气血生化之源，脾胃健则气血足；肝藏血、主筋，主司气血输布；肾藏精、主骨生髓，肾精有赖气血的补充。由此可见，肝、脾、肾任何一脏不足与亏虚均可累及他脏，影响到筋骨的充养和健康。肾精充足则髓生有源，筋骨强劲有保障；若肾精不足则髓生乏源，骨无髓以充，则骨矿含量下降、骨密度降低而发为骨质疏松。因此，在养骨过程中应重视引起筋骨疾病的原因，调理脏腑，补其不足，通过调整脏腑，发挥脏腑间的协同作用，以增强机体的新陈代谢，使人体保持强健。

（3）运动不足：动则通利，用进废退，这是生物进化的一般道理。适度运动能使经络通畅，气血循行有度，脏腑功能向好，改善骨与骨骼肌的血液循环状况，肌筋强健，骨髓充盈，对预防骨关节及肌肉的某些疾病有良好作用。反之，如长期运动不足则会出现经络不通、气血循行不畅、脏腑功能减退、筋骨失濡等危害人体健康的现象。运动不足可显著减弱心肺功能，同时明显减少血液供应和氧气摄入量，还可使人体免疫力下降。长期运动不足是导致肥胖症、糖尿病、高血压、脑溢血、心脏病等的重要原因。对于长期久坐伏案工作的人群来讲，运动不足很容易引起颈椎病及颈部劳损、腰部劳损等骨关节疾病。

3. 积微成著　积微成著指的是某些疾病发病过程缓慢，逐渐形成，当病情轻微时无所察觉，日久而不断蓄积，若不加注意和调摄，最后必成疾患。如骨关节劳损性疾病往往与积微成著有着密切的关系。《素问·气穴论》谓："积寒留舍，荣卫不居，卷肉缩筋，肋肘不得伸，内为骨痹，外为不仁，命曰不足，大寒留于谿谷也。"积寒留于谿谷，阴寒凝滞而为骨痹。平乐正骨养骨理论强调积微成著在筋骨亚健康状态、疾病状态发生中的重要作用，在养骨过程中，重视起居有常，平衡调养，趋利避害，欲病施养救萌，防微杜渐。日常生活中，纠正不合理的生活习惯，避免容易诱发骨关节疾病的因素，形成科学的生活习惯，建立和谐的、平衡的、生态的起居观念。

（三）平衡理论的指导意义

平衡理论是平乐正骨学术思想体系的基础，也是平乐正骨养骨学的基础。平乐正骨认为：平衡是人体生命健康的标志，健康之法本于平衡而守于平衡，治伤之要着眼于平衡而求于平衡。在平乐正骨平衡理论指导下，平乐正骨把人体筋骨整体状态分为健康状态、亚健康状态、疾病状态三种层次。筋骨亚健康状态、疾病状态是人体内外失衡的结果，养骨的过程是"求平衡"的过程，"守平衡""促平衡"是养骨的目标。针对筋骨系统的三种层次，平乐正骨养骨理论强调"未病养骨为主，防病于先；欲病施养救萌，防微杜渐；已病养治结合，防其传变；愈后加强养护，防其复发。"养骨，首先要尊重平衡规律，在平乐正骨养骨学法则的指导下，施行平乐正骨养骨学方法，养气血、调脏腑、通经络，目标是守平衡、促平衡、达健康。在养骨的过程中，应法天顺地，三因调养，动静适宜，知常守度，保养精气，做到起居有常，劳逸适度，饮食有节，房事适当，形神一体，并遵从平乐正骨平衡理论，协调机体的太过和不及，使之适应自然界变化，使人体外与大自然协调一致，内为一个阴阳和谐平衡的统一体，筋骨健康，机体泰然。

二、平乐正骨气血学说

"人之所有者，血与气耳"，气血既为构成人体的基本物质，也是维持人体生命活动的基础，故《庄子·知北游》谓："人之生也，气之聚也，聚则为生，散则为死。"《景岳全书》谓："是以人有此形，唯赖此血，故血衰则形萎，血败则形坏，而百骸表里之属，凡血亏之处，则必随所在，而各见其偏废之病。"

《素问·至真要大论》谓"气血正平，长有天命"，正平即平衡之意，只要气血平衡，就可延年益寿。古人常用"正平"或"平"概括正常机体的生理活动和健康状况，如《素问·平人气象论》谓："平人者，不病也。"《素问·调经论》亦谓："阴阳匀平，以充其形，九候若一，命曰平人。"气血的平衡既是人体正常生理活动的标志，也是健康长寿所应具备的必要条件。

气血学说是平乐正骨学术思想体系的核心，也是平乐正骨养骨学的核心。气血是人生命活动的总纲，亦是伤科辨证的总纲。

（一）气血的生理

1. 气血是人体生命活动的物质基础　郭氏认为气血是人身至宝，是人生命的关键。人的生、长、病、老无不根于气血。气分先天之气和后天之气，先天之气为生命之原动力，后天之气来源于呼吸之清气与脾胃运化的水谷精气，二者共司护卫肌表、抵御外邪、营养机体、生化血液、推动人体的生长发育、温煦和激发脏腑经络的生理功能。血由脾胃运化的水谷精微——营气取汁赤化而成，守神志，贯脉中，循环无端，营养滋润五脏六腑、四肢百骸，维持其正常功能。由此可见，机体的生命活动功能依赖气血共同维持。

总之：①气血在生理上互相依存，相互为用；在病理上相互影响，不可分割，不会独病。宋代杨仁斋《仁斋直指小儿附遗方论》有"概气为血帅也，气行则血行，气止则血止，气温则血滑，气寒则血凝，气有一息之不运，则血亦有一息之不行"。气亏则血也不足，气不摄血则血妄行；血为气之母，充养诸气，载气以行。血梗则气滞，血虚则气郁，血不养气则气虚，血不载气则气脱、气激等。②气血病与脏腑密切相关，尤其是肝、肾、脾、胃。肝藏血、主疏泄、主筋；肾藏精、主骨；脾统血，脾胃是气血生化之源泉。脏腑功能紊乱必将导致气血亏损与逆乱。反之，气血虚弱，不能濡养器官，必将导致脏腑功能失调。③气血是机体的组成部分，是维持生命活动的基本物质，与机体密不可分。气血不和，气血虚弱，必将导致全身不适；反之，机体的任一变化也会造成气血的变化。

2. 气血互根　气血有先天、后天之分，先天之气血为精，藏于肾；后天之气血均由脾胃运化而来。气为阳，是动力；血为阴，是物质基础。气能生血、行血、摄血。水谷精微得气化而为血。血依赖气的推动作用，才周流不息；依赖气的固摄作用，才不会离经而行，溢出脉外。血为气之母，血可载气、充气。气需要血的不断充养，才能充沛而发挥其动力作用；气为血载，随血行，才能发挥其正常生理功能。气血相互依存、相互为用、相互制约而不可分割。

3. 气血与精、津、液的关系　精、津、液与气血均是维持人体生命活动的基本物质，它们都来源于后天水谷之气，并依赖水谷之气与精微的滋养与补充，即所谓"精血同源""精血互生""气血同源""津血同源"。它们可互相转化，互相补充，互相依存，维持着动态平衡，共同濡养脏腑器官、四肢百骸。它们既是脏腑功能活动的物质基础，又是脏腑功能活动的结果，既有各自独立的功能特点，又需相互依存、相互制约、相互转化、相互为用，以适应人体正常生理功能的需要。

4. 气血与脏腑的关系　气血其根在肾，其充在脾胃，总司五脏六腑、四肢百骸。心主血；肺主气，司呼吸，朝百脉；肝藏血，主疏泄，主筋；肾藏精，精血互生，为气之根，主骨；脾主运化水谷精微，为气血生化之源，统血，主肌肉、四肢。六腑与五脏相表里。可见气血是人体生命活动的基本物质基础，又是脏腑正常生理活动的产物，并为脏腑功能所主。五脏六腑对气血的化生、储藏、运行、输布、调节、濡养等功能起着决定性的作用。脏腑发生病变首先影响气血的变化，气血的病变必然导致脏腑功能的紊乱。总而言之，气血充足，五脏六腑才能发挥其正常的生理功能；反之，五脏六腑功能正常，气血才能生化源源无穷，才能循行正常，调节有度，来去有时，肌肉筋骨、四肢百骸才能得以滋养而强健。

5. 气血与经络的关系　经络沟通上下表里，联络五脏六腑、四肢百骸，是气血运行的通道，有调节脏腑功能，调节精、气、血、津、液，传递感应，行气血、营阴阳、濡筋骨、利关节、维持人体生理平衡等作用，以通为用。只有气血充盈，不虚不躁，来去有时、有度，才能保持经络的通畅，维持其生理功能。

（二）气血与病因病机

气血与人体一切生理、病理变化均有密切的关系。《素问·调经论》云："血气不和，百病乃变化而生。"气血平衡则泰，气血失衡则疾。平乐正骨理论认为，人是一个有机联系的整体，牵一发而动全身，局部损伤会导致全身气血失衡，损伤之证应从气血论治。人体无论受到何种原因、何种形式的损伤，都会使气血紊乱、经络受阻、脏腑失调，从而使机体处于失衡状态。气血失衡必然影响经络脏腑，而经络脏腑失常也必然会导致气血失衡。气血失衡，是分析研究伤科各种疾病病机的基础。气行则血行，气滞则血瘀，气狂则血躁，气虚则无以生血，血虚亦无能载气。伤气则气虚、气滞，气虚、气滞可致血瘀；伤血则血瘀、血虚，血瘀、血虚多致气滞。伤气能及血，伤血又能及气，二者互相影响，进而导致经络脏腑功能紊乱，全身气血失衡。气血失衡在伤科临床上主要表现为血瘀气滞、气虚血瘀、气不摄血、气血两虚、气随血脱等。

1. 血瘀气滞　平乐正骨理论认为，瘀血最易导致气滞难行。创伤、闪挫、劳损等损及筋骨血脉，致使血液离经外溢，瘀于肌肉腠理之间，阻闭经络，气机阻滞，则血行瘀阻更重。因而，损伤早期以血瘀气滞最为常见，临床主要表现为伤部青紫、肿胀、疼痛。进而导致脏腑不和，出现腹胀纳呆、大便干结、小便赤黄、舌暗苔厚、脉弦涩等。

2. 气虚血瘀　平乐正骨理论认为，气能行血，慢性劳损或久卧伤气，可致气虚无力推动血行而成瘀。其轻者，仅气之推动乏力，血行迟缓，运行无力，见面色淡白或晦暗、身倦乏力、气少懒言、皮下青紫瘀斑、伤口久不愈合、舌淡暗或有紫斑、脉沉涩；其重者，气虚无力行血，血失濡养，肌肉筋骨痿软不用，甚至血栓形成，经络不通，肢体肿胀，重则坏死等；更甚者可出现心肌梗死、脑梗死、肺梗死等危象，危及生命。

3. 气不摄血　平乐正骨理论认为，损伤中后期，中气渐虚，脾气虚则失于统血。或慢性劳损，或久卧伤气，气虚则固摄血液之力减弱，血不循经，溢出脉外。证见面色萎黄、神疲纳呆、肢体虚肿、瘀斑，或有衄血、吐血、咯血，或伤处慢性出血，伤口恢复缓慢，舌淡、脉细弱等。女性可并发崩漏等。

4. 气血两虚　平乐正骨理论认为，损伤后期，久病消耗，或慢性劳损，或久卧伤气，或脾胃虚弱，气血生化无源，或因损伤失血，气随血耗等，使气血日渐衰少，终致气血两伤、两虚；从而导致面色少华、疲乏无力、头晕眼花、肌肤干燥、肢体麻木、脉细无力等。

5. 气随血脱　平乐正骨理论认为，外伤致大量出血的同时，气也随着血液的流失而散脱。血为气之载体，血脱则气失去依附，故气亦随之散脱而亡失。可见大量失血而致眩晕、心悸、面白、息微、大汗淋漓、肢厥身凉、舌淡、脉细欲绝等。此为伤科之危证。

（三）气血辨证

1.气血失调　气和血在生理上互根互用，在病理上相互影响。气血平衡则泰，气血失调则病。常见气血失调证有气滞血瘀、气血两虚、气不摄血、气随血脱、血随气逆等。郭氏将其分为虚证、实证和虚实夹杂证三大类，认为伤科虚证是损伤失血过多，阴不维阳而致，以气亏血虚为本。其原因：一是失血过多，气血亏损；二是瘀久致痹，新血不生；三是肝郁脾虚，血气无源。伤科实证则为创伤早期引起的气滞血瘀。伤科虚实夹杂证既可在新病发生，也可由久病演化而来。治疗时应遵循辨证施治的原则，根据不同病因病机，以理气、益气、养血、活血、解郁、滋阴、通痹为基本治法，补而不留邪，攻而不伤正，攻补兼施，最终达到邪祛正安的治疗目的。

2.三期辨证　郭氏认为创伤诸证当从气血论治，分早、中、后三期，以破、和、补为原则，用药方法各异。创伤早期，筋脉受损，血溢瘀于脉外，阻碍气机，气血瘀滞为主证，用药以破为主，祛瘀生新，亡血者补而兼行。中期瘀未尽祛，新骨待生，气血不和，经络不通，治以和法为主，和营消肿，活血接骨。后期久病体虚，肝血不足而筋脉拘挛，肾精虚损而髓空，脾胃虚而气血生化不足则气血虚，治以补为主，益气养血，滋补肝肾，壮筋骨，兼通经活络利关节。用药应强调审证求因，辨证论治，勇于创新，出奇制胜。

初期用药，瘀则当破，但亡血者须补而兼行。因气血互根，血药中必加气药才能加速病愈。"肝主血，败血必归于肝"，在活血祛瘀的同时加上疏肝理气之品，必然收到事半功倍之效。中期气血不和，经络不通。患者经初期活血祛瘀治疗，但瘀血尚有残余，气血尚未恢复，伤肢肿痛，减而未尽，若继用攻破之药则恐伤及正气，故当以和解为主，兼消肿止痛。治宜调和脏腑气血营卫，接骨续筋，消肿止痛。后期因损伤日久，长期卧床，加之固定限制活动，故肝肾亏损，营卫不和，气血虚而运行不利。虚久必瘀，虚中有滞，脏腑由之不和，易并病。治宜和营卫，补气血，健脾胃，益肝肾，通利关节。以补为主，以通为用，通补兼治，方能摒除并病，取得良好疗效

3.气病多虚，血病多瘀　郭氏认为治气以补为要，治血以活为旨。故在治气上宜补不宜泻，以补其不足为要旨。即使损伤致血瘀气滞，也当以补气行气为先，兼以疏肝理气。血液环流全身，运行不息，周而复始，为全身各脏腑组织器官提供必需的营养，以维持人体正常的生理功能，贵在活动流畅，不能停滞。故郭氏提出"血病多瘀滞之证，故重在益气行血，活血祛瘀"。即使新伤亡血或久病血虚，也应以活血补血为大法，补行兼施。瘀不祛则新不生，运用活血化瘀之法，可促进新血生成，提振脾胃，气血生化无穷。

临床上，郭氏主张大剂量使用补气药，以推动和激发脏腑组织器官的功能，促使

疾病早日康复，取得满意的疗效。根据病证性质，或益气活血，或补气行瘀，或益气通痹，或补气活络，或补气散瘀接骨，拟定了益气活血汤、益气接骨汤、益气通痹汤、补气壮腰汤、复活汤等方剂，效果良好。

4. 杂病多瘀，痰瘀互结　杂病多病程缠绵，经久难愈。郭氏认为疑难杂病多由创伤后血瘀气滞，复感风寒湿邪，或痰瘀互结，或痰瘀气虚痹阻所致，多为顽痰瘀血不化之证。治疗如上主张，以调理气血为主，同时须顾护脏腑，祛瘀豁痰。郭氏根据其病证性质，或益气活血化瘀，或行气活血化瘀，或调气疏肝化瘀，或养血补肾，或益气血补肝肾，或益气豁痰通络，或行气血祛邪痹。同时拟定方药治疗痰瘀互结引起的腰痛、尾骨疼痛、股骨头缺血性坏死、肩周炎、颈椎病、创伤后发热、创伤后骨梗死等疾病，效果良好。

5. 气血辨证与整体辨证的关系　整体辨证是中医学的理论核心，也是郭氏气血辨证和治疗伤科疾病的核心。郭氏认为人是一个有机的整体，"牵一发而动全身"。人体的组织器官、气血阴阳、表里上下在结构上互相联系，不可分割，在功能上相互依赖，相互制约，相互为用，协调平衡。同时，人与自然界也为和谐统一的不可分割的整体，自然界万物的平衡和谐是人类赖以生存的条件，其阴阳平衡失调也是疾病发生的外在因素与条件。

郭氏临证以气血辨证为纲，整体辨证加以调治。因此郭氏强调伤科疾病在气血论治的基础上，必须以五脏为中心，从整体出发来认识和治疗，审证求因，辨证施治，使阴平阳秘，功能恢复。郭氏融气血辨证与整体辨证为一体，以气血辨证为纲，或整体调理，调和脏腑气血，以养筋骨；或根据病证性质，或活血化瘀，或益气清热，或疏肝解郁，或养血补肾，或化瘀养阴，或行气豁痰通络，或补气活血祛痹，治疗创伤后发热、创伤后血肿、创伤后神经损伤、颈肩腰腿疼痛、创伤后肢体疼痛僵硬、强直性脊柱炎等，效果良好。郭氏强调整体辨证的另一重要含义，是要兼顾四时寒热辨证。自然界四气依四时各有盛衰，多夹伤致病。在辨证上要辨明四时寒热，有无夹证；在疾病预防和养骨上要依四时防寒热、防病气、防风寒湿邪与外伤虫蛊侵及机体；在治疗上要兼而治之，方能取得良好疗效。

（四）气血学说对养骨及伤科的指导意义

气血流畅与平衡是人体健康长寿的必要条件，人类欲求得长命百岁，青春常驻，就必须消除导致机体衰老的因子——瘀血。《素问·三部九候论》谓："必先度其形之肥瘦，以调其气之虚实，实则泻之，虚则补之，必先去其血脉而后调之，无问其病，以平为期。"《灵枢·痈疽》亦谓："血气已调，形气乃持。"所谓"以平为期"，即通过调畅气血，使气血由不平衡状态转向新的平衡，保证脏腑源源不断得到气血的滋养，从而纠正脏腑的偏衰，促进脏腑组织平衡和协调的生理活动，使机体处于动态的平衡状态中，而气血循行有常，四肢百骸得养，机体强壮健康，则"平"而"长有天命"。

　　伤科的病因病机、辨证治疗无不与气血有关。轻的损伤如闪伤、牵拉伤，多以伤气为主。气无形，气伤则作痛。较重的损伤如碰撞、跌仆、打击伤等多以伤血为主。血有形，形伤则作肿。严重的复合伤、开放伤则多为气血俱伤或亡血过多。气血俱伤则肿痛并见，亡血过多则气随血脱而出现危证。从病机来说，伤气则气虚、气滞，进而导致血瘀。伤血则血瘀、血虚，进而导致气滞。伤气能及血，伤血又能及气，只是先后和轻重不同而已。严重的气血损伤还会导致气机紊乱，影响到脏腑经络，产生一系列病变。所以伤科治疗以调理气血为大法，促进筋骨康复，恢复平衡。

第三章　平乐正骨养骨学基本原则

平乐正骨养骨原则，是在平乐正骨养骨基本理论的指导下，在长期的临床实践中形成的关于养骨、护骨的指导原则。平乐正骨养骨学总的原则是整体辨证，以平衡为纲，气血脏腑共调，筋骨并重。具体包括以下几个方面。

1. 法天顺地　人生活在天地之间，自然环境之内，是整个物质世界的一部分，也就是说，人和自然环境是一个整体。所以当自然环境发生变化时，人体也会发生与之相应的变化。《素问·宝命全形论》说："人以天地之气生，四时之法成。""夫人生于地，悬命于天，天地合气，命之曰人。人能应四时者，天地为之父母；知万物者，谓之天子。天有阴阳，人有十二节。天有寒暑，人有虚实。能经天地阴阳之化者，不失四时。知十二节之理者，圣智不能欺也，能存八动之变者五胜更立，能达虚实之数者独出独入，呿吟至微，秋毫在目。"人是大自然的一个组成部分，人类是自然界物质发展到一定阶段的产物。《内经》认为人的生理病理活动"与天地同纪"（《灵枢·营卫生会》），即人与天地相应，人身与自然界息息相关，因此，养骨应该做到法天顺地。

平乐养骨就是顺应自然养骨。顺应自然以养骨有两重含义：一是指顺乎自然界的阴阳变化以护养调摄，即所谓"和于阴阳，调于四时"，顺乎自然界的四季阴阳变化，人体的筋骨系统才能健康无病。二是指顺乎自然之理，必须认识和掌握人与自然界间的自然规律，按其规律养骨，才能有益于健康。

（1）顺四时而养：人生活在大气中，无时不受天气季节变化的影响，气象要素对人体的影响是不容忽视的。如气血与外环境也必须保持一种协调平衡，这是因为人体是自然环境的一部分，也是人类在适应自然的过程中进化而成的。天气晴朗，风和日丽，气血的输布和循环通畅；气候炎热，气血升发太过，血热妄行；天寒地冻，气血凝滞收敛。月满时海水汐潮，人体的气血旺盛，皮肤充实，抵抗力强；反之，月亏时人体气血循环量不足，卫气较衰，抵抗力弱。人体气血的活动和质量都受外界气候、日月变化及地势的影响。适应能力健全者可以适应较大的环境变化而维持体内的平衡；适应能力不健全或脆弱者，当外界环境发生较大的变化时，常因不能适应而使机体的平衡遭到破坏，因而发生疾病。中医讲"天人相应"，强调治病"必先岁气，毋伐天和"。

顺四时而养，早在《吕氏春秋·尽数》篇中就有"天生阴阳寒暑燥湿四时之化，万物之变，莫不为利，莫不为害。圣人察阴阳之宜，辨万物之利以便生，故精神安乎形而年寿得长焉"的论述，可见人们只有依循这种规律方可健康。《黄帝内经》中所说的"和于阴阳，调于四时"和"因时之序"，都表达了这种思想。就自然界的阴阳变化而言，对人体影响最大的莫过于四季交替和昼夜晨昏的变更，因此养骨也必须采取相应的措施。

首先，针对春夏秋冬的气候特征，在精神修养、饮食调摄、生活起居等方面必须顺应四时的生、长、收、藏特点，做到"春夏养阳，秋冬养阴"，在此基础上，还要"春防风，又防寒；夏防暑热，又防因暑而致感寒；长夏防湿；秋防燥；冬防寒，又防风"。

其次，养生者还应注意昼夜晨昏的调护。一天之中，早晨阳气始生，日中而盛，日暮而收，夜半而藏，每天这种变化与四时的"春生、夏长、秋收、冬藏"规律完全一致。因此，为了资助阳气的发生，早晨应多开展室外活动，吐故纳新，流通气血，旺盛生机；傍晚日落，阳气开始潜藏，于是要相应减少活动，避免风寒和雾露之气的侵袭。这也是《黄帝内经》所告诫人们的："是故暮而收拒，无扰筋骨，无见雾露。"

（2）顺地域而养：养骨要下合于地，根据地理环境特点，来制订适宜的养骨方法和预防措施。人体受地理环境直接或间接影响，可以反映出相应的变化，《素问·阴阳应象大论》记载了我国五方气候的基本特点，即"东方生风""南方生热""西方生燥""北方生寒""中央生湿"。一方水土养一方人。就地域环境而言，东西南北，高下悬殊，寒温迥异。东南湿热，故养宜清化；西北寒燥，故养宜辛润；南人柔弱，活动量宜小；北人粗犷，活动量宜大。

平乐正骨养骨思想所追求的实际上是一种人体生命（各系统）与自然万物的整体和谐状态。机体内环境的平衡协调和人体外界环境的整体统一，乃是人体生命活动赖以存在的必要条件，人们只有做到内在机体与外在自然环境的和谐协调，才能实现却病、益寿、健骨的养骨目的。

（3）顺境遇而养：养骨不是孤立的，它要根据人的体质禀赋、性情习惯、地域特点、社会环境、时令气候等多种因素来养护。平乐正骨养骨思想注重天、地、人三者合参，因人而养，体现了具体问题要具体分析的哲学精神，以及精准养骨的科学理念。天候地气，即所谓生态环境；世俗人情，即所谓社会环境；七情六欲，即所谓心态环境，都作用和影响人体各系统的健康。人所处的家庭和社会环境，都是不以人的个体意志为转移的，人的家庭和社会境遇决定了人的教育、生活背景，以及对社会的认知和顺应能力，对于社会事物的反应也随之千差万别，直接影响到情志的变化，如不调适，则易罹患疾病。所以人要法天顺地，修身养性，调适情志，以求健康。《灵枢·逆顺肥瘦》说："人之为道，上合于天，下合于地，中合于人事，必有明法。"

（4）顺禀赋而养：先天禀赋决定基本体质。人体由于先天禀赋不同，体质也千差万别。首先表现在男女有别，阴阳属性、情志特质，以及体能等不同。其次表现在遗传基因不同，以及基于遗传基因加之后天习惯产生的体质差异。目前，中医对体质的分型有很多种方法，目前盛行的分型方法主要是根据临床上的症候表现、脉象、舌苔，分为以下九种体质：平和体质、阴虚体质、阳虚体质、气虚体质、血虚体质、阳盛本质、血瘀体质、痰湿体质、气郁体质。在养骨中应顺应天赋，根据不同禀赋与体质，顺势而为，纠偏补缺，以达到健身养骨的目的。

平乐正骨养骨思想中顺体质而养，既是养骨的原则，又是养骨的方法，出发点在于在养骨过程中能够因人而异，既考虑普遍原则性，又兼顾个体差异性，是中医整体观念和辨证论治的生动体现。

2. 形神共养

（1）形神合一：形神合一是中医学心身相关思想的核心，并长期有效地指导着历代医家的临床实践，是中医学整体观的重要体现。中医学认为，人身由"形"与"神"组成，"形神合一"构成了人的生命。所谓形，指人的整个形体结构，包括人体的皮肉、筋骨、脉络、脏腑及充盈其间的精血等，它是人体生命活动的物质基础；所谓神，则指情志、意识、思维活动，以及生命活动的全部外在表现，它是人体生命活动的内在主宰。两者之间的关系正如魏晋时著名养生家嵇康在其《养生论》中所说："形恃神以立，神须形以存。"《素问玄机原病式》说："精中生气，气中生神，神能御其形，由是，精为神气之本。"张景岳在《类经》中指出："无神则形不可活，无形则神无以生。""精全则气全，气全则神全。""形与神俱"就是形神合一。《素问·上古天真论》曰："形体不敝，精神不散。"说明二者的辩证关系是相互依存、相互影响、相互制约的，最终形成一个密不可分的整体。

人体是形神的统一体，形是神的物质基础，神是形的主宰。神为形生，无形则神无以生。战国思想家荀况在《荀子·天论》中曰："天职既立，天功既成，形具而神生，好恶喜怒哀乐藏焉。"《灵枢·营卫生会》亦指出："壮者之气血盛，其肌肉滑，气道通，荣卫之行，不失其常，故昼精而夜瞑。老者之气血衰，其肌肉枯，气道涩，五脏之气相搏，其营气衰少而卫气内伐，故昼不精，夜不瞑。"金元四大家之朱丹溪亦强调"神不得形，不能自成"。神为形主，无神则形不可活。神是一切生命活动的最高主宰，它既能协调脏腑、气血、阴阳的变化，维持人体内环境的平衡，又能调节脏腑等组织，使之主动适应自然界的变化，缓冲由外部因素引起的情志刺激，从而维持人体与外环境的平衡。《灵枢·本神》有曰："怵惕思虑者则伤神，神伤则恐惧流淫而不止。因悲哀动中者，竭绝而失生。喜乐者，神惮散而不藏。愁忧者，气闭塞而不行。盛怒者，迷惑而不治。恐惧者，神荡惮而不收。"

在对疾病的认识方面，形神合一论清楚地认识到形与神在疾病发生过程中互为因果的关系。一方面，形的异常，可以导致躯体生理活动的异常，以及精神心理的疾病（神的疾病）；另一方面，精神心理及躯体组织器官生理功能的异常（神的异常）可能造成躯体组织器官的病变（形的病变）。形的病变可导致神的异常，神的改变也可影响形的变化，二者相互依存、互相影响，生理上密不可分，病理上互为因果。所以，养形与养神，二者必须兼顾，不可偏废。平乐正骨养骨思想正是从形神之间相互依存、相互制约、相互影响的辩证关系出发，提出了形神共养的养骨原则。

平乐正骨养骨思想坚持形神合一，在预防骨系统疾病中遵循形神共养，符合中医整体观念指导下朴素的守静、保精、守神、保形等摄生、防病、治病思想。《素问·上古天真论》说："上古之人，其知道者，法于阴阳，和于术数，食饮有节，起居有常，不妄作劳，故能形与神俱，而尽终其天年，度百岁乃去。"明确提出养生的目标是"形与神俱，尽终其天年"，其中"形与神俱"就是形神统一思想的生动反映。

（2）养神护形：平乐正骨养骨思想认为，静以养神，动以养形，静中有动，动中有静，以形养神，以神护形。

平乐正骨养骨思想在养骨理论中非常重视养神，认为它是养骨之首要重点。《杂病源流犀烛》曰："太上贵养神，其次才养形。"《灵枢·九针十二原》曰："粗守形，上守神。"《灵枢·天年》曰："失神者死，得神者生。"指出得神与否，生死攸关。因此在养骨过程中要做到静以养神，以神护形。

清静养神源于老庄之"清静无为，见素抱朴"。清静，是指保持淡泊宁静的心理状态。《素问·痹论》指出："阴气者，静则神藏，躁则消亡。"可见，神躁不守，乱而不定，必定扰乱脏腑，耗伤气血，轻则招致疾病，甚则催人衰老，减短寿命。西汉学者刘安所论更为精当："静而日充者以壮，躁而日耗者以老。"说明神静则精气日渐充盛，形体随之健壮；而神躁则精气日益耗损，形体必过早衰老。因此，养神之道，贵在一个"静"字。金元四大家之刘河间告诫："心乱则百病生，心静则万病悉去。"说明了清静养神的重要作用。

平乐正骨养骨思想认为，清静养神，关键要做到"恬淡虚无"。王冰指出："恬淡虚无，静也。法道清静，精气内持，故其气从，邪不能为害。""恬淡虚无"实则为摒除杂念，畅遂情志，神静淡泊，保持"静养"之意，从而达到《素问·上古天真论》所言"是以志闲而少欲，心安而不惧，形劳而不倦，气从以顺，各从其欲，皆得所愿……所以能年皆度百岁而动作不衰"的健康长寿目的。

平乐正骨养骨思想认为：动以养形，以形养神，体现动中有静。

重视身体行动。《素问·上古天真论》说："上古之人，其知道者，法于阴阳，和于术数，食饮有节，起居有常……"术数，古人指调摄精神、锻炼身体的一些养生方法和技术。《内经》中所提到的术数方法，如导引、吐纳、气功等可以炼意调神，通过养性调神，还可以改善气质，优化性格，增强自身的心理调控能力。

重视体魄锻炼。《素问·四气调神大论》中记载了随春夏秋冬四时不同气候的运动养生法，如"春三月"应该"夜卧早起，广步于庭，被发缓形，以使志生"；"夏三月"应该"夜卧早起，无厌于日，使志无怒"；"秋三月"应该"早卧早起，与鸡俱兴，使志安宁"；"冬三月"应该"早卧晚起，必待日光，使志若伏若匿"。华佗说："人体欲得劳动，但不当使极耳。"运动应注重"流水不腐，户枢不蠹"，形气亦然，形不动则精不流，精不流则气郁，认为形体锻炼可以促进气血流通，使筋骨肌肉强健，并可借形动以济神静，从而延年益寿，但必须"形劳而不倦"，使形健则神生。

平乐正骨养骨思想通过饮食、起居来养形，即"谨和五味以养形，起居有常以养形"。谨和五味以养形，指的是饮食乃机体生长发育、维持人体生命活动的物质来源，是充养形体的基础。《素问·阴阳应象大论》说："形食味。"又说："味伤形。"《素问·痹论》提出："饮食自倍，肠胃乃伤。"

合理科学的饮食可以更好地充养形体。如饮食有节，调和均衡，"谨和五味"，就可以形体强健、神采奕奕、延年益寿。"是故谨和五味，骨正筋柔，气血以流，腠理以密，如是则骨气以精，谨道如法，长有天命。"《素问·脏气法时论》曰："五谷为养，五果为助，五畜为益，五菜为充，气味和服之，以补精益气。"强调饮食宜多样化与均衡，可以更好地养形生神（气）。故《素问·六节脏象论》曰："五味入口，藏于肠胃，味有所藏，以养五气，气和而生，津液相成，神乃自生。"说明饮食与形神的关系密切，通过养形可以达到养神的目的。

起居有常以养形。《内经》认为起居有常，坚持良好的作息，劳逸结合，生活规律，才能神气安顺，形体安康，健康长寿，主张"起居有常，不妄作劳"，使"形劳而不倦，气从以顺"。并告诫人们："久视伤血，久卧伤气，久坐伤肉，久立伤骨，久行伤筋。"批评了那些"以妄为常，醉以入房，以欲竭其精，以耗散其真，不知持满，不时御神，务快其心，逆于生乐，起居无节"的不良生活习惯。并提出应根据一年四季阴阳的变化，在作息时间上要做相应的调整，春夏宜"夜卧早起"，秋季宜"早卧早起"，冬季宜"早卧晚起"，以应生长收藏之气。《灵枢·本神》云："智者之养生也，必顺四时而适寒暑。"

3. 动静互补

（1）动静互涵：平乐正骨养骨思想"动静互补"理念体现辩证唯物主义哲学思想。辩证唯物主义认为，运动是绝对的，静止是相对的。静中有动，动中涵静，平乐正骨在养骨过程中要求"动静互补"。动与静是互相影响、相辅相成的，表现为一种矛盾的对立统一关系。"动"是绝对的、必须的，活动是人体的基本生理功能。骨骼是支架，其功能作用只有在运动中完成和体现；同时，功能活动使气血流通，改善血运，濡养筋骨，有利于骨与关节功能的健康发挥。"静"是相对的、必不可少的，它为身体提供一个相对稳定的环境，有利于身心在静止状态下休养生息、养精蓄锐、调养恢复、强健功能。"动"与"静"既对立又统一，没有相对的静止，身心就无法休养；没有恰当的运动，机体、筋骨就无法发挥其正常功能。

（2）动静平衡：中医学认为"动"为阳，"静"为阴，"一阴一阳之谓道"。人体阴阳不和则导致疾病的发生，而疾病的治疗过程就是调整阴阳平衡的过程。早在远古时代，我们的祖先就通过劳逸结合、动静相宜，运用各种动态、静态疗法调整人体阴阳的偏胜偏衰，以达到疗病养生的目的。中医认为，人们所追求的养生之道，以期阴平阳秘之法，即是顺应四时变化，适寒热，动静互补，静中有动，动中有静。诚如道家养生术讲求动静结合，动极生静，静极生动。如吐故纳新的服气术、道家按摩术等"动功"养生，虽从外形上看在不断地动，但精神活动却保持相对宁静、静守，即所谓"动中有静""外动而内静""形动而神静"。再如清洁心灵的心斋术、存思术、内视术等"静功"养生，外形不动，精神也很宁静，但人体内的脏腑功能在定向的意念活动影响下都在不停地调整运动，即"静中有动""外静而内动""形静而神动"。如此种种，都是通过动静互补，实现动静平衡的目的。

（3）适当运动：适当的运动，可以促进气血循行，使经络通畅，脏腑、筋骨、四肢百骸得以濡养而功能强健。"适当"，即运动要适度，主要是指运动量和运动方式要合理，要达到动静平衡。

适当运动的第一要素：运动量适当，与静守互补，动静平衡，形神共养。运动量过小，起不到锻炼身体的作用；运动量过大，则身体难于耐受，甚至会给身体带来伤害。运动量的大小没有统一的标准，因人而异，以运动后身体感到身轻气缓、神清气爽、身心愉悦、无明显疲乏感，没有因运动而导致或加重身体不适为宜。每个人都应根据自身的年龄、性别、身体健康状况确定适合自身的运动量。

适当运动的第二要素：运动方式适当，与静守互补，动静平衡，形神共养。平乐正骨把人一生的不同阶段分别做了比喻。青少年如猴，上蹿下跳；青壮年如马，疾速奔驰；中老年如龟，稳缓多静。强调了不同年龄阶段都有其适合的不同运动方式。中老年人应选择那些徐缓、安全的运动项目，如散步、慢跑、打太极拳、抖空竹、打乒乓球等，不宜选择那些速度快、爆发力强的项目。

适当运动的第三要素：运动要持之以恒，与静守互补，动静平衡，形神共养。冰冻三尺，非一日之寒。长年坚持体育锻炼，不仅能舒筋通络、活动关节、促进血液循环，而且能提升脏腑功能，提高机体的抗病能力。"用进废退"是生物学的基本规律，机体组织器官的生理功能也不例外。中医学认为"久卧伤气"，有的人长期不运动，偶尔参加一次运动，虽然时间不长、运动量不大，却很快就感到胸闷、心慌、气喘、肢体酸痛、疲惫不堪，这是由于长期缺乏锻炼、心肺功能储备不足，导致筋骨羸弱的表现。长期坚持适当运动的人在上述情况下则会表现为神态自若、气息调匀的健康状态。

静以养神。"静"即平静、清净，"神"指人的情绪、情志或情感，以及脏腑器官的功能活动。中医学十分重视人的情志与机体功能的密切关系，早在 1000 多年前就明确提出：当人的情感变化过于突然、强烈、持久时，就会影响机体各脏腑的功能，甚至会导致疾病的发生，如"怒伤肝""喜伤心""思伤脾""悲伤肺""恐伤肾"等。因此，在养骨过程中，在坚持运动锻炼的同时也应重视修身养性。静以养神，神清则脏腑器官功能强健，气血化生源源不断，反养脏腑、筋骨、四肢百骸，如此则形全。形神互助互用，平衡安康。

《内经》中在谈到人的养生时曰："恬淡虚无，真气从之，精神内守，病安从来。"这是强调以清静无为、少欲淡定的思想指导人们修身养性。在养骨过程中，坚持运动的同时使精神清静，动静互涵，动静平衡，则有益于健康。

4. 协调平衡

（1）协调阴阳：平乐正骨养骨思想把"阴阳平衡""脏腑平衡"理论作为健身养生的要素，从把握"阴阳平衡"的养骨理念出发，以引导人们从哲学的高度确立自我平衡、顺应自然、适应内外环境的策略。以回归自然为核心，以养生平衡论为主导，以增强体质为目标，掌握和运用人体阴阳平衡调节功能，及其防御疾病的巨大潜能，以实现人人健康长寿、提升生命质量的千古之愿。

"阴平阳秘，和为贵"，科学养骨维护机体阴阳平衡。中医将人体的生理机制归结为对立统一的阴与阳的互动，阴平阳秘是机体健康的最佳状态和稳态。这种状态一旦被打破，机体便出现亚健康或疾病，就需要应用各种方法使之达到稳态。机体自身存在一种自趋稳态机制，如《伤寒论》中所云："阴阳自和者，必自愈。"自愈是指机体内有一种防御和抵抗外邪干扰的能力，以及机体具有的在无外界治疗条件下，通过自我调节能力达到阴平阳秘、防御疾病的能力。人体作为一个开放系统，与外界环境进行着物质与能量的交换，同时自身内部各系统又进行着相互为用的功能协调，从而使机体达到一种协调有序的最佳状态，维持着机体的健康。从这个意义上来讲，通过各种养骨方法来对筋骨系统进行保健就是保护这种自我调节能力，维持阴阳自和。从中医稳态观上来说，阴阳自和可以说是阴阳学说较早对稳态的一种阐释。它将机体置于一个开放的大系统中，从事物之间的联系、交流，从动态的角度来揭示机体阴阳的自我运动与调控机制，阐明了"阴平阳秘"的最佳有序稳态是机体自我运动的结果。这种联系、交流是动态的，强调的是过程，说明了在对人体健康与疾病的调节过程中，时间是一个不可缺少的因素。从养生的角度来说，中医养生主张"和"，所谓"和"就是调和、平衡，即协调、和谐、融洽之意。天地万物"和"则风调雨顺、物华年丰；人体和于自然、和于机体内部则健康延年。"和"包括身心之和、内脏之和、饮食之和、与人之和、与自然之和，即气血和、阴阳和、五行和。

《素问·生气通天论》中说："阴平阳秘，精神乃治，阴阳离决，精气乃绝。"在这里说到了阴阳平和协调与否，关系到人体的健康与疾病、生存与死亡。阴阳学说是形成中医理论的重要观点，而阴平阳秘是《内经》对人体最佳生命活动状态的高度概括。阴平阳秘，即阴阳在保持各自功用和特性的情况下，通过相互作用所达到的整体协调平衡状态，在中医学中所指即人体健康的状态。

治未病是平乐正骨养骨思想的精髓，其核心就是调适阴阳平衡，追求阴平阳秘，维持和促进机体健康。

（2）协调气血：气血协调平衡是平乐正骨理论体系的核心。平乐正骨认为气血是人体生命活动之总纲，也是伤科病机之总纲。气血是人身之至宝，人的生、长、病、老无不根于气血。正常情况下，气血的运行保持着既对立制约又相互依存的动态平衡关系。气为血之帅，血为气之母。气属阳，主动，主煦之，是生命活动的动力；血属阴，主静，主濡之，是生命活动的物质基础。气血都源于脾胃化生的水谷精微，气中有血，血中有气，气与血不可须臾相离，二者保持着相互依存、动态平衡的关系。气血根于五脏，又总司五脏六腑、四肢百骸之功能与荣养。气血平衡是人体健康的保证。《素问·至真要大论》谓"气血正平，长有天命"，即只要气血平衡，就可健康长寿。平乐正骨认为，气血平衡既是健康的标志，也是治疗筋骨亚健康状态和伤科疾病的关键。气血的平衡并非静止和绝对的，而是处在动态平衡之中。人体一系列复杂的生理活动，需要气机的升降出入，气血在运动中保持动态平衡，才能使脏腑筋骨各司其职。反之，气血运行失常，则会影响脏腑筋骨之协调平衡，导致筋骨亚健康状态、退变甚至损伤等病变。平乐正骨认为，将气血调至平衡是治疗伤科诸疾的关键环节。损伤首伤气血，通过调畅气血，使气血由失衡转向新的平衡，保证脏腑筋骨源源不断地得到气血的滋养，从而使机体恢复气血平衡，则伤病自愈。气血与人体一切生理、病理变化均有密切的关系。《素问·调经论》云："血气不和，百病乃变化而生。"平乐正骨理论认为，人是一个有机联系的整体，牵一发而动全身，气血平衡则泰，气血失衡则疾。气血失衡必然影响经络脏腑，而经络脏腑失常也必然会导致气血失衡。气血失衡，是分析研究伤科各种疾病病机的基础，气行则血行，气滞则血瘀，气狂则血躁，气虚则无以生血，血虚亦无能载气。伤气则气虚、气滞，气虚、气滞可致血瘀；伤血则血瘀、血虚，血瘀、血虚多致气滞。伤气能及血，伤血又能及气，二者互相影响，进而导致经络脏腑功能紊乱，全身气血失衡。气血失衡在伤科临床上主要表现为血瘀气滞、气虚血瘀、气不摄血、气血两虚、气随血脱等。所以，平乐正骨在养骨的过程中十分强调协调气血的重要性，并把其作为养骨强筋的根本法则。

（3）协调脏腑：平乐正骨养骨思想认为，养骨重在保持脏腑平衡。脏腑是气血之根、气血之使，是人体各种功能活动的枢纽，又为气血所濡养。要法于阴阳，和于术数，饮食有节，起居有常，不妄作劳，脏腑才能协调平衡，功能才能旺盛，机体才能健康。因此平乐正骨将协调脏腑作为养骨的重要指导原则之一，并且贯彻在各种养骨方法之中，体现于养骨的各个方面。

　　古人云："一阴一阳之谓道，偏阴偏阳之谓疾。"只有五脏六腑阴阳和合者才会精神振奋、健康长寿。《内经》认为，健康的人体必须有完整的脏腑。《灵枢·天年》曰："血气已和，荣卫已通，五脏已成，神气舍心，魂魄毕具，乃成为人。"当人体的血气调和，营卫运行通畅，五脏形健神具，心神旺盛，魂魄俱备，有所依附，才能成为一个健全的人体。平乐正骨非常重视脏腑功能在人体养生保健中的作用，认为人体脏腑功能健旺，生理功能正常，则形健而神旺，人体就健康无恙，明确指出人的寿命长短与五脏六腑有着密切联系。《灵枢·天年》曰："五脏坚固，血脉和调，肌肉解利，皮肤致密，营卫之行不失其常，呼吸微徐。气以度行，六腑化谷。津液布扬，各如其常，故能长久。"说明脏腑功能协调，则人体气血、营卫、津液运行不失其道，各司其职，故人能长寿矣。亦指出："其五脏皆不坚，使道不长，空外以张，喘息暴疾，又卑基墙，薄脉少血，其肉不实，数中风寒，血气虚，脉不通，真邪相攻，乱而相引，故中寿而尽也。"由此可见，脏腑功能衰弱，感受外邪，真气与之相争而难以驱邪外出，则邪气深入盘踞，耗伤气血，阻滞气道，是中年而亡的根本原因，所以在养生的过程中，必须重视对脏腑功能的调理。

　　从养骨角度来讲，协调脏腑是通过一系列养骨手段和措施来实现的。协调脏腑作为养骨指导原则之一，其应用是以五脏六腑之间的相互关系为依据的。从《内经》中所论述的脏腑关系出发，协调脏腑对养生保健的指导作用具有以下几点含义。

　　一是养生要顺应脏腑特性，使一脏安而脏腑和。如"肝旺于春，主疏泄，主升，主动，喜条达而恶抑郁"，肝主筋、肾主骨、脾主肌肉四肢等五脏功能与特性，以及五脏之间生克制化之内在联系，法天顺地，保持脏腑协调平衡安和，促进机体及筋骨健康，此可体现于《内经》的四季、情志养生方法中。

　　二是养生方法应能够强化脏腑间的协同作用，增强机体新陈代谢，使人体保持活力。如各种气功保健术，强筋健骨，强壮机体。

　　三是纠偏。当脏腑间失和，应根据其五行生克制化的关系予以调整，主要体现于手法和膳食养生，"谨和五味"即基于此。《素问·脏气法时论》说："肝色青，宜食甘；心色赤，宜食酸；肺色白，宜食苦；脾色黄，宜食咸；肾色黑，宜食辛。"

　　（4）和谐人事：平乐正骨养骨思想认为，合于人事是以人为本，尊重人的整体，是在养骨过程中整体观的一个体现。《黄帝内经》倡导"上知天文，下知地理，中知人事，可以长久"的养生原则，这里明确把天文、地理、人事作为一个整体看待。人既是自然界的人，又是社会的人。人生活在自然界中，又生存于人事社会之中，不能离开社会群体而生存。影响健康和疾病的因素，既有生物因素，又有社会和心理的因素。情志过激致病在临床上非常常见，尤其是许多亚健康状态与人事不和有着密切的关系，这是自古以来人们感知到的客观事实。平乐正骨养骨思想从人与自然、人与社会的关系中去理解和认识人体的健康和疾病，重视自然环境及社会环境的作用，并贯穿在病因考查、诊断治疗及保健预防的各个环节中。

中合于人事，也是平乐养骨理论"因人制宜""因人而养"的一个体现。"有斯人有斯疾也"，人的体质有厚薄，禀赋有强弱，年龄有长幼，性别有男女，地位有尊卑，境遇有不同，所以疾病的相同是相对的，不同是绝对的，故养生、治疗用药当区别对待。《素问·徵四失论》曰："不适贫富贵贱之居，坐之厚薄，形之寒温，不适饮食之宜，不别人之勇怯，不知比类，足以自乱，不足以自明，此治之三失也。"临床治疗要有整体的观点、联系的观点，正确处理好局部与整体的关系，不能只见树木，不见森林，头痛医头，脚痛医脚。人的四肢百骸，五脏六腑，借助于经络系统，连接成一个以五脏为中心的密不可分的整体，这就为整体治疗提供了生理依据。临床上要见病，也要见人，要病与人兼顾。见病只是局限于患者的主诉和体征，见人就是要见到患病的人的全体，包括追踪其所处的自然和社会环境，只有这样才能把握全局，全面掌握病因，辨析证候，依证而治，依证而养。

随着现代医学模式由生物医学模式向生物－心理－社会医学模式的转变，"中合人事"更能体现出它的超前性和优越性，值得进一步整理和研究，以期在养骨过程中更为广泛地应用。

（5）有常有度：知常守度，即坚持常态、适度的原则。坚持常态，即在养骨过程中形成良好的生活习惯，并持之以恒，坚持下去，能合常情、适常理、有规律，知常才能避免生变。

适度是指事物保持其质和量的限度，是质和量的统一。任何事物都是质和量的统一体，并且事物在一定的范围内才能保持它自身的存在，超过了特定的范围，就会向对立面转化。守度，包括量度、理度、法度、制度、气度、节度等。在养骨过程中坚持守度的原则，就是养骨的方法、步骤都要保持在适当的量的范围内，既防止"过"，又要防止"不及"，谨守平衡，才能保证健康。

5. 保精养气

（1）内养正气，外慎邪风：正邪理论关系是中医学认识、诊断和治疗疾病的理论依据之一。中医学把人体对疾病的抵抗能力，包括人体对外邪的抵御能力，对机体损害的修复及五脏六腑的调节功能等，概括称为"正气"，将一切对人体有损害作用的外部致病因素概括称为"邪气"。疾病的发生与否及发生的形式，取决于正邪盛衰及正邪相互作用的结果。《素问遗篇·刺法论》说："正气存内，邪不可干。"若正气胜邪，人体就不易感染邪气，或感邪也不易发病。同时，《素问·评热病论》又说："邪之所凑，其气必虚。"说明正不胜邪，邪气乘虚而入，则人体易发病或病情恶化。疾病的发生、发展、向愈或恶化过程，是正邪相互斗争的结果。

在"正气存内，邪不可干"的理论指导下，平乐养骨理论也围绕着保护正气、避免邪气两个方面进行。一方面要顺应四时变化，生活规律，劳逸结合，保持精神愉悦等以保养正气，勿使正气无故妄泄；另一方面要注意防御四时不正之气及外来疾病因素，即"虚邪贼风，避之有时"。从而保持人体健康、长寿，以"尽终其天年，度百岁乃去"。

"正气存内，邪不可干"是平乐养骨学说的理论概括，也是平乐正骨养骨的目标。平乐养骨认为，只有七情调和，精神愉快，顺其自然，清心寡欲；生活起居有规律，能够运用适当的保健方法，加强体育锻炼，不妄劳作；饮食清淡，使"正气存内，邪不可干"，才能达到强健筋骨、延年益寿的目的。

（2）保精养气重在脾肾：脾为"后天之本"，气血生化之源。人"以胃气为本"。薛己指出"治病求本，务滋化源"，并认为"血虚者，多因脾气衰弱，不能生血，皆当调补脾胃之气"。

脾主运化，对于气血的生成和输送维持人体正常功能活动所必需的营养起着重要的作用，故称为气血生化之源。脾主运化，包括运化水谷精微和运化水液的功能。通过脾气的推动、激发，食物在胃和小肠中消化，并分清、泌浊，其精微部分通过脾气的转输升华作用成为气血，输送到全身，濡养脏腑器官、四肢百骸、肌肉筋骨。如运化水谷的功能失常，则腰椎及其周围组织所维持正常活动的营养物质就会缺乏，气血虚弱，组织器官、肌肉筋骨失于滋养而生疾、退变。《素问·痹论》曰："痹久入深，营卫之行涩，经络时疏。"大量临床实践证明，脾胃虚弱导致的气血亏虚、经脉失养是筋骨疾病的一大病因。如脾的运化水液的功能失常，则会导致痰浊内生，进而阻滞经脉，影响气血的正常运行而生痹症。

脾主肌肉、四肢。全身的肌肉都要依靠脾胃所运化的水谷精微营养，一般人如果营养好则肌肉壮实，四肢活动有力，不易形成劳损，即使损伤也容易痊愈；反之，若脾胃虚弱，运化失职，则气血虚弱，筋骨失养，肌肉瘦削，四肢疲惫，软弱无力，则易于劳损，伤后也不易恢复。《灵枢·决气》曰："谷入气满，淖泽注于骨，骨属屈伸泄泽，补益脑髓，皮肤润泽。"《灵枢·痈疽》曰："肠胃受谷，上焦出气，以温分肉，而养骨节，通腠理。"说明了脾胃的功能正常可以使皮肉筋骨均得到温养灌注。

中医认为肾精是构成人体的原始物质，肾是"先天之本""水火之宅"，故人体健康与否，其本在肾。肾中精气虚衰、阴阳失调是产生疾病的主要病理基础，补肾固本，调和阴阳，是延年益寿、强身健体的根本大法。肾虚是人体虚弱多病的根本原因。肾藏精，为先天之本，生命之根，是调节人体五脏六腑、十二经脉的根本和动力。《灵枢·经脉》认为：肾是人体生长发育、保持生殖功能的根本，只有肾气充盛，五脏六腑才能产生强大动力，发挥其重要功能。

平乐养骨重视肾的作用，特别是肾的阴阳。肾藏精，精气充盛，则骨髓得充，骨骼强健。中医学认为，肾主藏先天之精和五脏六腑之精，以营养骨骼髓脑；且腰为肾之府，肾主腰脊，如果肾精不足，则骨髓空虚，腰脊失养而筋骨痿弱、腰脊疼痛。《灵枢·五癃津液别》说："五谷之津液和合而为膏，内渗于骨空，补益脑髓而下流于阴股。阴阳不和，则使液溢而下流于阴，髓液皆减而下，下过度则虚，虚故腰背痛而胫酸。"《诸病源候论》提出了"肾主腰脚"的论点，在《腰痛不得俯仰候》中论及："肾主腰脚，而三阴三阳十二经八脉，有贯肾络于腰脊者，劳损于肾，动伤经络，又为风冷所侵，血气击扑……阳病不能俯，阴病不能仰，阴阳俱受邪气者，故令腰痛而不能俯仰。"在《虚劳病诸候》中指出："强力举重，久居湿地伤肾，肾伤少精，腰背痛，厥逆下冷。"还提出："肾弱髓虚为风冷所搏故也。肾居下焦主腰脚，其气荣润骨髓。今肾虚受风寒，故令膝冷也，久不已，则脚酸痛，屈弱。"《虚劳髀枢痛候》指出："劳于肾，风水相搏，乘虚偏发，风邪留止，血气不行，故半身手足枯细，为偏枯也。"说明腰背、腰腿痛是先因肾虚，后感寒湿邪，外困经络之血运行，内郁肾阳之宣通，腰背足膝之经络气血运行受困而痛；或肾阳不输布，腰背足膝冷痛。

　　肾为先天之本，脾胃为后天之本，肾精需要脾胃运化生成的后天之精不断补充方能保持充盈不亏，发挥其正常生理功能。所以临床养骨要重视健脾益肾，方能保精养气，使得机体健康。

第四章　平乐正骨养骨学基本方法

平乐正骨养骨学的基本方法是在平乐正骨平衡理论的指导下，按照平乐正骨养骨学的原则，形成的具体养骨学方法，并与中医学的养生方法有千丝万缕的联系。平乐正骨养骨学的主要内容包括体质养骨、情志养骨、起居养骨、膳食养骨、运动养骨、药膳养骨、四时养骨、手法养骨、调气养骨、音乐养骨、器械养骨等方法。

1. 体质养骨　《灵枢·五变》曰："肉不坚，腠理疏，则善病风……五脏皆柔弱者，善病消瘅……粗理而肉不坚者，善病痹。"体质决定着人体对致病因素的易感性和病机、证候的倾向性。

在养骨过程中，通过对体质的调整与优化，可以提高人的健康水平。辨析体质，针对性养骨防病，是体质养骨法的关键。体质的强弱，决定机体抗病防邪能力的强弱，通过分辨体质，可以在一定程度上预知其对某种致病因素的易感性，从而有针对性地采取相应措施，做到防患于未然，或通过体质辨析，知其偏颇，纠偏调衡，补其不足，泻其有余，以促健康与康复。如素体虚弱，骨骼不健者，可常服独活寄生汤，补肝肾、强筋骨，增强体质，促进健康。

影响体质的先天因素主要与遗传有关，后天因素包括年龄、饮食、锻炼情况、生活起居习惯、疾病因素、用药情况、长期情绪状况、地理环境、社会因素、生活环境等。

2. 情志养骨　中医学把人的精神情志活动，即喜、怒、忧、思、悲、恐、惊称为七情。《素问·举痛论》曰："余知百病生于气也。怒则气上，喜则气缓，悲则气消，恐则气下，惊则气乱，思则气结。"喜、怒、悲、恐、惊、思这些情志活动在过激的情况下造成气机失调，进而影响脏腑、气血、经络，发生各种各样的疾病。

情志调畅是保证体内气血通畅、脏腑调和、身体健康的重要条件。如果情志刺激过于强烈，超越了人体正常的耐受能力，就可以导致阴阳失调、气血不和、生理功能的紊乱、脏腑功能失常而发生各种心身疾病。

情志养骨法是平乐养骨学的重要方法，在养骨过程中注重对情志的调适与心理疏导。在日常的生活过程中，养骨与修身养性相结合。良好的道德情操是心理健康的重要标志，经常保持乐观的情绪是养骨的重要环节。平乐养骨学认为人们应该重视精神修养，保持恬淡和谐的精神状态和愉悦平静的心境；做到不忧、不怒、不惧、不怨、排除各种名利和物质、欲望的干扰，善于正视并适应现实，保持淡泊宁静的精神状态，做到"恬淡虚无"。《素问·上古天真论》曰："恬淡虚无，真气从之，精神内守，病安从来。"

3. 起居养骨　起居养骨是指人类在日常起居生活过程中尽可能地创造适宜的居住环境，营造良好的休养氛围，养成良好的起居、作息规律与习惯，适时着舒适得体的衣服，节制房事，因人、因地、因时而异，规律生息，起居有常，从而达到养骨、护骨的目的。起居养骨主要包括选择良好的生活环境，培养良好的生活习惯，早睡早起，提高睡眠质量，房事有节，法天顺地，因人而异，科学生息等。如注意室内通风透光，防暑湿、防风寒、适衣被，进而达到提高睡眠与生活质量，提振正气，纠偏制衡，筋骨健、人长寿的目的。

平乐正骨养骨思想认为，在日常生活中，应根据人体不同年龄阶段、不同体质的特点，合理地安排起居作息，使起居有常，劳逸有度，生活有节，摒除一切不利于健康的不良因素，形成良好的生活习惯，建立和谐的、平衡的、生态的起居观念，保证身心健康，气血畅达，骨正筋柔，达到延年益寿的目的。

起居养骨的原则是起居有常、安卧有方、不妄劳作、居处适宜及衣着适宜等。

4. 膳食养骨　养骨之本，必资于食。合理膳食是养骨过程中的重要环节，平乐正骨养骨思想认为，膳食养骨在于健脾气，保胃气，养人体正气。脾胃健，则气血足，四肢百骸皆得滋养，则筋骨强健。膳食应做到平衡搭配，合理、科学，因人而异。

中国传统饮食观对膳食平衡有着精辟而生动的论述："五谷宜为养，失豆则不良；五畜适为益，过则害非浅；五菜常为充，新鲜绿黄红；五果当为助，力求少而数；饮食贵有节，切切勿使过。"膳食平衡，一是指膳食中所含营养素种类齐全、数量充足、比例适宜，既能满足机体生理需要，又可以避免因膳食中的营养素比例不当，甚至某种营养缺乏或过剩所引起的营养失衡。平乐正骨理论认为，每种食物的营养各有其局限性，只有平衡配伍才能相得益彰。要拥有健康体魄，必须做到膳食营养供需平衡、各类食物配伍平衡。没有不好的食物，只有不合理的膳食搭配，适则益，过则害。科学、平衡的膳食配伍，才能使人体"骨正筋柔，气血以流，腠理以密"。平乐正骨膳食养骨法的核心在于：膳食要平衡化、多样化，食物搭配应注意主食与副食的平衡、荤食与素食的平衡、寒性与热性食物的平衡、不同颜色食物的平衡、不同性味食物的平衡等。二是指在注意营养搭配均衡的同时，膳食平衡还要注意量度，量度的确定应该"以人为本"，因人而异，不可过量伤脾胃，也不可进食不足而缺乏营养。脾胃损伤和脾胃失养均会导致运化无力，气血无以化生而虚弱，脏腑筋骨失养。三是要注意节度，要做到膳食有常时、有规律，不可偏食，不可暴饮暴食或饥一顿饱一顿，饮食不节而中伤脾胃，影响气血运化。总之，膳食养骨应因人而异，辨体施膳，或辅以药膳，顾护脾胃，以充气血，强筋壮骨。已病者，病证结合，辨证施膳，补益气血，濡养筋骨，促进疾病的康复。

5. 运动养骨　"生命在于运动"，"用进废退"是一般的生物学规律，适当的运动锻炼在疾病预防、治疗和康复中的作用是其他方法无法替代的。运动养骨指人类通过坚持适当的运动而达到锻炼意志、疏通气血、强壮筋骨的目的。

平乐正骨养骨思想认为，运则立，动则健，动则使通，使经络畅通，气血流通，脏腑筋骨得养而健。机体正气的强弱、血液循环状况的良否、新陈代谢质量的高低、抗病能力的强弱、疾病治疗和恢复得快慢等，都和运动息息相关。

运动养骨的内容丰富多彩，但无论是什么运动，必须持之以恒，形成习惯；量力而行，适可而止；切忌久劳，伤气耗神；劳逸结合，不可偏执。平乐养骨学根据人的体质、年龄、性别的差异，制订出适应各种人群的运动处方，以适应健身和疗疾的不同需要。适当的运动既有利于健康者健身，也有利于患病者身体素质的增强，又能对药物治疗起到辅助作用。运动养骨的原理在于调理脏腑，疏通经络气血，以保持机体旺盛的生命力，达到强身健体、却病延年的目的。

6. 药膳养骨　药膳，是辨证运用药食同源之动植物，或适当配伍以药材，烹煮而成的具有药理作用的膳食。药膳养骨是以中医的阴阳五行学说、脏腑经络学说为基础，结合个体差异、季节时令、地理环境等，因人施膳，纠偏制衡，达到养筋护骨、强筋健骨之目的。药膳多为平和之品，它是在治疗疾病期间，通过选择性进食，对病体加以调养，从调节脏腑功能入手，以制衡体内风、寒、暑、湿、燥、火及温、热、寒、凉等，益气养血，强筋健骨，增强体质，祛病延年。对于健康之人，用药膳调节机体阴阳、寒热、虚实，可起到防病强身、延年益寿之效。

平乐正骨养骨思想认为，药膳养骨，应做到辨证施膳、辨病施膳，因人而异，因时而异，因地而异，三因制宜。

7. 四时养骨　平乐养骨四时养骨是"天人合一"平衡论的具体体现。

《素问·宝命全形论》说："人以天地之气生，四时之法成。"人是大自然的一个组成部分，大自然的阳光、空气、水、温度、磁场、引力、生态等，构成了人赖以生存的环境。人类的活动可以影响环境，而自然环境的变化又会直接或间接地影响人体的身体功能，故人与自然紧密联系、息息相关、相互依赖。

四时养骨指人类应当根据一年四季气候的不同变化而顺应春生、夏长、秋收、冬藏的内在道理来调整自己的衣食住行，不可逆行。诚如《素问·四气调神大论》所说："夫四时阴阳者，万物之根本也，所以圣人春夏养阳，秋冬养阴，以从其根，故与万物沉浮于生长之门。逆其根，则伐其本，坏其真矣。故阴阳四时者，万物之终始也，死生之本也，逆之则灾害生，从之则苛疾不起，是谓得道。道者，圣人行之，愚者佩之。"

平乐正骨四时养骨注重在养骨过程中从整体观念出发，上合于天，因时制宜，顺应四时规律，科学养骨。如自然界春温、夏热、秋凉、冬寒，在日常生活中，应注意春防风寒、夏（长夏）防暑湿、秋养阴防燥、冬防寒保暖，顺应四时变化而固表强体，以防盛邪侵袭致病。《灵枢·本神》指出："智者之养生也，必顺四时而适寒暑，和喜怒而安居处，节阴阳而调刚柔，如是则僻邪不至，长生久视。"就是强调人体必须顺从四季的天气变化，方能保全"生气"，延年益寿。再如宇宙万物有"春生夏长，秋收冬藏"的变化规律。人与天地相应，人体脏腑气血相应产生了春生、夏长、秋收、冬藏的生理性变化，所以应和"天"理，春夏养阳，秋冬养阴，使脏腑阴阳和合，筋骨强健。

8. 手法养骨　　平乐正骨手法养骨是以平乐正骨平衡观及整体观为指导，以平乐正骨五脏协调平衡论、气血共调平衡论、筋骨互用平衡论及天人合一为理论基础，遵循中医阴阳与经络学说，并结合西医的解剖学和病理诊断，运用平乐正骨特定手法作用于身体的特定部位，通过"推而行其血，摩而顺其气，拿而舒其筋，按而调其经，点而理其络，揉而活其血"，进而调节机体脏腑、气血、阴阳与筋骨生理状况，以保健形体、养筋护骨、促进发育、延缓衰老，维护筋骨平衡，预防筋骨系统疾病，提高生活质量为目的的推拿按摩方法。

平乐正骨养骨基本手法主要有九种，具体包括循经点穴法、推经补泻法、舒筋活血法、醒脑开窍法、牵抖舒理法、按揉疏解法、拍打醒肌法、空拳振气法、轻柔活节法等。九种方法是一个整体，有共同的理论基础和理论指导，各个方法自成体系又相互补充，在操作上各有特色，在功能上相互补充，在运用上各有侧重。

平乐正骨养骨手法以"舒""适""柔""衡"为操作原则。"舒"即手法舒缓、舒适，以使心境与形体舒展，生息与活动自如；"适"即用力适度，避免用力过重、动作过激；"柔"即轻柔，法到之处不觉其苦；"衡"即调理平衡、维护平衡、激发气血与脏腑平衡。

平乐正骨养骨手法的特点：①轻柔、渗透、无痛；②以补法为主，必要时兼用泻法；③以阴经施法为主，养阴育阳，使阴阳与气血平衡，进而达到筋骨平衡。

（1）循经点穴法：循经点穴疗法是以平乐正骨平衡理论为基础，以经络学说为依据，根据患处的深浅、筋肉的厚薄，用拇指或肘尖，循与患处相应的经穴，或相邻近处的经穴，或阿是穴，进行点按、研揉，以通经气、活血、止痛，并根据病情需要，采用补法或泻法，具有疏通经络、行气活血、扶正祛邪，平衡脏腑、气血、阴阳与筋骨的作用。常用于缓解亚健康人群疲倦无力、胸闷不适、腹胀纳呆、颈肩僵硬、手足发凉、手足麻木等躯体症状，治疗腰腿痛、颈椎病、肩周炎、关节炎、腰椎间盘突出症、骨质增生、外伤后遗症、急慢性扭挫伤等病症。主要包括点揉法、点按法、压放法和点拨法。

点揉法：以拇指指端、中指指端或肘尖部着力于治疗部位，由浅而深垂直向下用力的同时做环旋揉动，直至受术者产生强烈得气感时，继续点揉 3～5 秒，然后再慢慢回到起始的位置，如此反复操作。该方法具有破瘀活血、解痉止痛、祛风散寒、胜湿止痛的作用，适用于腰骶部、臀部、腿部等肌肉丰厚处及骨缝处等部位。手法操作时应做到重而不滞，柔和渗透。

点按法：是将点法与按法结合，多用指端或屈曲的指间关节部着力于体表一定部位或穴位，点而按之的手法。可分为拇指指端点按法、拇指屈指点按法、示指屈指点按法及中指点按法。以拇指指端点按为例，医者拇指伸直，用拇指指端着力于治疗部位或穴位，其余四指张开，置于相应位置以助力，拇指主动用力，逐渐垂直用力向下按压。点法具有通经活络、消积散结、开通闭塞、消肿止痛、调节脏腑等作用，着力点小，用力集中，渗透性强，适用于全身各部位或穴位。操作时点取部位或穴位要准确，不可突施暴力，对年老体弱、久病虚衰的患者力度要轻柔。

压放法：是以指端按压在体表穴位上，停留后快速放开的手法。"压"是向下压位，"放"是往上快速放开。术者用拇指或中指指端置于穴位上，向着穴位的深部下压，使指端在穴位的皮肤水平之下，压下即放，放后再压，一压一放为 1 次，一般以 50～80 次为标准。压放法具有疏通经络、行气活血、扶正祛邪、平衡阴阳的作用，适用于颈肩部、腋窝部、腘窝部、腹股沟部等处的穴位。在操作过程中，下压部位要保持在穴位的中心，使的劲和穴位中心成垂直线，用力平稳、持久，不可偏歪、移动。手法刺激量和时间应根据患者的体质、病情、耐受力等情况灵活掌握。注意压、放一定要保持适当的速度，动作协调。

点拨法：是点法与拨法的结合。用指深按于体表一定部位或穴位，先点再拨，点而拨之，做与肌腱、韧带呈垂直方向滑动的手法。拇指伸直，用拇指指面着力于治疗部位或穴位，其余四指张开，置于相应位置以助力，拇指主动用力点按至一定深度，待有酸胀感时，再做与肌纤维肌腱、韧带呈垂直方向拨动的手法。若单手指力不足时，可用双手拇指重叠进行操作。点拨法刺激量较大，是治疗伤筋与顽固性筋挛的常用手法，具有解痉止痛、剥离粘连、梳离肌筋、通经活络利关节等作用。适用于颈项部、肩背部、腰部、臀部、四肢部等处的穴位。在操作过程中应注意施力的大小，根据治疗部位辨证而定。点拨的方向、角度、幅度，应根据肌筋的走行与具体病证表现而定。在点按拨动中，腕关节应相对放松，使拨动有力而不失柔和。

（2）推经补泻法：推经补泻法是在平乐正骨平衡理论指导下，根据辨证施治的理论，医者用手以一定力量、运动方向、速度，选取相应经络与经穴，施以一定时间的推法。推经补泻法作用于患者的体表、肌腠，使力传达到脏腑、筋膜及肌肉深处，从而使肌体内部的组织细胞、器官发生一系列的理化代谢变化，达到补其不足、泻其有余的作用。此法可促进脏腑维持其正常的生理功能，改善机体局部血液循环和新陈代谢，达到行气活血、通经活络、强筋壮骨、维护筋骨平衡的作用，适用于所有亚健康状态人群。主要包括指推法、掌推法、拳推法和肘推法。

指推法：用手指指腹着力于一定部位或穴位，其余四指分开助力，前臂主动带动拇指做内收运动，运用适当的压力，按照经络循行的方向，做单方向的直线推动。

掌推法：五指并拢，用手掌、掌根着力于一定部位或穴位，运用前臂力量做单方向直线推动。如需增大压力时，用另外一只手平放在其上，使双手重叠，缓缓推进。

拳推法：推者平握拳状，以示指、中指、环指、小指的指间关节突起处着力，或以拇指第二节桡侧面和示、中、环、小指第二节着力于体表一定部位，以肘关节为支点，运用前臂力量向一定方向直线推进。

肘推法：屈肘关节，以前臂尺侧或尺骨鹰嘴部着力于体表一定部位，以肩关节为支点，向一定方向直线推进。

一般指推法接触面积小，刺激量中等，适用于头面部、颈项部、四肢部、肩背部及腰臀部；掌推法适用于面积较大的部位，如腰背部、胸腹部及大腿部等。拳推法是推法中刺激较强的一种手法，适用于腰背部及下肢部。肘推法刺激最强，适用于腰背脊柱两侧华佗夹脊及两下肢大腿后侧，常用于体型壮实、肌肉丰厚及脊柱强直或感觉迟钝的患者。

在操作过程中，应注意单方向推进，线路要平直，不可斜推。速度不可过快，压力不可过重或过轻，要轻而不浮，重而不滞。操作时为防止推破皮肤，可使用展筋按摩乳及红花油等介质以舒筋护肤。

（3）舒筋活血法：本法是在平乐正骨平衡理论指导下，主要针对人体筋系统进行养生保健的手法组合。舒筋活血法主要针对筋系统失于条达等，引发疼痛、肌痉挛等一系列症状，通过推拿手法直接放松肌肉，通过肌肉牵张反射与保健推拿直接抑制肌肉痉挛、消除疼痛，从而有效地放松肢体，消除肌筋过度紧张、挛缩和僵硬，保持肌肉的正常弹性，达到疏通经脉、行气活血、顺理经筋、维护筋骨平衡的作用。适用于由于经气不利、筋肌挛急而引起的筋系统病症，亦可用于筋系统亚健康疲劳状态的调理及正常人养生保健，对于全身各部位慢性劳损也有治疗作用。舒筋活血法包括㨰筋法、推筋法、拿筋法、按筋法、揉筋法、㧟筋法、走罐法等。

㨰筋法：包括指㨰法、掌㨰法和前臂㨰法三种。指㨰法是用手背近小指侧部分或小指、环指、中指的掌指关节突起部分着力，附着于一定部位上，通过腕关节伸屈和前臂旋转的复合运动，持续不断地作用于被按摩的筋肉部位上。掌㨰法是用手掌尺侧小鱼际部着力于局部，通过腕关节伸屈和前臂旋转的复合运动，持续不断地作用于被施术的筋肉部位上。前臂㨰法是用前臂尺侧着力于局部，通过前臂旋转滚动及肘、肩的复合运动，持续不断地作用于被施术的筋肉部位上。

推筋法：用指、掌、拳或肢体其他部位着力于体表筋肉部位，运用一定压力顺经筋走向做单方向（或弧线）推进的手法。

拿筋法：拇指与其余四指相对用力，捏提体表筋肉部位的手法，"捏而提起"是其操作要点。

按筋法：用指、掌、肘着力于体表筋肉部位，逐渐用力下压，按而留之的手法。

揉筋法：用指、掌、肘或肢体其他部位吸定于体表筋肉部位，做轻柔缓和的旋转运动，并带动该处皮下组织活动的一种手法。

捋筋法：捋法是指夹持或双掌拿握体表筋肉部位进行顺经筋走向由近端向远端捋搓的一种手法。

走罐法：走罐，即在拔罐前，先在走罐部位的皮肤或罐口涂一层具有润滑作用的介质，再以闪火法或滴酒法将罐吸拔于所选部位的皮肤上，然后，医者以左手扶住并拉紧皮肤，以右手握住罐体，做顺经筋走向的上下推行。

（4）醒脑开窍法：醒脑开窍手法是养骨手法中作用于头部的一种重要手法。因"脑为神明之府，诸阳之会"，通过特定推拿手法作用于头部穴位，可使经脉气血得以流畅，阴阳得以平衡，具有补精益髓、濡润经脉、调畅头部气血、提振全身阳气、调节阴阳平衡的作用，适用于无器质性疾病的头脑不清、昏沉、视物不明、记忆力减退等。通过此手法的运用，可以清利头目，疏通头部经脉气血，促进脑部血液循环，达到醒脑明目、止眩生发、镇静安神、增强记忆、调节阴阳平衡、防病健身的效果。

醒脑开窍法包括循经指推法、指揉法、点按法、雀啄法、负压振鼓法、合十通窍法等。

循经指推法：患者仰卧闭目，医者坐于患者头端，依次做以下手法。①推眶周。医者先以双拇指按于攒竹穴向外稳稳推刮，经鱼腰穴、丝竹空穴至太阳穴；再以双拇指按于四白内穴向外稳稳推刮，经四白穴至四白外穴，如此上下轮流推刮 10 次。②推五经。医者先以双拇指并按于印堂穴部，点按片刻后向上推至神庭穴，后沿督脉向上后继续稳稳按推，经上星穴、囟会穴、前顶、四神聪穴止于百会穴；次以双拇指分别按于两侧阳白穴部，点按片刻后向上后至曲差穴，沿太阳经继续向上后稳稳按推，经承光穴、通天穴止于络却穴；再以双拇指分别按于两侧太阳穴部，点按片刻后向上后至头维穴，沿少阳经向上后稳稳按推，经正营穴、承灵穴转向后下止于天冲穴。如此轮流推按 10 次。

循经指揉法：体位、经络与路线同上，沿经按揉，轮流 10 次。

循经点按法：体位、经络与路线同上，沿经穴点按，并以双手中指分别对应点按天柱、风池、完骨三穴，轮流 10 次。

循经雀啄法：受术者坐位或仰卧位，医者双手呈半握拳状，以双手十指对称放置于头部相应部位，以肘腕运动带动十指，顺经筋轻轻啄叩局部。

负压振鼓法：受术者坐位或仰卧位，医者以双手掌对按于双耳，双手示、中二指交叉置于双耳后下方乳突部（示指在外，中指在内），先用示指骤然划过中指弹击乳突3次，再以双掌缓缓施压于双外耳，然后骤然放松，反复3次。

合十通窍法：受术者取坐位或仰卧位，医者双手合十，掌指微屈呈虚掌状，以肘腕抖动为动力，带动双掌尺侧循经上下轻轻叩击于头顶局部。

（5）牵抖舒理法：牵抖舒理法是以平乐正骨平衡理论为指导，根据患者的病情虚、实，采用补、泻的手法。《素问·举痛论》曰："痛而闭不通矣。"《证治要诀》云："痛则不通，通则不痛。"故采用此种手法可达到疏通经脉、通利关节、松解粘连等治疗作用。常用于关节周围软组织损伤、肩周炎、腰部扭伤、腰椎间盘突出、腰椎退行性变等见关节活动不利、肌肉酸痛者，也可用于养生保健、缓解关节肌肉疲劳等。具体包含牵抖法和舒理法。

牵抖法：即牵拉患指或患肢远端，沉稳抖动，以达理筋活血、振气通经、松解粘连、通利关节，维护筋骨平衡的方法，对关节或躯干的亚健康状态和拘挛等有治疗作用。

舒理法：采用平乐正骨基本手法如拿法、揉法等，对关节周围肌肉及韧带拿捏分理，按揉舒理，以疏通气血、松解粘连及挛缩的方法。

（6）按揉疏解法：按揉法是由按法与揉法复合而成，分为指按揉法与掌按揉法两种。按揉法兼具按法与揉法的优点，主要作用为疏通经络、疏解肌筋，以达气血调和、筋骨平衡，为临床常用保健手法。

指按揉法：用单手或双手拇指螺纹面置于体表一定部位，其余四指置于对侧或相应的位置以助力，腕关节悬屈，拇指和前臂主动施力，进行节律性的按压揉动。

手掌按揉法

①单掌按揉法：用一手掌根部着力于体表一定部位，余指自然伸直，前臂与上臂主动用力，进行节律性按压与顺时针揉动。

②双掌按揉法：用双掌重叠着力于体表一定部位，以掌部用力，以肩关节为支点，身体稍前倾，将身体上半部的重量经肩、臂传至手部，进行节律性按压揉动。

指按揉法接触面积较小，按揉力量集中，适于颈项部、肩部、肩胛骨内侧缘及全身各部腧穴。掌按揉法接触面较大，按揉力相对分散。其中单掌按揉法力量相对较弱，多用于肩部、上肢、脊柱两旁的膀胱经线；双掌按揉法则按揉力量强而深透，适于背部、腰部及下肢后侧。

（7）拍打醒肌法：本法是以中医学理论及平乐正骨平衡理论为指导，采用空心掌，利用手腕抖动力带动双手循经进行有节奏的拍打，使患者感觉到舒服、皮肤潮红微热的方法。此种手法具有通调经气、舒展肌筋、镇静止痛、促进平衡的治疗作用。是缓解骨亚健康状态的常用手法。

（8）空拳振气法：以单手或双手半握成空拳，以腕部屈伸抖动带动手部，用掌根及指端着力，单手或双手交替叩击施术部位，或以空拳的小指及小鱼际的尺侧叩击施术部位，由于拳心腔的共鸣，即可发出悦耳的响声，产生有弹性的冲击力，从而起到疏通经气、振提人体正气、促进平衡的一种手法。

空拳振气法是一种冲击性手法，是用抬离施术部位一定距离的手，以一定的速度，垂直叩击施术部位，从而对施术部位产生一种较高强度、振动刺激的手法。特点是强度较高、作用时间极短，在瞬间刺激中产生一个冲击波，此波可传递到深层组织，使器官、组织和细胞产生振荡，改善微循环，增强新陈代谢，提高神经的兴奋性和传导能力，加强中枢神经系统对机体功能活动的调节。可以达到疏经通络、调和阴阳、流通气血、祛瘀散结、消除疲劳、提振正气、振奋精神的作用。适用于肩、背、腰、骶、四肢等肌肉较为丰厚、部位较为宽阔之处，对于麻木、酸痛、沉重等具有特殊的疗效，对头痛、颈项僵硬、肌肤麻木、感觉迟钝、肌肉紧张痉挛、肢体酸困、倦怠、腰背肌劳损、足跟痛等效果尤为突出。包含叩法和击法两种。

①叩法：以空拳正面或空拳的尺侧在体表一定部位或穴位，轻快而有节奏叩击的手法，称为叩法。叩法刺激程度较击法为轻，且点到为止，有"轻击为叩"之说。

②击法：用空拳，或用指端、小鱼际、掌根、拳背及特制器械（桑枝棒），有节律地击打体表一定部位或穴位的手法，称为击法。击法根据医者着力部位的不同，可分为拳击法、掌击法、侧击法、指端击法、棒击法。其特点是较叩法施力较重，瞬时较长，传力较深。

（9）轻柔活节法：轻柔活节法是一种恢复机体生理能力活动的被动性关节活动法，是理筋治伤、维护关节功能与筋骨平衡手法中非常重要的一种手法。

轻柔活节法重在轻柔，能使僵硬的关节灵活，挛缩的筋肉舒展，松弛无力的肢体恢复筋肉力量，肿痛的部位气血和顺，肿减痛止。轻柔活节法具有松解粘连、舒筋活络、通利关节、促进关节与肢体功能恢复等作用。主要适用于关节酸困、僵硬不适等亚健康状态，且对劳损和痹症引起的肢节筋骨疼痛也有很好的效果。轻柔活节法包括伸屈法、收展法、旋转法、环转法、抖摆法、拔伸法六种。

伸屈法：医者一手（或助手）固定关节近端，另一手持肢体远端，使关节做适当的伸屈活动。

收展法：医者一手（或助手）固定关节近端，另一手持肢体远端，使关节做内收、外展活动。

旋转法：医者一手（或助手）固定关节近端，另一手持肢体远端，使关节做沿纵轴的旋转活动。

环转法：医者一手（或助手）固定关节近端，另一手持肢体远端，使关节做沿多轴向的联合环转活动。

抖摆法：医者一手（或助手）固定关节近端，另一手持肢体远端，根据关节的不同轴向，轻快用力抖摆肢体远端。

拔伸法：医者一手（或助手）固定关节近端，另一手持肢体远端，向远端缓缓用力牵拉肢体。多与他法配合使用。施法过程中患者应主动配合，做患肢向远端舒展的动作。

另外，轻柔活节法还广泛适用于骨折、脱位及跌扭伤筋的中后期。其中，伸屈法适用于创伤中后期及恢复期关节挛急、粘连、屈伸不利及关节松解术后的患者。收展法为肩、髋、腕、踝等多轴关节特有的被动内收、外展的活动，适用于上述关节脱位，关节及近关节损伤恢复期关节挛急、粘连、收展不利，以及关节松解术后的患者。旋转法适用于创伤中后期及恢复期关节挛急、粘连、旋转不利及筋膜松解术后的患者。环转法为肩、髋、腕、踝等多轴关节特有的活动，适用于上述关节脱位，关节及近关节损伤恢复期关节挛急、粘连、活动不利，以及关节松解术后的患者。抖摆法适用于创伤中后期及恢复期肌腱、韧带、神经、关节粘连，活动不利的患者。拔伸法适用于创伤中后期及恢复期关节挛缩、周围粘连、活动障碍的患者。

9. 调气养骨法　调气养骨法是平乐正骨采用的重要养骨方法，通过调理身体气机，达到强身健体的作用。调气养骨法包括导引术、行气术、静坐术、吐纳术及太极拳等，可分为动功和静功两大类。练功者通过自我调控意念、呼吸和身躯来调整脏腑活动，加强自身稳定机制，同时可以激发体内潜能、疏通经络、调理脏腑、通调气血，从而达到一通百通、延年益寿的目的。

（1）导引术：以意念引导动作，配合呼吸，由上而下或由下而上地运气，导气令和，引体令柔，令气血畅行以滋养百骸，是内导引合外导引、气功合运动的养骨方法。内气运行为内导引，肢体运动为外导引。属调气养骨法之动功。

（2）行气术：行气亦称炼气、长息，是一种以呼吸吐纳为主的养生内修方法，属调气养骨法之静功，往往与导引、按摩联合运用，使气血畅行以滋养百骸，却病延年。一般又分外息法和内息法两大类。其重点在以我之心，使我之气，养我之体，攻我之疾，从而延年益寿。具体方法是仰卧入静，双手拇指在内握拳，以舌抵上腭，用鼻纳气，口呼（吐）气，每呼气欲止时做一次吞咽动作，复用鼻吸气，周而复始。凡纳气则气上升，吐气则气下流。

（3）静坐术：是一种为人们所熟知和惯用的修身养性的方法，属调气养骨法之静功。普通人均可能在闲暇之余一个人静静坐一会，即为典型的静坐。这个时候，机体处于放松状态，精神上也彻底放松，不去刻意思考什么，只是放任思绪漫无目标自由游走。人们通常都能通过这样的静坐让身心得到一个很好的休息，气血平衡而流畅，脏腑筋骨百骸得以滋养而健康。

（4）吐纳术：吐纳即呼吸。吐纳术与行气术如出一辙，是以呼吸锻炼为主，达到练气、行气的目的。主要是呼吸精气、吐故纳新，把胸中的浊气从口中呼出，再由鼻中慢慢吸入清鲜之气。又分为纳气法、吐气法、胎息法三种。纳气法又称闭气法，以练吸气为主。吐气法是以练呼气为主的呼吸法。胎息法是一种缓慢、微弱、深长的呼吸法，结合意念呼吸，由脐出入或由毛窍出入，故又称脐呼吸、体呼吸。

吐纳属气功中的练气技法，包括外呼吸和内呼吸。外呼吸是指在肺内进行的外界空气与血液的气体交换，也称肺呼吸。所谓内呼吸，是血液与组织细胞的气体交换，也称组织呼吸。气功的呼吸，主要调整肺呼吸，使之达到古人形容的"吐唯细细，纳唯绵绵"之均匀、细缓、深长的程度，进而对内呼吸产生良好的影响，使气血平衡而流畅，脏腑筋骨百骸得以滋养而健康。

（5）太极拳：动作柔和缓慢，既可用于攻击，又可用作强身保健。太极拳集导引、吐纳术为一体，讲究意念引导动作。在练习时，心静体松，气沉丹田，圆活连贯，并把拳术中的手、眼、身、步的协调配合与导引、吐纳有机结合起来。运动像抽丝，既缓又匀，稳重宁静。迈步像猫轻起轻落，绵绵不断，动中求静，虚实相济，好似行云流水，颇有太极的寓意，故而得名。《周易》曰："易有太极，是生两仪。"宋《太极图说》曰："无极而太极，太极动而生阳，动极而静，静而生阴，静极复动，一动一静，互为其根。"其中无极是指无形无象的原始状态，"太"就是大的意思，"极"就是开始或顶点。两仪是指阴和阳，即谓阴阳的产生是由太极的动静而来。动而生阳，静而生阴，动静的变化周而复始，阴阳也就不断变化和产生。太极拳就是通过调和阴阳、平衡脏腑气血而强身健体。

10. 音乐养骨法　音乐可以感染、调理情绪，引动体内气机变化，调理脏腑，畅通气血，益身健体。一方面，人在愉悦歌唱时对自体的气机有声腔共振的作用，包括颅腔、鼻腔、口腔、咽腔、胸腔、腹腔等共振，引动情志与脏腑之气产生共鸣，从而鼓动和畅通血脉，调畅精神。另一方面，音乐可引起人体气机升降开阖的不同变化。《史记·乐书》曰："音乐者，所以动荡血脉，通流精神而正心也。故宫动脾而和正圣，商动肺而合正义，角动肝而合正仁，徵动心而合正礼，羽动肾而合正志。"对当今的音乐养骨有着重要的启迪。"百病生于气，止于音也。"其"气"包括情志和脏腑之气。根据"气"的个体差异，辨证配以不同音乐，可提振精神，条畅气血，防病健身。从中医的阴阳平衡协调观看，音乐的音调高低、音色清浊、音量强弱、节奏快慢等方面均体现着阴阳的变化。如节奏分离、音响强烈的刺激型音乐属阳，节奏轻缓、旋律圆润的安静型音乐属阴。用音乐的阴阳属性来补偏救弊，协调机体阴阳平衡，是平乐正骨音乐养骨法的重要内容。针对不同病证，按不同音调、节奏、旋律对脏腑的作用不同而产生的情志反应，调理气血脏腑，在诊治疾病、养生保健等方面有重要价值。

　　平乐正骨养骨思想认为，音乐作为身心并调的独特疗法，目的是调畅情志，是情志养骨的有益补充。情志和畅，则五脏安和，气血通调，筋骨健康。

　　11. 器械养骨法　器械养骨法是运动养骨法的有益补充。器械养骨包括室外及室内保健运动器械。

　　器械养骨的广泛性和普及性使其具有简单、易学、见效快的特点。但也需要注意掌握操作的基本要领，锻炼时循序渐进，不要逞强和较劲，做到人体与器械的和谐统一，这样，才能有效避免盲目操作造成的运动伤害。

第五章　平乐正骨养骨学辩证法

辩证法是关于自然、社会和思维发展的一般规律，是科学的世界观和方法论。中国古代朴素辩证法思想对中国传统文化影响深远，如《易经》《老子》和儒家思想等都蕴涵着丰富的辩证法思想。中医学是中国传统文化的瑰宝之一，其形成和发展深受朴素辩证法思想的影响，在中医学的各个领域都能体现出辩证法的深刻内涵。平乐正骨养骨学也处处体现着辩证法的思维。

一、对立与统一

对立和统一是唯物辩证法的根本规律，又称对立面的统一和斗争的规律。它揭示出自然界、人类社会和人类思维等领域的任何事物都包含着内在的矛盾性，事物内部矛盾推动着事物的发展。对立统一规律是辩证法的核心，矛盾的对立是相对的，而统一才是绝对的，这一对立统一观在中医学中得到了充分的体现。《素问·宝命全形论》说："人生有形，不离阴阳。"人体的脏腑、经络等，均可以根据其所在的上下、内外、表里、前后等各相对部位、相对的功能活动特点来概括其阴阳属性，并进而说明它们之间的对立统一关系。从生理功能角度看，无论整体还是部分，正常的生命活动都是阴阳保持协调平衡的结果。如人体气机运动的升降出入，阳主升，阴主降；阳主出，阴主入。升降出入协调平衡则正常，反之则病。《素问·生气通天论》谓："生之本，本于阴阳。"病理变化方面，阴阳失衡是一切疾病发生的根本原因。

健康的人体就是平衡着的对立统一，"在对立中求统一""在变化中求不变"。

二、整体与局部

整体观念是中医基本理论的主要特点。整体观念认为，人体是一个由多层次结构构成的有机整体，构成人体的各个部分之间、各个脏腑形体官窍之间，结构上不可分割，功能上相互协调、相互为用，病理上相互影响。人们生活在自然和社会环境之中，是自然环境中的一个分子或一个局部，人体的生理功能和病理变化必然受到自然环境、社会条件的影响。中医学的整体观念主要体现在人体自身的整体性和人与自然、社会环境的统一性两个方面。

　　人体是由脏腑和组织器官构成的，各种脏腑和组织器官有不同的生理功能，维持着人体不同的功能活动，构成了机体的整体统一性。这种统一性又说明了人体脏腑和组织器官之间的协调与和谐关系，打破了这种"和谐"关系，就会产生各种疾病。

　　平乐正骨运用整体与局部的辩证关系指导骨伤科养骨与治疗。平乐郭氏正骨第五代传人高云峰先生认为"人体是个小天地，牵一发而动全身，局部损伤会导致全身症状"。气血的生成变化和五脏六腑的功能活动、病理变化息息相关，相互影响。平乐正骨强调伤科疾病在气血论治的基础上，必须以五脏为中心，从整体出发来认识和治疗，审证求因，辨证施治，使阴平阳秘，达到恢复功能的目的。

　　平乐正骨强调整体辨证的另一重要含义是：要兼顾四时寒热辨证。自然界四气依四时各有盛衰，多夹杂致病。在辨证上要辨明四时寒热，有无夹证；在疾病预防上要依四时防寒热、防病气、防风寒暑湿之邪与外伤虫蛊侵及机体；在治疗上要兼而治之，方能取得良好疗效。

三、量变与质变

　　唯物辩证法认为，任何事物都具有质的规定性和量的规定性，都表现为质与量的统一。量变与质变是事物运动最基本的两种状态，一切事物的发展变化都表现为由量变到质变和由质变到量变的质、量互变过程。

　　根据量变与质变关系的辩证关系，我们知道任何事物的某些性质如果发展到极端，就一定会转变为其反面，这是自然界各种事物或现象发展变化的客观规律。所以要想保持某一事物适度协调地发展，或较长久地存在，就必须使这种事物不向"极端"发展。因此，在日常生活中，对健康要保持一种小心谨慎的态度并重视疾病的预防。因为无论一个人身体如何健康，如不小心谨慎，不注意修正自己的不当行为，那就有可能走向健康的反面。故早在《内经》中就提出了"治未病"的理论观点，强调防患于未然。《素问·四气调神大论》说："圣人不治已病治未病，不治已乱治未乱。"在此思想指导下，平乐正骨确立了许多行之有效的方法来做到未病先防。如调摄精神，使真气内存；加强锻炼，使气血流通；起居有常，不妄作劳，使形与神俱。另一方面，根据量变与质变辩证关系，在日常生活中，要保持适度的原则，防止太过或不及，守平衡，使身体始终处于阴阳、脏腑、气血、筋骨平衡的和谐状态。

第六章　养骨与年龄

根据人一生不同年龄段的生理特点，一般可分为五个时期，分别是童年期（0～6周岁）、少年期（7～17岁）、青年期（18～40岁）、中年期（41～65岁）、老年期（65岁以上）。

童年期又可进一步分为：新生儿期（0～1个月）、婴儿期（1个月至1岁）、幼儿期（1～3岁）、幼童期（3～7岁）。

少年期又可进一步分为：启蒙期（7～10岁）、逆反期（11～14岁）、成长期（15～17岁）。

青年期又可进一步分为：青春期（18～28岁）、成熟期（29～40岁）。

中年期又可进一步分为：壮实期（41～48岁）、稳健期（49～55岁）、调整期（56～65岁）。

老年期又可进一步分为：初老期（66～72岁）、中老期（73～84岁）、年老期（84岁以上）。

这种年龄分期对于养骨保健有很好的指导意义，根据各年龄段生长发育特点可以制订相应的养骨保健措施。

一、童年时期

（一）生理和心理特点

婴幼儿处于生长发育初期。《素问病机气宜保命集》曰：少儿"和气如春，日渐滋长"。《小儿药证直诀》谓小儿"五脏六腑，成而未全，全而未壮"。婴幼儿在生理上，既有生机蓬勃、蒸蒸日上的一面，又有脏腑娇嫩、形气未充的一面，其抗病力低下，易于发病，病情发展迅速。婴幼儿的心理发育也未臻完善，其精神怯弱，易受惊吓致病，情志不稳，可塑性大，易于接受各方面的影响和教育。

（二）骨的特点

1. 颅骨的发育　颅骨随脑的发育而长大，可通过头围和囟门大小，以及骨缝闭合情况来衡量颅骨的发育。前囟在出生时为1.5～2cm（对边中点连线长度），1～1岁半时闭合；后囟在出生时已闭合或很小，最迟于出生后6～8周闭合。颅骨缝于3～4

个月闭合。前囟早闭或过小见于小头畸形，晚闭或过大见于佝偻病、先天性甲状腺功能减低症。前囟饱满反映颅内压增高，见于脑积水、脑炎、脑膜炎等，前囟凹陷见于脱水或极度消瘦患儿。

2. 脊柱的发育　新生儿时脊柱仅轻微后凸，3个月能抬头时出现颈椎前凸，6个月会坐时出现胸椎后凸，1岁能行走时出现腰椎前凸。脊柱所形成上述3个自然弯曲有利于身体平衡，6～7岁时这些弯曲为韧带所固定。

3. 骨化中心的发育　正常小儿骨化中心按年龄出现。如腕部骨化中心的数目共10个，1岁时出现3个，1～9岁腕部骨化中心的数目约为年龄数加1，10岁时出全。临床上测骨龄可以协助诊断某些疾病，如呆小病、生长激素缺乏症等骨龄明显落后，中枢性性早熟、先天性肾上腺皮质增生症则骨龄常超前。

（三）养骨保健要点

这个时期的养骨保健特点是养教并重，以保养元真、促进骨骼生长发育为目标。婴幼儿在生长发育的过程中，饮食、环境几经变更，体格、心理发育会发生几次由量变到质变的飞跃。据此，婴幼儿期可分为新生儿期、婴儿期、幼儿期、幼童期这几个阶段，各阶段养骨保健要点不尽相同。

1. 新生儿期　出生至满月为新生儿期。以保温、合理喂养和预防感染为保健重点，还应保证新生儿充足睡眠及良好的睡眠姿势。

2. 婴儿期　从满月到周岁为婴儿期，这是人一生中生长发育最迅速的阶段，被称作人生中第一个飞跃时期。此期要注意筛查、甄别有无先天性发育不全症，如先天性足内外翻、垂直距骨，先天性髋关节发育不良、脱位或半脱位等，并及时予以手法和矫形器矫正，可有效避免日后手术矫正，并可取得良好效果。此期的保健重点是合理喂养，注意寒温调护，按时接种疫苗，多晒太阳以促进骨骼生长发育，提高机体抵抗力。

3. 幼儿期　1～3周岁为幼儿期。此期小儿大多已会独立行走，首先要注意防跌倒摔伤；其次，继续注意筛查、甄别有无先天性发育不全症，予以及时矫正；再次，此期是佝偻病易发期。故此期除重视早期教育，促进智力增长外，还要同时注意加强营养，多做户外运动，多晒太阳，促进骨骼生长发育，提高机体抵抗力。继续做好预防保健工作，培养良好的卫生、活动和生活习惯。

4. 幼童期　3～7周岁为幼童期，亦称学龄前期。此期儿童筋骨稚嫩且活动量大，易罹患骨骺炎等，影响骨关节正常发育，造成继发性畸形。故此期应有计划地进行幼儿园教育，开展适于幼童特点的各种活动，做好预防保健工作，加强防护与教育，防止意外事故发生。

（四）保健与养骨方法

少儿的生活不能自立，父母当精心护养，防止发生疾病与意外事故。《素问病机气宜保命集》指出，小儿"内无思想之患，外无爱慕之劳"，少有七情损伤为病，然而其不能自调寒暑，节制饮食，易患肺与脾胃之疾。因此，少儿养生防病当以"节饮食，适寒暑，宜防微杜渐"为主。

1. 合理喂养调节饮食 婴幼儿时期生长发育迅速，体格、智力及脏腑功能均不断地趋向完善和成熟，对各种营养物质的需要量较多，质量要求高。《幼幼集成·初生护持》指出："盖儿初生，借乳为命。"母乳是婴儿最理想的天然食品，对6个月以内的小儿更适合。若无母乳或由于其他原因不能哺乳，可采用人工喂养，通常予以牛奶、羊奶、奶糕及豆浆等代乳品，鲜牛奶可作首选。

婴幼儿时期不同阶段添加的食品应以营养均衡、易消化为原则，及时添加辅食，并逐渐向成人膳食过渡。要注意食物品种的多样化及粗细粮、荤素菜的合理搭配。要特别注重提高幼童膳食中优质蛋白质的比重，让孩子食用足量的鱼、肉、蛋及豆类食物。

肾气对人的生长发育起着极为重要的作用。幼童的肾气未充，牙齿、骨骼、脑髓均处于发育中，因而不要忽视补肾食品的供给，如动物的肝、肾、脑髓及核桃仁、黑芝麻、桑椹、黑豆等。小儿为"纯阳之体"，宜少食或不食温补厚味食品。

脾胃为后天之本，而小儿"肠胃脆弱""脾常不足"，饮食又不能自节，喂养稍有不当，就会损伤脾胃，妨碍营养物质的消化吸收，影响生长发育。因而，幼儿的喂养应着眼于保护脾胃，其饮食应以易于消化吸收为原则，辅食的添加应该由流质到半流质再到固体，由少到多，由细到粗。增加辅食的数量、种类和速度要视小儿消化吸收的情况而定，随时观察孩子的大便以了解吸收情况。食物的烹调宜细碎软烂、色香味美，通常采用煮、煨、烧、蒸等方法，不宜油炸。

要使孩子从小养成良好的饮食习惯，尤应注重节食。《幼幼集成·初生护持》强调："忍三分饥，吃七分饱，频揉肚。"人民生活水平提高，电冰箱普及使用，现代儿童更要注意防止营养过剩，过食生冷，零食过多过杂。

2. 寒温调适，适时增减 要顺应天时的寒温变化增减衣衫，令小儿冷热适度，以小儿的手足暖而不出汗，体温保持在36.5～37.3℃为宜。保暖要点是头宜凉，背、足宜暖。小儿衣被特忌厚热，平时穿衣不宜过多。《诸病源候论》指出："薄衣之法，当以秋习之。"使小儿慢慢适应寒冷刺激。

3. 增强体质，适度锻炼 《千金要方·初生出腹论》指出："凡天和暖无风之日，令母将儿于日中嬉戏，数见风日，则血盈气刚，肌肉牢密，堪耐风寒，不致疾病。"要鼓励孩子到户外活动，充分接触大自然的日光、空气、青山、绿草。10岁以内儿童，每天至少应保证2～3小时的户外活动，以增强机体抗病能力。要让孩子积极参加体育锻炼，但是不宜进行过多的力量练习，以体操、游泳、游戏、短跑、武术、跳绳和球类运动为宜。

4. 培养良好习惯

（1）睡眠习惯：睡眠对少儿健康成长至关重要。要让孩子从小养成按时起床和睡眠的习惯，应让其自然入睡，不要养成抱睡等习惯。入睡前勿逗引玩笑。对较大幼儿，睡前不讲恐怖故事，不做兴奋性游戏。被子不宜过重、过厚、过暖。睡眠姿势取仰卧、侧卧均可，不宜俯卧。要帮助婴儿经常调换睡眠姿势和侧卧的方向，以免颅骨畸形发育。枕头不宜过高。

（2）卫生习惯：孩子6个月左右就应该开始训练定时大小便。周岁左右要养成饭前便后洗手的习惯。晚上睡前要洗脸、洗脚、洗臀部，定期洗头洗澡，勤洗勤换，勤剪指甲。养成饭后漱口和刷牙的习惯。孩子到了4岁，要逐渐培养自理能力，要注意培养正确的姿势，讲解卫生保健常识，预防龋齿、近视眼、沙眼、脊柱变形、扁平足和传染病的发生。为他们安排一些力所能及的家务劳动。

5. 免疫防病　定期做好预防接种，可提高儿童对某些传染病的免疫力，对保护儿童健康成长、降低传染病的发病率、减少并阻止传染病的流行有重要作用。定期做好体格检查。婴儿期，1～3个月检查一次；幼儿期，3～6个月检查一次；幼童期，6～12个月检查一次。对疳证、双胞胎儿、出生低体重儿等应酌情增加检查次数。通过检查，可系统地观察小儿体格与智能的发育情况，有针对性地宣传科学育儿知识，帮助父母改进护理、教养方法，从而促进小儿生长发育。早期发现小儿生长发育过程中存在的问题，做到无病早防，有病早治，促进儿童健康成长。

二、青少年时期

（一）生理和心理特点

青春发育期是人生中生长发育的高峰期。这一时期体重迅速增加，第二性征明显发育，生殖系统逐渐成熟，其他脏器亦逐渐成熟和健全。机体精气充实，气血调和。随着生理方面的迅速发育，心理行为也出现了许多变化。他们精神饱满，记忆力强，思想活跃，充满幻想，追求异性，逆反心理强，感情易激动，个体独立化倾向产生与发展。到了青年期，人体各方面的发育与功能都达到更加完善和成熟的程度。青春期是人生发育最旺盛的阶段，是体格、体质、心理和智力发育的关键时期。但是，此时人生观和世界观尚未定型，还处于"染于苍则苍，染于黄则黄"的阶段，如果能按照身心发育的自然规律，注意体格的保健锻炼和思想品德的教育，可为一生的身心健康打下良好的基础。

（二）骨骼特点

青少年时期是骨骼发育和成型的关键时期，此期是二次骨化中心出现和发育的生理时期，如不加以注意和调适，则易出现青少年驼背、特发性脊柱侧弯等脊柱畸形性疾病。

青少年骨骼的主要特点是软骨组织多，骨组织内水分和有机物较多，无机盐较少，所以骨骼的弹性、韧性较大。这个时期如果不注意培养良好的姿势，很容易发生骨骼变形。随着年龄的增长，骨骼内的无机盐逐渐增多，水分减少，20 岁以后骨化逐渐完成。因此，此期应注意防止佝偻病、脊柱变形和扁平足等发生，同时此期也是这些疾病矫正的关键时期。

（三）养骨保健指导

1. 饮食调摄　青少年生长发育迅速，代谢旺盛，必须全面合理地摄取营养，要特别注重促进青少年骨骼的发育，原则是平衡膳食，适当补充微量元素、维生素 A、蛋白质等。

少年儿童骨骼的发育与多种营养素密切相关，如钙、维生素 D、维生素 A、锌等。任何一种营养素缺乏，都会影响骨骼的发育。需要补充蛋白质，摄入足够的鱼、虾、瘦肉、禽蛋、花生、豆制品等富含优质蛋白质的食品。另外，维生素是维持生命的重要元素，其中维生素 A、B 族维生素、维生素 C、维生素 D 是人体生长发育所必不可少的，因此适量补充维生素也是非常必要的。特别要注意添加富含维生素 D 的食品，如动物肝、蛋、奶、植物油、蘑菇等。多做户外活动，让皮肤多接触阳光，促进维生素 D 的合成，预防佝偻病，强健骨骼。维生素 A 能够促进骨骼生长、牙齿坚固，我国青少年儿童维生素 A 摄入量普遍不足，一定程度上会影响牙齿和骨骼的发育。锌参与人体内新陈代谢，生长发育期的青少年儿童如果缺锌会导致发育不良，严重缺乏还会导致侏儒症，所以建议每天适当补充维生素和锌等营养素。

需要强调的是：随着现代生活水平的提高，只要饮食均衡，不偏食，饮食有节，习惯良好，就不会缺乏各种营养素。所以，平乐正骨十分重视饮食均衡与膳食平衡。

2. 作息用具　青少年时期是骨骼发育和成型的关键时期，配置适宜的作息用具对骨骼发育非常重要。

（1）床具：给孩子选择有支撑性的床垫。因孩子在发育过程中身体骨骼的各大部位最容易变形，选择一张有支撑性的儿童床垫，可以给孩子形成有效的骨骼支撑。

（2）桌椅：应根据少年儿童的身高配置合适的桌椅，并随着其发育过程及时调整。

3. 习惯培养　青少年时期养成良好的生活习惯，培养正确的坐、卧、立、行姿态，对骨骼发育非常重要。

（1）作息规律，起居有常。根据具体情况科学地安排作息时间，做到"起居有时，不妄作劳"。既要专心致志地工作、学习，又要有适当的户外活动和娱乐休息，要做到生活、作息有规律，起居有常，保证充足的睡眠。如此方能保证精力充沛，身心健康。

（2）注意卫生，避免恶习。要养成良好的卫生习惯，注意口腔卫生。应避免沾染吸烟、酗酒等恶习，吸烟、酗酒不仅危害身体，而且影响心理健康。

（3）读书、写字、站立、行走时应保持正确姿势，以促进正常发育，预防疾病的发生。帮助孩子保持正确的坐、立、行姿势，不要让孩子长时间保持某一不良姿势，以免引起骨骼变形。走路要挺胸抬头，预防孩子形成驼背。要卧如弓，坐如钟，站如松，行如风。

（4）姿势正确，衣着合体。青少年的衣着宜宽松、朴素、大方，适合活动。女青年不可束胸紧腰，以免影响乳房发育和肾功能；男青年不要穿紧身裤，以免影响睾丸正常的生理功能。

4. 加强体魄锻炼

（1）经常带孩子参加户外活动，通过紫外线的照射，可使皮肤中的胆固醇转化为维生素 D，从而促进钙的吸收，促进孩子骨骼生长。

（2）多带孩子骑童车。骑自行车对骨有很好的锻炼作用，可提供一定的阻力，这样可以改善肌肉力量，强壮骨质。

（3）可以让孩子在室内原地跑，做高抬腿、深蹲或俯卧撑等锻炼，也可以到室外通风好的地方踢足球、打篮球、打乒乓球、打羽毛球等。除强身健体外，还应注重增强机体的协调性，避免意外伤害。运动应以身体舒适为宜，每周至少参加有氧锻炼 3 次，每次 30 分钟左右。

青少年参加体育锻炼，要根据自己的体质强弱和健康状况来安排锻炼时间、内容和强度。要注意循序渐进。通常每日锻炼 2 次，可安排在清晨和晚饭前 1 小时，每次 1 小时左右。锻炼前要做准备活动，讲究运动卫生，注意运动安全。

三、中年时期

（一）生理和心理特点

人到中年，机体生长发育成熟，各种生理功能趋向稳定，进入稳定而健全的时期。但这种稳定是相对的，随着时间的推移，机体各种生理功能逐渐衰退。《灵枢·天年》说："三十岁，五脏大定，肌肉坚固，血脉盛满，故好步。""四十岁，五脏六腑、十二经脉皆大盛以平定，腠理始疏，荣华颓落，发颇斑白，平盛不摇，故好坐。"《素问·阴阳应象大论》中也说："年四十，而阴气自半也，起居衰矣。"这里的"大盛以平定""阴气自半"集中概括了中年人的生理特点。

心理方面，一方面心理成熟，表现为智力发展到最佳状态，情绪趋于稳定，处世待人的社会行为趋于干练豁达，自我意识明确，意志坚强。另一方面，由于工作、家庭、社会等方面的压力容易造成精神压抑，长此以往易出现忧郁、悲伤、烦恼、苦闷、孤独、紧张、恐惧、焦虑等情绪，因此，中年人应该保持精神愉快，乐观向上，心胸豁达，心理平衡。

（二）筋骨特点

人到中年，机体各种生理功能成熟的同时，步入逐渐衰老的过程之中，这种生理变化是以内分泌的变化为先导的。骨骼和肌肉逐渐减弱，骨密度逐渐降低，软骨再生能力逐渐缺乏，脊椎间盘逐渐脱水压缩，各部位的肌肉强度逐渐减弱，韧带逐渐蜕变松弛，骨骼中的有机成分逐渐减少，骨软骨下逐渐发生纤维性变，骨的脆性逐渐增加，物理强度逐渐下降，同时骨质易于增生，容易发生骨关节病。

（三）养骨保健指导

1. 修身养性，心胸豁达　中年人是社会的柱石，任务大、责任重，特别是当今40～50岁的中年人在成长过程中多身心劳累，因而身体素质逐渐变差，内心烦扰多，故应在生活中培养健康的心理素质。

（1）量力而为：对自己的体力与能力要有正确的认识和评估，勿将超负荷任务强加于己，要尽力而为，量力而行。

（2）修身养性：中年人应有更高的修养，克己奉公、力戒奢欲、表里如一、光明磊落。古人云："君子坦荡荡，小人长戚戚。"良好的品行有益于保持心理平衡。

（3）陶冶性情：琴、棋、书、画可陶冶性情，丰富的业余爱好和精神生活有益健康。高尚的、典雅的、积极的休息，应是生活中必要的组成部分。

（4）放松身心：紧张的活动、持续的劳累容易使人焦虑，要学会放松，以利休息和睡眠。气功、太极拳、自律训练、放松功等都有助于消除疲倦和紧张状态。

2. 营养均衡，饮食有节　《内经》指出："五谷为养，五果为助，五畜为益，五菜为充，气味合而服之，以补精益气。"充分体现了古人重视全面均衡营养和食物多样化的理念。

在中年期，合理的饮食营养不仅对身体健康有益，而且还能为延缓衰老、益寿延年夯实基础。中年人对各类营养素需求的总原则是：应该根据生理的改变，在达到营养平衡的前提下，保持合理的饮食结构。概括地说就是：低脂肪、低胆固醇、充足的优质蛋白质、丰富的维生素，适量的无机盐、糖类和食物纤维。

（1）能量：中年人对能量摄入要适当，随年龄增高，应适当减少能量摄入，以维持标准体重为原则。超重者应注意适当控制能量摄入，增加活动以消耗过多的能量，减少脂肪蓄积。

（2）蛋白质：随年龄增长，人体对食物中蛋白质的利用率逐渐下降，中年人的蛋白质供给应丰富、优质，供应量也应相对高一些。

（3）脂肪：中年人对脂肪消化吸收和分解的能力随年龄增长日趋降低，减少脂肪的摄入是有必要的，特别是要限制食用动物脂肪，植物脂肪的摄入量也不宜太多。

（4）糖类：中国人体内热量的主要来源是糖类，如米、面等，每日主食只要能满足身体的需要即可。另外，多吃蔬菜、水果可增加食物中的纤维素，既可饱腹，又可预防心血管病、肿瘤、便秘等疾病。

（5）矿物质：中年人容易出现某些微量元素的相对不足。中年人对钙的吸收能力差，加上钙的排出量增加，很容易发生骨质疏松，出现腰背痛、腿痛、肌肉抽搐等症状，因此要注意补充钙、锌等微量元素，对机体功能有兴奋和促进作用。

（6）维生素：由于中年人消化吸收功能减退，对各种维生素的利用率逐渐降低，所以常出现出血、伤口不易愈合、眼花、溃疡、皮皱、衰老等各种缺乏维生素的症状，因而每日必须有充足的维生素摄入量，必要时补充维生素制剂。

除此之外，中年人一定要做到饮食有节。首先是膳食有常时，其次是饮食有常量，饥饱有度，杜绝饥一顿饱一顿与不良偏嗜。

3. 起居有常，生活有节

（1）中年人富有不怕疲劳、连续作业的拼搏精神，但不应自恃体壮、精力旺盛而过劳。应该根据具体情况，科学地安排作息时间，做到"起居有时，不妄作劳"。许多中年人由于工作、家庭、生活等压力过重，经常开夜车，特别是一些有成就的科学家、作家、学者等，长期睡眠不足，大脑中枢神经系统功能损伤，造成组织细胞代谢紊乱，脏器功能衰退。正常的起居、充足的睡眠是健康的保障，中年人每天的睡眠时间保持在 7 小时左右比较合适。

（2）戒烟限酒要自觉。众所周知，吸烟有害健康，它是造成肺癌、慢性肺疾病、心血管病的重要危险因素之一。

4. 适度锻炼，增强体质　中年人此时期的运动应该以维持和提高身体素质、预防慢性病的发生和改善慢性病患者的状况为基本目标。应根据个人的身体素质、兴趣爱好、锻炼的目标来选择合适的运动项目。要注意动静互补与平衡，不可过度，过则易损。

（1）耐力性（有氧）运动。高效率有氧运动，人体在单位时间内参与活动的关节、肌肉的数量较多，在运动过程中，呼吸得到的氧气会连续不断地供给组织肌肉与器官。适合中年人的有氧运动项目包括散步、慢跑、骑自行车、划船、游泳、健身操、太极拳、有氧负重运动等。

（2）力量性运动。力量性运动可以增强肌肉力量、改善神经肌肉协调性、增加关节灵活性。可以选择健身房器械训练或者在家中锻炼，对于患有慢性病的患者和体质较弱者，以气功、太极拳、踢毽子等形式进行锻炼为宜。

（3）伸展运动和健美操。这两种运动既可用于防治疾病，又可用于健身和健美，能有效地放松精神、消除疲劳、改善体型、增强柔韧性，主要项目包括医疗体操、健美操、广播操等。

四、老年期

（一）生理和心理特点

人到老年，机体会出现生理功能和形态学方面的退行性变化。其生理特点表现为脏腑气血及生理功能的衰退，调控阴阳平衡的能力降低。再加上社会角色、社会地位的改变，退休和体弱多病等势必限制老人的社会活动。狭小的生活圈子、孤陋寡闻带来心理上的变化，常使老人产生孤独垂暮、忧郁多疑、烦躁易怒等心理状态，适应环境及自我调控能力低下，若遇不良环境和刺激因素，易于诱发多种疾病，较难恢复。

（二）筋骨特点

人进入老年，骨骼钙质不断流失，脆性增加，甚至出现负增长，骨质疏松的情况逐渐增多。骨质开始萎缩，骨骼开始老化退变，其特点就是长骨、扁骨内面骨质吸收变薄，外面缓慢形成新骨，形成"内虚外实"的局面，这就增加了病理骨折的危险。另外，随着生活中运动量的积累性增加，劳损性疾患逐渐增加，加之肌肉、韧带退变松弛，束骨能力下降，关节的稳定性逐渐下降，从而出现骨骼的异常活动和撞击。老年人关节退行性改变的发生概率逐渐增加，关节软骨损伤难以恢复，关节液成分改变，常导致骨质增生、疼痛。

另外，老年人肝肾渐亏，气血虚弱，运血无力，易出现气虚血瘀症，如深静脉血栓等，致筋骨脏腑失养，甚至坏死，严重者可出现心、脑、肺等梗死，危及生命。

（三）养骨保健指导

1. 知足谦和，老而不怠　《寿世保元·延年良箴》说："积善有功，常存阴德，可以延年。"又说："谦和辞让，敬人持己，可以延年。"《遵生八笺·延年却病笺》强调："知足不辱，知止不殆。"要求老年人明理智、存敬戒，生活知足无嗜欲，做到人老心不老，退休不怠惰，热爱生活，保持自信，勤于用脑，进取不止。经常读书看报，学习各种专业知识和技能。根据自己的身体健康状况，充分发挥余热，为社会做出新的贡献。如此可减慢各器官功能的衰退，领略工作学习的乐趣。寓保健于学习、贡献之中。处世宜豁达宽宏、谦让和善，从容冷静地处理各种矛盾，从而保持家庭和睦、社会关系协调，有益于身心健康。

《寿亲养老新书·卷一》提出："凡丧葬凶祸不可令吊，疾病危困不可令惊，悲哀忧愁不可令人预报。""暗昧之室不可令孤，凶祸远报不可令知，轻薄婢使不可令亲。"要求老年人应回避各种不良环境、精神因素的刺激。《万寿丹书·养老》中提出："养老之法，凡人平生为性，各有好嗜之事，见即喜之。"老年人应根据自己的性格和情趣怡情悦志，如澄心静坐、益友清谈、临池观鱼等，生活自得其乐，有利康寿。

老年人往往体弱多病，应树立乐观主义精神和战胜疾病的信心，参加一些有意义的活动和锻炼，分散自己的注意力。还须定期进行体检，及早发现一些不良征兆，及时进行疾病的预防或治疗。如果发现疾病，应积极主动地配合治疗，以尽快地恢复健康。

2. 审慎饮食，调摄有节　《寿亲养老新书·饮食调节》指出："高年之人，真气耗竭，五脏衰弱，全仰饮食以资气血。"故当审慎调摄饮食，以求祛病延年。反之，"若生冷无节，饥饱失宜，调停无度，动成疾患"，则损体减寿。老年人的饮食调摄，应该注意营养丰富易消化，适合老年人的生理特点。

（1）食宜多样：年高之人，精气渐衰，应该摄食多样饮食，使谷、果、畜、菜适当搭配，做到营养丰富全面，以补益精气，延缓衰老。老年人不要偏食，不过量饮食，适当补充一些机体缺乏的营养物质，以获得均衡的营养。老年人由于生理功能减退，容易发生钙代谢的负平衡，出现骨质疏松症，极易造成骨折。饮食应注意选用含钙高的食品，适当多补充钙质。乳类及乳制品、大豆及豆制品是理想的食物钙来源，芹菜、山楂、香菜等含钙量也较高。针对体弱多病的特点，老年人可经常食用莲子、山药、藕粉、菱角、核桃、黑豆等补脾肾、益康寿之食品，或辅食长寿药膳进行食疗。切忌偏食吃素，影响健康。

（2）食宜清淡：老年人之脾胃虚衰，消纳运化力弱，其饮食宜清淡。多吃鱼、瘦肉、豆类食品和新鲜蔬菜水果，不宜吃浓浊、肥腻或过咸的食品。现代营养学提出老年人的饮食应是"三多三少"，即蛋白质多、维生素多、纤维素多；糖类少、脂肪少、盐少，正符合"清淡"这一原则。

（3）食宜温热：老年人阳气日衰，而脾又喜暖恶冷，故宜食用温热之品以固持脾胃，勿食或少食生冷，以免损伤脾胃，但亦不宜温热过甚，以"热不灸唇，冷不振齿"为宜。老人脾胃虚弱，加上牙齿松动脱落，咀嚼困难，故宜食用软食，忌食黏硬不易消化之品。明代医家李梴于《医学入门》中提倡老人食粥，尝曰："盖晨起食粥，推陈致新，利膈养胃，生津液，令人一日清爽，所补不小。"粥不仅容易消化，且益胃生津，对老年人的脏腑尤为适宜。

（4）食宜有节：老年人宜谨记"食饮有节"，不宜过饱。《寿亲养老新书》强调："尊年之人，不可顿饱，但频频与食，使脾胃易化，谷气长存。"主张老人少量多餐，既保证营养充足，又不伤肠胃。进食不可过急过快，宜细嚼慢咽，这不仅有助于饮食的消化吸收，还可避免"吞、呛、暄、咳"的发生。

3. 谨慎起居，劳逸适度

（1）适起居，养气血：老年人的气血不足，顾护肌表的卫气常虚，易致外感，当谨慎调摄生活起居。《寿亲养老新书》指出："凡行住坐卧，宴处起居，皆须巧立制度。"老年人的生活，既不要安排得十分紧张，又不要毫无规律，要科学合理，符合老年人的生理特点，这是老年养生之大要。

（2）择居处，适休养：老年人的居住环境以安静清洁、空气流通、阳光充足、湿度适宜、生活方便为宜。首先要保证良好的睡眠，但不可嗜卧，嗜卧则损神气，也影响人体气血营卫的健运。宜早卧早起，以右侧屈卧为佳。注意避风防冻，但忌蒙头而睡。

（3）慎衣着，适寒暖：老年人应根据季节气候的变化而随时增减衣衫。要注意胸、背、腿、腰及双脚的保暖。

（4）节房事，顾肾气：老年人的肾气逐渐衰退，房室之事应随增龄而递减。年高体弱者要断欲独卧，避忌房事。体质刚强、有性要求者，不要强忍，但应适可而止。

（5）适劳作，避伤损：老年人机体功能逐渐减退，较易疲劳，尤当注意劳逸适度。要尽可能做些力所能及的体力劳动或脑力劳动，但切勿过度疲倦，以免"劳伤"致病，尽量做到"行不疾步，耳不极听，目不极视，坐不至久，卧不极疲""量力而行，勿令气之喘，量力谈笑，才得欢通，不可过度"（《寿亲养老新书》）。《保生要录》指出："养生者，形要小劳，无至大疲……欲血脉常行，如水之流……频行不已，然宜稍缓，即是小劳之术也。"这些论述都说明了劳逸适度对老年保健的重要性。

（6）常洗漱，通血气：老年人应保持良好的卫生习惯。面宜常洗，发宜常梳，早晚漱口。临睡前，宜用热水洗泡双足。定时排便，保持大小便通畅，及时排除导致二便障碍的因素，防止因二便失常而诱发疾病。

4. 适当运动，行气健身　年老之人，精气虚衰，气血运行迟缓，故又多瘀多滞。积极的体育锻炼可以促进气血运行，提振脏腑之气，防止骨质疏松，强筋健骨，延缓衰老，预防深静脉血栓，并可产生一种良性心理刺激，使人精神焕发，对消除孤独垂暮、忧郁多疑、烦躁易怒等情绪有积极作用。

老年人运动锻炼应遵循因人制宜、适时适量，循序渐进、持之以恒的原则。参加锻炼前，要请医生进行全面检查，了解身体健康状况及有无重要疾病。在医生的指导下选择适当的运动项目，掌握好活动强度、速度和时间。一般来讲，老年人运动量宜小、动作宜缓慢而有节律。适合老年人的运动项目有太极拳、五禽戏、气功、八段锦、慢跑、散步、游泳、乒乓球、羽毛球、老年体操等。锻炼时要量力而行，力戒争强好胜，避免情绪过于紧张或激动。运动次数每天宜1～2次，时间以早晨日出后为好，晚上可安排在饭后1个半小时以后。老年人忌在恶劣气候环境中锻炼，以免带来不良后果。例如盛夏季节，不要在烈日下锻炼，以防中暑或发生脑血管意外；冬季冰天雪地，天冷路滑，外出锻炼要注意防寒保暖，防止跌倒；大风大雨天气，不宜外出。还须注意不要在饥饿时锻炼。

老年人应掌握自我监护知识。运动时，要根据主观感觉、观测心率及体重变化来判断运动量是否合适，酌情调整。必要时可暂时停止锻炼，不要勉强。锻炼3个月以后应进行自我健康小结，总结睡眠、二便、食欲、心率、心律正常与否。一旦发现异常情况，应及时就诊，采取措施。

5. 合理治疗，药食并调　老年人由于生理上的退行性改变，机体功能减退，无论是治疗用药，还是保健用药，都不同于中青年。

一般而言，老年人保健用药应遵循以下原则：多补少泻；药性宜平和，药量宜小；注重脾肾，兼顾五脏；掌握时令季节变化，规律用药，定期观察；多用药膳，少用药物；药食并举，因势利导。如此方能收到补偏救弊、防病延年之效。

第七章　养骨与性别

一、两性的生理特点

中医认为，男性禀赋自然界的阳气，女性禀赋自然界的阴气，故男为阳，女为阴。男性处于一种相对阳强阴弱的阴阳平衡的状态，呈现出一派"阳刚之气"；而女性则处于一种相对阴强阳弱的阴阳平衡的状态，呈现出一派"阴柔之气"。

男子为阳刚之体，以气为用。男孩一八肾气渐长，头发开始茂盛，乳牙也开始更换。二八肾气盛，精气溢泄，故能有子。三八肾气充实，身体结实，智齿生长。四八筋骨隆盛，肌肉壮满。五八男子体内的肾气开始衰减，头发也不如年轻时那么茂盛，出现了掉发等情况，有的男性牙齿也开始松动。六八阳气衰减更加明显，开始出现眼袋，面容憔悴，出现白发。七八肝肾亏虚进一步明显，生殖功能也下降，形体不如年轻时挺拔。八八身体衰老，发落齿损。

女子为阴柔之体，以血为用。女子一七肾气渐充，牙齿已经出完，头发开始旺盛。二七，任脉通，太冲脉盛，月事以时下，故有子。此时的女性多数已月经初潮，具备了生殖能力。三七体内的肾气充盛，开始长智齿。四七筋骨坚、发长极，身体壮盛，说明此时女性的身体状态已经达到顶峰，再往后就开始走下坡路。五七脾胃脉气开始减退，气血也开始衰弱，眼角的细纹悄悄出现，脸色不再像以前那样红润，而是逐渐憔悴。六七人到中年，阳经脉气进一步衰减，气血亏虚，头发开始变白，面容更加憔悴。七七血亏脉弱，肾气大减，生殖功能逐渐丧失。

二、两性的社会学特点

男性与女性不管在生理特征、教育过程、经济资源、社会地位与其他权利关系等各方面都有许多的差异，仅以身体或生理上的区别并不能完全解释性别的差异。

就个体演化而言，性别角色经历了社会化的过程，甚至在孩子出生前，父母对不同性别子女的态度便已显露出来。怀孕期间，父母常常推测胎儿的性别，对不同性别的孩子赋予不同的期望。婴儿出生以后，父母通过衣着、环境布置、取名等活动，把男女婴儿区分开来。两三岁的幼儿，观察父母不同的服装和行为，对男性和女性的外表和性别角色开始有所认识。学龄前儿童的父母给不同性别的子女购买不同的服装和玩具，对男孩的顽皮和淘气采取容忍的态度，而对女孩的安静、文雅则予以称赞。儿童通过玩具和游戏增强了性别角色的意识，使其行为向相应的性别角色转化。入学以后，图书和电视对儿童性别角色的意识进一步发挥影响。儿童的动画世界里，英雄几乎都是男性，是强者；女性往往等待英雄从恶魔身边解救出来，是弱者。

综观人类社会的发展，在原始社会，男性从事狩猎和战斗，女性进行采集和养育子女的活动。在农业社会，人们则过着男耕女织的生活。在封建社会，妇女受到礼教的约束，活动大多限制在家庭内；男性则有更多的社会交往自由，人们广为称道的是"贤妻良母"和"男儿志在四方"的行为模式。进入现代社会之后，妇女从封建家庭桎梏中解脱出来，参与较多的社会活动，但性别角色的传统观念仍然是男性应有事业心、进取心和独立性，行为粗犷豪爽、敢于竞争，即具有"男性气质"；女性则应富同情心和敏感性，善于理家和哺育子女，对人温柔体贴、举止文雅娴静，即具有"女性气质"。

在中西方大多数文明中，一般还是男强女弱的观念占主导地位。中国古老的文化典籍《周易》就分出了"乾，天也，故称乎父；坤，地也，故称乎母""天尊地卑，乾坤定矣"。西方也有类似的说法。长期以来，社会观念要求男子刚强、独立、主动，女子柔顺、依赖、顺从。所以男性不仅从事较女性更重的体力劳动，而且承担的社会压力也较女性更大。女性由于孕育子女，参与社会活动必然受到局限，在操持家务的过程中，逐渐潜移默化地养成了任劳任怨的习惯。

三、常见骨病的性别差异

1. 骨性关节炎 从性别上看，女性更容易患骨性关节炎。从根源上讲，这是人类进化在性别上体现的差异，是自然选择。男性的职业特征，如狩猎、战争、劳动都决定了男性的骨骼肌肉更为发达、更为强壮，受伤后恢复更快；而女性多从事非力量性的劳动，多是疲劳性、劳损性的工作，肌肉力量差，容易受伤且不易恢复。从性别差异上讲，人的骨骼肌肉的衰老，如同人全身的衰老一样，都是通过激素来控制的。女性的雌激素在绝经后会骤然消失，前后反差很大，骨关节迅速衰老，表现为骨骼内的钙大量流失，胶原含量下降，肌肉韧带松弛无力；而男性的雄激素水平的下降是一个相对缓慢的过程，相应的关节退变也很缓慢，某些男性的性能力可能维持很长时间，膝关节可能到八十岁都没太大问题。从解剖差异上讲，女性由于生育的需要，骨盆更宽大、后倾，使得髋关节外翻角度大，连带到膝关节，表现为膝关节的 Q 角较大，力线不良；男性则相对膝关节力线较好，长年使用膝关节，男性磨损的程度较之女性要轻得多。

2. 骨质疏松症 中国香港和内地的流行病学调查显示，50 岁以上的中国妇女中约

1/3 患有脊椎部位的骨质疏松，而髋部骨质疏松的患病率更高，男性骨质疏松发生率低于女性，发病时间比女性推迟 10 年左右。老年女性骨质疏松症的发病率一般占全部老年骨质疏松者的 70%～80%。

人体各个器官的生长发育都有一个从生长到衰退的过程，骨骼当然也不例外。青少年时期骨骼处于旺盛的生长时期，骨密度逐渐增高，骨骼日益变得坚硬而致密；到了成年以后，骨的代谢基本上达到了一种平衡；以后随着年龄的增长，骨钙开始流失，骨骼逐渐变得疏松和脆弱。男性青春期长，且生长速度快，所以骨骼发育好且坚固；而女性青春期相对于男性来说较短，所以就显得脆弱。男女在机体老化过程中骨丢失也有差异，老年女性骨丢失的速度快于男性，尤其是女性绝经后，由于体内性腺的萎缩，功能下降，体内雌激素水平明显降低，骨的分解速度大于合成速度，骨筋处于负平衡状态，所以加速了骨质疏松症的进程。由于男性体内性激素的变化远远不如女性显著，所以老年男性骨质疏松症的发生率明显低于老年女性。

3. 肩周炎　从临床观察看，肩周炎多发生于 50 岁左右的中老年人，所以也有人称之为"五十肩"。统计数据表明，50 岁左右的女性患肩周炎的人数是男性的 5～10 倍，这和女性的生理特点有关。《黄帝内经》讲，女子"七七，任脉虚，太冲脉衰少，天癸竭"，女子在 45～55 岁之间处于更年期，身体处于一个打破旧平衡、建立新平衡的动荡期，此时雌激素的分泌急剧减少。对于女性来讲，由于雌性激素的减少，会导致高密度脂蛋白水平的下降，而高密度脂蛋白是代谢体内多余血脂的物质，它的减少会导致体内血脂大量沉积在血管内壁，尤其容易沉积在受过风寒、罹患炎症的关节组织内，造成关节组织的血管阻塞、气血不通，加重炎症，导致疼痛。另外由于女性肌肉力量不及男性，更易拉伤和劳损；女性从事较多的慢性劳损性工作也是造成女性易患肩周炎的外因。

年轻女性穿吊带衫、吹空调、背单肩包不换边、伏案工作或面对电脑长时间维持同一姿势，都会导致肩部肌肉供血不足，进而发生水肿、粘连。若不注意保护和锻炼，年纪越大粘连越厉害，为肩周炎所累便是迟早的事。

4. 股骨头坏死　股骨头缺血性坏死可发生于任何年龄，小儿、成人均可发病，但临床观察表明，30～65 岁的人发病率最高，男性多于女性。股骨头是髋关节的重要组成部分，是人体负重和运动的重要部位，支撑着整个躯干的重量。如果股骨头的血供少，血管分支量少，当一支血管被阻断而其他血管不能及时代偿时，即会造成股骨头的供血障碍，从而造成股骨头缺血，骨质吸收、破坏、塌陷。引起股骨头坏死的主要原因有髋部骨折、脱位、长期服用激素、酒精中毒、糖尿病等多种原因。男性因其社会角色特点，骨折率高于女性，酗酒者也较女性多，因此股骨头坏死以男性更为多发。

5. 颈椎病　中医认为，颈椎病是一种痹症，所谓"不通则痛"。由于长期吹空调或生活、工作等不良因素影响，风寒侵袭身体，导致人体气血不通。从西医的角度分析，人们长期处于低温环境，尤其是直吹空调，颈部外露，易感风寒，阻闭经络，从而出现项痹症，形成肌肉和皮下组织的慢性炎症，造成颈部持续痉挛、酸痛等。女性多操持家务，从事低头工作较多，造成颈椎关节劳损的概率较男性更高。

四、不同性别的保健与养骨要点

精、血是人类生命活动不可缺少的基本物质，相对而言，男子以精为基础，女子以血为基础。男性以肾为先天、以精为本，病多伤精，气常不足，故养骨重在"补气"，以补肾气、肾阳为主。女性以肝为先天、以血为本，病多伤血，血常不足，故养骨应重在"养血"。在女性一生中，经历经、带、胎、产、乳等生理过程，这些过程自始至终都是以阴血、津液为物质基础。如果女性不注意保健养生，很容易造成阴血、津液的不足。因此，女性养骨以养血为前提，要结合不同的年龄阶段、体质差异合理调养，方能颐养得度。

中医认为，女子阴气更重，男子阳气更足，因此男性更宜"冷"养生，女性更宜"热"养生。

（一）男性"冷"养生

水温冷下来。男性不要频繁进行热水浴或桑拿。可每周 1 次，温度以 37 ～ 41℃为宜，每次 15 ～ 20 分钟，每周累计不超过 30 分钟。

饮食冷下来。男人对动物性脂肪的偏爱容易使肾超负荷运转，增加患心血管疾病、恶性肿瘤的风险。因此，男人应注意低热量饮食，减少动物性油脂的摄入。

"火"气降下来。男人一过 40 岁，身体功能减退，"脾"气却日渐增长。美国研究人员对 700 多名 40 岁左右的男性进行了 5 年的跟踪调查，发现其中 5.8% 的人在这 5 年中，因为生气，至少得过一次心脏病。脾气上来的时候要善于解脱自己，比如听听舒缓的歌曲、收拾一下办公桌等。

（二）女性"热"养生

暖脚促睡眠。女性每天睡前用 40℃左右的热水泡脚 15 ～ 30 分钟，不仅能缓解腰背疼痛，还能促进睡眠。

暖食养肠胃。女人尽量少吃寒性、生冷食物，尤其素有畏冷、手脚冰凉、易伤风感冒，以及处于月经期的女性更应注意。

暖水防妇科病。做家务最好多用温水。有数据显示，热水清洁和杀菌的效果更好，经常温水浴或温泉浴不仅舒适，还能预防关节炎和妇科病。

暖体护子宫。大家都知道冬天穿得少会引起风湿性关节炎。其实，女性的生殖系统最怕冷，"只顾风度不顾温度"的直接后果常常是月经不调和痛经。

五、不同性别的养骨方法

（一）男性要养精补气，女性要养血养阳

1. 男性养精补气五法　男子养骨，以气为用，肾中阳气的盛衰决定了机体生长壮老的变化，男子在养生时要注意多以补肾气、肾阳为主。当然，并不是说一味补肾就是好事，就能达到养骨的效果，要注意整体辨证，先辨清体质再进行调养。多数年轻男性是不需要补肾气的，无论处于哪个年龄段，最好都先请医生确诊后再进补。

（1）寡欲：情动则肾动，肾动则精动。为保证肾气的充足，要节房事、控制精动，首先要做到心不动。所以寡欲是男人养生的第一条大法。

（2）节劳：人不可过度劳累，过劳则伤精耗神，阳气难以恢复。

（3）息怒：怒则伤肝，肝主藏血，生气会伤肝血，耗精气。所以，要控制好自己的脾气，制怒，学会心平气和地待人接物。

（4）戒酒：酒能够动血耗气。酒有生发之性，少饮能调动身体的生发之机，饮酒过度就会造成气血的紊乱与耗损，精神涣散，所以喝酒要有节制。

（5）慎味：慎味就是不要暴饮暴食，损伤脾胃，影响气血生化。要饮食有节，膳食均衡，顺以五谷而养精。

2. 女性养血补阳五法　女子养骨，以血为用。女子为阴柔之体，对生理周期养护、孕产保健、更年期的调养，均以气血和肾气为主线。因此，女性养生以养血为前提，要结合不同的年龄阶段、体质差异，合理调养，方能颐养得度。

（1）要经常保持乐观情绪：心情愉快、性格开朗，不仅可以增进机体的免疫力，而且有利于身心健康。同时还能调和脏腑，使气血旺盛，筋骨强健，皮肤红润，容光焕发。

（2）注意加强饮食调理：日常应多吃些富含"造血原料"的优质蛋白质、必需的微量元素（铁、铜等）、叶酸和维生素等营养食物，如动物肝、肾、血，鱼、虾、蛋类、豆制品、黑木耳、黑芝麻、红枣，以及新鲜蔬菜、水果等。

（3）学会科学生活：养成现代科学健康的生活方式，如戒烟少酒、不偏食、不熬夜、不吃零食、不在月经期或产褥期等特殊生理阶段同房等。保证有充足的睡眠及充沛的体力，并做到起居有时，娱乐有度，劳逸结合。

（4）根治出血病症：患有月经过多、月经失调或崩漏，以及肠寄生虫病、萎缩性胃炎、溃疡、痔疮或反复鼻出血等出血性疾病时（包括贫血），均要及早就医，尽快根治。防止过多生育、流产。

（5）经常参加体育锻炼：特别是生育过的女性，要积极参加一些力所能及的体育锻炼和户外活动，每天至少半小时，如健美操、跑步、散步、打球、游泳、气功、跳舞等，以增强脏腑功能和体力，益气养血。

（二）不同性别的膳食养骨

根据阴阳五行来分，男属阳，女属阴，动生阳，静养阴，从这个角度看，男性的"阳刚之气"主要靠摄取食物中的"水谷精微"，从而化为气血，可保持精力充沛。男性进补以保阳气为主，因为男性承担较大的社会压力，奔波疲劳易失阳气。具体针对个体体质，可选择合适的"补阳气"食疗方法。

男性饮食调养的一大重点应放在"养肾精"上。因为肾主阳气、收藏，人体的阳气来源于肾，肾为生命活动提供原动力，因此应多吃补肾生精的食物。枸杞、怀山药、栗子、黑芝麻、莲子等食物都有补肾功效。男性和女性的一大区别在于，男性机体肌肉容量较大，而女性则是脂肪成分较多。从营养学角度，男性应注重优质蛋白质的足量摄入，保证日常锌、硒等微量元素的补充。因为肌肉需要蛋白质提供能量，同时蛋白质也能帮助生精，提高骨骼质量。

男性生活中有害健康的危险因素远高于女性，如抽烟、酗酒等，所以"抗氧化"应该成为男性食疗的另一大重点。男性可以吃适当的抗氧化营养品。同时一些天然的抗氧化食物，效果并不输于营养补充剂，像葡萄、西红柿、芥末、花椰菜、山楂、大蒜、维生素 C、维生素 E 等都含有丰富的天然抗氧化物质。

女性需要补血是众所周知的，补血养阴的食材、药材有很多，如黄芪、人参、党参、当归、白芍、熟地黄、丹参、何首乌、鸡血藤、枸杞子、阿胶、大枣、龙眼肉、乌鸡等。补铁和维生素对于女性也非常重要，经血会导致铁的丢失；而女性户外活动时长总体没有男性多，可能导致合成的维生素不足，所以女性可多吃富含优质蛋白质、必需微量元素（尤其是铁元素）、叶酸和维生素 B_{12} 的营养性食品，如豆制品、动物肝肾、动物血、鱼、虾、鸡肉、蛋类、大枣、红糖、黑木耳、桑葚、花生（带红皮、生吃更好）、黑芝麻、胡桃仁，以及各种新鲜蔬菜、水果等。女性冬天可多吃些大枣山药粥，黄芪党参炖羊肉、萝卜排骨汤能温补血气、增强体质。

常用的有养血功效的药膳有如下几种。

党参煲红枣：每次用党参 15g，红枣 15 枚，煎汤代茶饮。

麦芽糖煲红枣：每次用麦芽糖 60g，红枣 20 枚，加水适量，煮熟食用。

杞子红枣煲鸡蛋：每次用枸杞子 20g，红枣 8 枚，鸡蛋煮熟后剥壳再煮片刻，吃蛋饮汤。

仙人粥：何首乌、枸杞子各 20g，粳米 60g，红枣 15 枚，红糖适量，煮粥。

（三）不同性别之睡眠养骨

睡眠对男性而言有利于阴阳调和、休养生息，以及补肾、养神、修形的作用。男性属阳刚质，工作繁忙的男性可依从《黄帝内经》的提倡，睡"子午觉"。所谓子午觉，就是下午 1～3 点时间段，睡 0.5～1 小时，刚好可以"养阳"；晚上 9～11 时入睡，此时开始"养阴"，这个时段入睡效果最好。从西医角度，睡眠对于都市中奔波不休、体力脑力都大量消耗的男性来说极为重要。如果睡眠的时间不足或质量不高，则会对大脑产生不良影响，严重者可影响身心健康，不利于养骨。

睡眠对女性来说，其作用不亚于任何养生佳品。夜间睡眠是女性身体得以补养阴血"充电"的最好机会。中医提倡"静养阴"，女性要靠睡觉来维持静的状态。另外女性养骨还讲究"以血为用"，睡眠质量高则会气血充盈，体现为容光焕发，筋骨强壮。现代医学也认为睡眠对于女性尤为重要，因为女性一生中内分泌水平会出现多次大幅波动，如月经来潮时、怀孕期间、哺乳阶段、绝经之后，如果内分泌发生紊乱，女性就会出现身体的种种不适。睡眠是调整内分泌的最佳时段，睡眠质量高、时间够，则内分泌水平会趋向恒定和规律，对女性养骨有很大好处。

第八章　养骨与体质

中医学所讲的体质是指个体生命过程中，在先天遗传和后天获得的基础上表现的形态结构、生理功能和心理状态方面综合的、相对稳定的特质，以气血为基础，由脏腑盛衰所决定。体质决定着人体对致病因素的易感性和病机、证候的倾向性。对体质的调整与优化可以提高人群的健康水平。体质的强弱决定机体抗病防邪能力的强弱，通过分辨机体的体质可以在一定程度上预知其对某种致病因素的易感性，从而有针对性地采取相应措施，做到防患于未然。如素体虚弱者，骨骼不健，可常服独活寄生汤，补肝肾、强筋骨，增强体质，达到健康。

平乐正骨养骨思想关于养骨强健体质的论述颇丰，如养形与养神、食物疗法与自然疗法等，具体内容有调情志、慎起居、适寒暑、和五味、节房事、导引按摩、针灸等，几乎涵盖当今所有的养骨方法。

中医对体质的分型有很多种方法，目前盛行的分型方法主要是根据临床上的症候表现、脉象、舌苔，分为以下九种体质：平和体质、阴虚体质、阳虚体质、气虚体质、血虚体质、阳盛本质、血瘀体质、痰湿体质、气郁体质。

一、平和型体质养骨

体质特点：此种体质属于正常体质，不易得病，饮食正常、睡眠好，二便通畅，性格开朗，社会和自然适应能力强，属于平衡健康体质。

平和体质日常养生应采取中庸之道，保持良好的生活习惯，道法自然，平衡为纲，量力而行，起居有常，饮食有节，活动有度，讲究卫生，勤洗勤换，尊老爱幼，助人为乐，顺应四时添衣减裳，亲近自然，慎避淫邪，勤思善进，恬淡虚无。保持机体最佳的平衡状态，即可养筋健骨，身体安康。

二、阴虚体质养骨

1. 体质特点　形体消瘦、面色潮红、口燥咽干、心中时烦、手足心热、少眠、便干、尿黄、不耐春夏、多喜冷饮、脉细数、舌红少苔。这种体质的人容易怕热，经常感到手脚心发热，面颊潮红或偏红，皮肤干燥，口干舌燥，容易失眠，经常大便干结。

2. 易患病证　在阴虚基础上，不善调节者，则可出现相应病症与表现。肺阴虚者，伴有干咳少痰、潮热盗汗；心阴虚者伴有心悸健忘、失眠多梦；肾阴虚者伴有腰酸背痛、眩晕耳鸣、男子遗精、女子月经量少；肝阴虚者伴有胁肋灼痛、视物昏花、头晕目眩。阴虚体质易患咳嗽、干燥综合征、甲亢等疾病。

3. 养骨原则　应补阴清热，滋养肝肾。阴虚体质者关键在养阴。五脏之中，肝藏血，肾藏精，同居下焦，所以以滋养肝肾二脏为要。

4. 养骨方法

（1）精神调养：此体质之人性情较急躁，常常心烦易怒，这是阴虚火旺，火扰神明之故，故应遵循《黄帝内经》中"恬淡虚无""精神内守"之养神大法。平素在工作中，对非原则性问题少与人争执，以减少激怒，平时少参加胜负性强的文体活动。

（2）环境调摄：此种人形多瘦小，而瘦人多火，常手足心热，口咽干燥，畏热喜凉，冬寒易过，夏热难受，故在炎热的夏季应注意避暑。

（3）饮食调养：应保阴潜阳，宜清淡饮食，少食厚腻、燥烈之品；可多吃些芝麻、糯米、蜂蜜、乳品、甘蔗、鱼类等清淡食物，对于葱、姜、蒜、韭、薤、椒等辛味之品则应少吃。

（4）节制性欲：因为精属阴，阴虚者首当护精，而房劳过度可伤精，故应节制有度。

（5）点穴按摩：自我轻手法点按涌泉、三阴交、足三里，可起到滋阴养血益气的保健作用。

（6）药食同调：运用药食两用之动植物，整体辨证，补养肝脾，滋养肾阴，以膳补为主，必要时兼以用药。养阴生津食物有小米、麦粉及各种杂粮和豆制品、牛奶、鸡蛋、瘦肉、鱼肉、蔬菜，特别是苹果、甘蔗、香蕉、葡萄、山楂等。秋分过后，秋燥便成了主要气候。因此，秋日宜吃清热生津、养阴润肺的食物。适当多食泥鳅、鲫鱼、白鸭肉、芝麻、核桃、百合、糯米、蜂蜜、牛奶、花生、鲜山药、白木耳、广柑、白果、梨、红枣、莲子、甘蔗等食物，以起到滋阴润肺养血的作用。早餐主张喝粥，有利于和中益胃生津。也可常服六味地黄丸滋阴补肾。

三、阳虚体质养骨

1. 体质特点　形体较胖，面色淡白，怕寒喜暖，肢冷倦怠，小便清长，大便稀溏，唇淡，脉沉，舌淡虚胖，多自汗。这种体质的人即使再热的暑天，也比较怕冷，惧畏空调。喜热饮食。性格多沉静、内向。

阳虚体质的人于东北地区多见，可能与东北寒燥，易耗伤阳气有关，女性明显多于男性。长期偏嗜寒凉食物也会形成这种体质。

2. 易患病证　此种体质易患水肿、腹泻等病，可见畏寒蜷卧、四肢厥冷；或腹中绵绵作痛、喜温喜按；或身面浮肿、小便不利；或腰脊冷痛、下利清谷；或阳痿滑精、宫寒不孕；或胸背彻痛、咳喘心悸；或夜尿频多、小便失禁。

3. 养骨原则　温阳散寒，补脾益肾，因为阳虚者关键在补阳。五脏之中，肾为一身阳气之根，脾为阳气生化之源，故当着重补之。

4. 养骨方法

（1）精神调养：《素问·举痛论》曰："怒则气上，喜则气缓，悲则气消，恐则气下，惊则气乱，思则气结。"中医认为气属阳，阳虚是气虚的进一步发展，故而阳气不足者常表现出情绪不佳，易于悲哀。阳虚者须加强精神调养，去忧悲、防惊恐、和喜怒，消除不良情绪的影响，调和脏腑气血以助阳气。

（2）环境调摄：此种体质多形寒肢冷，喜暖怕凉，不耐秋冬，故应注重环境调摄。多做户外活动，沐浴阳光；营造温暖温馨的居住环境，防御风寒湿邪。禁忌贪凉露卧及席地而卧，不要直吹电扇空调，亦不要在树荫下停留过久，对于年老及体弱之人，尤应注意。

（3）加强锻炼："动则生阳"。适当的活动，可以调节气血，增强脏腑功能，助阳气生发，提高机体抵抗力。每天可进行 1 ~ 2 次适合个体的活动，具体项目因人而定。

（4）药食调养：根据"春夏养阳"的法则，夏日三伏，每伏可食羊肉附子汤一次，配合天地阳旺之时，以壮人体之阳。多食有壮阳作用的食品，如羊肉、狗肉、鹿肉等。也可辨证选用鹿茸等药物调养，或口服金匮肾气丸以温补肾阳。

四、气虚体质养骨

1. 体质特点　形体消瘦或偏胖，体倦乏力，面色苍白，语声低怯，常自汗出，动则尤甚，心悸食少，舌淡苔白，脉弱。这种体质的人一般来说性格内向，情绪不稳，胆小，不爱冒险。

2. 易患病证　气虚体质者容易感冒，生病后抗病能力弱且难以痊愈。气虚的人还容易患内脏下垂比如胃下垂等。或伴有气短懒言、咳喘无力；或食少腹胀、大便溏泄；或脱肛、子宫脱垂；或心悸怔忡、精神疲惫；或腰膝酸软、小便频多，男子滑精早泄，女子白带清稀。

3. 养骨原则　补气健脾，培金生水，填精养血益气。因肺主一身之气，为宗气之所居；肾藏元气，为一身阳气之根；脾主运化，为"气血生化之源"。故肺、脾、肾皆当温补。

4. 养骨方法

（1）气功锻炼：肾为元气之根，故气虚宜作养肾功。其功法如下。

屈肘上举：端坐，两腿自然分开，双手屈肘侧举，手指伸直向上，与两耳平。然后，双手上举，以两胁部感觉有所牵动为度，随即复原，连做十次。本动作对气短、吸气困难者有缓解作用。

抛空：端坐，左臂自然屈肘，置于腿上，右臂屈肘，手掌向上，做抛物动作 3 ～ 5 次，然后，右臂放于腿上，左手做抛空动作，与右手动作相同，每日可做 5 遍。

荡腿：端坐，两脚自然下垂，先慢慢左右转动身体 3 次，然后，两脚悬空，前后摆动十余次。本动作可以活动腰、膝，具有益肾强腰的功效。

摩腰：端坐，宽衣，将腰带松开，双手相搓，以略觉发热为度；再将双手置于腰间，上下搓摩腰部，直到腰部感觉发热为止。搓摩腰部，实际上是对腰部命门、肾俞、气海俞、大肠俞等穴的自我按摩，而这些穴位大多与肾有关。待搓至发热之时，可起到疏通经络、行气活血、温肾壮腰之作用。

"吹"字功：直立，双脚并拢，两手交叉上举过头，然后弯腰，双手触地，继而下蹲，双手抱膝，心中默念"吹"字音，可连续做十余次，常练可固肾气。

（2）药食调养：可常食粳米、糯米、小米、黄米、大麦、山药、籼米、莜麦、马铃薯、大枣、胡萝卜、香菇、豆腐、鸡肉、鹅肉、兔肉、鹌鹑、牛肉、狗肉、青鱼、鲢鱼，健脾益气。若气虚甚，可选用人参莲肉汤补养，或以四君子丸、补中益气丸调之。

五、血虚体质养骨

1. 体质特点 面色苍白无华或萎黄，唇色淡白，头晕眼花，心悸失眠，倦怠无力，手足发麻。

2. 易患病证 易患贫血。证见心悸怔忡，失眠多梦健忘，面白无华，倦怠乏力，舌质淡，脉细弱，妇女月经不调或经闭，甚则肌肤甲错等。

3. 养骨原则 健脾和胃，补血养心，益气安神。脾胃为后天之本，气血生化之源，脾胃健则气血旺盛。

4. 养骨方法

（1）起居调摄：血虚者要注意休息，起居有常，不要太过劳累，不可劳心过度，以免耗伤阴血。另外，中医认为"久视伤血"，培养良好的视物习惯也有利于调养血虚体质，具体的做法就是不要长时间视物。

（2）精神修养：血虚者要避免思虑过度。血虚的人，时常精神不振、失眠、健忘、注意力不集中，故应充分休息，调养与振奋精神，以养护脏腑之气，使心血得充，筋骨得养。当烦闷不安、情绪不佳时，可以听一听音乐，欣赏一下戏剧，观赏一场幽默的相声或哑剧，能使精神振奋。

（3）锻炼身体，增强体质：血虚体质者要适当参加体育运动，以增强体质与脏腑功能，充养气血，强健筋骨，提高机体的抗病能力。但血虚体质者应避免剧烈运动。

（4）药食调养：首先要做到饮食有节，营养均衡。其次，日常要注意适当多摄取高蛋白、高铁、高维生素食物，多吃补血的食物。高蛋白质食物可以选择牛奶、紫菜、花生、动物内脏、虾、鱼等；高铁食物可以选择黑豆、黑芝麻、海带、黄豆、鸡血、苋菜等；高维生素食物可以选择鱼、蛋、柑橘、葡萄、胡萝卜等；补血食物还可以选择红枣、花生、猪肝、牛肉、龙眼、红糖等。可常食桑椹、荔枝、松子、黑木耳、菠菜、猪肉、羊肉、牛肝、羊肝、甲鱼、海参、平鱼等食物。食补不效者，可辨证应用四物汤、归脾丸、八珍丸调养之。

六、阳盛体质养骨

1. 体质特点　形体壮实，面赤时烦，声高气粗，喜凉怕热，口渴喜冷饮，小便热赤，大便熏臭。

2. 易患病证　若病则易从阳化热，而见高热、脉洪大、大渴、饮冷等症。易患中暑、中风、高血压等疾病。

3. 养骨原则　七情调摄，饮食有节，肝肾同调，滋阴涵阳。

4. 养骨方法

（1）精神修养：阳盛之人好动易怒，故平日要加强修养，锻炼意志，培养耐心，理性克制。

（2）体育锻炼：积极参加体育活动，让多余的阳气散发出去。游泳锻炼是首选项目。此外，也可根据爱好选择进行跑步、武术、球类运动等。

（3）药食调养：忌辛辣燥烈食物，如辣椒、姜、葱等，对于牛肉、狗肉、鸡肉、鹿肉等温阳食物宜少食。可多食水果、蔬菜，像香蕉、西瓜、柿子、苦瓜、番茄、莲藕等。酒性辛热上行，阳盛之人切戒酗酒。药膳可用沙参、麦冬、女贞子、石斛等煲粥，必要时可常服知柏地黄丸、补阴丸等。

（4）点穴按摩：自我轻手法点按涌泉、三阴交、足三里、太阳穴。可起到滋阴养血、益气潜阳的保健作用。

七、血瘀体质养骨

1. 体质特点　面色晦滞，口唇色暗，眼眶暗黑，肌肤甲错，易出血，舌紫暗或有瘀点，脉细涩或结代。这种体质的人刷牙时牙龈容易出血，眼睛经常有红丝，皮肤常干燥、粗糙，一般肤色是发暗的，常常出现身体疼痛，容易烦躁，记忆力也不太好，容易健忘，性情急躁。

2. 易患病证　容易出现出血、中风、冠心病等。在血瘀症状基础上出现头、胸、胁、少腹或四肢等患处刺痛。口唇青紫或有出血倾向、吐血、黑便等，或腹内有癥瘕积块，妇女痛经、经闭、崩漏等。

3. 养骨原则　疏肝理气，化瘀通经，疏理情志，形神共调。

4. 养骨方法

（1）运动锻炼：舒缓运动，颐养情志，调理气机，疏通血脉。如各种舞蹈、太极拳、八段锦、动桩功、长寿功、内养操、保健按摩术，均可实施。总以全身各部都能活动，以助气血运行为原则。

（2）精神调养：血瘀体质在精神调养上要培养乐观的情绪。精神愉快则气血和畅，营卫流通，有利于血瘀体质的改善。反之，苦闷、忧郁则可加重血瘀倾向。

（3）药食调养：可常食桃仁、油菜、慈菇、黑大豆等具有活血化瘀作用的食物。酒可少量常饮，醋可多吃。山楂粥、花生粥亦颇相宜。必要时可服用四物粥，或服八珍丸调之。

（4）点穴按摩：自我轻手法点按足三里、血海、气海、肝俞等穴。可起到益气活血化瘀的保健作用。

八、痰湿体质养骨

1. 体质特点　形体肥胖、嗜食肥甘、神倦乏力、懒动嗜睡、身重如裹、口中黏腻或便溏、舌体胖、苔滑腻、脉濡而滑。性格温和稳重，善于忍耐，多是生活安逸的中老年人，男性多。喜欢吃甜腻的食物，不爱运动爱睡觉。

2. 易患病证　容易得眩晕、胸痹、痰饮等。易患冠心病、高血压、高脂血症、糖尿病等，一般来说都是跟循环和代谢有密切关系的疾病。

若病则胸脘痞闷，咳喘痰多；或食少倦怠，恶心呕吐，大便溏泄；或四肢浮肿，按之凹陷，小便不利或浑浊；或头身重困，关节疼痛重着，肌肤麻木不仁；或妇女白带过多。

3. 养骨原则　益气豁痰，多动少静，饮食有节，调理脏腑。

4. 养骨方法

（1）环境调摄：不宜居住在潮湿的环境里；在阴雨季节要预防湿邪的侵袭。

（2）运动锻炼：痰湿之体质多形体肥胖，身重易倦，故应长期坚持适当的体育锻炼，如散步、慢跑、球类、游泳、武术、八段锦、五禽戏，以及各种舞蹈、动桩功、长寿功、内养操、保健按摩术等。活动量应逐渐增强，适可而止，贵在适度适量和持之以恒。以益气通经，驱除痰瘀。

（3）药食调养：少食肥甘，少饮或忌饮酒饮，饮食有节，不宜过饱。多吃些蔬菜、水果，尤其是一些具有健脾利湿、开胃化痰的食物，如白萝卜、荸荠、紫菜、海蜇、洋葱、枇杷、白果、大枣、扁豆、薏苡仁、红小豆、蚕豆、包菜等。

可服食山楂粥、参苓白术粥等。必要时可服用八珍丸或补中益气丸调之。

（4）起居有常：根据自身职业、年龄、性别等具体情况，制订科学合理的作息时间（一般来讲要早睡早起），并坚持如一，禀承规律，以养骨健体。

（5）点穴按摩：自我轻手法点按足三里、气海，叩肝俞、脾俞、肾俞、肺俞等穴，可起到益气通经、驱除痰瘀的保健作用。

九、气郁体质养骨

1. 体质特点　形体消瘦或偏胖，面色苍暗或萎黄，平素性情急躁易怒，或忧郁寡欢，胸闷不舒，时欲太息，舌淡红，苔白，脉弦。这种体质的人性格忧郁脆弱，经常闷闷不乐，多愁善感，食欲不振，容易心慌、失眠。

该体质的人多是年轻人，而且女性明显多于男性。

2. 易患病证　容易得失眠、抑郁症、神经官能症等。若病则胸胁胀痛或窜痛；或乳房胀痛，月经不调，经期腹痛；或咽中梗阻，如有异物；或颈项瘿瘤；或胃脘胀痛，泛吐酸水，呃逆嗳气；或腹痛肠鸣，大便泄利不爽；或气上冲逆，头痛眩晕，昏仆吐衄。

3. 养骨原则　疏肝理气，健脾和中，养血安神，调神解郁。

4. 养骨方法

（1）调摄情志：此种人性格内向，神情常处于抑郁状态，根据《内经》"喜胜忧"的原则，应多参加社会活动、集体文体活动。常看喜剧、滑稽剧、听相声，以及富有鼓励、激励意义的电影、电视，勿看悲剧、苦剧。多听轻快、激动的音乐。多读积极的、鼓励的、富有乐趣的、展现美好生活前景的书籍，以培养开朗、豁达的性情。

（2）运动锻炼：体育和旅游活动均能锻炼身体，流通气血，既欣赏了自然美景，呼吸了新鲜空气，又能沐浴温暖，增强体质，调剂精神。还可打太极拳，以养神宁气，强健机体。气功方面，以强壮功、保健功、动桩功为宜，着重锻炼呼吸吐纳功法，以开郁导滞，畅通气血。

（3）药食调养：饮食有节，少饮刺激性饮料，适当饮用提神益气的饮品，以疏通血脉，提高情绪。多食一些能健脾行气解郁的食物，如佛手、橙子、柑皮、荞麦、韭菜、茴香菜、大蒜、火腿、高粱皮、刀豆、香橼等。可用适量陈皮、枳壳、豆蔻、砂仁等煲粥服食。必要时可服用解郁丸、养血安神丸等调之。

（4）起居有常：根据自身职业、年龄、性别等具体情况，制订科学合理的作息时间（一般来讲要早睡早起），并坚持如一，禀承规律，以调畅精神，养骨健体。

（5）点穴按摩：自我轻手法点按足三里、气海、太阳、合谷、三阴交，叩心俞、肝俞、脾俞、肾俞、肺俞等穴。可起到益气通经、化痰解郁的保健作用。

第九章　养骨与职业

一、不同职业的生理特点

脑力劳动与体力劳动只是一种传统的、模糊的分类方法。到目前为止，人们还没有找到一种可以定量测定劳动时神经负荷与体力负荷比重的方法。因此，在生理学上截然区别脑力劳动与体力劳动几乎是不可能的。体力劳动者是指工人、农民和一切靠体力进行生产劳动的人。体力劳动者的健康，与劳动条件、劳动环境有着密切的联系。体力劳动的特点是以肌肉、骨骼的活动为主，体内物质代谢旺盛，需氧量多，能量消耗大。以男性为例，一个从事中等强度体力劳动的青壮年，每天要消耗 2700kcal 的能量，重体力劳动者每天约消耗 3200kcal 以上，比从事脑力劳动者多出 300 ～ 800kcal。人们只是按某些表象、习惯把那些从事于使用感觉器官、大脑思维，以及抑扬情绪为主的劳动者，称为脑力劳动者。同时，随着科技发展、社会进步，社会产业结构不断演变，人类社会的群体结构也在不断变化。通常所说的脑力劳动者的比重明显上升，体力劳动者的脑力劳动含量也在增大，以至按传统的分类方法，在许多产业部门和操作岗位很难严格区分体力劳动与脑力劳动。除了人们习惯称为脑力劳动者的群体，如科技、文艺、教育、卫生、财贸、法律、管理等领域的专业人员外，还可包括那些体力劳动强度不十分大而神经高度紧张的群体在内，如观测、检验、仪表操作等作业人员。这些劳动者在工作环境、劳动特点、常见疾病等方面与上述脑力劳动者有不少相似之处。人脑的重量虽然只占人体重量的 2%，但是脑消耗的能量却占全身消耗能量的20%。人体消耗的能量主要由膳食中的蛋白质、脂肪和糖提供。但是人脑在利用能源物质上和其他器官不同，它主要依靠血液中的葡萄糖氧化供给能量。大脑每天要消耗掉肝储存血糖的 75%，因此大脑对血糖极为敏感。

二、不同职业好发筋骨疾病

1. 鼠标手　通俗而狭义地讲，鼠标手就是"腕管综合征"，是指人体的正中神经，以及进入手部的血管，在腕管处受到压迫所产生的症状，主要会导致示指和中指僵硬疼痛、麻木与拇指肌肉无力感。脑力劳动者越来越多地每天长时间使用电脑，重复着在键盘上打字和移动鼠标，手腕关节因长期密集、反复和过度的活动，导致腕部肌肉或关节麻痹、肿胀、疼痛。这种病症迅速成为一种日渐普遍的现代文明病，有人将这种不同于传统手部损伤的症状群称为"鼠标手"。广义来说，一切因为使用鼠标而导致的上肢（手臂、手腕、手掌、手指）不适，都应该称之为鼠标手或是鼠标伤害，除了上述手指手部的症状，还包括肩部甚至颈部的不适，前臂的疲劳酸胀，手腕的僵硬，手掌的酸楚无力。由于女性腕管通常比男性小，腕部正中神经容易受到压迫。因此女性的发病率是男性的3倍。其他和频繁使用双手有关的职业，如音乐家、教师、编辑记者、建筑设计师、矿工等也好发此病。

2. 腱鞘炎 腱鞘是套在肌腱外面的双层套管样密闭的滑膜管，是保护肌腱的滑液鞘。它分两层包绕着肌腱，两层之间即滑液腔，内有滑液。内层与肌腱紧密相贴，外层衬于腱纤维鞘里面，共同与骨面结合，具有固定、保护和润滑肌腱，使其免受摩擦或压迫的作用。肌腱长期在此过度摩擦，即可发生肌腱和腱鞘的损伤性炎症，引致肿胀、疼痛，这种情况便称为腱鞘炎。腱鞘炎多发生于拇指，少数患者为多个手指同时发病，患指屈伸功能障碍，清晨睡醒时尤为明显，活动后减轻或消失。疼痛有时向腕部放射，有时可触到增厚的腱鞘，状如豌豆大小的结节。当弯曲患指时，手指像被"卡"住一样不能伸屈，酸痛难忍，强力伸指或用另一手协助扳动后方活动，产生像扳机枪的动作及弹响，因此也有"扳机指"和"弹响指"之称，好发于屈指肌腱腱鞘。常见于手指长期快速活动者，如织毛衣者、管弦乐的练习及演奏者；也好发于手指长期用力活动者，如洗衣、书写文稿、打字、电脑操作、用锉刀锉金属、纱厂打结头、喜欢用指头拎包、刻写钢板蜡纸等可诱发本病。

3. 骨质疏松症 骨质疏松已经不再是老年人的"专利"，由于运动少、饮食不合理、怕太阳晒等原因，不少脑力劳动者的骨骼矿物质含量偏低，这将增加其患骨质疏松的危险，尤其以女性更为突出。现在许多年轻上班族都有着不良的生活规律，不少30岁左右的年轻人骨骼矿物质含量低于标准值，而这个年龄段应该是人体骨骼中的矿物质含量达到峰值的年龄，这个时候的峰值骨量越高，到老年患骨质疏松症的时间越迟，程度也越轻。相反如果峰值骨量低，患骨质疏松症的年龄自然会提前，病情也会较重。在峰值骨量较低的人群中，脑力劳动者是很突出的一个群体，除了遗传因素外，怕胖、怕晒、少运动三种不良生活习惯是导致他们出现这种现象的主要原因。尤其是年轻女性因为怕胖每日进食很少，殊不知，营养不良与营养成分失衡均不利于骨量的储存。怕晒也是"通病"，一出门必涂防晒霜、打遮阳伞，殊不知晒太阳是促进骨骼生长的必要元素，阳光中的紫外线可促使皮肤中的 7- 脱氢胆固醇转变为维生素 D，它将促进人体对钙质的吸收。运动对骨骼生长也有重要的刺激作用，更是骨骼矿物质储存必不可少的途径。

4. 颈椎病 该疾病的好发人群多为长期低头伏案工作者或头颈常向某一方向转动

者。从职业上讲，包括流水线低头操作人员、办公室工作人员、打字员、计算机工作人员、长期观看显微镜者、会计、刺绣女工、手术室护士、交通警察和教师等。从事这些工作的人员由于长期低头，常造成颈后肌群、韧带等组织劳损，因而发病率较高。

5. 腰椎病　腰椎病多发于长期从事坐位或不良固定姿势的人群，如办公室职员、电脑操作员、会计、打字员、教师、司机、流水线操作人员等，这些人员由于长期缺乏体育锻炼，体质相对薄弱，而且他们的腰椎长时间承受着静压与剪切力。所以"坐族"人群的腰椎极易发生病变。另外长时间从事重体力劳动、半弯腰劳作或长期在寒冷潮湿环境工作的人们腰椎也极易发生病变。据统计，长年从事矿井井下作业的人，患本病的比例较高。

三、不同职业的保健与养骨要点

（一）体力劳动者保健养骨

1. 积极参加体育运动　一些从事体力劳动的人认为，自己在工作中身体活动强度、体力消耗都很大，体力劳动后进行体育锻炼会使身体的疲劳加重。这种想法是不正确的，带有很大的局限性。体力劳动与体育锻炼最大的区别是体力劳动多是一种局部的负荷，而体育锻炼是一种有意识的全身运动。体力劳动虽可起到一定的锻炼身体的作用，但不能代替体育运动。各种不同职业的劳动对身体的影响只局限在某些部位的组织和器官，往往只有一个或几个肌肉群活动，长年累月的单一劳动，会使人感到疲劳，长时间局部单一劳动的结果，会使身体某一部分负担过重，而另一部分活动减少，从而造成单一劳动部位的肌肉关节疲劳性损伤，而其余部位的肌肉关节则得不到正常的活动与锻炼，部分功能减退与失用、萎缩与蜕变，造成全身肌肉力量的不平衡。单纯从事体力劳动的人到了中年时期，常会感到体力明显不足，健康状况下降，且其体能并不比其他群体好。人们在体力劳动后进行一些轻松的体育活动，可使疲劳的身体加快恢复。支配劳动与支配体育活动的神经中枢位置不同，劳动之后进行体育活动，可使支配劳动的中枢抑制，使参加劳动的肌肉得到充分放松和休息，同时激活失用部位的肌肉、关节功能，达到机体整体平衡。长期体育锻炼可以改善体质，减轻劳动中的疲劳感与损伤。

2. 勤读书、学习、用脑　古代养生家说"神强必多寿"，强调脑力活动是保证人体健康长寿不可缺少的一个方面。人体脏腑器官都是用进废退的。要培养自己的学习兴趣，结合职业特点选修不同的课程。如学习园艺、烹调、缝纫、绘画等，并有意识地锻炼记忆力，下班后多读书看报，也可以参加一些脑力风暴游戏，如弈棋、猜谜语、脑筋急转弯等，促进脑部功能，以及脑对脏腑、筋骨、四肢百骸的指挥协调功能。

3. 戒过劳　尤其是年轻的体力劳动者，不可仰仗身强力壮而不惜体力，使骨骼、关节、肌肉长期处于高压、疲劳状态。临床上部分股骨头坏死患者就是因为过劳造成。

同时要戒用力过猛，以免造成肌肉、肌腱、关节及其附属结构的损伤，或由于肌肉的强力收缩而增加骨折的风险。

（二）脑力劳动者保健养骨

1. 戒常开"夜车"　人体内的两种激素——"生长激素"和"肾上腺皮质激素"只有在夜间睡眠时才分泌，所以久开"夜车"，会使这两种激素的分泌功能紊乱，从而出现食欲不振、失眠多梦、精神萎靡、思维判断能力迟钝等症状。严重时，可能导致机体健康水平全面衰退。

2. 戒用脑过度　从事紧张的脑力劳动时，大脑消耗大量的氧和营养物质，并产生越来越多的代谢废物，达到一定程度时，兴奋就会转为抑制，表现为注意力不集中、头昏脑胀、反应不灵敏等，严重者会导致神经衰弱和脑功能紊乱。

3. 戒生活无规律　饱一顿，饥一顿；想睡就睡，想起就起，破坏了人体的"生物钟"，从而使身体各器官功能得不到恢复和及时调整，各种疾病便乘虚而入。

4. 戒长时间久坐　长时间久坐，胸部得不到充分扩展和活动，心肺的功能得不到良好的发挥，久之可造成心肺功能下降，使心血管和肺部患病的机会增多。同时，久坐的职业易导致相关人员患颈椎病、腰椎病。现代人工作大多离不开电脑，出行也多以车代步，若再加上坐姿不良，极易罹患颈、腰等部位的疾病，定时起立活动对躯干、脊柱疾病的预防非常重要。或在办公室走一圈，或看看窗外，或做做舒筋健骨体操等，多多活动才有益健康。

5. 戒小病不治　很多严重疾病的早期症状不甚明显，尤其是许多慢性病，如颈椎病、腰椎病、骨性关节病等，这些疾病常反复发作，迁延难愈，如果早期能在医生的指导下进行治疗和日常保健，是完全可以控制的。还有很多内科疾病常以潜伏的形式悄悄地发展。很多人因工作繁忙忽视了上述疾病的早期诊断和早期治疗，一旦机体抵抗力降低，小病会变成大病，有时甚至会失去治疗的机会。

四、不同职业的保健与养骨方法

（一）体力劳动者保健与养骨方法

1. 生活起居　要科学地休息和睡眠。不同的劳动工种可以选择不同的休息方式，如不同劳动形式的人互相定时轮岗，以缓解一种姿势的疲劳，预防职业伤害与职业病；也可适时休息，做保健操、按摩等，以缓解疲劳，避免劳损；并每天安排自我调适时间，参加一些娱乐活动。体力劳动者应保证充足的睡眠，可以放松精神，解除筋骨肌肉的紧张和疲劳。

2. 膳食养骨　体力劳动者的特点之一是消耗能量多，需氧量大，体内物质代谢旺盛。在从事体力劳动的过程中，还有不少人不同程度地接触到有害物质，对人体有不良影响。通过合理的饮食可以解除或部分抵消这些有害物质，保证供给体力劳动者足够的热量，不仅有利于健康，而且可使劳动者获得动力，提高劳动效率。为此，体力劳动者在安排饮食时应注意饮食有节、营养均衡、进食有常时，同时应注意以下几点。

（1）主食以谷物（糖类）为主。糖类是热量的主要来源，要满足体力劳动者热量的供给，必须摄入足够的谷类食物。并通过粗细搭配、花样翻新，以增加食欲，满足机体对热量的需要。如水饺、包子、肉卷等，多吃热量高的食物。

（2）副食以肉类、豆、蛋（蛋白质）为主。蛋白质是人类生长发育的重要营养素，尤其是构成筋骨基质的主要成分，是机体运动功能与防御功能的物质基础。每天应适当摄入豆腐或豆制品，最好每天吃 1 ~ 2 个鸡蛋，适当配以肉类、鱼类、牛奶、豆浆等，以满足机体需要。

（3）维生素和无机盐。维生素是维持生命的主要元素，是保持机体抗病能力的重要物质。供给充足的维生素和无机盐不仅能满足人体的日常需要，而且可以保证某些特殊工种的劳动者身体不受危害。例如，夏天从事高温作业的人往往大汗淋漓，体内容易缺乏维生素 C、B 族维生素及无机盐等，因此，此类人群应该多吃些新鲜蔬菜和水果，根据工种不同适当摄入无机盐。

3. 运动养骨　不同工种的体力劳动者，采用某种固定姿势或固定的体位进行生产劳动，身体某一部分肌肉持续运动，而另一部分肌肉处于相对静止，身体的肌群不能得到均衡发展，所以，应根据自己的工种选择相应的体育运动进行锻炼。如商店营业员、车工等，长时间处于站立姿势，腰腿肌肉紧张，常感精疲力尽，腰腿酸痛，还容易发生驼背、腰肌劳损。又因重力作用，血液循环回流不畅，容易发生下肢静脉曲张。因此，平时可多做些散步、慢跑、打拳、摆腿、体操等活动。钟表装配工、雕刻工、司机、打字员等，长时间坐着工作，可选择全身性活动，特别是球类运动，有助于手指、手腕的灵巧、敏感，并可健脑益智。从事高温作业的工人，体力消耗大，平时可多做散步、慢跑、击剑和医疗保健体操等，以提高机体对高温的适应与耐受力。技工如纺织挡车工、缝纫工人及连续流水作业工人，其劳动技术性强，既耗体力，又费脑力，大脑神经高度紧张，易患失眠、头痛、神经性高血压等病，宜选择运动量小、动作柔和的运动，如太极拳、保健气功等中国传统健身功法，这些功法都要求静息、安神、动形，既可放松精神，又可行气舒筋活血。如果想提高身体快速灵巧的反应能力，也可参加一些球类及器械体操运动。

4. 药物养骨　劳动时，由于机体出汗及分解代谢的增强，水、无机盐及维生素的大量消耗。在高温环境中，人体为了散热而大量出汗，如果机体失水超过体重的 2%，出汗除丢失水分外，还会丢失钠、钾、钙等无机盐和 B 族维生素、维生素 C 等水溶性维生素，所以要及时补充这些无机盐和维生素。无机盐有调节骨骼肌的兴奋性和维持体液酸碱平衡的作用，维生素 C 有抗疲劳和解毒作用，B 族维生素有促进体内物质代谢的作用。

井下工人多在潮湿寒冷的工作环境中劳动，需要时可服用增加抗寒除湿的中药，如鹿茸、杜仲、党参、白术、云苓、附子等；高温车间的工人，长期处在高温干燥的环境，可适当服用玉竹、沙参、石斛、麦冬、百合、木耳等。

（二）脑力劳动者保健与养骨方法

1. 生活起居 要力求劳逸结合，生活、工作有规律，注意睡眠的质与量。长时间、单一的脑力劳动会使机体功能失衡，导致各种器质性疾病的发生。反之，好逸恶劳、懒散任性者也往往难以健康长寿。睡眠是脑力劳动者保健养生的重要一环。睡眠要定量，人均睡眠时间约 7.5 小时。经常多睡或少睡都影响健康，睡眠不足则体倦乏力，茶饭不香，日久将影响健康，这是人的机体得不到充分休息、过度负荷的必然结果；睡过多则神志不清、头昏目眩、反应迟钝，久之机体功能衰退，对健康同样不利。老年人睡眠时间较短，但不能过少，每天睡 7～8 小时最为适宜。睡眠要调适环境，注意睡眠质量，过度疲劳或喜欢在睡前饱食、饮用浓茶、浓咖啡、过度吸烟或睡眠无定时的人，睡眠质量往往很差，或者难以入眠，日久失眠、神衰，或者入睡后多梦、乱魇扰身，难以达到休息的目的。因此，睡眠前应调节机体，松弛中枢神经，避免过度兴奋。同时，定时上床、起床，形成固定的条件反射和起居规律，对保证睡眠质量也很重要。午睡也能起到调节脑功能的作用，人的脑细胞处于完全兴奋状态，一般只能维持 4～5 小时，中午时分，脑细胞需要有短时间休整；进食后食物充分消化吸收亦需要机体处于相对休息状态，因此，中午应适当休息。

脑力劳动后从事某些活动也是一种休息，如读书、看报、下棋等，只要这些活动能起到松弛神经、调节机体的作用。一般说来，"逸"大体可分 5 种：①纯休息，如卧位静息、闭目养神、户外漫步。②娱乐性休息，如听音乐、看字画、赏花观鸟，以及听戏、看电视等。③智力调整型休息，如诗画、下棋、猜谜、各种牌类活动等，既能陶冶性情，又能锻炼思维，起到调整脑力的作用。④转换性休息，如阅读与原工作无直接关联的报刊、书籍等，起到调节脑力作用。⑤户内外运动、劳动等。这些方式均能达到有劳有逸、劳逸结合的效果。可见，"逸"并不是单纯的休息和娱乐，应根据个人体质、年龄、兴趣爱好进行多种安排。

2. 饮食养骨 脑力劳动者经常处于超负荷工作状态，为了让健康长驻，必须重视自身保健。除注意心理调整、参加运动锻炼外，饮食调理也很重要。当身心疲惫时，宜选择性地多吃一些能恢复精力和体力的食物，如瓜子、核桃等坚果，这些坚果含有丰富的 B 族维生素、维生素 E、蛋白质、不饱和脂肪酸，以及钙、铁等。还可酌情选食富含蛋白质、热能适中，并可保护肝肾功能的食物，如芝麻、草莓、蛤蜊、瘦肉等。持续使用电脑过久，视力最易受损。此时，宜多吃一些胡萝卜、动物肝肾、红枣等富含维生素 A 的食物，有益于保护视力；或多饮茶，对恢复和防止视力减退也很有效，且能降低电脑荧光屏辐射对人体造成的危害。长期在办公室工作，晒太阳的机会较少时，应多吃富含维生素 D 的食物，如海鱼、食用蕈类、鸡肝、蛋黄等。当人的心理压力大时，体内消耗的维生素 C 比平时多很多倍，故应多吃富含维生素 C 的食物，如柑橘、西红柿、菜花、菠菜等。"开夜车"需吃夜宵时，宜吃易于消化、热量适中、维生素和蛋白质含量丰富的食物，如菜粥、肉丝面、蛋花汤、馄饨等。心情烦躁时，宜吃富含钙质的食物。钙参与神经递质的释放和神经冲动的传导，具有安定情绪的效用。含钙丰富的食物有虾皮、骨头汤、牛奶、芝麻酱、豆制品等。对于脑力劳动者，茶是较好的饮品，能提神、明目、利尿，促进新陈代谢，还能帮助消化、预防动脉硬化。但不间断地大量饮用浓茶，也会破坏机体平衡，引起食欲不振、失眠、神经衰弱等。因此，饮茶要适度，空腹时、睡前不宜大量饮用，也不宜以茶来助吞药物。

3. 运动养骨　脑力劳动者由于自身劳动特点，在劳动过程中经常使部分器官和组织，如脑组织、视觉神经、颈椎等处于过度紧张状态，如果不注意活动锻炼加以调节，久而久之，可能引起大脑功能的失调，对呼吸、循环、消化及筋骨关节等各个系统和组织都会带来不利影响，导致各类疾病发生。

（1）运动原则：脑力劳动者开展室内外运动的原则是"合理、适度、渐进、持之以恒"。

合理，即选择的运动项目要合理，有的放矢。大多数脑力劳动者从事静态劳动，过分激烈的体力运动显然是不合适的，对于中老年知识分子尤其如此。一要考虑自身的体力条件，二要依从原有运动基础出发，三要结合自身居住、工作环境，四要照顾本人的兴趣与爱好。四者兼顾，合理选择适合、适当的运动项目。

适度，即体育运动的量要适度。根据身体素质不同，年龄层次不同及自身体力的承受能力的不同，整体辨证选择适宜的活动量，才能收到最佳的运动效果。运动养骨中应始终遵循"常欲小劳而莫大疲"的运动养生之道。

渐进，即运动锻炼要循序渐进。尤其对于体育运动已荒疏多年的人或者已知患有某种慢性疾病的人，要选择适合自己的运动项目，运动初始不可骤然加量，要允许自身的体力有一个逐步适应过程。否则，欲速则不达，甚至会形成负面作用。

持之以恒。无论何种运动，想对机体真正能起到调节作用，消除功能失衡带来的一些隐患，达到健康长寿目的，均须长久坚持。

（2）室内运动：包括原地跑步、拳操、各种舞蹈、体操、肢体锻炼等。这里介绍几种室内肢体锻炼的方法。

眼睛运动：①闭目静坐，而后放眼远眺；②做眼保健操，按摩眼周穴位，使眼肌放松；③眼珠上下、左右移动，反复多次。

耳朵运动：①掌心捂耳摩擦，或松紧相间按压两耳；②揉挤耳门穴、翳风穴，反复多次；③紧捏鼻孔，而后鼓气，使耳膜外张，反复多次。

鼻部运动：①坚持冷水洗脸、鼻，对鼻部保健极有效；②摩擦鼻翼，反复多次；

③推刮鼻梁，反复多次。

口腔运动：①反复叩齿；②用舌舔牙，津满咽下；③闭口，屏气、鼓腮，一张一弛，反复多次。

喉部运动：反复吞咽，上下推刮喉结，揉捏喉头两侧。

头颈运动：揽颈仰望—左右探月—垂肩揉颈，一气呵成，反复5次。后以左右手反复击拍后背颈椎部而收功。

抓推头皮：由前向后，十指卷曲，抓推头皮，反复多次；左前右后及右前左后分别抓推，反复10次。

手臂运动：①前后或左右甩臂若干次；②两手握拳屈肘，分别向双肩轻击若干次；③左右手指交叉，掌心向外，上举伸直，反复多次；④左右手握拳，交替向前伸击若干次。⑤向左向右转体甩臂若干次。

腿脚运动：①直立，交替前后左右缓缓踢腿若干次；前踢时踝关节背屈，膝关节随踢腿过程由屈至伸；后踢时踝关节跖屈，膝关节微屈至伸。②左右踢时踝关节呈自由态，膝关节伸直。

胸部运动：深呼吸（胸式加腹式），交替反复进行。

腹部运动：①弯腰双手摸脚，然后直立，反复10次；②双足尽量分开站立，左手弯腰摸右脚，右手弯腰摸左脚，然后直立，交替进行，反复10次；③左掌覆右拳，绕脐顺逆时针转动各10圈；④两手叉腰，顺时针和逆时针各扭摆10次。

（3）户外运动：①散步，是无伤害的户外最佳运动方式，且健身价值高。其节律和速度因人而异，以稍觉劳累、休息后即可缓解、身体无其他不适为宜。散步是一种缓和的运动，能调节人体的功能，加强各系统和组织的功能；还能使人精神舒缓，轻松自在，收到调养心神的功效。散步对许多慢性疾病有良好的辅助治疗作用。②跑步，虽简便易行，但要注意自身体质是否适宜，一般适应于年轻人。跑步时穿着要轻便，时间以清晨为好，要调节好呼吸，端正姿势，以慢跑为主，循序渐进，在体力逐步适应时，可适当快跑、长跑。

4. 药物养骨　从事脑力劳动的人一般不注意锻炼身体，且用脑过多，常常夜以继日地伏案工作；易出现身体疲乏、食欲不振、头晕眼花、健忘失眠等现象。除应进行适当户外活动，加强身体锻炼外，还可适当服用补养药物，以调养脏腑、气血、筋骨。药补可采用五味子、刺五加、何首乌、枸杞子、黄芪、党参、玉竹等；或用六味地黄丸、八珍丸等调补气血，益肝肾、坚筋骨。

第十章 养骨与四时

四时制宜，就是按照时令、节气的变化规律，运用相应的养骨手段保证健康的方法。这种"天人相应，顺应自然"的养骨方法，是平乐正骨养骨理论的一大特色。

一、四时的特点

春季，为四时之首，万象更新之始，天气由寒转暖，是阳气升发的季节。正如《黄帝内经》里所说："春三月，此谓发陈。天地俱生，万物以荣。"当春回大地之时，冰雪消融，自然界阳气开始升发，万物复苏，柳丝吐绿，世界上的万事万物都出现欣欣向荣的景象。"人与大地相应"，此时人体之阳气也顺应自然，向上向外疏发。因此，要掌握春令升发的特点，注意保卫体内的阳气，使之不断充沛，逐渐旺盛，凡有耗伤阳气及阻碍阳气生发的情况皆应避免。

夏季，是一年里阳气最盛的季节，是气候炎热而生机旺盛的季节。《黄帝内经》描述夏天的节气特点为："夏三月，此谓蕃秀，天地气交，万物华实。"意思是说，在夏天的三个月，天阳下济，地热上蒸，天地之气上下交合，各种植物大都开花结果了，所以是万物繁荣秀丽的季节。对于人来说，此时是新陈代谢旺盛的时期，人体阳气外发，伏阴在内，气血运行亦相应地旺盛起来，并且活跃于机体表面。为适应炎热的气候，皮肤毛孔开泄而使汗液排出，通过出汗以调节体温，适应暑热的气候。《理虚元鉴》指出："夏防暑热，又防因暑取凉，长夏防湿。"在盛夏防暑邪，在长夏防湿邪，同时又要注意保护人体阳气，防止因避暑而过分贪凉，从而伤害了体内的阳气，即《黄帝内经》里所指出的"春夏养阳"，也就是说，即使是在炎热的夏天，仍然要注意保护体内的阳气。

秋季，阳气渐收，而阴气逐渐旺盛起来，万物成熟，到了收获之时。《管子》指出："秋者阴气始下，故万物收。"从秋季的气候特点来看，由热转寒，即处于"阳消阴长"的过渡阶段。人体的生理活动也随"夏长"到"秋收"而相应改变。正如《黄帝内经》里说："秋冬养阴。"在秋冬养收气、养脏气，以适应自然界阴气渐生的规律，从而为来年阳气生发打基础，避免耗精而伤阴气。

冬季，是一年之中气候最寒冷的季节，草木凋零，冷冻虫伏，自然界万物闭藏，人体的阳气也要潜藏于内。由于阳气的闭藏，人体新陈代谢水平相应较低，因而依靠生命的原动力"肾"来发挥作用，以保证生命活动适应自然界变化。中医学认为，人体能量和热量的总来源在于肾，就是人们常说的"火力"。"火力"旺，反映肾脏功能强，生命力也强；反之，生命力弱。冬季时节，肾脏功能正常，则可调节机体，适应严冬的变化；否则，将会使新陈代谢失调而发病。

二、四时养骨的原则

1. 春季养骨　要顺应春天阳气生发、万物始生的特点，注意保护阳气，着眼于一个"生"字。按自然界属性，春属木，与肝相应。要充分利用、珍惜春季大自然"发陈"之时，借阳气上升、万物萌生、人体新陈代谢旺盛之机，通过适当调摄，使春阳之气得以宣达，代谢功能得以正常运行。

肝属木，木性可曲可直，条顺畅达，有生发的特性，故肝喜条达而恶抑郁，有疏泄的功能。脾（胃）属土，土性敦厚，有生化万物的特性，脾又有消化水谷、运送精微，营养五脏、六腑、四肢百骸之功效，为气血生化之源。五行之中，肝木多乘克脾土。所以，春季养骨中既要注意春季阳气生发的特点，扶助阳气，又要避免伤及脾胃。

中医学称脾胃为"水谷之海"，有益气化生营血之功。人体功能活动的物质基础如营卫、气血、津液、精髓等，都化生于脾胃，脾胃健旺，化源充足，脏腑功能才能强盛。脾胃又是气机升降运动的枢纽，脾胃协调，可促进和调节机体新陈代谢，保证生命活动的协调平衡。人身元气是健康之本，脾胃则是元气后天之本原。元代著名医家李东垣提出：脾胃伤则元气衰，元气衰则人折寿。在他的《脾胃论》中载："真气又名元气，乃先身生之精气，非胃气不能滋。"并指出："内伤脾胃，百病丛生。"说明脾胃虚弱是滋生百病的主要原因。

2. 夏季养骨　《素问·四气调神大论》曰："夏三月，此谓蕃秀，天地气交，万物华实。"夏三月是指从立夏到立秋前，包括立夏、小满、芒种、夏至、小暑、大暑六个节气。立夏、小满在农历四月前后，称之为孟夏（夏之初），天气渐热，植物繁盛，此季节有利于心脏的生理活动，人在与节气相交之时，故应顺之。所以，在整个夏季的养骨中要注重对心脏的特别养护。《医学源流论》曰："心为一身之主，脏腑百骸皆听命于心，故为君主。心藏神，故为神明之用。"在中医文献中对心解释为血肉之心和神明之心。血肉之心即指实质性的心脏；神明之心，是指接受和反映外界事物，进行意识、思维、情志等活动的功能。《医学入门》曰："血肉之心，形如未开莲花，居肺下肝上是也。神明之心……主宰万事万物，虚灵不昧是也。"

心的生理功能：主血脉，主神志。心主血脉包括了主血、主脉两方面。血指血液；脉指脉管，又称经脉，是血液运行的通道。心脏和脉管相连，形成一个密闭的系统，成为血液循环的枢纽。心脏不停跳动，推动血液在全身脉管中循环无端，周流不息，成为血液循环的动力。而血液运载的营养物质能供养全身，使五脏六腑、四肢百骸、肌肉皮毛及全身都得到营养，以维持其正常的生理功能。心脏功能正常则脉象和缓有力，节律均匀，面色红润光泽；若心脏发生病变，则会出现血流不畅，脉管空虚而见面色无华，脉象细弱无力；气血瘀滞，血脉受阻而见唇舌青紫，心前区憋闷和刺痛，脉象结、代或促、涩。

主神志，既是心主神明，又称心藏神。所谓的"神"，中医学对其有广义和狭义之分。广义的神，是指整个人体生命活动的外在表现，它涵盖了人体的形象、面色、眼神、言语、应答、脏腑功能、肢体活动功能等；而狭义的神，即心所主之神志，多指人的精神、意识、思维活动等。藏象学认为，精气是构成人体和维持机体生命活动的物质基础，也是产生神的物质基础。神由先天之精气所化生，胚胎形成之际，生命之神也就产生了。在人体生长发育过程中，神依赖于后天水谷精气的充养，正如《灵枢·平人绝谷》中所说："神者，水谷之精气也。"心主神志的生理功能也包含了两个方面。其一，在正常情况下，神明之心接受和反映客观外界事物，进行精神、意识、思维活动。其二，神明之心为人体生命活动的主宰，在脏腑之中居于首要地位，五脏六腑皆在心的统一指挥之下才能进行统一协调的正常活动。

心的生理特性表现：其一，心为阳脏而主阳气。也就是说心为阳中之太阳，心的阳气能推动血液循环，维持人的生命活动，使之生机不息，故喻之为人身之"日"。《医学实在易》称："盖人与天地相合，天有日，人亦有日，君父之阳，日也。"心脏的阳热之气不但维持了人体的生理功能，而且对全身有温养作用。"心为火脏，烛照万物"，故凡脾胃之腐熟运化、肾阳之温煦蒸腾，以及全身的水液代谢、汗液的调节等等，都与心阳的重要作用分不开。其二，心与夏气相通应。人与自然界是一个统一的整体，自然界的四时阴阳消长变化与人体五脏功能活动是相互关联、相互通应的。心通于夏气，是说心阳在夏季最为旺盛，功能最强，所以夏季养骨，重在养心血与心神。

3. 秋季养骨　秋是肃杀的季节，也是万物成熟收藏的季节。历书曰："斗指西南，维为立秋，阴意出地，始杀万物，按秋训示，谷熟也。"整个自然界的变化是循序渐进的过程，立秋是气候由热转凉的交接节气，也是阳气渐收、阴气渐长，由阳盛逐渐转变为阴盛的时期，是万物成熟收获的季节，也是人体阴阳代谢出现阳消阴长的过渡时期。因此秋季养生，凡精神情志、饮食起居、运动锻炼，皆以养收为原则。中医理论中，五行（木、火、土、金、水）分别相对应于自然界中的五音（角、徵、宫、商、羽）、五味（酸、苦、甘、辛、咸）、五色（青、赤、黄、白、黑）、五化（生、长、化、收、藏）、五气（风、暑、湿、燥、寒）、五方（东、南、中、西、北）、五季（春、夏、长夏、秋、冬）人体中的五脏（肝、心、脾、肺、肾）、六腑（胆、小肠、胃、大肠、膀胱、三焦）、五官（目、舌、口、鼻、耳）、五种形体（筋、脉、肉、皮毛、骨）、五种情志（怒、喜、思、悲、恐）、五声（呼、笑、歌、哭、呻）等。秋内应于肺，肺在志为悲（忧），悲忧易伤肺，肺气虚则机体对不良刺激的耐受性下降，易生悲忧之情绪。所以在调养筋骨时切不可背离自然规律，应循古人之纲要，"使志安宁，以缓秋刑，收敛神气，使秋气平；无外其志，使肺气清，此秋气之应，养收之道也"。

4. 冬季养骨　冬季，阳气潜藏，阴气盛极，草木凋零，蛰虫伏藏，万物活动趋向休止，精蓄锐，为来春生机勃发作准备。《素问·四季调神大论》中指出："冬三月，此谓闭藏，水冰地坼，无扰乎阳，早卧晚起，必待日光，使志若伏若匿，若已有得，去寒就温，无泄皮肤，使气亟夺，此冬气之应，养藏之道也。逆则伤肾，春为痿厥，奉生者少。"冬天是天寒地坼、万木凋零、生机潜伏闭藏的季节，人体的阳气也随着自然界的转化而潜藏于内。冬气通于肾，因此，冬季养生应顺应自然界闭藏之规律，以补肾敛阴护阳为根本。在精神调养上要做到"……使志若伏若匿，若有私意，若已有得"，力求其静，控制情志活动，保持精神情绪的安宁，含而不露，避免烦扰，使体内阳气得以潜藏，以养气血、壮筋骨。

三、四时养骨的方法

（一）起居养骨

1. 春季　春回大地，从立春到立夏之前，包括立春、雨水、惊蛰、春分、清明、谷雨六个节气。立春，人体的阳气开始趋向于表，皮肤腠理逐渐舒展，此时机体需氧量骤增，超出机体即时调节能力，易出现困乏。春季气候变化较大，天气乍寒乍暖，由于人体腠理开始变得疏松，对寒邪的抵抗能力有所减弱，所以，初春时节的人们，特别是生活在北方地区的人不宜马上脱去棉衣。春天的人体犹如自然界一样，需舒展畅达，要多参加室外运动，克服倦懒思眠状态，使自己的精神情志与大自然相适应，力求身心和谐，精力充沛。

春季当防疫疬与风寒：由于春天人体腠理开始变得疏松，易感风寒外邪与疫疬之气，若中筋骨则易致风寒痹症，若化热则可形成附骨疽。预防这些问题，首先要注意卫生，远离病源。二要经常开窗，使室内空气流通，保持空气清新。三要加强锻炼，提高机体的防御能力。四要注意口鼻保健，阻断温邪上受犯肺之路。五要起居有常，劳逸结合，顺应自然，使生命的节奏随着四时气候的改变而进行调整，健运脾胃，调养后天，增强机体抵御疾病的能力。

2. 夏季　从立夏之日起，到立秋之日止，期间包括立夏、小满、芒种、夏至、小暑、大暑等六个节气。在一年四季中，夏季是阳气最盛的季节，气候炎热而生机勃勃。《素问·四气调神大论》："夏三月……夜卧早起，无厌于日，使志勿怒，使华英成秀……此夏气之应，养生之道也。"在夏季人们每天宜早起，以适应阳气的充盈与盛实；要晚点睡觉，以顺应阴气的不足。夏季多阳光，不要厌恶日长天热，仍要适当活动，以顺应夏季的养长之道。夏天，人体阳气外发，伏阴在内，气血运行亦相应旺盛起来，并且活跃于机体表面。为适应炎热的气候，皮肤毛孔开泄而使汗液排出，通过出汗，以调节体温，适应暑热的气候。在盛夏要防暑邪，长夏要防湿邪，同时要注意保护人体阳气，防止因避暑贪凉而伤害了体内的阳气，或暑湿痹阻筋骨。

3. 秋季　从立秋开始，到立冬之日止，历经立秋、处暑、白露、秋分、寒露、霜降六个节气，其中秋分为季节气候的转变环节。《素问·四气调神大论》曰："秋三月……早卧早起，与鸡俱兴；使志安宁，以缓秋刑……此秋气之应，养收之道也。"在秋季七、八、九月，阴气已升，万物果实已成，自然界一派容泰平定的气象。秋风劲急，物色清明，肃杀将至。人们要早睡早起，鸡鸣时即起；使志意安逸宁静，以缓和秋季肃杀之气的刑罚；应当收敛神气，以应秋气的收敛清肃；志意不要感受外界干扰，以使肺气清净。自"立秋"节气之后，气候处于"阳消阴长"的过渡阶段，人体的生理活动，随"夏长"到"秋收"，而相应改变。因此秋季不能离开"收养"的这一原则。秋季养骨一定要把保养体内的阴气作为首要任务，亦即"秋冬养阴"。秋冬内收，为来年阳气生发奠定了基础。立秋至处暑，秋阳肆虐，温度较高，加之时有阴雨绵绵，湿气较重，天气以湿热并重为特点，有"秋老虎"之说。"白露"过后，雨水渐少，天气干燥，昼热夜凉，气候寒热多变。寒露过后，气温日趋下降，昼夜温差渐渐增大，到了深秋季节，天气骤变，极易受到寒冷的刺激，导致机体免疫力下降，因此，要顺应秋天的气候变化，适宜增减衣服，做到秋冻有节，与气候变化相和谐，方能维系骨骼健康。

4. 冬季　从立冬至立春之前，包括立冬、小雪、大雪、冬至、小寒、大寒六个节气，是一年中气候最寒冷的季节。《素问·四气调神大论》曰："冬三月，此谓闭藏，水冰地坼，无扰乎阳；早卧晚起，必待日光。……去寒就温，无泄皮肤，使气亟夺，此冬气之应，养藏之道也"。在冬季宜早睡晚起，最好等待日出后活动，以免扰动阳气；还要注意防寒保暖，护阳固精。人体的许多疾病都与季节有关，在严寒的冬季，由于气温骤降、冷空气刺激、呼吸道抵抗力低下等，很容易着凉，所以一定要适时增减衣物，注意防寒保暖，防止各种疾病发生，尤其要防寒痹、肾着发生。

（二）膳食养骨

1. 春季　《素问·脏气法时论》曰："肝主春……肝苦急，急食甘以缓之……肝欲散，急食辛以散之，用辛补之，酸泻之。"肝望于春，与春阳生发之气相应，喜条达疏泄；肝木太过则伐脾土，影响脾胃的消化功能。酸味入肝，具有收敛之性，不利于阳气的生发和肝气的疏泄；而甘味补脾培中，故春季宜食辛甘发散之品，而不宜食酸收之味，可用以下药膳。

（1）虾仁韭菜

配料：虾仁 30g，韭菜 250g，鸡蛋 1 个，食盐、酱油、淀粉、植物油、麻油各适量。

功效：补肾阳，固肾气。

（2）珍珠三鲜汤

配料：鸡肉脯 50g，豌豆 50g，西红柿 1 个，鸡蛋清 1 个，牛奶 25g，淀粉 25g，料酒、食盐、淀粉、高汤、麻油各适量。

功效：温中益气，填精补髓，清热除烦。

（3）杜仲腰花

配料：杜仲 12g，猪肾 250g，葱、姜、蒜、花椒、醋、酱油、料酒、干淀粉、盐、白糖、植物油各适量。

功效：壮筋骨，降血压。

2. 夏季　《饮膳正要》曰："夏气热，宜食菽寒之，不可热也。"夏季气候炎热，暑热当令，心火易于亢盛，一般情况下，饮食上宜用寒凉清心、泻火解暑之物；暑热出汗较多，可食用冷饮，补充水分，帮助体内散发热量，清热解暑，但冷饮不可过食，以免损伤脾胃。夏季人体气血运行趋于体表，相对而言消化道的气血供应减少，使脾胃的消化功能减弱。因此夏季尤其是长夏，饮食又以清淡、少油腻、易消化为原则，也可适当选具有酸味、辛辣香气的食物，以开胃助消化，增强脾胃的纳运功能，可用以下药膳。

（1）荷叶凤脯

配料：鲜荷叶 2 张，火腿 30g，剔骨鸡肉 250g，水发蘑菇 50g，玉米粉 12g，食盐、白糖、鸡油、料酒、葱、姜、胡椒粉、味精、香油各适量。

功效：清热养心，升运脾气。

（2）鱼腥草拌莴苣

配料：鱼腥草 50g，莴苣 250g，大蒜、葱各 10g，姜、食盐、酱油、醋、味精、香油各适量。

功效：清热解毒，利湿祛痰。

（3）桂圆粥

配料：桂圆 25g，粳米 100g，白糖少许。

功效：补益心脾，养血安神。

3. 秋季　《素问·脏气法时论》曰："肺主秋……肺欲收，急食酸以收之，用酸补之，辛泻之。"酸味收敛补肺，辛味发散泻肺，秋季宜收不宜散，所以，在饮食上要尽可能少食葱、姜等辛味之品，适当多吃一些酸味果蔬。秋时肺金当令，肺金太旺则克肝木。每年自秋分到立冬，天气少雨，气压高，空气干燥，为燥气当令之时，外界的燥气容易耗伤人体的阴精，使人出现一派燥象。所以秋季要多喝水、淡茶、果汁饮料、豆浆、牛奶等流质，以养阴润燥，弥补损失的阴津；还多吃新鲜蔬菜和水果。秋燥最容易伤人的津液，多数蔬菜、水果性质寒凉，有生津润燥、清热通便之功，且含有大量的水分，能补充人体津液。还可多食蜂蜜、百合、莲子、芝麻、冰糖、木耳等清补润燥之品，以顺应肺脏的清肃之性，可用以下药膳。

（1）黄精煨肘

配料：黄精 9g，党参 9g，大枣 5 枚，猪肘 750g，姜 15g，葱适量。

功效：补脾润肺。

（2）芝麻菠菜

配料：芝麻 15g，菠菜 250g，盐、酱油、味精、香油各适量。

功效：补肝益肾，开胸润肺。

（3）柚子鸡

配料：柚子 1 个，公鸡 1 只，食盐适量。

功效：补肺益气，化痰止咳。

4. 冬季　《素问·脏气法时论》曰："肾主冬……肾欲坚，急食苦以坚之，用苦补之，咸泻之。"冬季乃肾主令之时，肾主咸味，心主苦味，所以饮食之味宜咸、苦适当，以养心气，使肾气坚固。冬季用滋阴潜阳、热量较高的膳食为宜。冬季人体的阴精深藏，阳气不易妄泄，脾胃的功能每多健旺，是营养物质易于蓄积的最佳时机。在寒冬季节，应防寒保暖，多吃温热之物及血肉有情之品，可用以下药膳。

（1）黑芝麻粥

配料：黑芝麻 25g，粳米 50g。

功效：补益肝肾，滋养五脏。

（2）羊肉炖萝卜

配料：白萝卜 500g，羊肉 250g，盐、姜、料酒各适量。

功效：益气补虚，温中暖下。

（3）强肾狗肉汤

配料：狗肉 500g，菟丝子 7g，附片 3g，盐、姜、味精、葱各适量。

功效：暖脾胃，温肾阳。

（三）运动养骨

1. 春季　为了适应春天阳气升发的需要，可以结合自己的身体条件，选择适当的方式，积极参加体育运动，提高锻炼效果。

（1）少年儿童：可根据场地、时间、兴趣爱好等选择不同的锻炼项目，如踢毽子、跳绳、跳皮筋、放风筝等。春天是放风筝的大好季节，放风筝时手牵一线而动全身，令人手脑协调，强健身心。

（2）青年人：可选择散步、跑步、打球、登山等体育活动，有条件者还可去旅游，利用双休日和亲朋好友一起郊外踏青，其乐无穷。

（3）中老年人：适用低强度、低能量消耗的运动模式，具体包括快走、慢走、健身操、旅游、骑自行车、园林劳动等。

［春季运动注意事项］

（1）重视做准备活动：由于春季天气由冷向暖变化，当气温较低时，体温调节中枢和内脏器官的功能都不同程度地降低，肌肉、关节等器官黏滞性强，因此，锻炼前必须做好充分的准备活动，以免发生肌肉或韧带拉伤及关节扭伤等事故。

（2）防寒、防风、防雾：初春季节，气候变化无常，早晨锻炼时，衣服不能穿得太少，大汗淋漓时不可减得太多。运动后要及时擦干汗水。遇到风沙天气时尽量选择避风的环境锻炼，雾天里要尽量选择空气流动性大的环境锻炼。

（3）要掌握好运动量：开春后运动量可以逐渐增加，但不要性急，更不要盲目超量，以免引起过度疲劳。还要注意尽量少出汗，因春主开泄，故应防止汗出过多而伤人阳气。

2. 夏季　由于气温较高，湿度较大，给运动增加了困难。适宜夏季进行的运动锻炼有游泳、垂钓、气功、广播操、太极拳等。运动要适量，不要过度疲劳，运动后会感到口渴，但不宜过量、过快进食冷餐或冷饮，以防肠胃痉挛。

（1）步行：是一种较好的运动项目，光脚走路，接近大自然。光脚在刚修剪过的草地或者鹅卵石上散步不仅舒服，而且对身心健康大有益处。这是因为足底有人体所有内脏的反射区，光脚走路可以对足底的反射区进行刺激，从而改善血液循环，提高人体的紧张度，甚至促进细胞的更新。所以，夏季锻炼宜光脚走路。

（2）游泳：夏季气候炎热，游泳是很好的锻炼方式，特别是7月，最适合游泳。水的浮力使全身关节不受身体重力的影响，处于完全放松的状态，因此对肩关节、膝关节大有裨益。此外，夏季游泳还可以加快血液循环，防止血管疾病的发生。

（3）水中慢跑：做水中慢跑时，身体应垂直立于水中，鼻孔应高出水面，四肢如水轮般划动。对许多未受过正规训练和年纪较大的人来说，这是一项理想的运动，对肥胖者尤其适宜。水中慢跑消耗的能量比陆地上多，通过此法可以逐渐去掉体内过多的脂肪。

（4）老年人锻炼环境宜清幽：老年人在夏季锻炼身体，如游乐等，环境宜清幽。清晨起床后，可以适当参加一些力所能及的体育活动。如早晨曙光初照，可以到草木繁茂的公园中散步、慢跑、打太极拳、做体操等，强度因人而异，以舒适为度。傍晚，徜徉于江边湖畔，习习的凉风往往会使人心静似水，暑热顿消。

（5）养心功法：对于身体健康是十分有益的。在练习时宜选择安静、凉爽、空气流通的地方。清晨或夜晚都是锻炼的好时间。年老体弱及心脏功能较弱的人在夏季尤应多练养心功法，具体方法如下。

手足争力端坐：双手十指交叉相握，右腿屈膝，踏于两手掌中，手、脚稍稍用力相争。然后放松，换左腿，动作如前，可交替做 6 次。这种动作可以去心胸间风邪诸疾，宽胸理气，亦有活动四肢筋骨的作用。

双手攥拳端坐：两臂自然放于两股之间，调匀呼吸，然后两手用力握拳。吸气时放松，呼气时紧握，可连续做 6 次。这种功法具有调节气血的作用，随呼吸而用力，对于调气息及血液循环有好处。而且当用力握拳时，可以起到按摩掌心劳宫穴的作用，具有养心的功效。如在练习时手握住健身环，则效果更佳。

上举托物端坐：以左手按于右腕上，两手同时举过头顶，调匀呼吸。呼气时双手用力上举，如托重物，吸气时放松。如此做 10 ～ 15 次，左右手交换，以右手按于左腕，再做一遍，动作如前。这种动作可以疏通经络，行气活血，活动上肢肌肉关节。

闭目吞津端坐：两臂自然下垂，置于股上，双目微闭，调匀呼吸，口微闭，如此静坐片刻，待口中津液较多时，便将其吞咽，可连续吞咽 3 次。然后，上下牙叩动，叩齿 10 ～ 15 次。这种功法，即养生功中的吞津叩齿及静坐方法，可以养心安神、固齿、健脾。

［夏天锻炼身体注意事项］

（1）日光浴要适可而止：日光浴好处很多，但照晒过度也会对眼睛和体内水分平衡不利，且能引起皮肤肿痛、皮炎、烧伤、水疱，甚至会引起皮肤癌等病症。日光浴最好选择在 9 ～ 11 时或 16 ～ 18 时这段时间进行。开始可照晒 10 分钟左右，然后可逐渐增加到 1 ～ 2 小时，并不断转换体位，但切忌暴晒。若光线较强，可戴墨镜，亦可用白布或帐幕遮挡一下眼睛。一天的照晒时间不可过长，要适可而止。

（2）慢跑锻炼应注意避免中暑：锻炼时间一般不要安排在中午，地点要选择在有遮阴的地方，运动量不宜过大，体弱者每分钟增加的心率不要超过 20 次，出汗多时要喝些淡盐水、绿豆汤等。

（3）游泳锻炼应注意的事项：不要空腹游泳，以防体内能量供不应求，使大脑血糖不足，而引起头晕眼花、四肢无力、面色苍白及晕倒；也不要刚吃饱就游泳，以免因体表血管扩张，胃肠血液相对减少，而影响消化功能。游泳时间最好选择在饭后 1 小时左右，每次游泳时间不宜超过 3 小时，每游半小时应休息 15 分钟后再继续游。

（4）锻炼后应注意三不宜：一不宜立即喝冰饮料。因为锻炼时体内血液大多集中在体表，消化系统暂时处于贫血状态，冰冻饮料喝下后将对贫血的胃肠产生强烈刺激，使胃血管收缩而加重贫血，有时会造成胃痛和消化不良的后果。二不宜立即大量饮水。因锻炼后消耗很多能量，各器官急需休息，大量饮水势必加重胃肠道及心脏负担。三不宜立即洗冷水澡。因锻炼时血管扩张，毛孔开放，皮肤突然受冷可引起毛细血管骤然收缩，毛孔关闭，体内热量无法散失，从而导致体温调节功能失常，出现发热、伤风感冒等。

3.秋季　金秋时节，天高气爽，是运动锻炼的好时机。中医学认为，人体五脏里的肺脏与秋季相应，秋季宜注意保养肺脏，故应常练功，有助于养肺气，具体功法如下。

（1）鹰隼调息操：头顶如悬，双目凝神，舌舔上腭，沉肩垂肘，含胸拔背，松腰坐胯，双膝微屈，双脚分开，周身放松，大脑入静，顺其自然，切忌用力。先调顺呼吸，然后缩身屈背，两肘后缩下沉，上身尽量俯下，同时吸气，再呼气呼浊，呼气时发"丝"字音。此时两唇微向后收，上下齿相对，舌尖微出，由齿缝向外发音。用意念由足趾之尖端领气上升，两臂循肺经之道路由中焦提起，向左右展开，如鸟之张翼，自己感觉到大气行于脉络中，如小虫之爬行。由腹而胸，出肺系入上臂内廉，渐入于寸口鱼际穴中，直达拇指尖端之少商穴内，呼气尽而气到指尖。当呼气尽时缓缓起立，闭口用鼻吸气，横膈受到外气之逼迫下降，则小腹因之而隆起。休息片刻，自然呼吸一次，再念"丝"字，口形及两臂之动作如上，这样连续6次。最后，改用鼻纳口吐自然呼吸，两目微闭，两唇轻合，上下齿相互轻轻叩击36次，若口中津生，猛力咽下，以意念送至腹部丹田，以补养肺气，补益体内正气，促进气血循行，脏腑筋骨百骸得养而健。

（2）蹲起调息操：全身放松，自然站立，两脚开立如肩宽，两肩自然下垂，自然呼吸，意念集中于做动作。两肩微屈，两手手指自然张开，经前方上举到头上方，与此同时伴随并完成一个吸气过程。然后，上身要保持正直，慢慢下蹲，两臂同时由上方往下，沿头、胸前方落到腿侧，成自然下垂姿势，与此同时伴随并完成一个呼气过程。之后慢慢起立，两臂同时经前方举到头上方，与此同时伴随并完成一个吸气过程。这样一起一蹲为一次，可做10～20次，依个人情况而定。以操后感到神清气爽为适度。熟练后可在蹲立时加做左右转体动作。蹲起调息操是全身运动和呼吸相结合的动作，要求做到缓慢柔和，呼吸细长均匀。本操有助于增强肺的功能和气体交换，促进气血循行，使脏腑筋骨百骸得养而健。尤适宜于秋天锻炼。

（3）健鼻功：中医学认为，肺开窍于鼻，如《黄帝内经》里说："肺气通于鼻，肺气和，则鼻能知香臭矣。"意思是，鼻的通气和嗅觉功能主要依靠肺气的作用，肺气和，呼吸利，鼻的嗅觉才能灵敏。若肺气不足，鼻的功能减退时，即见嗅觉不灵，清涕自出。由此可见，肺与鼻关系密切，其原因是肺司呼吸，而鼻又是呼吸之气出入的通道。如果鼻的通气功能受到影响，则将严重影响肺脏的功能。因此，在秋季宜多做些健鼻功。方法如下。

鼻外夹拉：用左手或右手拇指、示指夹住鼻根两侧，用力向下拉，由上而下连拉12次。用此法拉动鼻部，促进鼻黏膜的血液循环，有利于分泌正常的鼻黏液。

鼻内夹拉：用左手或右手拇指、示指伸入鼻腔中夹住鼻中隔软骨，轻轻下拉12次。此法既可增加鼻黏膜的抗病能力，预防感冒和鼻炎，又能使鼻腔湿润，黏膜红润，保持正常温度，增加耐寒能力。

点按迎香：以左右两手中指或示指点按迎香穴 12 次。按摩此穴，既有助于改善局部血液供应，防治鼻病，还能防治面神经麻痹。

点按印堂：用拇指或示指、中指的指腹点按印堂穴（临床常用奇穴之一，位于两眉中间）12 次。也可用两手中指的指腹，一左一右地交替按摩印堂穴，可增强鼻黏膜上皮细胞的增生能力，刺激嗅觉细胞，使嗅觉灵敏。

4. 冬季　冬季是阴气最重的季节，适当运动可助阳气升发，抵御阴寒，促进气血循行，调和脏腑，使筋骨百骸得养而健。另外，户外运动可消除因长期工作所致的大脑疲劳，增强记忆力，从而提高工作和学习效率；冬季锻炼，机体受到冷空气刺激后，血液中的抗体会明显增多，人体免疫力由此可得到一定提高。

冬天的运动不能过于剧烈，只需舒展机体，振奋精神，提高机体对环境的适应能力即可，例如晚饭后的散步、早晨起床后的几个伸展动作，都可以起到意想不到的效果。可选做以下运动。

（1）跳绳：跳绳具有耗时少、耗能大的优点，属于一种非常有益的有氧运动，跳绳 30 分钟就可以消耗掉 400cal 的热量，是一项为大众所青睐的健身运动，特别适合于冬季低温季节进行。跳绳的花样众多，有简单有复杂的，可根据不同年龄、体质等因人选用。

（2）踩单车：可起到良好的健身效果，且可较大程度地锻炼腿部肌肉和腿部关节。长踩自行车，有助于人体血液循环，能有效锻炼下肢关节和肌肉，同时，可调和脏腑，促进气血循行，使筋骨百骸得养而健。

（3）登山：登山是一项与大自然亲密接触的运动，可促进人体的新陈代谢和血液循环，使人全身备感清爽，感官更加敏感，提高免疫力，增强人体抗病能力，同时，可调和脏腑，促进气血循行，使筋骨百骸得养而健。

（4）滑冰：滑冰可提高人体的协调能力，同时强化腿部肌肉，使其更加结实、有弹性。长期滑冰，也可提高肺活量，调和脏腑，促进气血循行。

（5）慢跑：是一项休闲的运动，不需投入太多，但其收效很高。冬天人较为懒散，可以尝试慢跑 30 分钟，以起到健身的作用。

（6）高尔夫运动：高尔夫运动的动作舒展优美，特别适合女性冬季健身，可以让人的身心得到锻炼。长期坚持，除了强身健体外，还可以增强人们的耐心和毅力。

（7）骑马：骑马有一定的危险性，但可以有效锻炼敏捷性和协调性，对强化腿部肌肉也很有益。

（四）药物养骨

1. 春季　药物养骨是养生的重要组成部分。春季适时适量服用一些中药，可以调节机体，预防疾病，所以药物养生是不可忽视的。春季不妨自制一些养生药膳。药膳一般宜采用益气升发、养阴柔肝、疏泄条达的药物，配合相应的食物来调制，在选用药物时应避免过于升散，也要避免过于寒凉。春季养生药膳常用的药物有何首乌、白芍、枸杞子、川芎、人参、黄芪等。配用的食物有鸡肉（蛋）、鹌鹑（蛋）、羊肉、猪肉、动物肝、笋、木耳、黄花菜、香菇、鲫鱼等。常用的养生药膳有鹌鹑肉片、姜葱鲩鱼、首乌肝片、拌茄泥等。

春季可吃点能增强身体抵抗力的补药，以防止外感热病的发生。春天阳气升发，正是推陈出新的时期，温暖多风，也是细菌、病毒等微生物传播之时，故外感热病较多。在此种情况下，要注意补充人体正气，即抵抗力。

风为春天之主气，最易侵袭人体，罹患风寒之病，若中筋骨则发为痹证。所以，春季可常用玉屏风散（由黄芪、白术、防风诸药组成），能有效抵御风邪的侵袭。体质虚弱、卫气虚弱、体表不固者，春天尤需服此药。可每日服 2 次，每次服 15g，温开水送服。此外还可服用黄精丹。

2.夏季　在中国的传统养生学中，进补法分为平补法、清补法、温补法及峻补法等四种。夏季在五行中属火，暑热之邪最能耗气伤阴，所以夏季进补应选择药性偏凉的益气滋阴类中药，用清补法。

（1）益气生津：因为夏天气候炎热，汗出过多而耗气伤津，对于老人、体质虚弱之人尤其如此，故应服用补益阳气和津液的药物以调之，但药物性质要平和、微凉，切忌滋腻、温热之品。具体药物如下。

五味子：《神农本草经》列为上品，并认为本药功能"主益气、咳逆上气、劳伤羸瘦，补不足，强阴、益男子精。"大养生家孙思邈说："五月常服五味子，以补五脏气。遇夏月夏季之间，困乏无力，无气以动，与黄芪、人参、麦冬，少加黄柏煎汤服，使人精神顿加，两足筋力涌出。""六月常服五味子，以益肺金之气，在上则滋源，在下则补肾。"这里的五月、六月，是阴历月份，正值夏天最热之时。可见，五味子有良好的补虚健身作用，常服能使人增强体力。本品单用即有效，如《千金要方》用五味子为末，酒服，每次 3g，日服 3 次。据药物研究显示，五味子能调节神经系统兴奋和抑制过程，促进二者的平衡，有利于神经衰弱的恢复，并能改善人的智力活动，提高工作效率，亦能增强体力，且能增强机体对非特异性刺激的防御能力。因此，五味子是一味良好的保健药品。

玉竹：本药为养阴生津之佳品。《神农本草经》载其主"诸不足，久服去面黑䵟，好颜色，轻身不老"。《本草拾遗》称其"主聪明、调血气、令人强壮"。本品单用即有效。现代研究证实，本药确有强壮作用，且有较好的强心作用，可用于各种心力衰竭。其力缓和，宜久服。总之，玉竹用于体弱者，可作一般滋养用，属清补之品，久服则消除疲劳，强壮身体，抗衰防老，延年益寿，故为康复保健的常用良药。

冬虫夏草：本品温肾益精，补肺益气，且温而不燥，平补阴阳，为补虚疗损之良药。如《文房肆考》载"孔裕堂之弟患怯，汗大泄，虽盛暑处密室中，犹畏风甚，病三年，医药不效，以冬虫夏草和荤蔬炖食而渐愈"，足见本品常服确能补虚疗损，增强体质，提高机体的抗病能力。若该药与鸡、鸭、肉类一同炖服，则滋补作用尤著，如《本草纲目拾遗》载：以虫草与老雄鸭同用，加酱油、酒蒸食之，用于病后虚损、体弱多病者。现代研究证明，本药含有人体需要的多种营养成分，确有较佳的滋补强壮作用。近年又发现本品有抗肿瘤作用。本药保健成品制剂较多，如"虫草鸡精""虫草精""虫草酒""虫草速溶茶等"，均属滋补强身之上乘佳品。

酸枣仁：味甘、酸，性平，有养心益肝、滋补安神、敛汗补虚等功用。《神农本草经》里说："久服安五脏，轻身延年。"现代研究证实，本药有良好的镇静、催眠作用，单服即有效，可用酸枣仁粉 9g，临睡前以竹叶 9g 煎汤调服，用于劳伤心神，心血不足，虚烦不眠者。

除了上述单味药外，夏季可常喝"生脉饮"，其中含有人参、麦冬、五味子，人参补肺益气生津，可增强和恢复人体各器官的功能，是主药；辅以麦冬养阴清热生津，用以治疗阴虚肺燥，亦可治疗心阴不足形成的心烦不眠等；加上五味子敛肺止汗生津，治疗气虚津伤所成的体倦汗多、短气心悸、口干及气虚性喘咳。三味药同用，共奏益气生津、敛阴止汗之效，常用于气阴两伤形成的心悸气短、脉微虚汗、咽干舌燥及久咳伤肺、气阴两伤、干咳短气、自汗，以及各类心源性休克。日服 3 次，每服 10mL。

益气生津除了使用药物以外，还可采用药膳疗法，不少食物皆具有益气生津的作用，如鸽肉味甘、咸，性平，功能补气、益精血。可用白鸽一只，去毛及内脏，切小块，与怀山药，玉竹各一两，共炖，熟后食肉饮汤，可治疗消渴饮多、气短、乏力。

（2）健脾和胃：脾和胃在夏季，尤其是长夏时最易受到损害，原因有以下几点：一是暑湿之气盛，湿邪困脾，易阻碍脾胃之阳气；二是夏季人们吃寒凉食品多，而寒凉伤胃；三是夏天喝水多，冲淡了胃液，降低了胃液的杀菌力，致使致病微生物容易滋生。脾胃伤则影响气血生化，继而导致脏腑失调、筋骨失养而患病。鉴于此，夏天必须重视保护脾胃功能，应常吃一些健脾和胃的药物和食物。

白扁豆：味甘，性平，功能健脾和胃，常用于脾胃虚弱所致的饮食减少、便溏腹泻、白带多、反胃等症。

太子参：又称孩儿参，是一味很好的清补之品，味甘，性平，它的补气作用近似人参、党参，但效力较差，可用于脾胃气虚所致的食欲不振、乏力、自汗、气短等症。此外，由于本品的生津作用胜于补气，故常用于气阴不足之症，如气短乏力、咽干等。

白术：味甘、苦，性温，功能健脾益气，常用于脾胃气虚所致的食后腹胀、食少、便溏、四肢无力等症。此外，白术亦可燥湿健脾，对于脾虚湿停所致的腹泻、呕吐、浮肿、胃脘胀满等症疗效较好。

甘草：味甘，性平，功能健脾益胃，对于脾胃气虚所致的饮食减少、倦怠乏力、四肢无力等症有较好疗效；同时，本品又可补益心气，可用于心虚所致的心悸怔忡、气短、脉结代等症。甘草还能清热解毒，若与滑石、青黛同用，共研细末，每次二钱冲服，能治疗暑热所致的口渴、口舌生疮、目赤、咽痛等；若与绿豆用水同煎，可解多种药物中毒。

健脾和胃中成药：①人参健脾丸。本品开胃健脾，对由脾胃虚弱引起的食欲不振、胸腹胀满、大便溏泻有良效。日服 2 次，每次 6g，温开水送服。②枳术丸。用于夏季食欲不振、脘腹胀闷者。本药以白术为主，健脾燥湿，增强脾的运化功能；辅以枳实破气消积除胀，使气滞消除，胃的功能得以恢复。一补一消，补而不滞气，消而不伤正，为健脾和胃的良药。可日服 2 次，每服 6g。

3. 秋季　气候干燥，肝气旺盛，脾胃易受影响，所以秋季药补的基本原则应是以滋润为主，辅以补养，忌耗散药物。常用药物有西洋参、沙参、芡实、玉竹、天冬、麦冬、百合、女贞子、胡麻仁、干地黄等。除上述几味药外，秋季药补还可选用一些中成药，如黄精糖浆、复方蜂乳、雪蛤参精、复方胎盘片、人参健脾丸、生脉饮、玉灵膏等。上述各种中成药均有消除燥热对人体危害的功效，即使没有口干、舌燥等症，亦可少量服用，以达到养生目的。

4. 冬季　俗话说"冬不藏精，春必病温"。冬季，人体阳气内藏，阴精固守，是机体能量的最佳蓄积时期，对于身体虚弱的人是进补的好季节。一年四季，春生夏长，秋收冬藏，人亦应之。"冬令进补"，尤以三九天为佳，是根据中医学"冬至一阳生"的观点确定的。"冬至"是冬三月气候转变的分界线，由此，阴气始退，阳气渐回，这个时候进补可扶正固本、培元育精，使闭藏之中蕴藏活泼生机，有助于体内阳气的升发，增强体质和机体抗病能力，为来年身体健康打下坚实的基础。冬季进补应遵循以下原则。

（1）辨证进补，以期平衡：虚人当补，但虚人的具体情况各有不同，故进补时一定要分清气血、阴阳、脏腑、寒热，辨证施补，方可取得益寿延年之效，而不致出现偏颇。

①气虚者的补法：所谓气虚，表现为动则气喘、体倦、懒言、常自汗出、面色㿠白、舌淡白、脉虚弱无力。气虚之人可选用下列补药。

人参：性温，味甘微苦，可大补元气，是补气要药，《神农本草经》谓其"明目开心益智，久服轻身延年"。近代研究证明，人参可调节网状内皮系统功能，其所含人参皂苷，具有抗衰老作用。使用时，可用人参一味煎汤，名独参汤，具有益气固脱之功效，年老体弱之人长服此汤，可强身健体，增强机体抗病能力。

怀山药：性平，味甘，功能长志安神，补中益气，助五脏，强筋骨。现代化学分析显示，其含丰富的淀粉、蛋白质、无机盐和维生素 B_1、维生素 B_2、烟酸、抗坏血酸、胡萝卜素等营养物质，因此，食用怀山药具有良好的保健功能，可预防心血管系统的脂肪沉积，保持血管弹性，防止过早发生动脉硬化；其次，食用怀山药能防止肝肾中结缔组织的萎缩，预防胶原病的发生。使用时，可用怀山药研末冲服或切断煮食。

茯苓：性平，味甘淡。《神农本草经》谓其："久服安魂养神，不饥延年。"历代医家均将其视为常用的延年益寿之品，清代宫廷中，曾把茯苓制成茯苓饼，作为经常服用的滋补佳品，成为却病延年的名点。近代研究证明，茯苓的有效成分90%以上为茯苓多糖，能扶助正气，增强人体免疫功能，提高机体的抗病能力，而且具有较强的抗癌作用。

②血虚者的补法：所谓血虚，表现为不耐劳作，面色无华、苍白，且健忘、失眠、舌淡、脉细。血虚体质者当选用下列补药。

龙眼肉：性温，味甘。《神农本草经》谓其："久服强魂聪明，轻身不老。"其功能补心脾，益气血。清代大养生家曹庭栋在其所著《老老恒言》中记载有龙眼肉粥，即龙眼肉 15g，红枣 10g，粳米 60g，一并煮粥。若能每日早晚服用一二碗，可"养心益智，通神明，安五脏，其效甚大"。

紫河车：性微温，味甘、咸。《本草经疏》谓："人胞乃补阴阳两虚之药，有返本还元之功。"本品具有养血、补气、益精等功效。使用时，可炖食，亦可焙干研末，每次 3 ～ 10g，温水冲服。

何首乌：性温，味甘。《开宝本草》谓其："益气血，黑髭鬓，悦颜色。久服长筋骨，益精髓，延年不老。"本品具有补益精血、涩精止遗、补益肝肾的作用。据报道，何首乌能降低血脂、缓解动脉粥样硬化的形成。本品使用时一般多制为丸、散、煎剂，可水煎、酒浸，亦可熬膏。

③阴虚者的补法：所谓阴虚，是指营养人体的血、津液、阴精皆不足，是血虚的进一步发展，其主要体征是形体消瘦、午时面色潮红、口咽少津、心中时烦、手足心热、少眠、便干、尿黄、多喜冷饮、不喜春夏、舌红少苔、脉细数。阴虚体质者当选用下列补药。

枸杞子：性平，味甘。《神农本草经》谓其："久服坚筋骨，轻身不老。"《本草纲目》云："枸杞子补精血，益肾气。"近代研究显示，枸杞子含有甜菜碱、胡萝卜素、核黄素、烟酸、抗坏血酸、钙、磷、铁等成分，具有抑制脂肪在肝细胞内沉积、防止脂肪肝、促进肝细胞新生的作用。《太平圣惠方》载有枸杞粥，用枸杞子 30g，粳米 60g，煮粥食用，对中老年因肝肾阴虚所致之头晕目眩、腰膝酸软、久视昏暗及老年性糖尿病等有一定效用。

桑椹：性寒，味苦。《本草拾遗》云："利五脏、关节，通血气，久服不饥……变白不老。"本品可补益肝肾，有滋阴养血之功。近代临床常用于贫血、神经衰弱、糖尿病及阴虚型高血压。使用时，可将桑椹水煎，过滤去滓，装于陶瓷器皿中，文火熬成膏，兑适量蜂蜜，贮存于瓶中。日服 2 次，每次 9 ～ 15g，温开水调服。

黄精：性平，味甘。《本经逢原》云："宽中益气，使五脏调和，肌肉充盛，骨髓坚强，皆是补阴之功。"本品具有益脾胃、润心肺、填精髓之作用。近代研究证明，黄精具有降压作用，对防止动脉粥样硬化及肝脏脂肪浸润也有一定效果。常吃黄精对肺气虚患者有益，还能防止一些心血管系统疾病发生。在《太平圣惠方》里载有服黄精法，取黄精根茎不限多少，洗净、细切，用流水去掉苦汁，经九蒸九晒，食之。对气阴两虚、身倦乏力、口干津少有益。

④阳虚者的补法：阳虚系气虚者的进一步发展，主要体征是畏寒、肢冷、倦怠、小便清长、大便时稀、舌淡胖、脉沉无力，这种体质也即是人们常说的"火力不足"，人体的新陈代谢功能低下。阳虚体质常用的补药如下。

杜仲：性温，味甘。《神农本草经》谓其："补中，益精气，坚筋骨，强志……久服轻身耐老。"本品具有补肝肾、强筋骨、安胎之功效。动物实验证明，杜仲有镇静和降血压作用。

鹿茸：性温，味甘、咸。《神农本草经》谓其："益气强志，生齿不老。"本品具有补肾阳、益精血、强筋骨之功效。近代研究证明，鹿茸含鹿茸精，系雄性激素，又含磷酸钙、碳酸钙、胶质、软骨素及氯化物等，能减轻疲劳，提高工作能力，改善饮食和睡眠，是一种良好的壮阳药物。单味鹿茸可冲服，亦可炖服。冲服时，取鹿茸研细末，每服 0.5 ～ 1g；炖服时，取鹿茸 1.5 ～ 4.5g，放杯内加水，隔水炖服。

（2）因人制宜，适当进补：人的一生需经历儿童、青年、壮年、老年等不同的发育阶段。各个阶段人体内脏腑的气血阴阳有不同的变化。因此，应该根据这些变化来补益身体。此外，各年龄阶段人的生活习惯和学习、工作的情况也各不相同，也就需要考虑这些因素对身体的影响，给予适当的补益。如青年学生日夜读书钻研，往往休息睡眠不足，心脾或心肾不足，表现为多梦、健忘、食欲不振等，其在冬令的补益可选用莲子、何首乌等。又如小儿内脏娇嫩，易虚易实，尤其是其脾胃未健，又往往饮食不知节制，以致损伤脾胃，其在冬令的补益当以健脾胃为主，可食茯苓、山楂、大枣、薏苡仁、红小豆等。不少中年人身负重任，往往超负荷运转，不注意休息，导致气血耗伤，故冬令补益以养气血为主，可食龙眼肉、黄芪、当归、中华乌鸡精等。对于老年人来说，冬令进补更为重要，因为老年人多肝肾亏虚，气血不足，身体与脏腑各项功能衰退、虚弱，入冬是进补的最好时机。老年人无病时，可选用杜仲、何首乌等。若有病，则必须辨证进补，血虚补血，气虚补气，或兼而补之。

此外，男女性别不同，补益方法也不同，如少女肾气未充，月经未潮，无病时补益以补肾气、益精血为主，可选用当归、白芍、紫河车等。

还有，身体胖瘦不同，补益也不同。中医认为，"胖人多气虚""胖人多痰湿"，气虚者补气，补气需健脾，故健脾益气是虚肿之人补本的方法。湿痰重，应采取健脾利湿法，因为脾健才能运化水湿，可选用云茯苓、薏苡仁、党参、白术等；再如瘦人，中医认为多阴虚火旺，故冬令应用养阴滋液之补益方法，常选用百合、黄精、蜂蜜等。

又比如脑力劳动者和体力劳动者的补法也不同。对于脑力劳动者来说，常因思虑过度而耗伤心血，故要以补心血为主，可食用龙眼肉、莲子、牛奶等；体力劳动者在劳动中消耗体力大、出汗多，中医认为，汗为津液，受阳气推动，从汗孔排出，出汗多便耗损气阴而不足，补益气阴可选用太子参、玉竹、鸽肉等。

（3）适当补益，不可过偏：补要恰到好处，不可过偏，过偏则反而成害，导致阴阳新的失调，使机体遭受又一次损伤。例如，虽为阴虚，但一味大剂养阴而不注意适度，补阴太过，反而遏伤阳气，致使人体阴寒凝重，出现阴盛阳衰之候。又比如，虽属气虚，但一味大剂补气而不顾及其他，补之太过，反而导致气机壅塞，出现胸腹胀满，升降失调。由上可知，补宜适度，适可而止，千万不可过偏。

只要掌握上述三条原则，冬季进补就会产生明显作用。若是对于医药卫生知识懂得不多的人，就要在医生的指导下进补，千万不要盲目进补，应在辨明虚实，确认属虚的情况下，有针对性进补。正如清代医家程国彭所指出的："补之为义，大矣哉！然有当补不补误人者；有不当补而补误人者；亦有当补而不分气血，不辨寒热，不识开合，不知缓急，不分五脏，不明根本，不深求调摄之方以误人者，是不可不讲也。"

冬季进补固然重要，但其他养生方法亦不可忽视，最好能与其他养生法结合起来，如节房事、避风寒、调饮食等，这样有益于药补的吸收、利用，相得益彰。

第十一章　养骨与膳食

膳食养骨，是在中医理论指导下，研究食物的性能，利用食物维护健康，既能果腹以满足人们对美味食品的追求，同时又能发挥保持人体健康、调整生理功能、增强机体素质、预防疾病发生、辅助疾病治疗及促进机体康复等重要功效。

中医学认为，合理的饮食可使人体气血协调，正气旺盛，有利于机体健康长寿，有利于疾病向愈。若饮食失节，则可致气血失调，脏腑功能下降，正气衰败，疾病恶化。

一、膳食养骨的作用

（一）预防作用

广义地说，所有关于膳食养骨的措施都是以防治疾病、增强筋骨健康为目的的。饮食对人体的滋养作用，本身就是一项重要的保健预防措施。合理安排的饮食可保证机体的营养，使五脏功能旺盛、气血充盈，恰如《内经》所言："正气存内，邪不可干。"饮食可以调整人体的阴阳平衡，如《素问·阴阳应象大论》所说："形不足者，温之以气，精不足者，补之以味。"根据食物的气、味特点及人体阴阳盛衰的情况，给予适宜的饮食营养，或养精，或补形，调整阴阳平衡，是保证机体健康，防止发生疾病的重要措施。

（二）滋养作用

《难经》中载："人赖饮食以生，五谷之味，熏肤（滋养肌肤）、充身、泽毛。"说明我国在 2000 多年以前已十分重视饮食的营养作用。中医学认识饮食对人体的滋养作用是从整体观出发的。它认为各种不同的食品分别可以入某脏某经，从而滋养相应的脏腑、经脉、气血，乃至四肢、骨骼、皮毛等。饮食进入人体，通过胃的吸收，脾的运化，然后输布全身，成为水谷精微。这种后天的水谷精微和先天的真气结合，形成人体的正气，从而维护人体正常的生命活动和抗御邪气功能。此外，还形成维持机体生命的基本物质"精"。"精"藏于五脏，是脏腑功能活动和思维、意识活动"神"的基础。"气、精、神"为人之三宝，生命之所系，都离不开饮食的滋养。所以，战国时期的名医扁鹊曾经说："安身之本必资于饮食。不知食宜者，不足以存生。"

（三）延缓衰老作用

中医理论认为，生、长、壮、老、已是人类生命的自然规律。生命的最终衰亡是不可避免的。但是，如注重养生保健，及时消除病因，使机体功能协调，则可以延年益寿。膳食养骨是长寿之道的重要环节。

中医应用饮食调理、抗衰防老，除因时、因地、因人、因病之不同做到辨证用膳，虚则补之，实则泻之，还常注意对肺、脾、肾三脏的调理。因为这三脏在生命过程中，特别在机体与自然界的物质交换、新陈代谢过程中，起着极为重要的作用。早在2000年前古人就认识到，肺"司呼吸""天气通于肺"，脾为"水谷之海""气血生化之源"，肾为机体的"先天之本"，因为"肾藏精"，"受五脏六腑之精而藏之"。中医认为，精生于先天而养于后天，精藏于肾而养于五脏，精气足则肾气盛，肾气充则体健神旺，这是人们益寿、抗衰的关键。临床实际表明，肺、脾、肾三脏的实质性亏损，以及其功能的衰退，常导致若干老年性疾患，如肺虚或肺肾两虚所致的咳喘，脾肺两虚的痰饮喘咳，脾虚或脾肺双虚的气短、倦怠、消化不良、营养障碍，肾虚腰酸腿痛、小便失常、水肿、低热、消瘦，以及健忘、牙齿松动、须发早白或脱落等未老先衰的征象。《养老奉亲书》曰："年高之人真气耗竭，五脏衰竭，全仰饮食以资血。"

（四）治疗作用

中医历代医家都主张"药疗"不如"食疗"。在治疗过程中，先以食疗，后以药疗。只有食疗不能取效时，才以药疗。古时人们称道能用食物治病的医生为"上工"。如宋代《太平圣惠方》中有这样一段记载"夫食能排邪而安脏腑，清神爽志以资气血，若能用食平病，适情遣疾者，可谓上工矣。"

1. 调理阴阳的作用　人体的生理功能只有在和谐协调的情况下才能得以维持，从而处于健康状态，免受病邪的侵袭。在生活中，饮食得当可起到维持阴阳调和的作用。另外，对因为阴阳失调所导致的疾病状态，利用饮食的性味也可进行调节。根据阴阳失调的不同情况，可有扶阳抑阴、育阴潜阳、阴阳双补等很多方法。如阳虚的人可用温补，选牛肉、羊肉、狗肉、干姜等甘温、辛热类食品补助阳气；而阴虚的人当用清补，选百合、淡菜、甲鱼、海参、银耳等甘凉、咸寒类食品养阴生津。

2. 补益脏腑的作用　人体各种组织、器官的功能低下是导致疾病的重要原因，中医学将这种病理状态称为"正气虚"，其所引起的病证称为"虚证"。根据虚证所反映的症状和病机的不同，还可分为肝虚、心虚、脾虚、肺虚、肾虚，以及气虚、血虚等等。主要表现如心悸气短，全身乏力，食欲不振，谷食不化，咳嗽虚喘，腰膝酸软等。

中医主张，体质虚弱或慢性虚证患者可用血肉有情之品来滋补，如鸡汤可用于虚劳，当归羊肉汤可用于产后血虚，牛乳可用于病愈后调理，胎盘粉可用于补肾强身，猪骨髓可用于补脑益智，动物脏器可用于滋补相应的脏腑等。

米面果蔬等也有改善人体功能、补益脏腑气血的作用，如粳米可补脾，和胃，清肺；荔枝甘温，能益血，益人颜色，对身体虚弱、病后津伤可用以滋养调摄；花生能健脾和胃，滋养调气，营养不良、乳汁缺乏者可用以补虚益气；黑芝麻有补血、生津、润肠、乌发的作用；银耳有益气生津等作用，可用于肺脾两虚、津亏阴虚体弱之人等。

3. 泻实祛邪作用　外邪侵袭人体，或内部功能的紊乱和亢进，皆可使人发生疾病。如果病邪较盛，中医称为"邪实证"。如果同时又有正气虚弱的表现，则是"虚实错杂之证"，此时既要针对病情进行全身调理，又要直接去除病因，即所谓"祛邪安脏"。如大蒜治痢疾、山楂消食积、薏苡仁祛湿、藕汁治咳血、赤豆治水肿、猪胰治消渴、蜂蜜润燥通腑等。

二、膳食养骨的原则

膳食是营养人体、维持生命的基础，也有较好的预防和治疗作用。有些食物能够直接治疗疾病，甚至可以替代药物；有些食物能够补充药物的不足，以辅助治疗，故历来就有"药补不如食补"的说法。但食补并非人人能用，也不是有病即施。正如东汉张仲景在《金匮要略·禽兽鱼虫禁忌并治篇》所言："凡能食滋味，以养于身，食之有妨，反能为害……一切见时人不娴调摄，疾竟起。若不因食而生，苟全其生，须知切忌者矣。所食之味，有与病相宜，有与身为害。若宜，则益体，害则成疾。"因此，膳食养骨必须掌握其要领。

（一）饮食有节

《内经》谈到上古之人"尽终其天年，度百岁乃去"的经验之一，就是"食饮有节"。饮食有节是饮食保健的重要原则。节，就是节度与节制，饮食要有规律。它的含义是多方面的，其中包括饮食物质的适宜、量的适度（不过饥过饱，不能暴饮暴食）、冷热适中（不过冷过热）、五味均和、按时、卫生。若不节饮食，则易产生疾病，影响健康与长寿。

《内经》还对饮食有节的具体方法做了具体的阐述，《素问·痹论》说："饮食自倍，肠胃乃伤。"经常饱食过量，不仅损伤肠胃，而且使气血不畅，筋脉郁滞，产生下利、痔疮、气逆等病症。《素问·生气通天论》说："高梁之变，足生大疔。"说明若是长期多食肥甘厚味，令湿热内生，甚至会引起痈疽疮毒，所以饮食厚味当节。另一方面《灵枢·五味》篇说："谷不入，半日则气衰，一日则气少矣。"说明饥饿不食又会造成元气的衰少。

饮食应冷热适宜，生冷之物不但损伤脾胃，而且容易伤肺。《灵枢·邪气脏腑病形》说："形寒饮冷则伤肺。"因此在食物种类的选择方面，历代养生家都认为饮食宜清淡，无论少壮之时还是老年之时均应注意。朱丹溪著有《茹淡论》，也主张少吃肉食，多食"谷疏菜果，自然冲和之味"，指出饮食以适量为宜，饥饱失常都会产生疾病。

（二）因人、因时、因地制宜

由于天有日月星辰之推移，时有寒暑昼夜之更替，地有东西南北之分布，人有性别、年龄、体质之不同，因而，正确得当的食养，还必须因人、因时、因地制宜。

1. 因人制宜　中医强调了饮食的个体特异性，认识到饮食的选择与个人体质、生活习惯有一定关系。《金匮要略》云："羊肉其有宿热者，不可食之。""妇人妊娠，不可食兔肉……令子无声音。""鱼无肠胆者，不可食之，三年阴不起，女子绝生。"说明食养必须因人而异。

机体寒热偏性不同，也要求与食物的寒热属性相宜，才能有益于身体。体质属寒的，宜服热性食物；体质属热者，忌辛辣烟酒及一切热性食物。每类食物均有不同的属性和营养特点，蔬菜中的葱、姜、韭、大蒜、辣椒等性属辛辣温热，对脾胃虚寒者，少食有通阳健胃的作用，而对阴虚阳亢之体，多食则生热动火。瓜果类其性多寒，大多能清热解渴，禀性虚寒者和妇女行经时应加注意，谨慎食用。虚弱之体，阳虚忌寒凉，宜温补；阴虚忌温热，宜滋补。老人体质虚弱，大剂量强补不宜，应当少量多次进补；小儿脏腑娇嫩，饮食宜平淡，性味不宜过偏；女子以血为本，饮食应以补阴、补血为主，尽量选择多汁多液之食物。

2. 因时制宜　四季气候的变化，对人体的生理功能、病理变化均产生一定的影响。根据不同季节气候的特点考虑饮食的宜忌，很有必要。《千金食治·序论》云："夏至以后，迄至秋分，必须慎肥腻、饼、酥油之属。"又云："春七十二日，省酸增甘，以养脾气；夏七十二日，省苦增辛，以养肺气；秋七十二日，省辛增酸，以养肝气；冬七十二日，省咸增苦，以养心气；季月各十八日，省甘增咸，以养肾气。"说明古人饮食非常注重因时制宜。

一年四季有寒热温凉的变迁，所以在饮食时要考虑当时的气候条件。在阳气生发的春季，特别是遇到少雪温盛的异常气候，不宜过食油腻煎炒动火之物，应常选食一些鸭梨、橘子、甘蔗等果品为辅助等，取其清淡、甘凉之性，以免积热在里。到炎夏季节，常遇暑热兼湿之候，腠理开泄，汗出亦多，使人常易贪食生冷、寒凉之物，太过则更伤脾胃。因此，在炎暑之季切忌过食生冷，更不要多食油腻厚味，饮食宜甘寒少油、利湿清暑，常可选食西瓜、冬瓜、白兰瓜等瓜果。到了秋季，气候逐渐凉爽而干燥，这时五脏属肺，外合皮毛，秋季致病有易犯肺和易干燥两类特点，所以在平补的基础上当合以生津养液之品，可用百合、枸杞、粳米等；冬天，气候寒凉，人体收敛潜藏，这时五脏属肾，适宜温补，补益可用狗肉、羊肉等。关于饮食的因时而宜，《孙真人卫生歌》中有这样的载述："唯有夏月难调理，内有伏阴忌凉水。瓜桃生冷宜少餐，免致秋来成疟疾。"

3. 因地制宜　《素问·异法方宜论》指出：东方之域为鱼盐之地，其民"食鱼而嗜咸"，"鱼者使人热中，盐者胜血"，其发病"皆为痈疡"。说明食养必须因地制宜。

我国疆土辽阔，地理与气候环境相差很大，在饮食的时候必须考虑这一因素。地理环境、气候条件及生活习惯不同，人的生理活动和病变特点也有区别，因此，选择饮食时，必须有针对性。如冬季食补时，北方气候多严寒，食养品可选用一些大温大热之品，如羊肉、狗肉等；而南方气候稍温和，食养品则宜选用甘温清补之品，如猪肉、鸡、鱼等，大温大热之羊肉、狗肉则不可多服，多服则助热动血。又如长期水上作业之人或在海边居住者多湿邪内侵，食养时必须佐以健脾燥湿之中药，方可达到食养的目的；而长期高空作业或居于山区高处者，多燥邪相干，食养时须多用清宣凉润之品，如银耳、冰糖、雪梨、鳖、龟等。

（三）注意饮食养生的禁忌

食物性能与个人体质及疾病证候属性有着密切关系，要发挥食物的作用就必须根据辨证要求掌握饮食宜忌。一般而言，阳虚偏寒者，禁忌生冷寒凉食物；阴虚偏热者，忌温热性食物；外感未尽或痰湿中满者，禁忌过于滋腻的食养品，以防闭门留邪。正如章穆《饮食辨录》所言："平人病人，总宜胃气充畅。""饮食不知宜与忌，必使胃气空虚。"可见知食养品之宜忌，亦是食养的要领之一。

三、膳食与四时、五味、五脏的关系

（一）膳食与四时的关系

四时制宜，就是按照时令、节气的阴阳变化规律，运用相应的养骨手段保证健康的方法。这种"天人相应，顺应自然"的养骨方法，是平乐正骨养骨的一大特色。一年四季气候变化的正常规律为春温多风、夏热多暑、长夏多湿、秋凉多燥、冬冷多寒，并由此形成自然万物的生长化收藏等变化规律，应时呈现春生、夏长、秋收、冬藏。自然界一切生物在四季气候变化的影响下，必然产生与之相应的变化。人体的生理功能也是与大自然相适应的，如自然界风调雨顺，人体顺四时，脏腑调和、阴阳气血平衡，则机体健康；如季节时气太过或人体脏腑虚弱，功能失调、气血失衡等，均可导致机体阴阳失衡，若不及时应季纠偏调衡，则易应时邪致病，"春伤于风、夏伤于暑、长夏伤于湿、秋伤于燥、冬伤于寒"，而出现一系列的病症。《素问·四气调神大论》曰："阴阳四时者，万物之始终也，死生之本也。逆之则灾害生，从之则苛疾不起，是谓得道。"

生命是一个生、长、化、收、藏循环往复的过程。肝主生，心主长，脾主化，肺主收，肾主藏。四季中春主生，夏主长，长夏主化，秋主收，冬主藏。肝通春气，春气的特点为经过冬季阳藏蓄精之后，阴消阳长、阳气升发，"风"为主气。肝是推动人体内阳气升发的器官，对体内气血循行起疏导作用；肝又主筋，故春季膳食养骨重在养肝补脾疏风。心通夏气，夏天的特点为阳气盛，"暑"为主气。心为阳之主，以阳气为用。心的阳气能推动血液循环，温养全身，维持人的生命活动，脾胃之腐熟运化、肾阳之温煦蒸腾、筋骨的强健与活动，以及全身的水液代谢、汗液的调节等等，心阳皆起着重要作用，故夏季膳食养骨重在养心驭阳防暑湿。肺通秋气，秋天的特点为阳气肃降、收敛，阳消阴长，"燥"为主气。肺主肃降，一是吸入自然界的清气，并宗气向下布散以资元气；二是将吸入的清气和脾输布于肺的水谷精微向下布散，以充肾精；三是机体代谢的浊液下输于膀胱，排出体外。这些都与脏腑、气血、筋骨的健康息息相关，故秋季膳食养骨重在养肺培阴润燥。肾通冬气，冬气的特点为阴气盛，"寒"为主气。冬季是自然界万物闭藏蓄养的季节，阳气深藏，阴气较盛，气温寒冷。寒气内应肾，最易耗伤肾的阳气。肾阳是生命本原之火，肾藏精为气之根，主骨生髓通与脑，是生命的原动力。肾气旺机体才能适应严冬的变化，脏腑气血筋骨才能健康无恙，故冬季膳食养骨重在养肾敛阴，防寒护阳。

1. 春季 肝与春季相应，春季阳气初生，以肝当令，养生重在养肝补脾疏风。因酸为肝的本味，春季肝木已亢，若摄入过量的酸味，易造成肝气过旺而克伐脾土，影响水谷运化与气血化生。甘味入脾可补益脾气，脾健可辅助肝气。故春季进补应以平补为原则，少酸多甘，重在养肝补脾。首选谷类如糯米、黑米、高粱、薏米；果蔬如刀豆、南瓜、扁豆、红枣、龙眼、核桃、菠菜、荠菜、空心菜；肉类如牛肉、猪肚、鲫鱼、鲈鱼、草鱼、黄鳝等。其次，要顺应春升之气，多吃些温补阳气的食物，尤其早春仍有余寒，可选吃韭菜、大蒜、洋葱、芥菜、香菜、生姜、葱。这类蔬菜均性温味辛，可疏散风寒，养肝健脾。若晚春暴热袭人，易引动肝火内生，可适当配吃些性凉味甘、清解里热、滋养肝脏的食物，如枸杞、荞麦、薏苡仁、荠菜、芹菜、莴笋、茄子、荸荠、黄瓜、蘑菇等。还要注意饮食有节，多水少酒。

2. 夏季 心与夏季相应，夏时心火当令，养生重在养心、驭阳、防暑。根据五行夏为火、五成夏为长、五脏属心、五味应苦的相互关系，夏季宜食苦味以去暑养心。夏季腠理开放空疏，阳气散发，出汗多，此时宜多食酸味以固表，多食咸味以补心。《素问·脏气法时论》曰：心主夏，"心苦缓，急食酸以收之"，"心欲耎，急食咸以耎之，用咸补之，甘泻之"。就是说脏气好软，故以咸柔软也。从阴阳学角度看，夏月伏阴在内，饮食不可过寒，如《颐身集》所说："夏季心旺肾衰，虽大热，不宜吃冷淘冰雪、蜜水、凉粉、冷粥。饱腹受寒，必起霍乱。"心旺肾衰，即外热内寒之意，因其外热内寒，故冷食不宜多吃，少则犹可，贪多定会寒伤脾胃，令人吐泻。西瓜、绿豆汤、乌梅小豆汤虽为解渴消暑之佳品，但不宜冰镇食之。按中医学脏与脏之间的关系讲，"肾无心之火则水寒，心无肾之水则火炽。心必得肾水以滋润，肾必得心火以温暖"，从中不难看出心、肾之间的重要关系。夏季进补应兼补肾水，（肾）水（心）火既济，方得始终。膳食宜养阳清心，健脾祛暑，以清补为纲，气应温和，味苦而清淡，饮食有节，忌食肥甘厚味及燥热之品。选择具有清淡滋阴功效的食品，如鸭肉、虾、鲫鱼、瘦肉、香菇、平菇、银耳、薏米等，不仅能补充营养，且可消暑健身。还可进食绿豆粥、扁豆粥、荷叶粥、薄荷粥等粥食，具有一定的驱暑生津功效。夏季高温，人体代谢加快，能量消耗增多，尤其是户外作业者应注意及时补充蛋白质、维生素和糖类，每日摄入 100～120g 鱼类、瘦肉、鸡肉、蛋、奶和豆制品等优质蛋白质，以满足机体代谢的需求。同时注意适当补糖补盐，多食果蔬以补充能量、维生素和电解质。还可取西洋参 6 片，麦冬 10 粒，开水泡茶饮用，有益气养阴、生津之功效。

3. 秋季　肺与秋季相应，秋时肺金当令，养生重在养肺滋阴润燥。《素问·脏气法时论》说："肺主秋……肺收敛，急食酸以收之，用酸补之，辛泻之。"可见酸味收敛肺气，辛味发散泻肺，秋天宜收不宜散，所以要尽量少吃葱、姜等辛味之品，适当多食酸味果蔬。秋时肺金当令，肺金太旺则克肝木，故不可清肃太过而伤肝血。秋季燥气当令，易伤津液，故饮食应以滋阴润肺为宜。《饮膳正要》说："秋气燥，宜食麻以润其燥，禁寒饮。"更有主张入秋宜食生地粥，以滋阴润燥。总之，秋季时节，可适当食用百合、芝麻、糯米、粳米、蜂蜜、枇杷、菠萝、乳品等柔润食物，以益胃生津、防燥邪、养肺阴。

4. 冬季　肾与冬季相应，冬时肾水当令，养生重在补肾敛阴、防寒护阳。要遵循"秋冬养阴""无扰乎阳""虚者补之，寒者温之"的古训，随四时气候的变化而调节饮食。冬季寒冷，主藏，以热量较高的膳食为宜，同时也要多吃果蔬以避免维生素的缺乏，如吃牛羊肉、乌鸡、鲫鱼，多饮豆浆、牛奶，多吃萝卜、青菜、豆腐、木耳等。这里需要注意的是，我国幅员辽阔，地理环境各异，人们的生活方式不同，同属冬令，北方与南部沿海地区的气候条件迥然有别；冬季的西北地区天气寒冷，进补宜大温大热之品，如牛、羊、狗肉等；而长江以南地区虽已入冬，但气温较西北地区要温和得多，进补应以清补甘温之味，如鸡、鸭、鱼类；海南岛则温润多湿，宜清补除湿，如藕、山药、淡菜、苦瓜、粳米、鸭肉、冬瓜等；高原山区，雨量较少且气候偏燥者，则应以甘润生津之品如冰糖、百合、山药、萝卜、梨为宜。除此之外，还要因人而异，因为食有谷肉果菜之分，人有男女老幼之别，体（体质）有虚实寒热之异，本着人体生长规律，少年重养，中年重调，老年重保，耄耋重延。故"冬令进补"应根据实际情况，有针对性地选择清补、温补、小补、大补，万不可盲目"进补"。

（二）膳食与五味、五脏的关系

饮食进入胃之后，都要经过胃的受纳，脾的运化，化生精微物质，流行、灌注于五脏六腑、四肢百骸，起到营养全身的作用。五脏藏精气而不泻，五脏的精气主要依靠饮食水谷之气的充养。《素问·经脉别论》说："食气入胃，散精于肝，淫气于筋；食气入胃，浊气归心，淫精于脉，脉气流经，经气归于肺，肺朝百脉，输精于皮毛。毛脉合精，行气于府，府精神明，留于四脏，气归于权衡，权衡以平，气口成寸，以决死生。饮入于胃，游溢精气，上输于脾，脾气散精，上归于肺，通调水道，下输膀胱；水精四布，五经并行，合于四时五脏阴阳，揆度以为常也。"意思是说：食物入胃，经过消化，把一部分精微物质输散于肝，滋养全身的筋络；而另一部分浓厚的精气输送到心，注入血脉，再流行于经脉，并经过肺转送到全身百脉，最后输送到全身的皮毛，与血脉中的精气相合，仍还流于脉中，脉中的精气进一步发生变化，注于其他四脏，留而以养四脏之气，精气充溢于全身，脉气自趋于平衡，而无偏胜与不及，可以从气口的脉搏表现出来。此处的表现可以决断疾病的死生。水饮液体进入于胃，流溢其精气，上输于脾，脾气散布精液，又上输于肺，肺气能通调水道，又下行输入于膀胱；如此，则津液四布，并流行于五脏，这种作用是遵循四时寒暑的变迁和五脏阴阳化生的规律进行的，这就是经脉的正常循行现象，说明了饮食进入人体后，经过消化吸收，营养五脏，发挥作用的过程，也说明五脏的充养、五脏功能的发挥依赖于饮食营养。

饮食养生对五脏的影响，还表现在饮食的五味与五脏所宜、所不宜的关系上面。调和适常，则五脏有所充养，功能发挥正常，否则就会出现病态。《素问·宣明五气》指出："五味所入，酸入肝，辛入肺，苦入心，咸入肾，甘入脾。"《素问·脏气法时论》云："辛散，酸收，甘缓，咸软。"

辛，有发散、行气、行血、润养的作用，主入肺经。肺为华盖，外合皮毛，易受外邪侵扰。肺主气，司呼吸，主宣发肃降，通调水道，敷布津液，肺朝百脉而主治节，辛味的发散、行气、行血作用，正符合肺的功能。因此辛味食物对于肺脏来说，甚有裨益。另外，肺为娇脏，喜柔润而忌刚燥，辛味又能润养，所以对肺脏又有柔润滋养之功。

酸，有收敛、固涩和柔润的作用，主入肝、胆经。肝为"刚脏"，体阴而用阳，肝主疏泄，主藏血，肝血充足则目睛有神，筋爪荣利。肝脏功能的正常发挥全赖肝阴（血）的充润，因此，酸味食物的柔润、收敛作用有助于肝阴（血）的充盈与内敛。否则，肝脏刚气用事，不但损伤阴血之"体"，还会使肝气涣散，产生疾病。所以说，酸味入肝。在饮食的消化吸收过程中，肝脏还担负着疏泄的作用，肝脏功能正常，疏泄得当，有利于饮食的消化吸收。

甘，有缓急、和中、补益的作用，主入脾、胃经。脾为中土，为五脏之枢纽，饮食入胃主要通过脾的运化，化生精微，以营养全身。脾与胃互为表里，脾喜燥而恶湿，胃喜润而恶燥，脾主升清而胃主降浊，脾胃为生化之源。脾胃调和，气机调畅，才能发挥正常功能，才能化生气血。甘味食物的缓急、和中、补益的作用，有助于脾胃功能的发挥。

苦，能泄降、能燥坚，主入心经。心为火脏，为神明之所，又主血脉，为生命之主宰。苦味食物的泄热作用可防心气为火热所伤，其燥坚作用有利于心气内守，所以说，苦入心，心欲苦。

咸，有软坚散结、补肾坚阴的作用，主入肾经。肾主藏精，主骨生髓，主生长发育，为水脏。咸味入肾，最主要的作用是滋补肾精、坚阴固肾，这对于肾的固藏、主生长发育、主生殖等功能来说，是十分有利的。当然肾精的充盈，必须依靠水谷精微的滋养，饮食营养物质通过脾胃的运化，变为精微而充养肾精。

以上五味对于五脏各有所利，各有所归。然而，任何事物有所利就会有所弊，总以适度平衡为宜，过与不及均为有害。就五脏来说，也是互相协调、相互为用的，因此对于五味食物的摄入，也应调配得当，以持平衡。

四、辨证施膳法

（一）平补滋养法

有两种意义，一种是应用不热不寒、性质平和的食物。多数的粮食、水果、蔬菜，部分禽、蛋、肉、乳类食物，如粳米、玉米、扁豆、白菜、鹌鹑、鹌鹑蛋、猪肉、牛奶等。一种是应用既能补气又能补阴，或既能补阳又能补阴的食物，如山药、蜂蜜，既补脾肺之气，又滋脾肺之阴。枸杞子既滋肾阴，又补肾阳等，这些食物适用于普通人保健。

（二）清补滋养法

应用补而不滋腻碍胃、性质平和或偏寒凉的食物，有时也以泻实性食物祛除实证，如清胃热，通利二便，加强消化吸收，推陈而致新，以泻中求补。常用的清补食物有萝卜、冬瓜、西瓜、小米、苹果、梨、黄花菜等，以水果、蔬菜居多。

（三）温补滋养法

应用温热性食物进行补益的方法。适用于阳虚或气阳亏损，如肢冷、畏寒、乏力、疲倦、小便清长而频或水肿等人，也常作为普通人的冬令进补食物。如核桃仁、大枣、龙眼肉、猪肝、狗肉、鸡肉、鳝鱼、海虾等。

（四）峻补滋养法

应用补益作用较强、显效较快的食物来达到急需补益的目的。运用此法应注意体质、季节、病情等条件，需做到既达到补益目的，又无偏差，多与健脾消食之品同用。常用的峻补食物有羊肉、狗肉、鹿肉、鹿胎、鹿尾、鹿肾、甲鱼、熊掌、黄花鱼、鱿鱼等，可合以炒山楂、炒麦芽、炒神曲、鸡内金等。

五、常用养骨膳食食谱

首乌肝片

配料：首乌液 30mL，黑豆 30g，鲜猪肝 300g，黑木耳 30g，青菜叶少许，绍酒、醋、盐、淀粉、鲜汤、酱油、葱、姜、蒜、油各适量。

制法：首乌配黑豆煎汤浓缩，取 30mL 药液备用；猪肝剔筋洗净切片；葱、姜、蒜洗净，葱、姜切丝，蒜切片；青菜洗净控干。将猪肝片放入首乌汁内浸蘸（取一半首乌汁），加少许食盐，放适量淀粉搅拌均匀，另把剩余的首乌汁、酱油、绍酒、醋、湿淀粉和鲜汤兑成滋汁。炒锅置大火上烧热入油，待油热放入拌好的猪肝片滑透，用漏勺淋取余油，锅内剩少量油，下入蒜片、姜末略煸出香味，下猪肝、水发木耳，爆炒数分钟，将青菜叶入锅翻炒数次，八成熟时倒入滋汁炒拌均匀，出锅前把葱丝下锅，翻炒几下，起锅即成。

功效：补肝肾，益精血，养筋骨。

虾仁韭菜

配料：虾仁 30g，韭菜 250g，鸡蛋 1 个，食盐、酱油、淀粉、植物油、麻油各适量。

制法：虾仁洗净水发涨，约 20 分钟后捞出，淋干水分待用；韭菜择洗干净，切 3cm 长段备用；鸡蛋打破，盛入碗内，搅拌均匀，加入淀粉、麻油调成蛋糊，把虾仁倒入拌匀待用。炒锅烧热，倒入植物油，待油热后下虾仁翻炒，蛋糊凝住虾仁后放入韭菜同炒，待韭菜炒熟，放食盐、淋麻油，搅拌均匀，起锅即可。

功效：补肾阳、固肾气、健筋骨。

珍珠三鲜汤

配料：鸡肉脯 50g，豌豆 50g，西红柿 1 个，鸡蛋清 1 个，牛奶 25g，淀粉 25g，料酒、食盐、味精、高汤、麻油各适量。

制法：鸡肉剔筋、洗净，剁成细泥；取 5g 淀粉，用牛奶搅拌；鸡蛋打开，去黄留清。把以上三样放在一个碗内，搅成鸡肉泥待用。西红柿洗净开水滚烫去皮，切成小丁；豌豆洗净备用。炒锅放在大火上倒入高汤，放盐、料酒烧开后，下豌豆、西红柿丁，等再次烧开后改小火，把鸡肉泥用筷子或小勺拨成珍珠大圆形小丸子，下入锅内，再把火开大，待汤煮沸，入水淀粉，烧开后将味精、麻油入锅即成。

功效：温中益气，补精填髓，清热除烦。

杜仲腰花

配料：杜仲 12g，猪肾 250g，葱、姜、蒜、花椒、醋、酱油、绍酒、干淀粉、盐、白砂糖、植物油、味精各适量。

制法：取杜仲，清水煎浓汁 50mL，加淀粉、绍酒、味精、酱油、盐、白砂糖，兑成芡汁，分成三份备用。猪腰片去腰臊筋膜，切成腰花，浸入一份芡汁内。葱、姜、蒜洗净切段、片待用。炒锅大火烧热，倒入植物油烧至八成热，放入花椒，待香味出来，投入腰花、葱、姜、蒜快速炒散，加入芡汁，继续翻炒几分钟，加入另一份芡汁和醋翻炒均匀，起锅即成。

功效：补肾、壮筋骨。

参蒸鳝段

配料：鳝鱼 1000g，党参 10g，当归 5g，熟火腿 150g，食盐、绍酒、胡椒粉、生姜、大葱、味精各适量，清鸡汤 500g。

制法：党参、当归洗净浸润后切片备用；鳝鱼剖后除去内脏，清水洗净，再用开水稍烫一下捞出，刮去黏液，剁去头尾，再把肉剁成 6cm 长的段；熟火腿切成大片，姜、葱洗净切片、段备用。锅内入清水，下入一半的姜、葱、绍酒烧沸后，把鳝鱼段倒入锅内烫一下捞出，装入汤钵内，将火腿、党参、当归放于面上，加入葱、姜、绍酒、胡椒粉、食盐，再灌入鸡汤，用棉纸浸湿封口，上蒸笼蒸约 1 小时，至蒸熟为止，取出启封，挑出姜、葱，加入味精，调味即成。

功效：温补气血，强健筋骨，活血通络。多用于风寒湿痹引发的腰膝酸痛。

菊花鳝鱼

配料：粗活鳝鱼 1 斤（2 条），白糖 2 两，番茄酱 1 两，干淀粉 1 两，黄酒、白醋、食盐、葱、姜、湿淀粉、麻油、蒜泥各适量，花生油 2 斤。

制法：鳝鱼宰杀、剖腹去内脏，去骨去皮，切成 2 寸 5 分长片块，用刀尖等厚批开至末端，保持相连不切断，再顺向切成细条状（保持一头不切断），加黄酒、盐、葱、姜浸渍起来，然后再逐个撒上干淀粉；将番茄酱、白糖、白醋、湿淀粉一起放入碗内，加适量水调成芡汁。烧锅置旺火上烧热，锅内倒油 1 斤，烧至八成热，将鳝鱼抖散，入锅炸至金黄色，此时鳝鱼自然卷曲呈菊花状，捞出装盘，锅内留少余油，投入蒜泥，煸炒出香味，倒入调好的芡汁，烧沸后淋入麻油，起锅浇在鳝鱼上即成。

功效：补虚损，除风湿，强筋骨。用于体虚乏力，风寒湿痹。

三色汤

配料：黄豆芽 2 两，姜丝 20g，红大椒 1 个，植物油、白醋、湿淀粉、鸡汤、食盐、麻油、味精各适量。

制法：将油锅烧热，下黄豆芽煸炒几下，放入白醋炒至八分熟，出锅备用；将锅内放入鸡汤、姜丝，烧开后把红大椒入锅，再次滚开后，将黄豆芽、盐入锅，再用湿淀粉勾芡，淋上麻油，出锅即成。

功效：祛风除湿，活血通络。对筋骨拘挛、腰膝疼痛者更为适宜。

注意：风寒湿痹之人忌食柿子、柿饼、西瓜、芹菜、生黄瓜、螃蟹、田螺、蚌肉、海带等生冷性凉的食物；热痹患者忌食胡椒、肉桂、辣椒、花椒、生姜、葱白、白酒等温热助火之品。

黑芝麻粥（《本草纲目》）

配料：黑芝麻 25g，粳米 50g。

制法：黑芝麻炒熟，研末备用。粳米洗净，与黑芝麻入锅同煮，旺火煮沸后，改用文火煮至成粥。

功效：补益肝肾，滋养五脏。

虫草蒸老鸭（《本草纲目拾遗》）

配料：冬虫夏草 5 枚，老雄鸭 1 只，黄酒、生姜、葱白、食盐各适量。

制法：老鸭去毛、内脏，冲洗干净，放入水锅中煮开，至水中起沫捞出，将鸭头顺颈劈开，放入冬虫夏草，用线扎好，放入大钵中，加黄酒、生姜、葱白、食盐、清水适量，再将大钵放入锅中，隔水蒸约 2 小时，鸭熟即可。（也可用气锅蒸）

功效：补虚益精，滋阴助阳。本方以虫草为主，助肾阳，益精血；以老鸭为辅，滋阴补虚。方中一偏于补阳，一偏于补阴，两者合用，共成补虚益精、滋阴助阳之药膳。

注意：外感未清者不宜食用。

枸杞肉丝

配料：枸杞 20g，猪瘦肉 100g，青笋 20g，油、盐、砂糖、味精、绍酒、麻油、干淀粉、酱油各适量。

制法：枸杞子洗净待用。瘦肉、青笋洗净切丝，拌入少量淀粉。炒锅烧热，用油滑锅，再加入适量的油，将肉丝、笋丝同时下锅翻炒，烹入绍酒，加入砂糖、酱油、食盐、味精搅匀，放入枸杞子翻炒至熟，淋上麻油即可起锅。

功效：滋阴补血，滋肝补肾，阴血双补，明目健身。

火腿烧海参

配料：水发海参 200g，火腿 50g，素油、黄酒、湿淀粉、白糖、生姜、葱白、酱油、食盐各适量。

制法：海参洗净，切成条块，放入滚水中略烫后捞出备用。火腿切片备用。炒锅烧热放油之后，入葱、姜略炒，再放入海参、火腿翻炒至六七成熟，倒入黄酒、酱油、白糖、清水，小火煨，烧至汤汁浓稠时，湿淀粉勾芡即成。

功效：补血益精，养血充髓，健筋骨。

木耳冬瓜三鲜汤

配料：冬瓜 150g，水发木耳 150g，海米 15g，鸡蛋 1 个，食盐、水淀粉、味精、麻油各适量。

制法：冬瓜去皮，洗净切片。木耳、海米洗净备用。鸡蛋打匀，摊成蛋皮，切宽片备用。锅内加鲜汤，上火烧开，下海米、木耳煮沸 5 分钟，再将冬瓜放入，开锅后撒入食盐、淀粉，起锅前倒入蛋皮，淋上麻油即成。

功效：生津除烦，清胃涤肠，滋补强身。

羊肉炖白萝卜

配料：白萝卜 500g，羊肉 250g，姜、料酒、食盐各适量。

制法：白萝卜、羊肉洗净，切块备用，锅内放适量清水，将羊肉入锅，开锅后五六分钟捞出羊肉，水倒掉，重新换水，烧开后放入羊肉、姜、料酒、盐，炖至六成熟，将白萝卜入锅至熟。

功效：益气补虚，温中暖肾。对腰膝酸软，困倦乏力，肾虚阳痿，脾胃虚寒者更为适宜。

"冬补"常用的药膳处方

八珍（当归、地黄、枸杞、芍药、白术、茯苓、大枣、甘草）：补气血、强筋骨。

四味（当归、芍药、川芎、地黄）：滋阴补血，养筋柔肝；或（莲子、芡实、山药、茯苓）养肺益气敛阴。

单方（人参，当归，田七，杜仲）：益肝肾，大补气血，壮筋骨。

用法：将备好的中药装入纱布袋（根据自身情况取八味、四味、单味均可），放进大砂锅内，倒入清水浸泡30分钟，把清洗干净的家禽、猪脚、猪腰、鳗鱼、甲鱼等经过处理后，放入砂锅，与药同煮，开锅后，文火慢炖至有效成分完全渗入汤中，肉中的软骨松软宜嚼，汤肉同食。

荷叶凤脯

配料：鲜荷叶2张，火腿30g，剔骨鸡肉250g，水发蘑菇50g，玉米粉12g，食盐、白糖、鸡油、绍酒、葱、姜、胡椒粉、味精、香油各适量。

制法：鸡肉、蘑菇均切成薄片，火腿切成10片，葱切短节，姜切薄片；荷叶洗净，用开水稍烫一下，去掉蒂梗，切成10块三角形备用。蘑菇用开水焯透捞出，用凉水冲凉，把鸡肉、蘑菇一起放入盘内，加盐、味精、白糖、胡椒粉、绍酒、香油、鸡油、玉米粉、葱节、姜片搅拌均匀，然后分放在10片三角形的荷叶上，再各加一片火腿，包成长方形包，码放在盘内，上笼蒸约2小时，若用高压锅，只需15分钟即可。出笼后可将原盘翻于另一干净盘内，拆包即可食用。

功效：清秽养心，升运脾气。

鱼腥草拌莴笋

配料：鱼腥草50g，莴笋250g，大蒜、葱各10g，姜、食盐、酱油、醋、味精、香油各适量。

制法：鱼腥草择去杂质老根，洗净切段，用沸水焯后捞出，加食盐搅拌腌渍待用。莴笋削皮去叶，冲洗干净，切成1寸长粗丝，用盐腌渍，沥水待用。葱、姜、蒜择洗后切成葱花、姜末、蒜米待用。将莴笋丝、鱼腥草放在盘内，加入酱油、味精、醋、葱花、姜末、蒜米搅拌均匀，淋上香油即成。

功效：清热解毒，利湿祛痰。对肺热咳嗽，痰多黏稠，或湿热痹症及小便黄少、热痛等症均有较好的疗效。

桂圆粥

配料：桂圆25g，粳米100g，白糖少许。

制法：将桂圆同粳米共入锅中，加适量水熬煮成粥，调入白糖即成。

功效：补益心脾，养血安神。

冬瓜草鱼煲

配料：冬瓜 500g，草鱼 250g，食盐、味精、植物油各适量。

制法：冬瓜去皮、洗净，切三角块；草鱼剖净，留尾洗净待用。先用油将草鱼（带尾）煎至金黄色。取砂锅一个，其内放入清水适量，把鱼、冬瓜一同放入砂锅内，先用武火烧开后，改用文火炖至 2 小时左右，汤见白色，加入食盐、味精调味即可食用。

功效：平肝、祛风、利湿、除热。

青椒炒鸭块

配料：青椒 150g，鸭脯肉 200g，鸡蛋 1 个，黄酒、盐、干淀粉、鲜汤、味精、水淀粉、植物油各适量。

制法：鸭脯肉劈成 2 寸长、6 分宽的薄片，用清水洗净后淋干；将鸡蛋取清，和干淀粉、盐搅匀，与鸭片一起拌匀上浆；青椒去籽、去蒂，洗净后切片。锅烧热后加油，烧至四成热，将鸭片下锅，用勺划散，炒至八成熟时放入青椒，待鸭片炒熟，倒入漏勺淋油。锅内留少许油，加入盐、酒、鲜汤，烧至滚开后，再将鸭片、青椒倒入，用水淀粉勾芡，翻炒几下装盘即成。

功效：温中健脾，利水消肿。

荸荠冰糖藕羹

配料：荸荠 250g，藕 150g，冰糖适量。

制法：荸荠洗净去皮，藕洗净，切小块。砂锅加适量水，将荸荠、藕同入锅内，文火煮炖 20 分钟时，加入冰糖再炖 10 分钟，起锅即可食用。

功效：清热利湿，健脾开胃，止泻固精。

五味枸杞饮

配方：醋炙五味子 5g，枸杞子 10g，白糖适量。

制法：五味子和剪碎的枸杞子放入瓷杯中，以沸水冲泡，温浸片刻，再入白糖，搅匀即可饮入。

功效：滋肾阴，助肾阳。

凉拌莴笋

配料：鲜莴笋 350g，葱、香油、味精、盐、白糖各适量。

制法：莴笋洗净去皮，切成长条小块，盛入盘内，加精盐搅拌，腌 1 小时，滗去水分，加入味精、白糖拌匀。将葱切成葱花，撒在莴笋上，锅烧热，放入香油，待油热时浇在葱花上，搅拌均匀即可。

功效：利五脏，通经脉。

油酱毛蟹

配料：河蟹 500g（海蟹亦可），姜、葱、醋、酱油、白糖、干面粉、味精、黄酒、淀粉、食油各适量。

制法：将蟹清洗干净，斩去尖爪，蟹肚朝上，齐正中斩成两半，挖去蟹鳃，蟹肚被斩剖处抹上干面粉。将锅烧热，放油滑锅，烧至五成熟，将蟹（抹面粉的一面朝下）入锅煎炸，待蟹呈黄色后，翻身再炸，使蟹四面受热均匀，至蟹壳发红时，加入葱姜末、黄酒、醋、酱油、白糖、清水，烧8分钟左右，至蟹肉全部熟透后收浓汤汁，入味精，再用水淀粉勾芡，淋上少量明油，出锅即可。

功效：益阴补髓，疏风散瘀。

第十二章　养骨与运动

一、运动对于养骨的意义

"动则不衰"是我们中华民族养生、健身的传统观点。运动养骨法，即通过运动的方式，以活动筋骨，畅达经络，疏通气血，和调脏腑，保持骨关节系统的健康与平衡，从而达到增强体质、防病于未然的目的。平乐正骨认为"动则使通"，运动使气血畅达，可以保养形体，增强五脏功能，强健筋骨，促进人体发育，在养骨过程中具有重要的意义，是健康的根本。

（一）保养形体

《寿世保元》说："养生之道，不欲食后便卧及终日稳坐，皆能凝结气血，久则损寿。"说明运动能够促进气血畅达，增强抗御病邪能力，提高生命力，人体运动主要围绕肩、腰、髋、膝、踝等关节来进行，且每一处关节分布有若干肌群，经常运动，既能消除多余脂肪，保养关节，又增强了肌肉的力量，使形体健硕。

（二）增强五脏功能

1. 运动可增强心脏功能　心主血，血行脉中，"动则使通"，适量的运动可使经络畅通，改善心脏供血情况，增强心肌收缩力，使心搏有力，促进血液循环，提高全身器官的血液供应量，使脏腑筋骨百骸得养而健。

2. 运动可增强肺脏功能　肺主气，外合皮毛，适当运动可强肺气，使腠理致密。运动可增加肺活量，增强呼吸功能，可使肺内的气体交换（氧气由肺入血，二氧化碳由血入肺）进行得通畅与充分，血液含氧量增多，改善全身供氧情况。长期适度运动锻炼，又可增强机体卫外功能，适应气候变化，从而有助于适应自然环境，预防疾病。

3. 运动可增强脾胃的功能　脾主运化，又主肌肉，经常运动可促进脾胃运化受纳，促进消化的作用，脾胃健则气血生化源源不断，脏腑筋骨百骸得养，肌肉坚实有力。华佗指出："动摇则谷气得消，血脉流通，病不得生。"说明运动有强健脾胃的功能，促进饮食的消化输布。脾胃健旺，气血生化之源充足，才能健康长寿。同时，长期适度运动，可使筋骨坚实，身体强壮。

4. 运动可增强肝脏功能 肝藏血，主筋，经常运动可使心血旺盛，肝血充足，使脏腑筋骨百骸得养，促进人体及四肢的正常活动。如少动，血不畅运，则血亏肝虚，血不养筋，就会出现头晕、目眩、筋骨酸痛。运动能促进肝脏健康，提高人的劳动和活动能力。《素问·六节藏象论》谓肝为罢极之本，即肝脏是耐受疲劳的根本。因为肝脏主管肌肉、筋腱、关节，肝脏功能活动正常，人的运动系统就会稳健。

5. 运动可增强肾脏功能 肾藏先天之精，主骨生髓，通于脑。先天之精有赖脾胃运化的后天之精不断补充，适当运动能使气血畅通，五脏健运，肾精充盈，从而骨健筋强，精神焕发，延年益寿。缺乏运动，则精亏肾虚，骨痿筋软，四肢无力。不少中老年人常见的骨质脱钙、骨质增生、关节挛缩等疾病，也可通过经常的锻炼而得以预防。

（三）畅达全身气血

气血理论是平乐正骨养骨思想的重要理论，郭维淮教授认为，人体是一个有机整体，包括外在的形体与内在的气血，二者相互依存、相互影响。气血滋生、充养形体；形体则是气血生化、运行的物质基础和场所。不论是生理状态下的养骨，还是病理状态下的疗伤，都非常重视气血的作用，通过运动锻炼可以增强气血功能。"动则使通""动则气行""静则气收"等是平乐正骨的重要思想，指的是运动可以使经络畅通，助气血运行，使人体之气更好地发挥推动、调控、防御、固摄、温煦作用；"气为血之帅""气行则血行"，运动同时可使人体之血发挥滋养、生气、载气的作用，从而保证人体正常的生理活动。气血充盈相和，则脏腑筋骨百骸得养，筋骨强健，伤病也因之早愈。

（四）强健筋骨，增强骨关节功能

"用进废退"是生物进化的一般规律。人体运动系统同样具有用进废退之规律。适当运动可以强身健体，增强筋肉、骨与关节的功能。

1. 运动锻炼对骨的影响 人体长期从事运动锻炼，通过改善骨的血液循环，加强骨的新陈代谢，使骨径增粗，肌质增厚，骨质的排列规则、整齐，并随着骨形态结构的良好变化，骨的抗折、抗弯、抗压缩等方面的性能有较大提高。

2. 运动锻炼对关节的影响 科学、系统、适当的运动锻炼，可以提高关节的稳定性、灵活性，提高关节软骨与关节附属结构的生物学性能。适当的运动锻炼可以增加关节面软骨的厚度和骨密度，并可使关节周围的肌肉发达、力量增强、关节囊和韧带增厚，因而可使关节的稳定性加强。在增加关节稳固性的同时，由于关节囊、韧带和关节周围肌肉的生物学弹性提高，关节的运动幅度和灵活性也大大增加。另一方面，运动还能促进关节内滑液的分泌和吸收，促进关节软骨的营养与代谢，对维护关节功能、解除关节疼痛、消除关节积液都有较好的作用。

3. 运动锻炼对肌肉的影响 适当的运动锻炼可增加肌肉的体积、弹性和力量，使肌肉坚实健壮，提高肌肉的工作效率，推迟肌肉的老化，保护关节，增强运动功能。

4. 运动锻炼对韧带的影响　适当的运动锻炼直接作用于韧带组织，它不但能刺激韧带周围的神经、血管，加速血液循环，改善营养状况，而且还能增强韧带的张力和弹性，提高韧带的收缩舒张能力，防止其萎缩，维护关节的稳定性和功能。

（五）加强神经系统的功能

运动是神经系统调节的效应，也可通过效应器的活动刺激，反馈性提高神经系统的调节功能，从而促进全身新陈代谢，使反应敏捷，动作轻快。神经系统最基本的功能就是兴奋和抑制，任何肢体运动的完成都不外乎兴奋与抑制的协调，反复的肌肉运动能提高中枢神经系统的功能，提高大脑皮质兴奋与抑制的协调性，提高神经细胞活动的协同性及均衡性。运动还可增强心肺功能，改善大脑神经细胞的氧气和营养物质的供应，从而使神经系统代谢加强，延缓脑退化过程，减缓脑组织萎缩。

（六）提高机体的免疫功能及内分泌功能

适当经常运动可反应性使白细胞数量增加、活性增强，增强机体免疫能力，提高人体对疾病的抵抗力。可以使中老年人保持充沛精力和旺盛生命力，延缓老化过程，健康长寿。

（七）促进人体发育

适度的运动锻炼，可促进人体生长激素的分泌，进而促进人体发育，表现在以下几个方面：第一，可以促进骨和软骨的生成、成熟。未成年人骨骺未闭，生长激素促使其骨的长度、宽度及厚度成比例地增长，对成年骨骺已闭合者能促进骨的宽厚度和骨质密度增加。第二，可以促进肌肉等组织细胞数目增加，组织生长。第三，可促进脏器发育及功能。

二、平乐正骨运动养骨法的主要内容

平乐养骨运动方法多样，内容丰富，以传统的运动养骨法为主，兼以融汇现代流行的运动元素，既注重未病先防，又注重病时的功能锻炼，科学、合理、简单、实用。平乐运动养骨法注重和强调机体内外的协调统一，和谐适度，遵从动静互补，适度不疲，持之以恒，因人、因时、因地制宜的原则。

（一）传统运动养骨法

五禽戏

五禽戏是一套运动保健疗法，通过模仿虎、鹿、熊、猿、鸟五种动物的动作和神态，达到强身防病的目的。

1. 适宜人群　本运动方法适宜人群广泛。健康者可将之作为日常保健运动，身体虚弱者可作为强身运动。本运动对坐骨神经痛、腰背痛、脊柱炎、肺气肿、哮喘、高血压、冠心病、神经衰弱、消化不良等症有预防和防止复发的功效。脑卒中后遗症患者选择五禽戏锻炼，能改善患者的异常步态和行走姿势，防止肌肉萎缩，提高人体的平衡能力。

2. 慎禁人群　孕妇慎用，体弱的老年人及小儿练习时应由人照护。

3. 注意事项

（1）在练习五禽戏时，应选择空气新鲜、草木繁茂的场所。

（2）运动应遵循循序渐进、持之以恒、适宜运动负荷的原则。每日可锻炼四五次，每次 10 分钟。身体虚弱者可根据自身情况自由掌握。

4. 五禽戏动作要领　一是要像导引术一样，先有意念活动锻炼，再配合呼吸和肢体活动，三者融为一体；二是练五禽戏必须象形取义，如学虎的举、扑、转、啸等动作，学鹿的抵、奔、环顾等动作，学熊的伸腰运身、摇晃行走等动作，学猿的提转、采摘、进退等动作，学鸟的伸展、飞落等动作。

5. 主要作用　五禽戏能增强心肺功能，健壮肾腰，强壮身体，能调达气血，疏通经络，活动筋骨关节。同时具有健脾胃、助消化的作用。经常练习五禽戏，能使人精神爽快，食欲增进，手脚灵活，步履矫健。

6. 主要内容

（1）预备势：两脚分开，松劲站立，两臂自然下垂，目视前方，调匀呼吸，意守丹田。起势调息，动作可以配合呼吸，两手上提时吸气，下按时呼气。两手上提至与胸同高，掌心向上，屈肘内合，掌心向下，按至腹前，速率要均匀、柔和、连贯，可以起到排除杂念、调和气息、宁心安神的作用。（图 12-1）

（2）虎戏：练习虎戏时要表现出威猛的神态，虎戏的各种步法变换可增强关节的灵活性，配以"嗨"发音，能开张肺气、强肾固腰、疏通足太阳膀胱经和督脉，并能使周身肌肉、筋腱、骨骼强壮。对防止老年性骨关节炎、慢性支气管炎、腰背痛、颈椎综合征、神经衰弱、高血压等有一定的作用。

虎戏的手形是虎爪，五指张开，虎口撑圆，第一、二指关节弯曲内扣，模拟老虎的利爪。练习虎戏时要表现虎的威猛气势，虎视眈眈。

虎举：掌心朝下，十指张开，弯曲，由小指起依次屈指握拳，向上提起，高与胸平时，拳慢慢松开，上举、撑拳，再屈指握拳，下拉至胸前，再变掌下按。两掌上举时要充分向上拉长身体，提胸收腹，扶托举重，下落含胸松腹，如下拉双环，气沉丹田；两掌上举时，吸入清气，下按时呼出浊气，可以促进呼吸功能；屈指握拳，能增强掌指功能，改善微循环。（图 12-2）

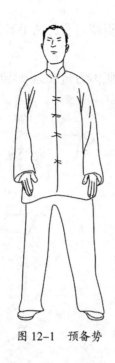 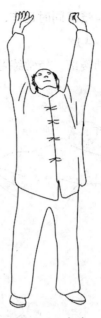

图 12-1 预备势　　　　　　图 12-2 虎举

虎扑：两手经体侧上提，前伸，上体前俯，变虎爪，再下按至膝部两侧，经体侧上提，向前下扑；然后下按双手至膝两侧，逐渐握空拳，慢慢直腰提起，重复下一轮动作。

注意：①抬头前伸，臀部后顶，塌腰伸膝，对拉拔长腰部。②两手前伸时上体前扑，下按上提时，膝部先前顶，再将髋部前送，身体后仰，形成躯干的蠕动。③虎扑要注意手型的变化，上提时握空拳，前伸、下按时变成虎爪，上提时再变成空拳，下扑时又成虎爪，速度由慢到快，劲力由柔至刚。④虎扑动作注意下扑时配合呼气，以气推力，力贯指尖。虎扑使脊柱伸展折叠，锻炼了脊柱各关节的柔韧性和伸展度，起到疏通经络、活跃气血的作用。（图 12-3）

虎戏结束，两手自前上提，内合下按，做一次调息。

（3）鹿戏：练鹿戏时要体现其静谧怡然之态。鹿抵、鹿奔使身体各关节活利，肌肉得到充分牵拉，增强关节灵活性和肌肉力量，可预防骨性关节炎。鹿戏善运尾闾穴，有助于运行任、督二脉的经气，有强筋骨、固腰肾的作用，对腰背痛、腰肌劳损、阳痿、月经不调、痛经等病症有一定疗效。

鹿戏的手形是鹿角，中指、环指弯曲，其余三指伸直张开。

鹿抵：练习时以腰部转动来带动上下肢动作，协调配合。双上肢握空拳，两臂向右侧摆起，与肩等高时，拳变鹿角，随身体左转，两手向左后方伸出；与此同时，两腿微屈，重心右移，左脚提起，足外展 90° 向左前方着地，屈膝，右腿蹬直，注视右脚后跟。

注意：上下肢与腰部同时运作，协调配合，提腿迈步，两手画弧，转腰下势，最后缓缓收回。（图12-4）

鹿抵主要是运动腰部，经常练习能提高腰部肌肉力量和运动幅度，具有强腰固肾的作用。

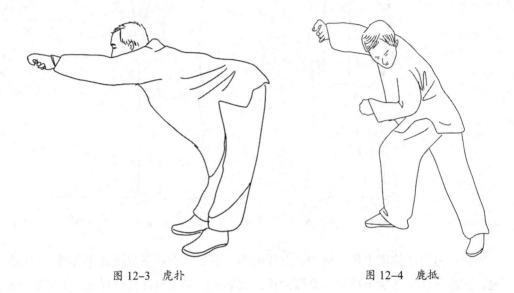

图 12-3 虎扑   图 12-4 鹿抵

鹿奔：两手握空拳向前画弧，最后屈腕，重心后坐，两手变鹿角，内旋前伸，手背相对，还要含胸低头，使肩背部形成横弓，同时尾闾前扣，收腹，腰背部形成竖弓；然后重心前移成弓步，两手下落，收左脚小换步（即左脚掌着地时右脚跟提起，向前迈小步，重心后坐至左足），换右势。鹿奔动作使肩关节充分内旋，伸展背部肌肉，运动四肢与脊柱关节。（图12-5）

鹿戏结束，两手侧前上举，内合下按，做一次调息。

（4）熊戏：练熊戏时要在沉稳中寓轻灵，将其剽悍之性表现出来。熊戏的各种步法变换可以有效地活动髋、膝、踝三个主要关节，有疏通经络、改善血液循环、强壮筋骨、预防骨性关节炎的作用。熊戏中用腰带动身体的晃动，使全身都得到运动，促进全身气血循行，活跃全身生理功能，能通利肩与脊柱各关节、增强腰腹肌力量、调理脾胃，有预防腰背痛和助消化等功效。

熊戏的手形是熊掌，五指弯曲，大拇指压在示指、中指的指节上，虎口撑圆。大自然里的熊表面上笨拙缓慢，其实内在充满了稳健、厚实的劲力。

熊运：两手成熊掌，置于腹下，上体前俯，随身体顺时针画弧，向右、向上、向左、向下，再逆时针画弧，向左、向上、向右、向下，开始练习时要体会腰腹部的压紧和放松。熊运可以调理脾胃，促进消化功能，对腰背部也有锻炼作用。（图12-6）

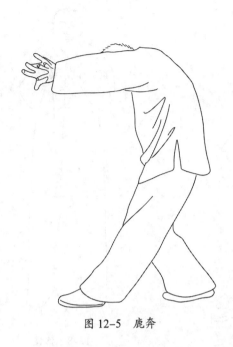

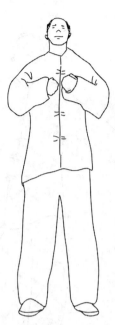

图 12-5　鹿奔　　　　　　　　　　　图 12-6　熊运

熊晃：提髋落步，屈腿后坐，前靠，换做右势，提髋屈腿，落步后坐，前靠，上下肢动作要配合协调。初学时，提髋动作可以单独原地练习，两肩不动，收紧腰侧，以髋带腿，左右交替练习。注意迈步时身体自然下压，膝踝关节放松，全脚掌着地，使震动传到髋部，重心转移时腰部两侧交替压紧、放松。（图 12-7）

熊晃能起到锻炼中焦内脏和肩部、髋关节的作用。熊戏结束，两手侧前上提，内合下按，做一次调息。

（5）猿（猴）戏：练猿（猴）戏时要仿效猿敏捷灵活之性，模仿猿猴东张西望、攀树摘果的动作。猿戏轻盈灵活，可以醒神、增强肢体的灵活性，进而达到健体轻身、增强心肺功能、健壮肾腰和延缓衰老的作用。猿戏中的平衡动作能增强人的平衡能力。

猿戏有两个手形。猿钩，五指撮拢，屈腕；握固，大拇指压在环指指根内侧，其余四指握拢。

猿提：两手置于体前，十指撑开，快速捏拢成猿钩，肩上耸，缩脖，手上提，收腹提肛，脚跟提起，头向左转，头转回，肩放松，脚跟着地，两手变掌，下按至腹前，可做左右两势。注意动作步骤，重心上提时，先提肩，再收腹提肛，脚跟提起，重心下落时，先松肩，再松腹落肛，脚跟着地，以膻中穴为中心，含胸收腹，缩脖提肛，两臂内夹，形成上下左右的向内合力，然后再放松还原。（图 12-8）

重心上提时，要保持身体平衡，意念上领，集中于百会，身体随之向上，猿提可以起到按摩上焦内脏、增强心肺功能的作用。

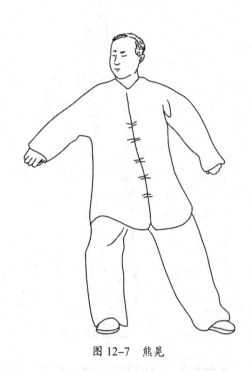

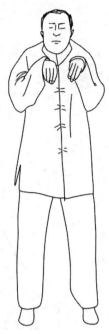

图 12-7　熊晃   图 12-8　猿提

　　猿摘：退步画弧，丁步下按，上步摘果。猿摘模拟猿猴攀树摘果的动作，手形和眼神的变化较多，眼先随左手，当左手摆到头右侧时，转头看右前上方，意想发现树上有颗桃，然后下蹲向前跃步，攀树摘果，变钩手要快，落步收回，变掌捧桃，左手下托；下肢动作是左脚向左后方退步，右脚收回点地，右脚前跨步，重心上移，再收回变丁步。可分左右两势。整套动作上下肢协调配合，浑然一体。猿摘可以改善神经系统功能，提高机体反应敏捷性。（图 12-9）

　　猿戏结束，两手侧前上提，内合下按，做一次调息。

　　（6）鸟戏：练鸟戏时要表现其展翅凌云之势，融形神为一体。鸟戏又称鹤戏，即模仿鹤的形象，动作轻翔舒展，可调达气血，疏通经络，活动筋骨关节。伸展运动还可以加强呼吸的深度，使肺的功能得到充分发挥，也可以加强胃肠、心脏等内脏器官功能，从而改善人体全身的生理功能。鸟戏中的步法变换能起到活利关节、增强肌力的作用。

　　鸟戏的手形是鸟翅，中指和环指向下，其余三指上翘。

　　鸟伸：两手自两侧上举，耸肩缩顶，尾闾上翘，手部水平，腕背相对，然后慢慢下按，身体放松，重心右移，后伸左腿，展开上体，两手于腹前相叠，后缓慢上举至头前上方，手掌水平，身体稍前倾，两手再缓慢下按至腹前，继而向后呈人字形分开后伸，两膝伸直，保持身体稳定。片刻后还原，换做右势。（图 12-10）

　　鸟伸动作借助两臂上举、下按而吐故纳新，并有舒展形体、疏通任督二脉精气的作用。

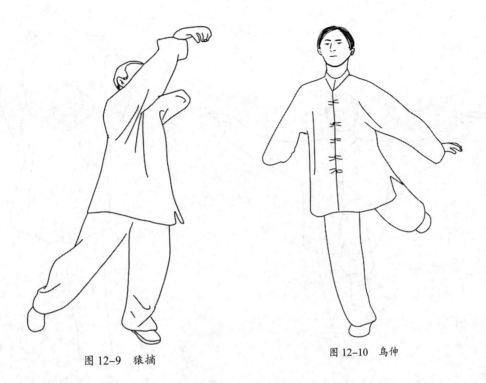

图 12-9　猿摘　　　　　　　　　　　　图 12-10　鸟伸

　　鸟飞：两手在腹前相合，开始慢慢侧平举，同时提腿独立，后立腿下落，再上举提腿，下落。两次后，换做右势。上举时，先沉肩，再起肘，最后提腕，手背相对，手腕举至与头高齐；下落时先松肩，再沉肘，按掌，掌心相对。整个动作连贯，使肩部手臂形成一个波浪蠕动。一腿提膝时，支撑腿伸直，下落时支撑腿随之弯曲，脚尖点地，再提膝。练习鸟飞时要上下肢协调配合，身体保持平衡。经常练习可锻炼心肺功能，通利四肢关节，提高平衡能力。（图 12-11）

　　鸟戏结束，两手侧前上提，内合下按，做一次调息。

　　引气归元：引气归元是五禽戏收功动作，可以调和气息。

　　两手侧举向上，配合吸气；体前下落，配合呼气。两手侧举，掌心向上，举至头顶上方，掌心向下，沿体前自然下落。意念可随两手而行，上举时如捧气至头顶上方，下落时外导内引，身体放松，意念下行，两手在腹前画弧合拢，虎口交叉，叠于腹前，闭目静养，调匀呼吸，意守丹田，能起到合气血、通经脉、理脏腑的功效，待呼吸均匀，意念归于丹田，两眼慢慢睁开，合掌搓手至手心发热，浴面，可重复数次，最后两掌向上，过耳后沿体前缓缓下落，两臂自然下垂，两脚并拢。通过收功使身体舒泰安康，恢复常态。（图 12-12）

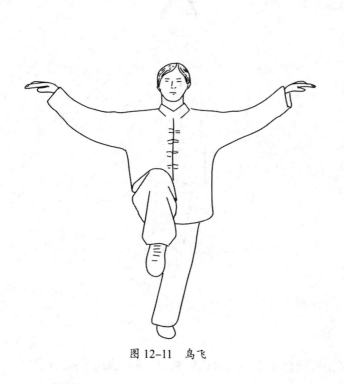

图 12-11 鸟飞

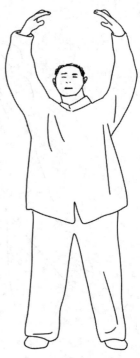

图 12-12 引气归元

八段锦

八段锦是古人创编的由八节不同动作组成的一套医疗、康复体操。

1. 适宜人群 本运动方法适宜人群广泛，男女老幼皆可锻炼。对于头痛、眩晕、肩周炎、腰腿痛、消化不良、神经衰弱诸症亦有防治功效。

2. 慎禁人群 孕妇慎用，体弱的老年人及小儿练习时应有成人照看。

3. 注意事项

（1）在练习八段锦时，应选择空气新鲜、安静、地面平坦的场所。

（2）练八段锦可根据自己的体力条件，选用坐位或站位。每日可锻炼 3 ～ 5 次，每次 8 ～ 10 分钟。运动应遵循循序渐进、持之以恒、适量负荷的原则。

（3）做动作时也要以意念领动，思其要领，自然引出动作来，并注意配合呼吸。

4. 主要作用 八段锦功能柔筋健骨、养气壮力，可以行气活血、协调五脏六腑功能，改善神经体液调节功能，对腹腔脏器有柔和的按摩作用，对神经系统、心血管系统、消化系统、呼吸系统及运动器官都有良好的调节作用。

5. 具体内容

（1）双手托天理三焦（图 12-13）

预备姿势：立正，两臂自然下垂，眼看前方。

动作：两臂慢慢自左右侧向上高举过头，十指交叉翻掌，掌心向上。两足跟提起，离地一寸。两肘用力挺直，两掌用力上托，两足跟再尽量上提，维持这种姿势片刻；两手十指分开，两臂从左右两侧慢慢降下；然后两足跟轻轻落地，还原到预备姿势。

（2）左右开弓似射雕（图 12-14）

预备姿势：立正，两足尖并拢。

动作：左足向左踏出一步，两腿弯曲成骑马势，上身挺直，两臂于胸前十字交叉，右臂在外，左臂在内，手指张开，头向左转，眼看左手；左手握拳，示指向上翘起，拇指伸直与示指成八字撑开，左手慢慢向左推出，左臂伸直，同时右手握拳，屈臂用力向右平拉，作拉弓状，肘尖向侧挺，两眼注视左手示指；左拳五指张开，从左侧收回到胸前，同时右拳五指张开，从右侧收回到胸前，两臂十字交叉，左臂在外，右臂在内，头向右转，眼看右手，动作同上，左右交换。最后收为立正姿势。

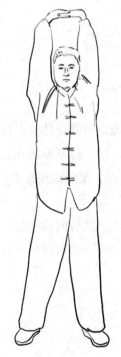

图 12-13　双手托天理三焦

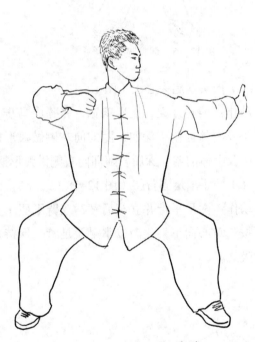

图 12-14　左右开弓似射雕

（3）调理脾胃举单手（图 12-15）

动作：站直，双臂屈于胸前，掌心向上，指尖相对。先举左手翻掌上托，右手翻掌向下压，上托下压时吸气而还原时则呼气。左右上下换做 8 次。

（4）五劳七伤往后瞧（图 12-16）

动作：自然站立，两臂自然下垂。慢慢向右转头，眼看后方，复原，成直立姿势；再慢慢向左转，眼看后方，复原。

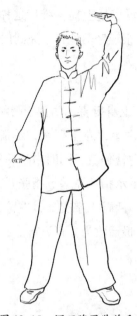

图 12-15 调理脾胃举单手

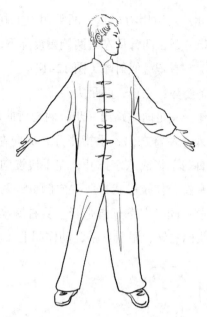

图 12-16 五劳七伤往后瞧

（5）摇头摆尾去心火（图 12-17）

动作：两腿开立，比肩略宽，屈膝成马步，双手扶膝上，虎口对着身体，上体正直；头及上体前俯、深屈，随即向左侧做弧形摆动，同时臂向右摆，再复原成预备姿势；头及上体前俯，深屈，随即向右侧做弧形摆动，同时臂向左摆，复原成预备姿势。

（6）两手攀足固肾腰（图 12-18）

动作：两足平行并立与肩宽，双臂平屈于上腹部，掌心向上。然后向前弯腰，翻掌下按，掌心向下，逐渐以掌触及足背，保持片刻后缓慢起立复原。前俯时呼气，还原时吸气。

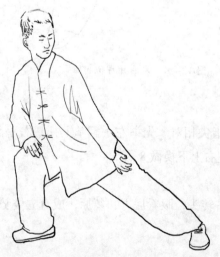

图 12-17 摇头摆尾去心火

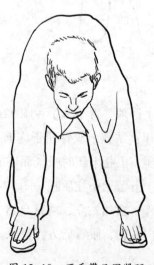

图 12-18 两手攀足固肾腰

（7）攒拳怒目增气力（图 12-19）

动作：两腿开立，屈膝成骑马势，两手握拳放在腰旁，拳心向上。右拳向前方缓缓用力击出，臂随而伸直，同时左拳用力紧握，左肘向后挺，两眼睁大，向前虎视，片刻后慢慢复原，换左拳同前。

（8）背后七颠百病消（图 12-20）

动作：两腿并拢，立正站好。两足跟提起，前脚掌支撑身体，依然保持直立姿势，头用力上顶。足跟着地，复原为立正姿势。

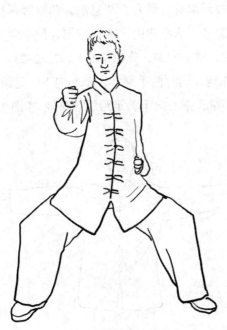 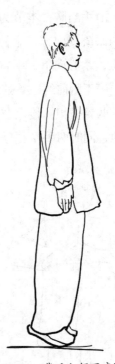

图 12-19 攒拳怒目增气力　　　　　　图 12-20 背后七颠百病消

易筋经

易筋经是一种增强肌肉、筋骨功能的锻炼方法。它除锻炼肌肉、筋骨外，也练气和意，是一种意念、呼吸、动作紧密结合的功法。

1. 适宜人群　本功法适用于年老体弱者锻炼，对于神经衰弱、高血压、心血管病、关节炎等亦有一定治疗作用。

2. 慎禁人群　孕妇慎用。

3. 注意事项

（1）在练习易筋经时，应选择空气流动、安静、地面平坦的场所。练功前 10 分钟要停止较剧烈的活动，诱导思想入静。

（2）练习者衣着要宽松舒适，不能紧腰、束胸，不穿高跟鞋；在过饱、过饥时均不可练功，练功前须排解大小便。

（3）练功者可根据自己的体力条件，遵循循序渐进、持之以恒、适量负荷的原则。

（4）练习易筋经时要轻松乐观，心情舒畅，要注意松静结合，刚柔相济，身体自然放松，动随意行，意随气行。

4. 主要作用 易筋经可使肌肉、韧带富有弹性，收缩和舒张能力增强，从而使其营养得到改善。同时，使全身经络、气血通畅，五脏六腑调和，精力充沛，生命力旺盛。

5. 具体内容

（1）两手当胸：本节为起势。两腿开立，两脚距离同肩宽，两手自然下垂，腰背正直，两眼凝视前方，全神贯注。在基本做到调身、调心、调息后，两臂缓缓抬起至前平举位，掌心向下，手臂保持伸直；再翻掌，掌心向内，两肘内屈，使手缓缓向胸前收拢，停于胸前约一拳处，两手指尖相对，掌心向胸，作拱手状。（图12-21）

（2）两臂横担：接上节姿势，以足趾抓地，同时两手翻掌，掌心向下，足跟微提，足尖点地，同时两手左右分开，两臂成侧平举，掌心向下，足跟缓缓落地。（图12-22）

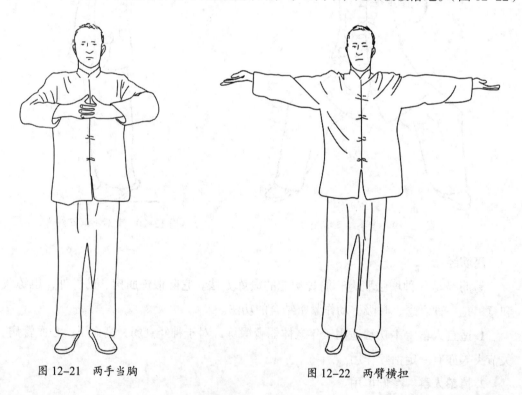

图12-21 两手当胸 　　　　　　　　　图12-22 两臂横担

（3）两手托天：接上一姿势，两手从左右两方缓缓上举，臂伸直，掌心向上，手指朝里，作托天状，同时两足跟再稍抬起，足尖着地，牙关咬紧，舌抵上腭，呼吸细长，意念集中在两手，然后两手握拳，两臂顺原来路线缓缓用力降下至侧平举位，同时足跟放下。（图12-23）

（4）摘星换斗：两脚开立，两臂侧平举，右手缓缓上举伸直，覆掌，五指并紧，指尖向内；抬头向右上方望右手掌心，左手同时放下，并反手以手背贴于腰部，在此姿势下坚持片刻，做 3～5 次呼吸；再左手上举伸直，覆掌，五指并紧，指尖向内，抬头向左上方望左手掌心，右手同时用力放下，并反手以手背贴于腰部，在此姿势下做 3～5 次呼吸。（图 12-24）

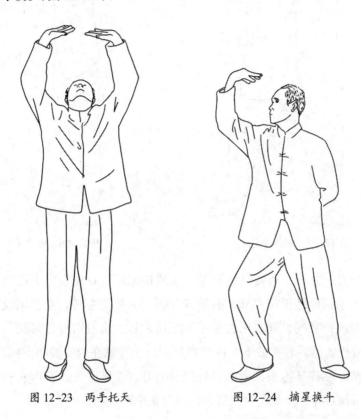

图 12-23　两手托天　　　　　　图 12-24　摘星换斗

（5）倒拽牛尾：接上一姿势，右手从腰部撤回，并顺势向前方翻腕展臂，至手与肩平、肘微弯曲，五指撮拢如梅花状，握空拳，指尖向里，同时右腿跨前弯曲，左腿伸直，成弓箭步，左手也同时放下，顺势向左后方伸出，五指撮拢，握空拳，拳心向上；然后吸气，意念集中在右手，右手做向后倒拉牛尾状；再呼气，意念集中在左手，左手做向前顺势牵牛状，换左弓右箭步，左手反抄向左前方，右手收回，伸向右后方；吸气，意念集中在左手；呼气，意念集中在右手。（图 12-25）

（6）出掌展臂：接上节姿势，右脚踏前与左脚并拢，两手收回，放在胸前立正，两臂胸旁屈肘，手指张开，掌心向外。首先两手成"排山掌"（掌指直立与腕成 90°，掌心向前），缓缓向前推出，劲力逐渐加大，至两臂充分伸直为止，同时全身挺直，两眼睁大，向前凝视；然后两掌缓缓收回，呈屈肘状贴于左右两侧胸肋部。（图 12-26）

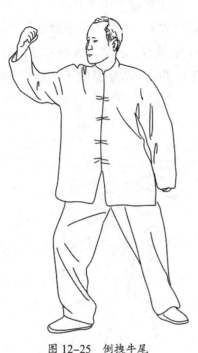

图 12-25　倒拽牛尾

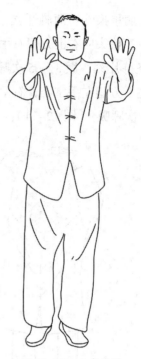

图 12-26　出掌展臂

（7）力拔马刀：立正，两臂向前平举，手成排山掌。首先右手上提至后脑，用掌心贴枕部抱头，手指轻轻压拉左耳，右腋张开，同时头向左转，左手则收回，反手以手背贴于两肩胛间；吸气，同时用右手手指压拉左耳，头及右肘稍紧张，意念集中在右肘；呼气，放松；然后右手放下，反手提起，以手背贴在两肩胛间，同时左手收回，提至后脑，用掌心贴枕部抱头，手指轻轻压拉右耳，左腋张开，头向右转；吸气，同时用左手手指压拉右耳、头及左肘稍紧张，意念集中在左肘；呼气，放松。（图 12-27）

（8）三盘落地：继前，左脚向左跨出一步，两手收回，左右分开，两脚距离比肩宽，两臂侧平举，掌心向下。首先两腿呈半蹲式，腰背与头部保持正直，两臂屈肘翻掌向上，下臂平举，如托重物状；稍停片刻，两手翻掌向下，小臂伸直，放松，如放下重物状；两腿再慢慢伸直，左脚收回，两足并拢，成直立状。（图 12-28）

（9）青龙探爪：左手握拳，置于腰间，右手向左前方伸出，五指捏成勾手，上体左转；腰部自左至右转动，右手亦随之自左至右水平画圆，手画至前方时，上体前倾，同时呼气；画至身体左侧时，上体伸直，同时吸气，换右势。（图 12-29）

（10）卧虎扑食：右脚向前跨一大步，屈膝成右弓步，上体前倾，双手撑地，头微抬起，眼看前下方；吸气，同时两臂伸直，上体抬高；然后呼气，同时屈肘，胸部下落。随呼吸，两臂屈伸，上体起伏，作扑食状。（图 12-30）

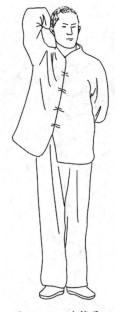

图 12-27　力拔马刀

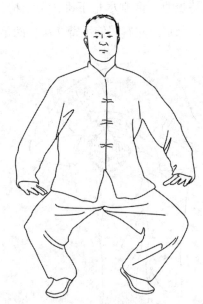

图 12-28　三盘落地

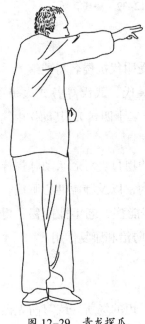

图 12-29　青龙探爪

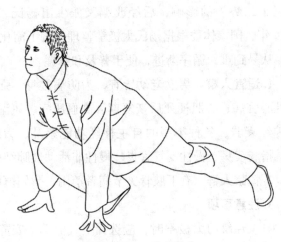

图 12-30　卧虎扑食

（11）振脑躬身：两腿开立，与肩同宽，两手用力合抱头后部，手指敲小脑后部片刻，配合呼吸做屈体动作：吸气时身体挺起；呼气时俯身弯腰，头探于膝间作打躬状。片刻后缓缓起立。（图 12-31）

（12）整理收功：两手提起，两掌向正前方推出，至两臂伸直为止，掌心向外；两手十字交叉，掌心向下，收回至胸前，两手分开；两掌向下推压，腰随掌向前弯曲，两腿保持挺直。两掌尽量下推，头稍抬起，两眼睁大，向前凝视；伸腰起立，两手同时上提，分别向左右屈伸手臂 7 次，两足顿地 7 次，结束全套练习。（图 12-32）

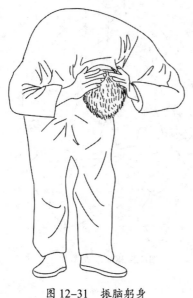
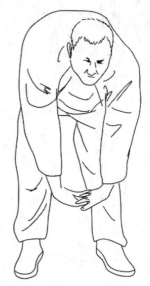

图 12-31　振脑躬身　　　　　　　　　　图 12-32　整理收功

太极拳

太极拳由河南温县陈王廷创造于明末清初，其拳法深受明代抗倭名将戚继光《拳经三十二势》的影响，后经改编又派生出杨氏、孙氏、吴氏、武氏等各式太极拳。1956 年，国家体委根据杨氏太极拳整理创编了简化太极拳（二十四式），其动作由简到繁，从易到难，循序渐进，便于普及和掌握。

1. 适宜人群　男女老幼皆宜，为防病健身、强健筋骨的项目。对冠状动脉粥样硬化性心脏病、心肌梗死后恢复期、高血压病、风湿性心脏病，以及肺源性心脏病、中度神经衰弱、各种类型的自主神经功能紊乱、胃肠神经官能症、老年性便秘、胃及十二指肠溃疡、慢性支气管炎、慢性非活动性肺结核等，有防治和康复作用。

2. 慎禁人群　有下肢骨关节病者禁用。孕妇慎用。

3. 注意事项

（1）在练习太极拳时，应选择空气流动、安静、地面平坦的场所。练习前先做好充分的热身动作。

（2）练习者衣着要宽松舒适，穿平底练功鞋；在过饱、过饥、过劳时，均不可练功，练功前须排解大小便。

（3）练拳者可根据自己的体力条件，遵循循序渐进、持之以恒、适宜运动负荷的原则。

（4）练习太极拳运动应充分掌握动作要领。

4. 主要作用

（1）预防脊柱退行性病变。

（2）预防老人血管硬化。

（3）提高神经系统功能及机体应激能力，增强器官功能。

（4）能增强呼吸功能，扩大肺活量。

（5）可补益肾精、强壮筋骨、畅通经络、培补正气、抵御疾病，能防止早衰，延缓衰老，使人延年益寿。

5. 动作要领

（1）虚领顶劲。头颈似向上提升，并保持正直，要松而不僵、可转动，保持重心稳定。

（2）含胸拔背、沉肩垂肘。指胸、背、肩、肘的姿势。胸要含而不能挺，肩不能耸而要沉，肘不能抬而要下垂，全身要自然放松。

（3）手眼相应。以腰为轴，移步似猫行，上下呼应，融为一体。动作出于意，发于腰，动于手，眼随手转，两下肢弓步和虚步分清而交替，做到腿上有劲，轻移慢放没有声音。

（4）意气相合。用意与呼吸相配合，要用腹式呼吸，气沉丹田，一吸一呼正好与动作一开一合相配。

（5）动中求静，形动于外，心静于内。

（6）式式均匀，连绵不断，一招一式，动作快慢均匀，各式之间连绵不断，全身各部位肌肉舒松协调而紧密衔接。

6. 具体内容

（1）起势：自然直立，两臂自然下垂，两眼平视前方，精神集中，呼吸调匀；左脚向左迈出一步，成开立步，与肩同宽；两臂慢慢向前抬起与肩平，掌心向下；两腿微屈下蹲，两掌轻轻下按。（图 12-33）

（2）左右野马分鬃：上体微向右转，身体重心移至右腿上，同时右臂收在胸前平屈，手心向下，左手经体前向右下画弧放在右手下，手心向上，两手心相对成抱球状，左脚随即收到右脚内侧，脚尖点地；眼看右手；上体微向左转，左脚向左前方迈出，右脚跟后蹬，右腿自然伸直，成左弓步；同时上体继续向左转，左右手随转体慢慢分别向左上、右下分开，左手高与眼平，肘微屈，右手落在右胯旁，肘也微屈，手心向下，指尖向前，眼看左手。上体慢慢后坐，身体重心移至右腿，左脚尖翘起，微向外撇，同时上体微向左转，眼看左手；上体继续左转，重心再移至左腿，两手画弧，右手向左上画弧，放在左手下，两手相对成抱球状，右脚随即收到左脚内侧，脚尖点地，眼看左手；继续做向右转身动作，动作与上相同，只是方向相反。（图 12-34）

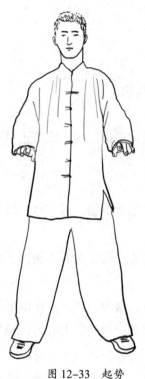

图 12-33　起势

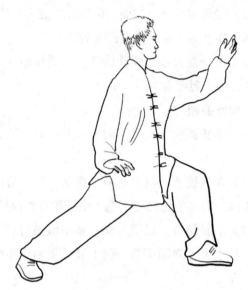

图 12-34　左右野马分鬃

（3）白鹤亮翅：身体微向左转，左手翻掌向下，右手向左下画弧至左手下，两手掌相对成抱球状；右脚前进半步，身体后坐，重心移至右腿，左脚变虚步，脚尖点地；同时身体微向右转，两手向右上和左下分开，右手上提至头部右前方，掌心向面部；左手下落至左胯旁，掌心向下，两眼平视前方。（图 12-35）

（4）左右搂膝拗步（图 12-36）

①右手从体前下落，由下向后上方画弧至右肩部外侧，臂微屈，与耳同高，手心向上；左手上起，由左向上、向右下方画弧至右胸前，手心向下；同时上身微向左再向右转，眼看右手。

②上身左转，左脚向前迈出成左弓步，同时右手屈回，由耳侧向前推出，高与鼻尖平；左手向下，由左膝前搂过落于左胯旁；眼看右手指。

③上身慢慢后坐，重心移至右腿上，左脚尖翘起，微向外撇；随即左腿慢慢前弓，身体左转，重心移至左腿上，右脚向左腿靠拢，脚尖点地；同时，左手向外翻掌，由左后向上平举，手心向上，右手随转体向上向左下画弧，落于左肩前，手心向下，眼看左手。

④与②同，但左右相反。

⑤与③同，但左右相反。

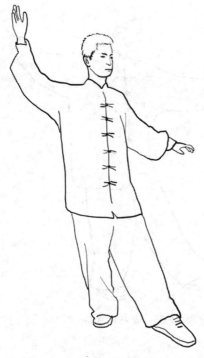

图 12-35　白鹤亮翅

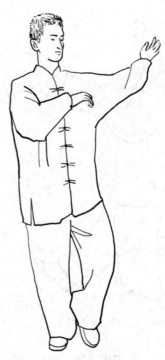

图 12-36　左右搂膝拗步

（5）手挥琵琶：身体重心移至左腿，右脚向前跟进半步；上体后坐，重心移至右腿，上体稍向右转，左掌由下向左，向上画弧，掌心斜向前下方，高与鼻平；右手收回，放在左臂肘部里侧，掌心斜向前下方。左脚略提起，稍向前移，变成左虚步，脚跟着地，脚尖翘起，眼看左手。（图 12-37）

（6）左右倒卷肱（图 12-38）

①右手翻掌（手心向上）经腹前由下向后上方画弧、平举，臂微屈；左手随之翻掌向上，左脚尖落地，眼随着向右转体，先看右方，再转看左手。

②右臂屈肘回收，右手由耳侧向前推出，手心向前；左手回收，经左肋外侧向后上画弧平举，手心向上，右手随之再翻掌向上；同时左腿轻轻提起，向左后侧方退一步，脚尖先着地，然后慢慢踏实，重心移至左腿上，成右虚步；眼随转体左看，再转看右手。

③同②，但左右相反。

④同②。

⑤同②，但左右相反。

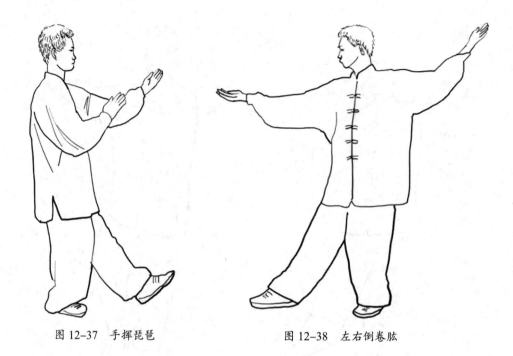

图 12-37　手挥琵琶　　　　　　　图 12-38　左右倒卷肱

（7）左揽雀尾（图 12-39）

①身体右转，左手经腹前向右下画弧，掌心向上；右手翻掌向下，右臂微屈，两手掌心相对成抱球状。同时右脚尖微向外撇，左脚收至右脚内侧，脚尖点地。眼神顾及右手。

②身体左转，左脚向左前方迈出，右脚跟后蹬成左弓步。同时左肘微屈，以左前臂外侧和手背向左侧弧形画出，左掌高与肩平，掌心向后；右手下落至右胯旁，掌心向下。眼神顾及左手。

③身体微向左转，左手随之前伸，掌心向下；右手翻掌向上，经腹前向左上前伸至左腕下方，然后两手下捋，身体以腰为轴微向右转，重心移至右腿，两手下捋，经腹前向右后方画弧，直至右手掌心向上与肩平，左手掌心向后，左臂平屈于胸前。眼神顾及右手。

④身体微向左回转，右臂屈时收回，右手置于左手腕里侧，双手同时向前挤出，左掌心向后，右掌心向前。重心移至左腿，右脚跟后蹬成左弓步。眼神顾及双手。

⑤左手翻掌向下，右手向右前伸，与左手平，掌心向下，两手向左右分开，与肩同宽。身体后坐，重心移至右腿，左脚尖跷起。两臂屈时回收至胸前，两手掌心向前下方，然后两手向前上方按出，手腕高与肩平。同时左腿前弓成左弓步。两眼平视前方。

（8）右揽雀尾：身体后坐并向右转，重心移至右腿，左脚尖里扣；右手先向右，然后向左下画弧至左腹前，掌心向上；左臂平屈于胸前，掌心向下，两手相对成抱球状。同时重心再移至左腿，右脚收至左脚内侧，脚尖点地。眼神顾及左手。其下动作与左揽雀尾相同，唯左右相反。（图 12-40）

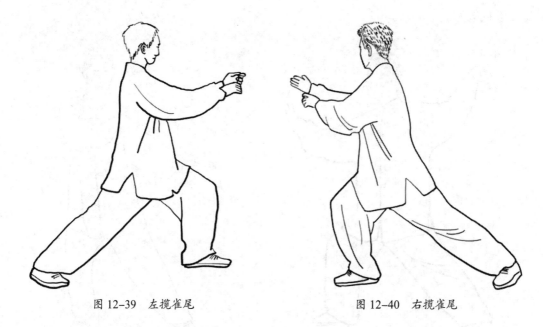

图 12-39　左揽雀尾　　　　　　　　　　　　　图 12-40　右揽雀尾

（9）单鞭（图 12-41）

①上体后坐，重心移至左腿，右脚尖里扣；同时身体左转，两手在体前向左画弧，左臂至身体左侧平举，手心向左，右手至左胁前，手心向后上方，眼看左手。

②身体重心移至右腿，上体右转，左脚向右脚靠拢，脚尖点地；右手随转体向右上方画弧，至右侧时变钩手，臂与肩平；左手自下向右上画弧，至右肩前。视线随右手移动。

③上体微左转，左脚向左前方迈出，脚跟着地；同时左手随上体左转而经面前向左画弧，右脚跟后蹬稍外展，重心逐渐移向左腿，左腿屈膝前弓，右腿自然伸直，成左弓步；左掌慢慢向前推出，手心向前，右臂成幻手在身体右后方，与肩同高。视线随左手移动，眼看左手。

（10）云手（图 12-42）

①身体重心移至右腿上，身体渐向右转，左脚尖里扣；左手经腹前向右上画弧至右肩前，手心斜向里，同时右手变掌，手心向右前，眼看左手。

②上体慢慢左转，身体重心随之逐渐左移；左手由脸前向左侧运转，手心渐渐转向左方；右手由右下经腹前向左上画弧至左肩前，手心斜向后；同时右脚靠近左脚，成小开步（两脚距离 10～20cm）；眼看右手。

③上体再向右转，同时左手经腹前向右上画弧至右肩前，手心斜向后；右手向右侧运转，手心翻转向右，随之左腿向左横跨一步；眼看左手。

云手左右各三次，其下：

④同②解。

⑤同③解。

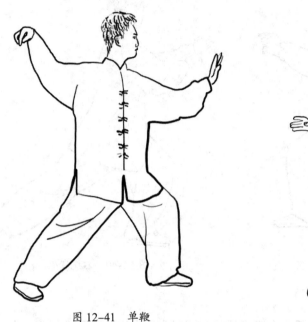

图 12-41 单鞭

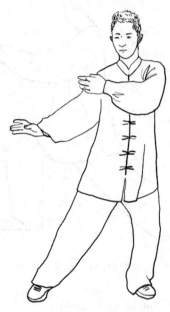

图 12-42 云手

（11）单鞭：上体右转，右手由面部前方向右画弧，至身体右侧，翻掌变幻；左手经腹前向右上画弧至右肩前，手心向内；重心移至右腿，左脚尖点地，眼看左手。上体微左转，左脚向左前方迈出；右脚跟后蹬，成左弓步，身体重心移向左腿，左手慢慢翻掌，向前推出。（图 12-43）

（12）高探马：右脚前进半步，重心移至右腿，左脚掌着地成虚步。同时右勾手变掌，两手掌心翻转向上，两肘微屈，两眼平视前方。身体微向左转，右手经右耳侧向前推出，掌心向前，与眼同高；同时左手收至左侧腰际，掌心向上，左臂微屈，眼神顾及右手。（图 12-44）

（13）右蹬脚：左手掌心向上，前伸至右手腕之上，两手交叉，手背相对，随即向两侧分开，向下画弧；同时左脚向左前方迈出一步，身体重心渐渐移至左脚，右脚跟进至左脚内侧；两手继续画弧，交叉合抱于胸前，手心向后；两臂左右分开画弧，平举，手心向外，同时右腿屈膝提起，向右前方慢慢蹬出，眼看右手。（图 12-45）

（14）双峰贯耳：右腿收回，膝盖提起，左手由后向上向前下落，右手心也翻转向上，两手同时向下画弧，分落于右膝盖两侧，手心均向上；右脚向右前方落下变成右弓步，同时两手下垂，慢慢变拳，分别从两侧向上向前画弧至脸前，成钳形状，拳眼都斜向后方，眼看右拳。（图 12-46）

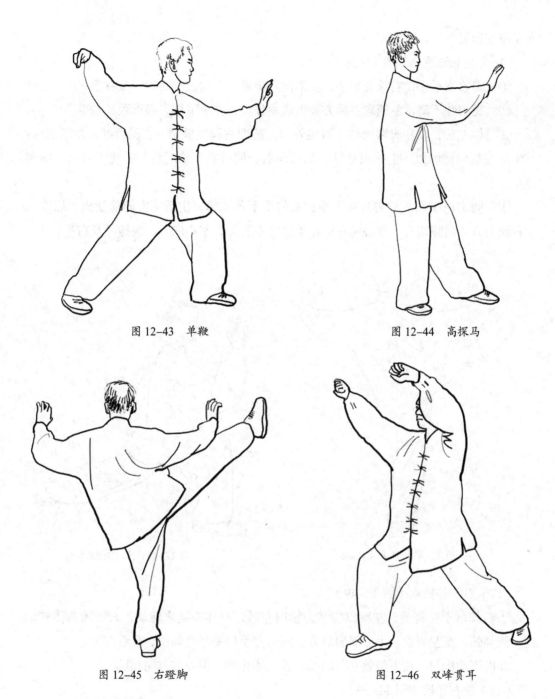

图 12-43　单鞭　　　　　　　　　　图 12-44　高探马

图 12-45　右蹬脚　　　　　　　　　图 12-46　双峰贯耳

（15）转身左蹬脚（图 12-47）

①左腿屈膝后坐，身体重心移至左腿，上体左转，右脚尖里扣；同时两拳变掌，由上向左右画弧，分开平举，手心向前，眼看左手。

②身体重心再移至右腿，左脚收到右脚内侧，脚尖点地；同时两手由外圈向里圈画弧，合抱于胸前，左手在外，手心均向后；眼平看左方。

③两臂左右画弧，分开平举，肘部微屈，手心均向外；同时左腿屈膝提起，左脚

向左前方慢慢蹬出；眼看左手。

（16）左下势独立（图12-48）

①左腿收回平屈，右掌变勾手，左掌向右画弧至右肩前；眼神顾及右手。

②右腿屈膝下蹲，左腿向左后方伸出成左仆步，左手下落，眼神顾及右手。

③身体左转，以左脚跟为轴，脚尖外撇，随即右脚尖里扣，右腿后绷，左腿前弓；左手从左腿内侧画弧，上抬成立掌，掌心向右，同时右手旋时将勾手置于身后，眼神顾及左手。

④右腿提前平屈，脚尖自然下垂；右勾手下落变掌，由后下方向前摆出，屈臂立于右腿上方，肘膝相对，掌心向左；左手落于左胯旁，掌心向下，眼神顾及右手。

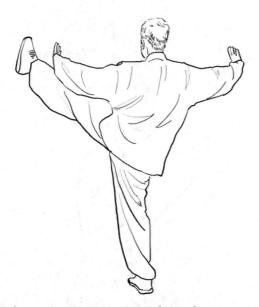

图12-47　转身左蹬脚

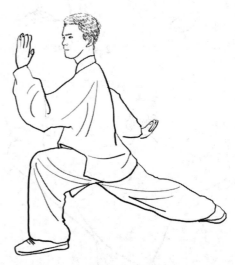

图12-48　左下势独立

（17）右下势独立（图12-49）

①右脚落于左脚前，左脚以脚掌为轴向左转，身体亦随之转动，右手随身体转动向左侧画弧，至左肩前，手心斜向后方；同时左手后平举变勾手，眼看左手。

②以下动作与"左下势独立"的②、③、④相同，但左右方向相反。

（18）左右穿梭（图12-50）

①身体微向左转，左脚向前落地，脚尖外撇，右脚跟离地，两腿屈膝成半盘式；同时两手在左胸前成抱球状（左上、右下），然后右脚收到左脚的内侧，脚尖点地；眼看左前臂。

②身体右转，右脚向右前方迈出，屈膝弓腿，成右弓步；同时右手由脸前向上举，并翻掌停在右额前，手心斜向上；左手先向左下，再经体前向前推出，高与鼻尖平，手心向前；眼看左手。

③身体重心后移，右脚尖略向外撇，随即身体重心再移至右腿，左脚跟进，停于右脚内侧，脚尖点地，同时两手在右胸前成抱球状（右上、左下），眼看右前臂。

④与②同，只是左右相反。

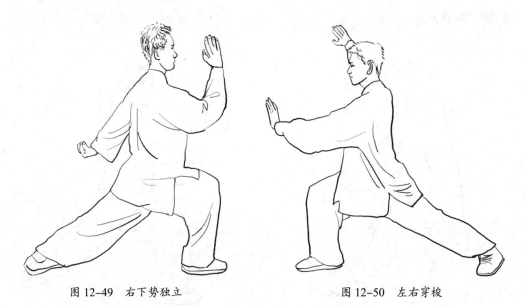

图 12-49 右下势独立　　　　　　图 12-50 左右穿梭

（19）海底针：右脚向前跟进半步，身体重心移至右腿，左脚稍向前移，脚尖点地，成左虚步；同时身体稍向右转，右手下落，经体前向后，向上健时至肩上耳旁，再随身体左转，由右耳旁斜向前下方插出，掌心向左，指尖斜向下；与此同时，左手向前、向下画弧，落于左胯旁，手心向下，指尖向前；眼看前下方。（图 12-51）

（20）闪通臂：上身稍向右转，左脚向前迈出成左弓步；同时右手由体前上提，掌心向上翻转，右臂平屈于头上方，拇指朝下；左手上起向前平推，高与鼻尖平，手心向前；眼看左手。（图 12-52）

（21）转身搬拦捶（图 12-53）

①身体后坐，重心移至右腿，左脚尖里扣，身体向右后转，重心再移至左腿；同时右手随转体变拳，自右向下经腹前画弧至左肘旁，拳心向下；左手弧形上举至左额前，掌心向外；两眼平视前方。

②身体右转，右脚收回后再向前迈出，右脚尖外撇，右拳经胸前向前方翻转撇出，拳心向上；左手落于左胯旁，掌心向下；眼神顾及右手。

③身体重心移至右腿上，左脚向前迈一步；左手上提，经左侧向前平行画弧拦出，掌心向前下方，同时右拳收到右胯旁，拳心向上，眼看左手。

④左腿前弓，右拳向前方打出，拳眼向上，左手附于右前臂里侧，眼神顾及右手。

（22）如封似闭（图 12-54）

①右手边翻掌边由左腕下向前伸出，右拳同时变掌，待左手行至右手背处时，两

手分开，与肩同宽，手心向上，平举于体前。

　　②上体后坐，重心移至右腿，左脚尖翘起，同时两臂屈肘，两掌翻转向下，收至两肋前；右腿自然伸直，左腿屈膝成左弓步；同时两手向前上方推出，手心向前，与肩同宽，眼看前方。

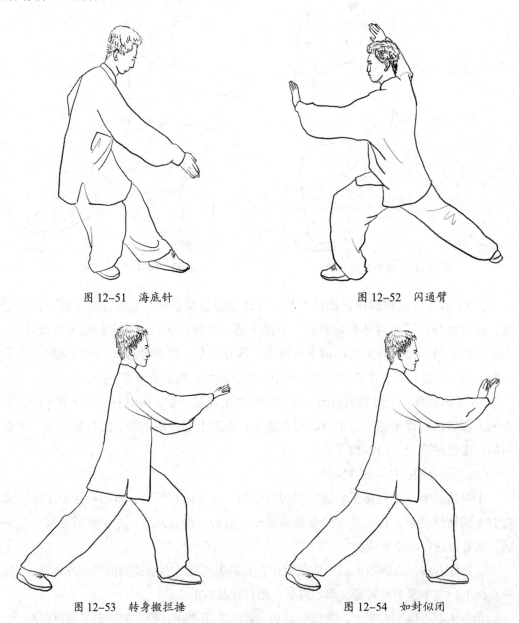

图 12-51　海底针　　　　　　　　　　　　　　　图 12-52　闪通臂

图 12-53　转身搬拦捶　　　　　　　　　　　　　图 12-54　如封似闭

　　（23）十字手：重心移至右腿，左脚尖里扣，向右转体。右手画弧至右侧，与左手成两臂侧平举，两臂微屈，同时右脚尖略外撇，成右弓步；眼神顾及右手，随即重心移至左腿，右脚尖里扣，然后右脚向左收回，两脚平行站立，与肩同宽；两手向下经腹前向上画弧，交叉于胸前，右手在外，两手掌心向后；两眼平视前方。（图 12-55）

（24）收势：两手向外翻掌，手心向下，两臂慢慢下落，停于身体两侧，眼看前方。（图 12-56）

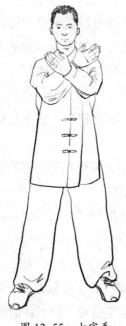 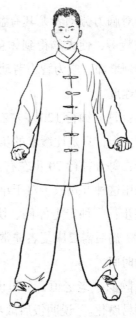

图 12-55 十字手　　　　　　　　　　图 12-56 收势

（二）现代常用的运动养骨法

散步

散步是指闲散、从容地行走，历代养生家们多认为"百练不如一走"。早在《黄帝内经》中就指出"夜卧早起，广步于庭"，这里的"广步"就是散步的意思，提倡人们早晨起床后应到庭院里走一走。散步是一种人们所喜爱而又简便易行的健身方法。

1. 适宜人群　对各种年龄的人皆适用，特别是对于年龄较大的脑力劳动者来说帮助更大。

2. 慎禁人群　无明显禁忌。

3. 注意事项

（1）散步前，全身应自然放松，调匀呼吸，然后再从容散步。

（2）在散步时，步履宜轻松，状如闲庭信步，周身气血方可调达平和、百脉流通。散步时宜从容和缓，百事不思。

（3）散步须注意循序渐进，量力而为，做到形劳而不倦。

4. 主要作用

（1）散步时通过四肢自然而协调的动作，可使全身关节筋骨得到适度的运动，加上轻松畅达的情绪，能使人气血流通，经络畅达，利关节而养筋骨，畅神志而益五脏。

（2）散步能平稳而有节律地加快、加深呼吸，既满足了肌肉运动时对氧供给的需要，又对呼吸系统功能加以锻炼和提高。尤其是膈肌活动的幅度增加，可增强消化腺的功能；腹壁肌肉的运动，对胃肠起按摩作用，有助于食物的消化和吸收，也可防治便秘。

（3）散步对脑力劳动者尤其有益，因为轻快的步行可以缓和单一体位造成的神经肌肉的紧张与疲劳，使大脑得到休息、提振精神。此外，散步能加速血液循环，使大脑的供氧量得到增加，成为智力劳动的良好催化剂，可以提高思维能力。

5. 散步的速度

（1）快步：每分钟行120步左右。能兴奋大脑，振奋精神，使下肢矫健有力。但快步并不等于疾走，只是比缓步的步履速度稍快点。

（2）缓步：每分钟行70步左右。可使人稳定情绪，消除疲劳，亦有健脾胃、助消化之作用。采用这种方式散步对于年老体弱者尤为适宜。

（3）逍遥步：一种走走停停、快慢相间的随意散步形式，因其自由随便，故称之为逍遥步。对于病后需要康复者非常有益。

6. 散步的时间

（1）食后散步：《老老恒言》里说："饭后食物停胃，必缓行数百步，散其气以输于脾，则磨胃而易腐化。"说明饭后散步能健脾消食，延年益寿，但不宜快步。

（2）清晨散步：早晨起床后，或在庭院之中，或在林荫大道等空气清新、四周宁静之地散步，可吐故纳新，使神清气爽。但要注意气候变化，适当增减衣物。

（3）春月散步：春季的清晨进行散步是适应时令的最好养生法，因为春天是万物争荣的季节，人亦应随春生之势而动。

（4）睡前散步：《柴岩隐书》曰："每夜欲睡时，绕室行千步，始就枕。"这是因为"善行则身劳，劳则思息"。

倒走

倒走又称倒行、倒退走。同正走相反，倒走是一种反序运动，有利于大脑的运动，有通经脉、调阴阳、除百病的功效。同时能增强抗病能力，安定和调节自主神经，改善血液循环，达到健体祛病的效果。

1. 适宜人群　适宜腰腿痛患者、日常伏案工作或学习者。

2. 慎禁人群　脊柱疾病活动期的患者禁用，老人与孕妇慎用。

3. 注意事项

（1）不宜在人多车多的地方、低洼不平的路上练习倒走，尤其老年人更应注意安全。

（2）行走时注意力要集中，留意运动方向，还要掌握平衡，控制好倒走的速度，以防摔倒。

（3）倒走必须要穿平底软鞋。

（4）倒走时最好结伴，一个人倒走锻炼，同伴正常向前行走，有情况及时提醒倒走者，以免摔倒或发生意外。可两人交替轮换。

4. 主要作用

（1）矫正腰椎生理曲度：倒走时人体重心首先向后移动，随之迈步后行，故对腰椎生理曲度变小的情况有良好的矫正作用。

（2）增强腹肌力量：由于倒走时人体重心首先向后移动，为了保持身体平衡，不过于后倾，位于躯干前侧的肌肉需要加强收缩。因此，持之以恒的倒走可以增强腹肌力量，增强脊柱的平衡与稳定，预防腰肌劳损，缓解和治疗部分腰背疼痛。

（3）减肥：倒走减肥是一种新的健康减肥方法。首先，倒走是一种锻炼，自然有运动耗能减肥的效果。其次，倒走时由于腹肌的收缩，对腹部减肥有良好的效果。

5. 动作要领　倒走时膝盖不要弯曲，步子均匀而缓慢，双臂轻轻地向前后摆动，挺胸并有规律地呼吸。

6. 倒走的基本姿势

（1）双手叉腰式：双手分按腰部两侧，拇指在后，四指在前（或相反），后退走。此式易掌握身体重心，保持平衡，比较安全，不足之处是上肢运动量小，速度慢，适于高龄、多病和初学者。

（2）动肩摆臂甩手式：此式能使全身得到运动，取得整体的协调与平衡。适用于倒走熟练者。

（3）屈肘握拳式：此式可减少行进中的阻力，加快速度。适用于倒走有素的倒跑者。几种姿势可以交替运用，取长补短，以适合自己为宜。

游泳

游泳是一项无重力伤害的全身性运动项目，上肢、颈项部、肩背部、腹部及下肢的肌肉全体参与，能有效促进全身肌肉的血液循环。并且运动量和运动强度可大可小，游泳的速度可快可慢，特别适合中老年人健身。

1. 适宜人群　适宜人群广泛，特别适宜于早期或恢复期颈椎病、腰椎病患者及关节炎患者。

2. 慎禁人群　患有严重高血压、心脏病者及月经期妇女、孕妇禁用。

3. 注意事项

（1）游泳的方法以放松性动作为主，中老年人要注意控制运动量，不宜过快，不宜过猛。

（2）空腹、饱食后、酒后、过劳不宜游泳，不要在陌生水域游泳。

（3）保健性游泳每次最佳时间在20～45分钟，切莫贪凉延长时间，影响自身健康。

4. 主要作用

（1）四肢在水中运动时，由于压力和阻力原因，不仅能对运动系统进行很好的锻炼，而且对中枢神经系统、心血管系统、内分泌系统、呼吸系统及消化系统正常运行起到很好作用。

（2）游泳能磨炼毅力，陶冶情操。

游泳是一项很好的健身运动。但是，应持之以恒，才能达到健身的目的。

初学游泳，在熟悉水性之后，应该选择一种泳姿来学习。一般来说，最先要学的是蛙泳，然后依次是仰泳、自由泳和蝶泳。这是因为蛙泳的技术结构虽然比较复杂，动作内部循环的节奏性较强，但是它的呼吸简单，让初学者有一种安全的感觉。蛙泳的每个动作周期都有明显的间歇阶段，初学者能得到充分的休息，并做好下一个动作的思想准备。因此，一旦初步掌握其动作结构，便能游很长的距离，对熟悉水性很有帮助。

虽然游泳是一种全身运动，但不同泳姿锻炼身体部位的侧重点也有所不同。

蛙泳——腿部力量。蛙泳侧重锻炼整体腿部力量，几种泳式中只有蛙泳采用蹬夹动作，因此对加强腿部力量很有效。

蝶泳——胸部力量。蝶泳时，手臂向内划水，类似于做扩胸运动，胸大肌、背阔肌、腹直肌用力较多，锻炼效果也最好。

自由泳——臂部力量。自由泳时，上臂的肱二头肌、肱三头肌用力较多，可以有效锻炼臂部肌肉，同时对肩部肌肉具有一定锻炼作用。

仰泳——背部力量。仰泳时，背阔肌用力会较多，可以使背部肌肉得到舒展。此外，仰泳时需要提臀滑行，对臀肌也是一种锻炼。

（三）关节养骨操

此运动操是根据人体各关节的生理运动范围进行编排的，可以防病健身，亦可疗病康复。

1. 适宜人群　对各种年龄的健康人群皆适用，特别适合骨伤科患者康复期的功能锻炼，以及风湿疾病患者、关节退行性变患者。

2. 慎禁人群　健康人群无禁忌证，骨伤患者骨折未愈合或关节炎性病变的活动期需慎用。

3. 注意事项

（1）运动时，全身放松，自然呼吸。

（2）对于关节不能达到生理范围的患者，在运动过程中应根据实际情况，以能耐受为度。

（3）运动强度及运动量须注意循序渐进，量力而为，做到形劳而不倦。

4. 主要作用

（1）关节运动操可增强关节柔韧性，维持关节稳定性。

（2）对于有关节疾病的患者，常做此操可以促进关节周围气血流通，促进关节功能恢复，有很好的康复作用。

5. 动作要领

（1）预备式：自然站立，双足略分开，与肩同宽，双目平视前方，凝神聚气，调匀呼吸，双手自然下垂，放松身体。

（2）大鹏展翅：双掌朝内、双臂伸直，从两侧向外慢慢外展抬起，至外展90°后逐渐翻掌上举，最后与正上方双手合十相拍，然后倒序放下，反复20次。

（3）苍鹰抓鼠：双臂从下向前抬起，肘关节由曲伸直，五指握向掌心做抓物状，然后慢慢还原，反复8次，动作由缓到快，力量逐渐加强再减弱。

（4）反手推牛：双手十指交叉，掌心向前，双臂伸直前推，反复8次。

（5）神龙摆尾：双手掌对齐，十指并拢，指尖向上，置于胸前，先以左手推动右手向右至极，再以右手推左手至极，双手同时摆动，给予一定阻力，反复交替8次。

（6）夜叉捧跤：双手十指交叉互握，左腕下沉并极力背伸，右腕抬起并极力掌屈，推动左手，双手交替，反复8次。

（7）双佛拜祖：双掌对齐，十指并拢，先极度桡偏，再极度尺偏，反复8次。

（8）旋转乾坤：双手十指交叉互握，先以左腕关节旋转带动右腕，右手随之转动并支持辅助左腕，反复交替8次。

（9）虎开山门：双臂抬起，肘关节屈曲，前臂极力外旋，握拳并伸直肘关节，同时前臂内旋，反复8次。

（10）抡肩拍背：前臂外展并向前画弧，以手掌拍打对侧肩胛部，随后反手向同侧后腰画弧，以手背拍打腰骶部，双手同时进行，方向相反，反复8次。

（11）凤展单翅：左手叉腰，右手从下方向侧方、上方摆动，同时身体脊柱向左侧侧弯，双手交替，反复8次。

（12）搅天动地：左手扶持右肩关节，右臂自下、后、上、前弧形画圈，左右交替，反复8次。

（13）屈腿蹬牛：髋关节、膝关节屈曲，踝关节跖屈，然后髋关节后伸，膝关节伸直，踝关节背伸，向后下方蹬出，左右交替，反复8次。

（14）晨钟单摆：左下肢站立稳定，双手叉腰，右下肢先向内侧摆动，再向外侧摆动，左右交替，反复8次。

（15）转柱移行：左下肢站稳，膝关节微屈，右下肢向前半步，以后跟着地，前足先极力向内旋转，再极力向外旋转，慢慢落地，右足跟进站立，膝关节微屈，左下肢向前半步，以后跟着地，前足先极力向内旋转，再极力向外旋转，慢慢落地。如此左右交替，反复 8 次。

（16）足踏离合：左下肢站稳，右足极力背伸，再极力跖屈，左右交替，反复 8 次。

附：关节正常活动范围

（1）肩关节：前屈 90°，后伸 45°。内旋 80°，外旋 30°。外展 90°，内收 20°～40°。上举 90°。

（2）肘关节：屈曲 140°，过伸 0°～10°。旋前 80°～90°，旋后 80°～90°。

（3）腕关节：背伸 35°～60°，掌屈 50°～60°。桡偏 30°，尺偏 30°。旋前及旋后均为 80～90°。

（4）掌指、指间关节：掌指关节屈曲 90°，近侧指间关节屈曲 90°，远侧指间关节屈曲 60°，掌指关节过伸 30°，拇指外展 45°，拇指对掌 45°。

（5）髋关节：屈曲 145°，后伸 40°。内收 25°，外展 45°。内旋和外旋均为 40°～50°

（6）膝关节：屈曲 145°，过伸 10°。内旋 10°，外旋 20°。

（7）踝关节：背伸 20°，跖屈 45°。

（8）脊柱：颈椎，左右侧屈各 45°；前屈、后伸均 45°；左右旋转 60°～80°。腰椎，左右侧屈各 30°；前屈 90°，后伸 30°；左右旋转各 30°。

（四）脊柱养骨操

平乐养骨脊柱养骨操以活动脊柱为主，操作简单，易学易懂易掌握，场地不限，时间不限，具有方便、简单、实用、科学的特点。

1. 适宜人群

（1）久坐工作、学习者，如学生、办公室人员、司机等。

（2）长期伏案，低头工作人群，如教师、文秘等。

（3）脊柱骨折脱位术后病情稳定，需要康复者。

（4）需要长时间固定某一姿势工作的人员，如井下矿工、卫生保洁人员等。

（5）脊柱风湿性疾病，如强直性脊柱炎、未分化性脊柱关节病患者。

（6）脊柱退行性变患者的康复锻炼。

2. 慎禁人群 处于脊柱疾病急性期者禁用，高血压、心脏病、眩晕患者慎用。

3. 注意事项

（1）运动时全身要自然放松，自然呼吸。

（2）运动强度及运动量须注意循序渐进，量力而为，做到形劳而不倦。

（3）脊柱运动动作要缓慢，不宜过猛，动作范围不能超过生理限度。

（4）持之以恒。

4. 主要作用

（1）运动脊柱，减少脊柱疲劳，增强脊柱的稳定性。

（2）增加脊柱周围肌肉、韧带的弹性。

（3）预防脊柱退行性改变，如颈椎病、腰椎间盘突出等。

（4）可对某些脊柱疾病起到康复作用。

5. 步骤

（1）预备式：自然站立，双足略分开，与肩同宽，双臂下垂，目视前方，调匀呼吸，舒展肢体。

（2）屈背探海：双手十指交叉，掌心向下，低头，屈颈，弯腰，双臂下压，带动头、颈、胸、腰极度屈曲，下颌尽量贴近前胸部，停留片刻，缓慢复原。反复8次。

（3）仰天观月：双手叉腰，头颈后仰，胸背后伸，以双手为支撑，脊柱极度后伸，停留片刻，缓慢复原。反复8次。

（4）展胸擎天：双臂前抬至水平位，掌心向上，向两侧分开，外展至最大限度并带动扩胸，稍停片刻，然后双臂合拢，双手十指交叉，反掌缓缓向上抬过头顶并向上拔伸擎举，停留片刻，缓慢复原。反复8次。

（5）左右挥鞭：先左手叉腰，右臂从外向上弧形挥动，带动脊柱以左手为支点向左侧弯，然后换方向，向右侧做挥鞭动作，反复8次。

（6）展翅回旋：舒展双臂，右臂在前上，左臂在后下，连同脊柱向左旋转，头颈同时左旋，尽量转到不能转动为止，停留片刻，然后调换方向，脊柱向右旋转，反复8次。

（7）回头望月：先以右手置颈后揽颈，令颈部极度后伸并轻揉局部，后缓缓向右后上外转动颈部，眼随颈转，遥望天空，停留片刻，缓慢复原。再以左手置颈后揽颈，令颈部极度后伸并轻揉局部，后缓缓向左后上外转动颈部，眼随颈转，遥望天空，停留片刻，缓慢复原。反复8次，最后轻揉颈部收功。

（8）左顾右盼：双手叉腰，固定腰部，头颈部极力向左旋转，角度逐渐加大，然后头颈向右旋转，反复8次。

（9）丹鹤侧目：将头向左侧肩膀倾斜，逐渐加大幅度，再将头向右侧倾斜，反复8次。

（10）大鹏展翅：双掌朝内、双臂伸直，从两侧向外慢慢外展抬起，至外展90°后逐渐翻掌上举，最后与正上方双手合十相拍，然后倒序放下，反复20次。

（11）收势：舒展肢体，以手拍打脊柱各部，推拿颈部及腰部，放松肌肉。

三、各年龄阶段人群适宜的运动养骨法

婴幼儿时期

此时期的运动主要是促进孩子正常发育，应在父母的帮助下，根据正常婴儿的生理特点和发育规律来进行。刚出生的宝宝没有多少活动能力，因此小儿运动、表达、思维、自理等能力都需要锻炼。通常，宝宝出生1周之后就可以开始运动锻炼了。经常锻炼的宝宝，不仅可养筋骨，促进运动系统发育，大脑还会不断受到刺激，从而可以接受更多新鲜的事物，促进智力发育。

在帮助宝宝运动时要注意以下事项：第一，要让宝宝穿着柔软、舒适、宽松的棉质衣物，有利于活动。第二，小儿满月以后，衣服和被褥不能紧紧束缚在身上，以不妨碍身体自由活动为宜。第三，为了能使宝宝的活动能力得到更好发展，一定要掌握婴儿的生理特点、不同月龄所能达到的运动能力，以更好地协助小儿发展运动技能。

1. 抬头训练　抬头运动，是宝宝动作训练里的第一课，进行得越早越好。因为抬头训练不但可以锻炼颈、背部肌肉，还可通过抬头扩大宝宝的视野范围。具体方法如下。

（1）竖抱抬头：给宝宝喂完奶后，可以将其竖抱起来，使其头部靠在大人的肩上，之后再轻轻让宝宝的头部自然直立片刻，以训练宝宝颈部的肌力。做此动作之前，应先轻轻地拍宝宝的背部，使其打嗝，排出胃部气体，防止饱后溢乳误吸。每天训练4～5次。

（2）俯卧抬头：在给宝宝两次喂奶之间，每天让小儿俯卧一会儿。要注意床面应尽量硬一些，可以用玩具在一边逗引其抬头。这个方法在宝宝出生后十来天就可以进行，但时间不要太长，以免宝宝太累。

（3）坐位竖头：这个方法可以等宝宝满月之后进行，爸爸或妈妈先将宝宝抱来，让宝宝坐在自己的一只前臂上，头部与背部贴在自己的前胸，然后再用另一只手抱住宝宝的胸部，使宝宝面向前方广阔的空间，观看更多新奇的东西，这不但能使宝宝主动练习竖头能力，还可以激发他观察事物的兴趣。

2. 手部训练　促进新生儿手指的灵活运动，是提高其智力和肢体功能的有效手段。宝宝的手虽然还不能完全张开，但也要有意识地开发小儿手部活动能力。可以放一些玩具在他手中，如带柄的拨浪鼓、塑料捏响玩具等，经常训练。

为了从出生起就开始训练宝宝手部的活动能力，爸爸或妈妈要时常抚摸宝宝的手掌，让宝宝逐渐能够抓住大人的手指头，也可以将示指或带柄的玩具塞入宝宝手中，并用自己的手帮他握住片刻。

在训练的开始，可以先用玩具去触碰宝宝的小手，让他感觉不同的物体类型。待宝宝的小手逐渐伸开后，就可以将玩具柄放入他的手中。平时，在抱着宝宝时，可以

在他的前方放一些玩具，让他去触碰，以帮助他早期进行手部的感知活动。

训练宝宝手的灵活性，也可以让他拿起小手去触碰某些物体。如在吃奶时，妈妈可以拿起宝宝的小手放在自己的乳房上，也可以拿他的小手触摸妈妈的脸或手臂等。

3. 翻身训练　俗话说：三翻六坐八会爬。通常，宝宝两个月左右就可以进行翻身练习了，具体方法如下。

（1）用一些好玩的发声玩具，在宝宝的头部两侧逗引他，使其转头注意玩具。每天逗引他几次，就可以很好地促进宝宝颈肌的灵活性和协调性，为日后的侧向翻身作准备。

（2）先用一个发声玩具吸引宝宝转头注视，然后妈妈或爸爸一手握住宝宝的一只手，另一只手将宝宝同侧的一只小腿搭在另一只小腿上，以辅助宝宝向对侧翻身注视。可以左右轮流侧翻练习，帮助宝宝早日感觉体位的变化。

（3）等宝宝大一些，侧翻运动练熟以后，妈妈或其他看护人可以将小家伙喜爱的玩具放他身边，并不断逗引他去抓，使宝宝在抓玩具时顺势翻回侧卧姿势。

4. 爬行训练　宝宝会翻身后即可开始训练。可用玩具引逗的同时在宝宝足端给予一定的对抗力，以助其爬行。也可辅助宝宝移动肢体。

5. 站立与行走　一般宝宝在半岁后就有一些站立的意识和欲望，家长可以用双手扶其腋下，辅助其站立。每次站立的时间由短渐长，不可操之过急，待感觉宝宝站立非常有力时可间断放手，让其短时独自站立，以训练其本体感觉。之后可让宝宝独自扶物站立并逐渐沿着物体行进，或家长双手牵宝宝前行，待其行走稳当后可单手牵行，之后视情况逐渐放行。切记一切应随性而为，不可操之过急，以免造成损伤而影响发育。

6. 蹦跳与奔跑　这些运动是塑造足弓与肌腱的关键环节，同时也是刺激和促进骨骼关节发育的重要环节。正常幼儿在行走稳定自由后便逐渐会跑，一岁半左右即有蹦跳的意识和欲望，此时养骨的重点在于适当保护和指导，避免活动不当造成损伤。

青少年时期

此时期的运动主要是促进孩子正常发育和身体素质提高，应在孩子爱好的基础上，根据孩子的年龄及运动发育水平选择适当的运动项目。适合青少年的运动项目有很多，包括有氧运动、弹跳运动及伸展运动等，不仅适合青少年锻炼身体，还能促进身体长高、使体态优美。

1. 具体内容

（1）有氧运动：游泳、慢跑、快步行走、滑冰、骑车、球类运动等属于有氧运动。这些运动可通过大肌群参与有节律的反复运动，加速血液循环，促进新陈代谢和生长激素分泌。最好每周参加 3～5 次有氧运动，每次 30～60 分钟，每天不超过 2 小时，可分 2～3 次进行。

（2）弹跳运动：跳绳、跳皮筋、蛙跳、纵跳摸高等属于弹跳运动。这些运动可使下肢得到节律性的压力，充足的血液供应会加速骨骼生长。弹跳运动以每天 1～3 次、每次 5～10 分钟为宜。

（3）伸展运动：引体向上、韵律操、踢腿、压腿、游泳等属于伸展运动。这些运动可增加身体柔韧性，使身体变得更加舒展灵活。配合有氧运动和弹跳运动，每周进行 3～5 次，可收到较好的健身效果。

（4）八段锦、关节与脊柱养骨操：有利于青少年筋骨发育及防病。

2. 注意事项

（1）青少年的心肌纤维较细，收缩力弱，泵血功能差，心率快、血压低，调节功能不完善，在体育锻炼时，不要做过分激烈、负荷过大、时间过长和"憋气"的练习。

（2）青少年易兴奋，活泼好动、精力充沛，在体育锻炼时要适当控制运动量和运动强度，活动时间不宜过长，在体育活动中多安排短暂的间歇休息次数。

（3）青少年的胸廓较狭小，弹性阻力大，呼吸肌力量弱、易疲劳，呼吸频率快、深度浅、肺活量小，在体育锻炼时，不宜过多安排强度大、时间长的耐力练习，应选择强度小、活动时间短一些的健身跑等，并养成用鼻呼吸的卫生习惯。

（4）青少年肌肉含水分较多，蛋白质和无机物较少，肌肉力量弱，易疲劳、恢复快，骨骼有机物多、无机物较少，易变形，关节韧带薄弱，关节的稳固性较差，在体育锻炼时要注意培养正确的姿势，不要长时间反复跑跳，不要过多练习从高处跳下。从高处跳下时，要用前脚掌先落地，同时屈膝，以增强缓冲，防止身体受到过多震动。同时力量练习负荷不能过大、时间不要过长，可采用哑铃操、引体向上、仰卧起坐、举杠铃等方法进行练习。

（5）青少年身体处于自然增长期和发育敏感期，在体育健身锻炼时应优先安排速度、灵敏、柔韧性强的练习项目；其次，安排耐力练习项目，继而安排力量练习项目，使身体素质和运动能力的发展同步增进。以预防发育过程中因活动不当而导致骨骺炎、生长痛、关节滑膜炎，以及特发性畸形等疾病的发生。

中年时期

对于中年人来说，生理功能开始下降，会逐渐出现某些老化现象，导致身体适应能力降低。这一时期工作、家庭、社会和心理压力较大，许多慢性或急性疾病就乘虚而入，缺乏运动本身就容易发生各种疾病。因此，中年人如果坚持长期规律的运动，可以提高身体各系统的功能水平，提高机体抗病能力，有效阻止慢性疾病的发生。

中年人此时期的运动应该以维持和提高身体素质、预防慢性病的发生和改善慢性病状况为基本目标。

1. 项目选择　应根据个人的身体素质水平、兴趣爱好、锻炼目标来选择合适的运动项目。

（1）耐力性（有氧）运动：高效率有氧运动指在单位时间内参与活动的关节、肌肉的数量较多，在运动过程中呼吸得到的氧能够连续不断地供给肌肉。适合中年人的有氧运动项目包括散步、慢跑、骑自行车、划船、游泳、健身操、太极拳、有氧负重运动等。

（2）力量性运动：力量性运动可以增强肌肉力量，改善神经肌肉协调性，增加关节灵活性。可以选择健身房器械训练或者在家中锻炼，如举哑铃等；对于患有慢性病的患者和体质较弱者，可以采取气功、太极拳、踢毽等形式进行锻炼。

（3）伸展运动：伸展运动既可用于防治疾病，又可用于健身和健美，能有效地放松精神、消除疲劳、改善体形和机体的柔韧性，主要包括太极拳、八段锦、五禽戏、易筋经和养骨操等。根据个人情况，选择 1 ～ 2 种合适的方式进行锻炼。

2. 注意事项

（1）运动强度和运动时间是决定锻炼是否安全、有效的直接因素。一般情况下，健康中年人锻炼时间应控制在 60 ～ 90 分钟，其中有氧运动（如跑步）要保持在 30 ～ 40 分钟，有氧运动时的心率控制根据年龄不同有所区别，如 20 岁，<150 次 / 分；30 岁，<140 次 / 分；40 岁，<130 次 / 分；50 岁，<120 次 / 分；等等。并且要根据个人体质差异灵活掌握。

（2）对于肥胖、有心血管疾病及其他疾病的中年人，应进行全面体检，确定没有影响运动的因素后才可以开始运动，且一定要选择适宜的活动并严格控制活动量。

（3）运动锻炼应该与积极的心态调整结合起来。只有释放压力、放松精神，坚持科学的体育运动，才能真正从体育锻炼中受益。

老年时期

这一时期的身体各部位老化已经相当明显，可能出现骨质疏松及各种骨性关节炎，而延缓这一进程的最好办法就是参加适宜的运动锻炼。老年人的运动应以轻度活动即低能量活动为主，尽量选择强度小的运动项目，掌握正确的锻炼方法和技巧。适当的运动可增加骨量和肌容量，维护韧带的弹性和关节的稳定性，预防骨质疏松和骨关节病。

1. 项目选择

（1）慢跑：慢跑是许多老年人喜爱的活动，这种锻炼方法简单易行，长期坚持，对增进健康、改善体质效果明显。慢跑能加速全身血液循环，促进冠状动脉的侧支循环，明显增加冠状动脉的血液量，改善心肌营养，还能增加抗动脉硬化的高密度脂蛋白胆固醇含量，延缓动脉硬化的进程。慢跑能增加肺活量，改善肺功能。每次跑步时间以 15 ～ 30 分钟为宜，每周跑 3 ～ 5 次即可，运动量因人而异，且应有规律。患有冠心病者不宜长跑，以免发生意外。

适度跑步应掌握技巧：其一，跑步时上身正直稍前倾，身体不要左右摇晃，两臂前后自然摆动，顺着身体的惯性，自然推动身体前进。其二，跑步应是慢速度放松跑。

（2）散步：散步是老人锻炼最简便、安全的运动。散步可促进体内新陈代谢，调整神经系统功能，缓解血管痉挛状态，促使血管平滑肌放松，有益于预防和控制高血压、动脉硬化、糖尿病等；散步可以增强下肢肌肉及韧带的活动能力，保持关节灵活和稳定，促进四肢及内脏器官的循环，对于调节神经系统、预防和延缓骨关节退变有良好作用；散步可以使呼吸加深，肺活量增大，提高呼吸系统功能，同时可以使消化液分泌增加，增强肠胃功能。每次散步可坚持 20 分钟至 1 小时，每日 1 ～ 2 次，或每日走 800 ～ 2000m。运动量因人而异，科学选择。

（3）伸展运动：既可用于防治疾病，又可用于健身养骨，能有效地放松精神、消除疲劳、改善体形和机体的柔韧性，主要包括太极拳、八段锦和养骨操等。根据个人情况，选择 1 ～ 2 种合适的方式进行锻炼。

2. 注意事项　选择空气清新、道路平坦的地方，不要在烟尘多、噪音大的地方进行锻炼。鸟语花香的公园、湖畔、江边，可使心境舒畅。运动时让四肢舒缓、协调地摆动，全身关节、筋骨得到适度活动。要注意避免意外损伤。

四、日常运动及体育活动对人体的影响

（一）运动不足对人体的影响

日常运动及体育活动作为一种社会现象，对人的身心健康起着重要作用。用进废退是一般的生物学规律，人体各器官只有在运动中才会得到锻炼和加强，长期不运动或运动不足，器官功能可能逐渐退化和萎缩。运动不足使心肺功能显著减弱，血液供应和氧气摄入量明显减少。长期活动量减少，免疫系统的免疫力下降，各种疾病会接踵而来。

缺乏运动是导致肥胖症、糖尿病、高血压、脑溢血、心脏病等疾病的重要原因，对人体造成严重危害，对青少年的生长发育也极为不利。运动不足主要出现在长期久坐伏案工作的人群，很容易出现下列病症。

1. 颈部劳损　有的会感到颈肩部酸胀，时间长者可出现骨质增生，疼痛难忍。

2. 腰部劳损　久坐可使腰部负荷长期过重，造成腰骶部肌肉劳损，常感到腰部酸软无力及全身疲倦。

3. 下肢静脉曲张　久站不运动，如理发工作人员、教师等，易引起下肢血液回流不畅，静脉血液淤滞，出现下肢静脉曲张。

4. 痔疮和便秘　久坐不运动，可使肠道血液淤滞，肠蠕动减弱，易引起痔疮和便秘。

5. 早衰　久坐也可诱发脊柱弯曲、双腿无力、关节软骨退变且缺乏弹性、韧带松弛、关节不稳、骨质疏松、脏腑失调、气血虚弱等。进一步发展，可使双腿肌肉及韧

带萎缩，肌力减退，体能减弱。胖者臃肿无力，瘦者弱不禁风，软弱无力，身体失去活力，易发生早衰。

因此，每一个人都要增强保健意识、运动意识，不能贪图安逸和懒惰，应该多动手、多走路、多活动，使身体得到锻炼，肌肉变得坚实，机体功能得到加强，以提高健康水平。

（二）体育活动可能产生的损伤及预防方法

在日常活动及体育运动过程中所发生的各种损伤统称为运动损伤。过度的、不科学的日常运动和体育活动可造成相应损伤，不仅影响运动者的健康、学习和工作，也对其造成不良的心理影响。

因此，在日常运动及体育健身中，对运动损伤的预防应有充分的认识，需要很好地掌握运动损伤的发生规律，切实做好预防工作，最大限度地减少或避免运动损伤。同时，还应了解和掌握一些运动损伤产生的原因，以及预防与处理方法，使体育运动健康安全而富有成效。常见导致运动损伤的原因包括运动水平差及准备不足、运动方法不当及过量损伤、运动意外损伤、运动意外急症等。

运动损伤的原因及预防方法如下所述。

1. 运动水平不足及准备活动不足引起的损伤

（1）肌肉韧带拉伤

内因：训练水平不够，柔韧、力量、协调性差。

外因：准备活动不充分，场地、气温、湿度不适合相应运动。

预防：选择适当的运动场地及适当的运动项目，在正常天气情况下锻炼，准备活动充分，循序渐进活动。

处理：24 小时为急性期。处理方法为停止运动、加压包扎、制动、抬高受伤部位。24 小时后制动配合按摩、理疗，逐渐进行恢复性锻炼等。

（2）关节扭伤

内因：技术掌握不好、身体协调性差、关节周围肌肉力量小、生理结构不佳、身体疲劳等。

外因：准备活动不够、场地滑、器材使用不当、动作速度快。

预防：准备活动充分、了解设备使用、循序渐进。

处理：急性期制动、冷敷，加压包扎，抬高患肢。24 小时后根据情况送医，或逐渐进行康复性训练。

2. 运动方法不当或运动过量造成的损伤

（1）运动疲劳

原因：未循序渐进、运动强度大、训练时间长、方法不正确等。

预防：安排合理的训练运动时间、计划，注意劳逸结合。

处理：调整锻炼计划，减少运动量，循序渐进，进行全面系统训练。

（2）肌痛

原因：过度提足跟或过量跑跳。

预防：运动前做好准备活动，运动时遵从循序渐进的原则，运动后局部按摩或抬高肢体。

处理：放松、休息，按摩、热敷等。

（3）肌腱炎、关节炎、滑囊炎、儿童骨骺炎

原因：过度训练导致局部肿痛。

预防：运动应遵从循序渐进、适度适量的原则。

处理：休息制动或热敷、就医。

（4）跖筋膜炎

原因：多因过度承重活动导致。或老年人气血虚弱，长久站立或过劳导致。

预防：准备活动要充分（包括脚部的准备活动），穿合适的鞋子，选择适宜的运动项目。

处理：放松、休息，按摩、热浴。

（5）腰肌劳损

原因：活动方法不当或过量，或姿势不良、运动时间过长等致疲劳损伤。

预防：学习正确的技术动作，不急于求成，遵从循序渐进的原则。

处理：放松、休息，按摩、热水浴。

（5）颈椎疾病

原因：活动方法不当或颈部运动过多致疲劳损伤。

预防：学习正确的技术动作，颈部运动不要过多，应遵从循序渐进的原则。

处理：放松、休息，按摩、热水浴。

3. 意外损伤

（1）胫骨疲劳骨折

表现：小腿胫骨部轻度肿胀、压痛，休息时可无症状，稍活动后产生酸痛。X线显示胫骨骨膜有层状反应。

原因：训练方法不当，长期过度活动，小腿的肌肉发展不平衡，突然受力。

预防：学习正确的锻炼方法（如不要长时间做连续跳跃动作、上下踏板动作），适当减少运动量。

处理：适当休息，局部热敷，逐渐进行康复训练等。

（2）跟腱断裂

表现：运动过程中突然感觉小腿下段后侧如遭重物锤击，继而局部轻度肿胀、疼痛，触摸跟腱部空虚并有压痛，踝关节跖屈受限。

原因：训练方法不当，长期过度活动，小腿的肌肉发展不平衡，突然受力。

预防：学习正确的锻炼方法（如不要长时间做连续跳跃动作、上下踏板动作），适当减少运动量。

处理：制动，送医。

4. 意外急症

（1）休克

表现：头晕、眼发黑、心里难受，脸苍白，手发凉，严重时晕倒。

原因：运动过激过量。运动时血液大量供应肢体，突然静止运动时静脉回流不够，脑部供血不足，造成缺氧、脑缺血，产生脑贫血。

预防：高强度运动后，不要马上停止运动。

处理：让患者平卧，保持头低脚高位，从小腿向大腿按摩。

（2）心绞痛

表现：胸前区剧痛，刺痛，左肩背部放射痛。

原因：在寒冷的地方锻炼，或做剧烈运动，素体有隐性心肌缺血。

预防：注意选择良好的锻炼环境，选择适当的活动方式，准备活动要充分，或在有空调的健身房内锻炼。

处理：立即服用速效救心丸或硝酸甘油片，赴医院就诊。

（3）中风

表现：突然出现口眼歪斜、肢体活动不利、语言不清或动作失调，严重者出现恶心呕吐、昏迷等。

原因：往往有高血压病史，选择运动方式不当或过于剧烈。

处理：立即停止运动，呼叫120；呕吐者，保持头部侧倾，观察呼吸，避免呕吐物堵塞气道。

（4）运动腹痛

原因：呼吸肌痉挛（准备活动不够，运动与呼吸不协调），胃肠痉挛（运动前吃得过饱，饭后过早运动，空腹或喝水太多）。

预防：运动前做好健康检查，合理安排饮食；吃饭前后不做剧烈运动，空腹或喝水太多时不运动。

处理：休息，深呼吸，调整呼吸节奏，手按疼痛部位，口服缓解痉挛的药物（如阿托品等）。

五、运动养骨法对常见疾病的防治

（一）腰椎间盘突出症的运动养骨法

运动养骨法对于腰椎间盘突出症有明显的治疗效果，可加强椎间盘部位的血液循环，消除神经根粘连，改善症状。运动锻炼可加强腰肌的力量，减少因腰肌无力而引起的椎间盘再突出和腰椎不稳，起到保护腰椎的作用。另外运动也可以矫正脊柱侧弯，维持脊柱两侧肌肉的力量平衡，促进疾病康复。

1. 运动强度　活动量应由小到大，逐渐增加，适可而止，避免练习力量过大而增加椎间盘的异常受力，造成新的损伤。所以，在进行腰肌锻炼时，强度宜小，速度宜慢，用力宜缓，循序渐进，因人而异，适可而止，贵在持之以恒。

2. 运动时间　每次锻炼 10 ~ 20 分钟，每天 2 ~ 3 次，晨起、晚上睡觉前和午休后都可，持之以恒，方可得效。

3. 项目选择

（1）太极拳、八段锦：对腰部的锻炼有特殊的作用，练拳时注意动作以腰为轴，步法虚实分清，每次练拳活动量以身体发热，微微出汗为宜。

（2）拍打疗法：做拍打性的自我按摩。可用特制按摩棒从腰背起，经臀部直至大腿后，分肌肉进行拍打，每日拍打 3 ~ 5 次，每次拍打 5 ~ 10 分钟。

（3）医疗体操

小燕飞：两手放在背后相握，上体后仰，两腿抬起。

龙抬头：双手撑床，慢慢抬起上半身，头尽量后伸，使胸抬起，作用的支点在腰部，同时吸气，恢复俯卧位，同时呼气。反复 9 次。

大燕飞：两手后伸，以腹部为支点，使上身和两腿同时后伸抬起成反弓状，同时吸气，然后复原，同时呼气。反复 9 次。

鱼打挺：两手叉腰，上体抬起，头和肩胛部离床。

（二）颈椎病的运动养骨法

因颈椎是整个脊柱活动范围最大的部位，颈椎病的发生率非常高。对中老年颈椎病患者来说，选择适宜的运动项目进行锻炼既是一种保健治疗方法，又是一种极为重要的巩固疗效的手段。运动锻炼在某种程度上要比药物治疗好。通过运动锻炼，可使患者的颈部生理功能得以增强，症状得以消除。

1. 运动原则　运动强度宜小，速度宜慢，幅度宜缓，循序渐进，长期坚持。

2. 运动方法　颈椎康复操可改善患者颈部的血液循环，松解粘连和痉挛的软组织。颈椎病康复操中不少动作对颈椎病有独特的疗效；对于无颈椎病患者，做颈椎康复操可起到预防作用。具体动作要领如下。

双掌擦颈：十指交叉贴于后颈部，左右来回摩擦 100 次。

左顾右盼：头先向左、后向右转动，幅度宜大，以自觉酸胀为好，来回做 30 次。

前后点头：头先前再后，前俯时颈项尽量前伸拉长，前后做 30 次。

旋肩舒颈：双手置两侧肩部，掌心向下，两臂先由后向前旋转 20 ~ 30 次，再由前向后旋转 20 ~ 30 次。

双手托天：双手上举过头，掌心向上，坚持 5 秒以上。

躯项争力：两手紧贴大腿两侧，两腿不动，头转向左侧时上身旋向右侧，头转向右侧时上身旋向左侧，来回做 10 次。

摇头晃脑：头向左、前、右、后方向旋转 5 次，再反方向旋转 5 次。

头手相抗：双手交叉，紧贴后颈部，用力扳头颈，头颈则向后用力，互相抵抗 5 次。

回首望月：头用力左旋并尽量后仰，眼看左上方 5 秒，复原后，再旋向右，看右上方 5 秒。

放眼观景：手收回胸前，右手在外，劳宫穴相叠，虚按膻中，眼看前方，5 秒。

3. 注意事项

（1）要规律地完成体操动作。

（2）做操时用力要轻柔缓慢，切不可用力过猛。

（3）如果运动后有所不适应立即停止，或向医生咨询。

（三）骨质疏松症的运动养骨法

运动可促进血液循环，增加骨钙的利用率，减少骨钙的流失，维护骨骼的健康。运动能促进钙的吸收，达到良好的补钙效果。延缓骨质疏松最好的办法就是运动，要使全身的骨骼都受到足够的张力和拉力。应选择动作较多、可以运动全身的项目进行锻炼。

1. 运动原则　因人制宜，强度适中，动作柔缓，全身锻炼。

2. 运动方法

（1）太极拳：适宜老年患者，运动强度和难度小，以每天运动后稍感疲劳为度，动作轻柔和缓，对骨质疏松症有较好的治疗效果。

（2）户外运动：适合不同年龄人群，根据身体素质选择相应强度的运动。进行户外运动可接受日照，促进胆固醇转变为维生素 D，增加钙的吸收。

（3）骨质疏松保健操

动作一：前倾后仰 10 次。

动作二：左右侧身 10 次。

动作三：双手扶膝，然后双手上举，反复进行 10 次。

动作四：一腿屈曲，双手叉腰，两腿交替 10 次。

动作五：两手向前着地，起立，反复进行 10 次。

动作六：一腿放于支撑物上，与髋平行，用力前倾 10 次。

动作七：弓箭蹲步，左右反复进行 10 次。

动作八：蹲足屈身，每次持续 3 分钟。

动作九：弓箭步举手，左右反复进行 10 次。

动作十：跪膝前后举手，左右反复进行 10 次。

3. 注意事项

（1）保持良好的精神状态。

（2）强度较大时可自行降低难度。

（四）肩周炎的运动养骨法

预防肩周炎最理想又简单的方法是坚持运动锻炼，如打太极拳、做操等。平时注意肩部保暖，夏天睡觉不要露肩、吹电扇，不要在潮湿的地方睡卧，以防受风寒湿邪。防止肩部慢性劳损，不可突然做强力劳动或装卸过重物体，以防肩部发生扭伤。

1. 运动原则　主动运动，强度适中，幅度渐增，持之以恒。

2. 运动方法

（1）主动运动：肩关节向各方向做主动运动，从小幅度开始，逐渐加大幅度。做前屈、后伸、内旋、外旋及绕环动作。运动强度宜适度，力量和速度不宜过大，但也不能因怕痛而减小动作的力度。动作幅度尽量大，但不可超出正常的范围。运动时间每次持续约 30 分钟，每个动作可重复 5～6 遍。选择在精力和精神俱佳的时间练习，不宜在睡觉前或者工作很疲惫的时候练习。

（2）肩周炎保健操

动作一：摆动患肢。患者身体前屈 90°，患肢下垂，向前后、左右摆动，然后再做下垂画圈摆动。做时肌肉要放松，幅度由小到大。若患者有高血压，则身体前屈不宜过低。

动作二：体后拉手。患者双手向后反背，由健手拉住患肢腕部，渐渐向上抬，反复进行。

动作三：抱头。双手指交叉抱住颈项，相当于双耳垂水平线。两肘臂夹住两耳，然后用力向后煽两肘，重复此动作。"煽动"是在外展肩关节、屈肘的姿势下，对肩膀关节进行内收和外展的锻炼方法。

动作四：搭肩。患侧屈肘，手搭在对侧肩上，以健手托住患肘似抛物状，尽力使患肢向肩胛骨移动。然后换健侧重复上面动作。

动作五：梳头。患肢反复做梳头动作。

动作六：滑轮锻炼。在门框、窗框上装上滑轮，穿上绳子。双手分别抓在绳子的两端，然后以健侧上肢的活动带动患侧上肢。注意动作要慢，以疼痛能够忍受为度。

动作七：爬墙。面对墙站，患肢手扶墙，手指活动，徐徐向上爬行，使上肢抬高到最大限度，保持几分钟，然后徐徐放下。记下每天的高度，争取每日抬高 1～2cm。

动作八：拉手触耳。手从后项部伸过，触摸对侧耳部。要尽最大努力接近对侧耳部，最好触耳。

动作九：夹臂开合。上臂自然下垂并贴紧胸壁，屈肘 90°，两手半握拳，保持上臂，两前臂向外开、向内合，交替运动。

3. 注意事项　进行锻炼要定量，避免急于求成，锻炼时切忌用力过大或锻炼的时间过长。

（五）膝关节骨性关节炎的运动养骨法

通过适量的运动调养可增加膝关节的活动范围，使局部血液循环得到改善，促进局部软组织炎症的消退。膝关节骨性关节炎的慢性期进行运动锻炼较为理想，患者可采用自主运动、被动运动、助力运动、器械运动等方式。

1. 运动原则　伸屈为主，辅助抬腿，力度适中。

2. 运动项目

（1）关节运动：如果已经出现膝痛，表明关节软骨已经磨损，此时只能在锻炼股四头肌力量的同时进行膝关节的伸屈活动。做每一项动作时，应遵从缓慢、沉稳的原则，做到极限动作时应稍停片刻，至不能耐受为止。运动强度宜适度，运动量宜由小到大。每次运动持续 5～30 分钟，根据个人能力而定，达到中度疲劳即可。选择在精力和精神俱佳的时间练习，不宜在睡觉前或者工作很疲惫的时候练习。

（2）推拿按摩：患者可对有病的关节和附近的肌肉施行自我按摩，以减轻关节的肿胀和肌肉的疼痛；对关节表面可进行轻缓的推按和摩擦，对肌肉可施行较深的揉捏。每次按摩 10～20 分钟。

（3）医疗体操：以静力性的动作为主，禁用起、蹲等膝关节活动范围较大的动作来锻炼股四头肌。

动作一：站立提踵。站立位，两脚与肩同宽，双膝保持伸直或微屈曲姿势，反复缓慢提踵。动作要慢，用力要缓。

动作二：直腿伸膝。人坐在床上或椅子上，双下肢自然垂直，然后大腿用力将膝关节尽量过伸，这时可以看到髌骨随着用力向大腿方向运动。保持用力过伸的位置几秒钟，然后放松。连续做 50 次，休息后再做 50 次，共 3 个周期，然后逐渐增加次数，最终保持在 300 次 ×3 组即可。

动作三：勾足屈伸。坐位或仰卧位，一足跖屈内翻的同时，屈曲膝关节至极限，稍停片刻，坚持至不能耐受，再缓慢伸直至膝关节过伸，稍停片刻，坚持至不能耐受，然后放松，此为 1 次。两腿交替进行，连续做 30 次 ×3 组，每天做 1～2 遍。然后逐渐增加次数，最终保持在 600～900 次即可。

动作四：仰卧抬腿。仰卧于床上，全身放松，两前臂放于身边，一条腿伸直绷紧，缓慢上抬，至 60° 时稍停，坚持至不能耐受，再屈膝关节，然后再缓慢伸直，向下放，至 10° 时稍停片刻，坚持至不能耐受再放松，两腿交替运动。连续做 30 次 ×3 组，每天做 1～2 遍。然后逐渐增加次数，最终保持在 600～900 次即可。

3. 注意事项

（1）运动量加量不可过快，要循序渐进，勿引起疲劳。变换不同的动作，可依个人情况灵活选择。

（2）膝关节疼痛较重者，做下蹲练习时可采取半蹲姿势，待练习一段时间后再逐渐深蹲。练习结束后应慢走一段距离，并用手按摩关节，以放松肌肉。

（六）强直性脊柱炎的运动养骨法

强直性脊柱炎主要表现为脊柱部位疼痛，脊柱僵硬，各方向活动均受限，甚至强直。起病隐匿，缠绵难愈。适当的运动锻炼可以改善疼痛症状，增加脊柱柔韧性，避免或减缓脊柱强直。

1. 运动原则　动作柔缓，禁忌猛烈；主练后伸，兼顾其他。

2. 运动方法

（1）游泳：游泳是一种非常适合强直性脊柱炎患者的运动项目，特别是温泉游泳，既有温泉的保健作用，又有对肢体的功能锻炼作用，可帮助患者脊柱后伸，避免驼背畸形。

（2）运动体操

颈部活动：分腿直立，双手叉腰，头颈轻柔、缓慢地左右旋转、前后屈伸，可配合呼吸。

扩胸运动：抬臂屈肘，两手半握拳（拳心向下）置于胸前，然后画弧向体侧摆动，使肩胛骨向脊柱靠拢，做 30 ～ 50 次。

双手伸展：双手置于胸前，掌心向前，然后慢慢尽量向上伸展，停顿一下，还原，做 30 ～ 50 次。

转动腰部：两腿分开与肩同宽，双手抬于胸前，向左右摆动腰部，脚跟保持不动，做 30 ～ 50 次。

推墙屈伸：面对墙角站立，一手扶一面墙，整个身体保持正直，肘部屈伸推墙，做 30 ～ 50 次。

叉腰旋转：双手叉腰，拇指向后，其余四指朝前，腰部向左、前、右、后依次顺时针旋转，然后反向，做 20 ～ 30 次。

后踢腿：侧向站立，左手扶凳子（或其他可持重物体），右腿伸直，尽量向后上方摆起，同时抬头挺胸，然后换手和腿，做 20 ～ 30 次。

弓背运动：膝和手跪撑在垫上（或床上），先低头含胸，然后把背拱起来，最后抬头塌腰，做 15 ～ 20 次。

蹬车运动：仰卧，两手自然放于体侧，把腿垂直举起来，做蹬自行车一样的动作，做 20 ～ 50 次。

飞机式运动：俯卧，两手抱于头后（助手按住小腿），把上体和头抬起来，然后还原，做 10 ～ 15 次。

俯卧后摆腿：俯卧（助手按住腰部），两腿同时向后上方摆起，然后还原，做 10 ～ 15 次。

腰部屈伸：分腿站立，与肩同宽，腰部做前屈后伸运动，交替进行，各做

15 ～ 20 次。

腰部大回环：全身放松，双手左右各摆动 1 次，然后双手带动腰依前、左、后、右顺序转一圈，做 15 ～ 20 次。

体侧屈运动：左手叉腰，右手上举，向左屈腰，还原，再向右屈腰，交替各做 20 ～ 30 次。

放松运动：两手半握拳，左手轻轻拍打右腰眼，同时，右手拍打左胸部，然后反向进行，做 30 ～ 40 次。

以上 15 种运动，患者可以根据自己的病情轻重选择几种，运动量也可以自己调节。

（七）骨折的运动养骨法

练功活动是骨折治疗的重要组成部分。骨折经固定后，必须尽早进行练功活动，以促进骨折愈合，防止发生筋肉萎缩、骨质疏松、关节僵硬及坠积性肺炎等并发症。练功活动必须根据骨折部位、类型、稳定程度，选择适当的方法，在医护人员指导下进行。从复位、固定后即开始锻炼，并且贯穿于整个治疗过程。练功动作要协调，循序渐进，逐步加大活动量。

1. 骨折早期　伤后 1 ～ 2 周，此阶段患肢局部肿胀、疼痛，容易发生再移位，筋骨正处于修复阶段。此期练功的目的是消瘀退肿、镇痛，加强气血循环，方法是使患肢肌肉做舒缩活动，但骨折部上下关节则不活动或轻微活动。例如前臂骨折时，可做抓空握拳及手指伸屈活动，上臂仅做肌肉舒缩活动，而腕、肘关节不活动，卧床患者还必须加强深呼吸练习，并结合自我按摩等。练功时以健肢带动患肢，次数由少到多，时间由短到长，活动幅度由小到大，以患处不痛为原则，切忌任何粗暴的被动活动。

2. 骨折中期　两周以后患肢肿胀基本消退，局部疼痛逐渐消失，瘀未尽去，新骨始生，骨折部日趋稳定。此期练功的目的是通经活络，加强去瘀生新、和营续骨能力，防止局部筋肉萎缩、关节僵硬及全身并发症。练功活动的形式除继续进行患肢肌肉的舒缩活动外，还可在医务人员的帮助下逐步活动骨折部上下关节。动作应缓慢，活动范围应由小到大，至接近临床愈合时应增加活动次数，加大运动幅度和力量。例如股骨干骨折，在夹板固定及持续牵引的情况下，可进行撑臂抬臀、举屈蹬腿、伸屈髋膝等活动；胸腰椎骨折，可进行飞燕点水、五点支撑等活动。

3. 骨折后期　骨折已临床愈合，夹缚固定已解除，但筋骨未坚，肢体功能未完全恢复。此期练功的目的是尽快恢复患肢的关节功能和肌力，达到筋骨强劲、关节滑利。练功的方法常取坐位或立位，以加强伤肢各关节的活动为重点，如上肢着重于各种动作的练习，下肢着重于行走负重训练。在练功期间可同时进行热熨、熏洗等。部分患者功能恢复有困难时，或已有关节僵硬者，可配合按摩推拿手法，以协助达到舒筋活络的目的。

第十三章 养骨与起居

《管子》曰:"起居时,饮食节,寒暑适,则身利而寿命益;起居不时,饮食不节,寒暑不适,则形累而寿命损。"指出强身健体、延年益寿必须起居有时、节制饮食、适应四时,否则身体劳累而影响寿命。

良好的生活起居在养骨的过程中有着非常重要的作用。骨的健康状态和日常生活息息相关。平乐正骨养骨思想认为,在日常生活中,应在中医养生理论的指导下,合理安排起居作息,做到起居有常,劳逸有度,生活有节,摒除一切不利于健康的因素,形成良好的生活习惯,建立和谐的、平衡的、生态的起居观念,保证身心健康,气血畅达,骨正筋柔,达到延年益寿的目的。

一、起居养骨的原则

(一)起居有常

起居有常指日常作息时间的规律化。起居作息要符合自然界阴阳消长的规律及人体的生理常规,其中最重要的是昼夜节律,否则会引起早衰与损寿。古代养生家认为,春夏宜养阳,秋冬宜养阴。因此,春季应"夜卧早起,广步于庭,被发缓形,以使志生";夏季应"夜卧早起,无厌于日,使志无怒,使华成秀";秋季应"早卧早起,与鸡俱兴,使志安宁,以缓秋刑";冬季应"早卧晚起,必待日光,使志若伏若匿,若有私意,若有所得"。

(二)安卧有方

睡眠是人的一种生理需要。人在睡眠状态下,身体各组织器官大多处于休整状态,气血主要灌注于心、肝、脾、肺、肾五脏,使其得到补充和修复。安卧有方就可以保证人的高质量睡眠,从而消除疲劳,恢复精力,有利于人体健康长寿。若要安卧有方,第一必须保证足够的睡眠。一般说来,中老年人每天睡眠时间以 8 小时左右为宜。二是要注意床具软硬适宜。过硬,全身肌肉不能松弛得以休息;过软,脊柱周围韧带和椎间关节负荷过重,会引起腰痛。三是枕头一般离床面 5 ~ 9cm 为宜。过低,可使头部血管过分充血,醒后出现头面浮肿;过高,可使颈椎曲度变小、落枕、颈肩背部酸痛。四是要有正确的睡眠姿势。一般都主张向右侧卧,微屈双腿,全身自然放松,一手屈肘平放，一手自然放在大腿上。这样，心脏位置较高，有利于心脏排血，并减轻负担。五是要养成良好的卫生习惯，晚饭不宜吃得过饱，也不宜吃刺激性和兴奋性食物，中医认为"胃不和则卧不安"。睡前宜梳头，宜用热水浴足。

（三）谨防劳伤

包括慎房帷及防劳伤。慎房帷，是保肾固精、避免生理功能失调的重要措施。一方面要顺应天性，不宜禁欲；但另一方面也要节制房事，保精养生。防劳伤，是维护强壮机体、避免形体损伤的重要措施。在劳作中要坚持循序渐进、量力而行的原则，注意适度，不能逞强斗胜，切忌久视久坐。

（四）居处适宜

人离不开自然环境，中医很早就提出了人与自然相生相应的"天人相应"学说。《内经》在总结环境对人体健康与长寿的影响时指出，"高者其气寿，低者其气夭"。地理环境不同，寿命长短不一。因为地区不同，水土不同，水土与水质对食物构成成分及其对人体营养的影响很大。同时，气象条件的差异对人体健康的影响也不一样。在寒冷的环境中，细胞代谢活动减慢，人类的生长期延长，衰老过程推迟。此外，居室的采光、通风、噪音和居室内外的环境美化和净化，与人的健康和长寿也密切相关。

（五）衣着恰当

衣着服饰对人体健康也具有一定的影响，主要是与衣服的宽紧、厚薄和质地、颜色等密切相关。古今养生学家认为，服装宜宽不宜紧，并提出春穿纱、夏着绸、秋天穿呢绒、冬装是棉毛。内衣应是质地柔软、吸水性好的棉织品，可根据不同年龄、性别和节气变化认真选择。同时，要特别强调"春不忙减衣，秋不忙增衣"这类春捂秋冻的养生措施。

二、地域、气候与养骨

我国地域辽阔，具有多种气候类型，民族众多，由于地理条件及各地的生活习惯不同。平乐正骨养骨思想认为在养骨过程中应法天顺地，因时、因地、因人而养。人体受地理环境直接或间接影响，可以反映出相应的变化。《素问·阴阳应象大论》记载了我国五方气候的基本特点，即"东方生风""南方生热""西方生燥""北方生寒""中央生湿"。《素问·异法方宜论》指出："东方之域，天地之所始生也，鱼盐之地，海滨傍水""西方者，金玉之域，沙石之处，天地之所收引也，其民陵居而多风，水土刚强""北方者，天地所闭藏之域也，其地高陵居，风寒冰冽""南方者，天地所长养，阳之所盛处也，其地下，水土弱，雾露之所聚也""中央者，其地平以湿，天地所以生万物也众。"说明人民生活在不同的地理环境之下，受着不同水土性质、气候类型、生活条件、生活习惯的影响，从而在生理上形成不同的体质。居东南者宜夜卧早起，居中原者应早卧早起，而居西北者宜早卧晚起，使志安宁。我国东部沿海为海洋性气候，较温润；西部内陆为大陆性气候，较寒燥。故西北地区的人们多穿厚衣鞋袜，暖阳护阴，防燥寒，养骨健身；而东南的居民则多穿透气好的衣服，疏风祛湿，防暑热，健身养骨。

三、居所与养骨

（一）居住环境

居住地的自然环境与人们的健康有着密切的关系。蓝天白云之下、青山绿水之间，当然是最理想的人居环境。在选择住处时，应尽量选择那些自然环境优美，避风向阳、空气新鲜、水质优良、树木花草茂盛的地方，远离水源污染、空气污染或放射物污染，以保证居住环境的舒适安全。

现代城市新居的选址，除了交通方便、生活及社会服务设施齐全外，应以日照充足、树木较多、空气清新、湿润清爽的地区为佳。如果居住条件不太好，也可以走出家门，多到有花有草、有水有树、视野开阔、环境优美、空气新鲜的地方活动。有条件的中老年人还可以进行登山、游泳、垂钓、采摘等丰富多彩的户外活动，或到风景名胜地区旅游，这样既能呼吸新鲜空气，又进行了有氧运动，使人精神焕发，脏腑调和，气血畅达，筋骨健康，对养生保健十分有益。

（二）居室结构

居室结构主要包括居室朝向、居室空间、居室安排、居室布置等。

1. 居室朝向　房屋朝向一般以坐北朝南为佳，既具有"冬暖夏凉"的优点，还有利于室内采光、通风及温度、湿度的调节。

2. 居室空间　居室空间太大不利于采光和保暖，也不利于湿度和温度的调节；太小则不利于空气的流通。居室高度以最高不超过 3m、最低不低于 2.6m 为宜，如居室需要吊顶，居室的高度一定要大于 2.9m，否则会有压抑感。居室面积可根据各个家庭的经济状况而定，一般家庭以客厅 25～30m² 、餐厅 15m² 左右、卧室 10～15m² 为宜。为了室内的采光条件和空气流通，窗户与居室面积的比例不应小于 1：3.5，否则不利于人体的健康。

3. 居室安排　近年来，城市居室的内部结构已逐渐向大客厅、小卧室的方向发展。大客厅为全家人共同生活和接待客人的场所，应具有大众化的特点，以宽敞、明亮、优雅、大方为宜。卧室为家庭成员的个人生活空间，应突出个性化，根据个人爱好进行装饰，以舒适安静为宜。居室的房间要根据房间的使用功能而合理安排。以睡眠为主要功能的寝室，应选择居室面积相对较小但安静而舒适的房间；以看书学习为主要功能的书房，则应选择向阳、宽敞明亮、清静典雅的房间。

4. 居室布置　居室布置应根据主人的个人爱好而定，但总体而言，应以实用为主，尽量简洁大方，朴实典雅，切忌豪华而不实用。居室墙壁的色调对人体的情绪有一定的调节作用，淡蓝或淡绿色为冷色调，给人以清新、宁静、安详的感觉，具有缓解情绪、调节血压的作用，适用于精神紧张或高血压病、失眠症患者。淡橙（红）及淡黄色为暖色调，给人以温暖、兴奋、热烈的感觉。一般情况下，客厅以暖色调为主，而卧室以冷色调为主，并根据主人的爱好而适当调整。室内家具摆放要合理，特别是老年人的居室，门槛应取消，地板须防滑，床宜低矮稳固。

四、不同年龄与养骨

（一）儿童起居养骨法

1. 保持居室空气清新，通风良好，温度适宜。使用空调时，要保证温度适合，以维持室温在 25 ～ 30℃为佳。开空调时还要注重房间经常通风换气，每 2 小时开窗一次，每次通风半小时。无论是开空调还是开窗通风，都不要让风直吹人体，防止着凉伤风。

2. 勤沐浴。小儿的皮肤柔嫩，又爱出汗，如不及时将汗液清洗掉或擦干，汗液堵塞毛孔就容易长痱子、疖子。勤给孩子沐浴、勤换衣服是预防痱子、让孩子凉快舒畅的一种简单易行的好方法。沐浴水的温度要合适，一般控制在 32 ～ 35℃。水温太高起不到散热的作用，水温低了孩子容易着凉。一般情况下，每天沐浴 1 ～ 2 次就行。天气很热时一天可以沐浴 3 次。沐浴后涂点爽身粉、痱子粉或防痱液，都可以预防产生痱子。

3. 养成良好的睡眠习惯。保持睡眠场所安静、舒适，被褥厚薄适宜，灯光可稍暗些。培养儿童良好的睡觉习惯，睡前不过于兴奋或进行大量的运动，不宜训斥孩子。一般应控制在每晚 9 点之前睡觉。睡姿最好以侧卧为主，并逐渐养成习惯。

4. 适当运动。酷热夏日，家长可以选择上午 8—10 点、下午 4—6 点带孩子进行户外活动。要防止阳光直晒，多于树荫下玩耍。还可以给孩子戴遮阳帽，备好凉开水，实时给孩子补充水分，避免出汗过量造成水分丢失。同时要适量限定孩子运动量，防止过度运动引发疾患。

5. 注意卫生。早晚刷牙，勤洗头、勤沐浴、勤换洗衣服，注意室内勤打扫、勤通风换气、透光。如有地毯，应勤吸尘与刷洗晾晒。

（二）青少年起居养骨法

青少年处于生长发育的重要阶段，一定要保证起居有规律，养成良好的卫生习惯。早睡早起，早晚刷牙，餐后适当吃水果，注意随天气变化适时增减衣服。每天温水泡脚，勤换衣物，勤洗澡。粗茶淡饭，戒烟戒酒，多吃蔬菜，适量喝茶，少吃多脂肪油性食物。按时排便，养成饭前便后洗手的习惯。春宜晚睡早起，缓缓散步，无拘无束，以应生发之气；夏宜晚睡早起，戒郁少怒，以应长养之气；秋宜早睡早起，安定志意，以应敛阴潜阳；冬宜早睡晚起，避寒就温，以应潜藏之气。不仅四季节令，就是昼夜变化，对少年人的生理活动也有一定影响。《内经》曰：一日之中，早晨阳气始生，日中而盛，日暮而收，夜半而藏，其变化与四时的"春生、夏长、秋收、冬藏"规律是一致的。因此，顺应四季和昼夜的更替规律来调摄起居，是平乐正骨防病保健的一条重要原则。"体欲常劳"，经常参加适当劳动，可以强壮体魄，健全精神。但过度劳作则耗气，正气耗散，病邪容易乘虚而入。

1. 起居有常，养精扶正　清代名医张志聪指出："起居有常，养其神也。"意思是说，起居作息要有一定规律。起居规律可以养精神、通经络、畅气血、调五脏、濡筋骨。青少年要做到劳逸适度，按时休息。睡眠不足肯定影响脑神，但睡眠时间过长也会耗散精气。养生家认为"凡睡至适可而止，则神宁气足，大为有益""多睡则身体软弱，志气昏坠"，有损于健康。故生活要有规律，按时作息，劳逸结合。

2. 慎起居，严防外邪入侵　适应寒温，随气候之变适时增减衣被，防迎风沐浴、涉水淋雨、久处湿地、夜深露卧，纳凉取暖也宜适度。

3. 培养正确的姿势　平乐正骨认为，任何事情都必须首先遵从自然规律，养骨也不例外。青少年在养骨过程中要注重对正确姿势的培养。

（1）以坐养神：正确的坐姿是上身端坐，垂肩引颈，四肢放松。首先，在日常生活中，每次端坐时间应限制在50分钟内，适当活动10分钟后才能再次入座。第二，静坐养神。可盘腿端坐，双目微闭，以舌抵腭，排除杂念，入静30分钟，可宁神养气，调摄气血以贯脏腑、濡筋骨。

（2）以立养骨：站立时，身体应自然、平稳，两上肢自然下垂，挺胸收腹，上身不要倾斜，两下肢受力均匀。通过并腿站立还可养肾气、养筋骨。具体方法是两腿并拢靠紧，放松站立，然后闭上眼睛，此时会有一种身体微微晃的感觉。

4. 适当体育锻炼　适合青少年的运动有很多，主要包括有氧运动、弹跳运动及伸展运动，这些运动不仅适合青少年锻炼身体，还能促进身体长高、使体态优美。

（1）有氧运动：游泳、慢跑、快步行走、滑冰、骑车、球类运动等属于有氧运动。这些运动可通过大肌群参与的有节律的反复运动，加速血液循环，促进新陈代谢和生长激素分泌。最好每周参加3～5次有氧运动，每次30～60分钟，每天不超过2小时，分2～3次进行。

（2）弹跳运动：跳绳、跳皮筋、蛙跳、纵跳摸高等属于弹跳运动。这些运动可使下肢保持节律性的压力，充足的血液供应会加速骨骼生长。弹跳运动以每天1～3次，每次5～10分钟为宜。

（3）伸展运动：引体向上、做韵律操、踢腿、压腿、游泳等属于伸展运动。这些运动可增加身体柔韧性，使身体变得更加轻松灵活。配合有氧运动和弹跳运动，每周进行3～5次，可收到较好的健身效果。

（三）中老年起居养骨法

1. 坚持运动锻炼　运动可增强肌肉、韧带的弹性，关节活动范围增大，还可减轻骨骼僵硬、酸痛等不适。适当的体育锻炼，有利于关节的保养，完全不动的静养并不是保养骨骼的积极方法。

运动对骨骼健康来说是一剂良药。对于一些骨骼疾病，运动起着很好的防治效果，如散步、登山、步行、游泳等都是很好的运动，只要保持一定的运动量，锻炼效果是很好的。

值得注意的是，中老年人可结合自身情况，参加如慢跑、骑车、跳绳、登高、俯卧撑、举杠铃、网球、太极拳、太极操等运动，保持一定的运动量和运动强度（以不感到疲惫为准）。在运动的同时晒晒太阳，对骨骼健康也都是有帮助的。

2. 勤做户外活动　户外空气清新、通畅，且阳光明媚，最适宜中老年人活动。参加户外活动可沐浴阳光，促进人体必需维生素 D 的合成，促进钙、磷代谢与吸收，预防骨质疏松；陶冶在大自然的怀抱，可宁心养神，条畅气血，舒展筋骨，延年益寿；户外空气清新，有利于吐故纳新与新陈代谢，增强机体功能。

3. 起居有常，戒烟少酒　人体就像一架精密的"机器"，需要精心养护。作息有时，不贪嗜烟酒，才能保证机体持续地焕发活力。

4. 静息调神

（1）端坐调神：稳稳端坐，垂肩引颈，四肢放松，双目微闭，以舌抵腭，排除杂念，入静 30 分钟。

（2）站立调神：两腿分开约 20cm，挺胸收腹，引颈垂肩，四肢放松，双目微闭，以舌抵腭，排除杂念，入静 10 分钟。

第十四章　养骨与药物

药物养骨是指在中医理论的指导下，通过内服或外用天然中药材，借助其补养或通泻作用，对机体进行综合调整，以调整平衡、增进健康、健骨祛病强身的养骨方法。早在《内经》中就提出了"治未病"的预防思想，强调防患于未然，《素问·四气调神大论》说："圣人不治已病治未病，不治已乱治未乱……夫病已成而后药之，譬犹渴而穿井，斗而铸锥，不亦晚乎。"

一、补气药

1. 人参　味甘、微苦，性微温，具有大补元气、益智安神的功效，为补益保健之佳品。适用于呼吸微弱、四肢厥冷、脉微弱、低血压休克等症。由于人参有补益强壮作用，可抗衰老，适用于久病体虚、心悸怔忡、自汗肢冷、气短、虚脱、心力衰竭、神经衰弱等症。

［服用方法］

（1）人参片：将人参切成薄片，放入口中慢慢嚼之，成人每日可用干参1g，鲜参3～4g；儿童减半。早晚饭前像嚼泡泡糖一样食之。

（2）人参茶：将人参切成薄片，放入杯中用开水冲泡。成人每日用干参1g，鲜参3～4g；儿童减半。像喝茶一样，几天后再将杯中参慢慢嚼之食用。

（3）人参糊：将人参打成粉末，用蜂蜜或冰糖水搅拌成糊状，次日服用。成人每日1g，儿童减半。早晚饭前服用。

（4）人参酒：鲜人参30g，野生干灵芝50g。以50度至60度白酒2000g浸泡50～60天（越长越好），然后开始服用。每日早晚分服，每次15～20g。

（5）人参炖鸡：鲜人参30g，干黄芪30g。把人参和黄芪放在鸡肚里，把鸡放在瓷盆里封好后，放入锅内加水，慢火煮之，鸡脱骨后，每天早晚食之。

（6）人参江米鸡：鲜人参30g，干黄芪30g，大枣6～10个，江米100～150g。把人参、黄芪、大枣装在鸡肚里，把鸡放在瓷盆里封好后，放入锅内加水，慢火煮之，待鸡脱骨后，每天早晚食之。

2. 黄芪　性微温，味甘，归脾、肺经，具有补气升阳、益气固表、托毒生肌、利水退肿的功效。适用于自汗、盗汗、浮肿、痈疽不溃、内伤劳倦、脾虚泻泄、脱肛及一切气衰血虚之症。

［服用方法］

（1）黄芪茶：黄芪 5 ～ 10g，开水泡 10 ～ 20 分钟，代茶饮用，可反复冲泡。

（2）芪苓鲤鱼汤：黄芪 50g，茯苓 30g，鲤鱼 1 尾。鲤鱼洗净，黄芪、茯苓以纱布包扎，加水同煮，以生姜、盐调味，饮汤吃鱼。

（3）黄芪山地粥：黄芪 30g，山药 100g，生地黄 15g。黄芪、生地黄煎水取汁，山药研为粉末；将前汁煮沸，频频撒入山药粉，搅匀，煮成粥食。

（4）参芪大枣粥：黄芪 15g，党参 10g，大枣 30g，粳米 100g。黄芪、党参煎水取汁，与后二者一同煮粥食。

3. 西洋参　味甘、微苦，性凉，归心、肺、肾经。具有益气养阴、清热生津的功效。适用于气虚体质，久病体虚，本虚感冒，咳嗽痰少、气短咳喘、口燥咽干、烦倦口渴、食欲不振、倦怠多汗等症。

［服用方法］

（1）煮服：将西洋参切片，取 3g 放入砂锅内，加水适量，用文火煮 10 分钟左右，趁早饭前空腹，将参片与参汤一起服下。

（2）炖服：将西洋参切片，每日取 2 ～ 5g 放入瓷碗中，加适量水浸泡 3 ～ 5 小时，碗口加盖，置于锅内，隔水蒸炖 20 ～ 30 分钟，早饭前半小时服用。

（3）蒸服：将西洋参用小火烘干，研成细末，每次取 5g，用 1 个鸡蛋拌入，蒸熟后服用。

（4）含嚼：将西洋参放在砂锅内用水蒸一下，使其软化，再切成薄片，放在干净的小玻璃瓶内或小瓷瓶内，每日早饭前和晚饭后各含服 2 ～ 4 片，细细咀嚼咽下。

（5）冲服：将西洋参用小火烘干，研成细粉，每次取 5g 置杯中，加入少量蜂蜜，用开水冲泡，加盖后 5 分钟，可分数次服用，以空腹饮用为佳。

（6）参枣汤：取新鲜的西洋参 20g，大枣 5 枚，加水适量，隔水炖成参枣汤，每天早晨空腹和晚上临睡前服用。

（7）西洋参炖鸡：将老母鸡去内脏洗净，取西洋参 50g 放入鸡肚内，再用线缝合鸡肚，加水没过鸡肉，不加盐，先用武火烧开，再用文火炖至鸡肉熟烂，食肉喝汤。

4. 党参　性平，味甘，归脾、肺经。具有补中益气、生津养血的功效。适用于气虚不足的倦怠乏力、气短心悸、食少便溏；气津两伤的口渴；气血两虚的萎黄、头晕等症，以及病后体弱，营养不良。

［服用方法］

（1）党参酒：将党参切碎，浸于 1 斤米酒或白酒中，1 个月后服用，每次 2 ～ 3 汤匙，每日 3 次。

（2）党参汤：每次取党参 9～15g 切薄片，加水适量，用文火煮 10 分钟左右，趁早饭前空腹，将参片与参汤一起服下。

（3）党芪炖鸡：母鸡 1 只，党参、黄芪各 50g，大枣 5 枚，加生姜共炖，熟后加盐、味精，吃肉饮汤。

（4）党枣炖肉：猪瘦肉 100g，党参 30g，大枣 5 枚，加适量调料炖服。

（5）参枣糯米羹：党参 10g，浸泡 1 小时后煎煮 30 分钟，取汁，将糯米 250g、大枣 20 枚放入药汁中，用武火蒸 30 分钟至米熟透，加白糖调味即可。

（6）参归猪腰：猪腰子 500g，当归、党参、山药各 10g，投入砂锅中清炖至熟，将熟猪腰子切成薄片装盘，撒葱、姜、蒜末，淋酱油、醋、香油即成。

（7）党芪鸭条：鸭表皮用酱油涂抹，放入油中炸至鸭皮呈金黄色时捞出沥油，再放入砂锅中，投入陈皮、党参、黄芪各 15g，酱油、葱、姜、盐各适量，武火烧开后，用文火炖至鸭肉熟烂。鸭肉切成条状，装碗，倒原汤、加味精即成。

5. 太子参 性平，味甘、微苦，入心、脾、肺三经。具有补肺健脾、益气生津的功效。可用于脾气虚弱的食少，倦怠，小儿清瘦；肺虚咳嗽；自汗心悸，津液不足的口渴，及病后气阴两亏等病症。

［服用方法］

（1）泡饮：取参片 6～12g，用开水冲泡 2～3 分钟即可饮用。对冲泡时散发出的太子参原香味初闻不适应者，可适量加糖饮用，口感更醇。

（2）泡酒饮：将太子参切段或切片，浸于 1 斤米酒或白酒中，1 个月后服用，每次 2～3 汤匙，每日 3 次。

（3）银耳太子参：银耳 15g，太子参 25g，冰糖适量。将银耳泡开，洗净，太子参布包，同冰糖加水适量，炖至银耳熟，去药包饮用，每日 1 剂。

（4）百合双参汤：百合、太子参各 25g，北沙参 20g，饴糖 50g。将二参布包，同百合水煎取汁，去药包，调入饴糖，拌匀服食。

（5）太子石斛粥：太子参 10g，石斛 15g，大米 100g。将太子参、石斛水煎取汁，纳入大米煮为稀粥服食，每日 2 次。

（6）太子炖鸡鸭：取参片或参条 30g 及作料等，加入到整鸡、鸭或其他肉品中，添水后以文火炖熟。待肉烂参香，吃肉饮汤。

6. 白术 味苦、甘，性温，归脾、胃经。具有健脾益气、燥湿利水、固表止汗、安胎功效。适用于脾气虚弱，食少腹胀，大便溏泻；痰饮，水肿，小便不利；湿痹酸痛；气虚自汗，胎动不安。

［服用方法］

（1）白术膏：白术 300g，放入砂锅中，加适量清水反复熬 3 次，取汁、收浓，调入蜂蜜，熬成膏状，每日服用 3～5 茶匙。

（2）君子汤：白术、茯苓、陈皮、甘草各 9g，人参 10g，一同放入砂锅中加水煎煮即可。每日 1 剂，分两次水煎服。

（3）白术粥：白术 10g，粳米 50g，白糖 10g。先将白术煎煮后，取清汁，加入粳米，熬煮成粥，调入白糖即可。早晚食用。

（4）白术焖乌鸡：白术 10g，白扁豆 30g，乌鸡 500g，料酒 6mL，食盐 2g，味精 1g。几味一同放入锅中焖熟。佐餐食用。

（5）参术健脾茶：白术、党参、麦芽、陈皮各 10g，放入杯中，加沸水冲泡，盖闷 20 分钟即可饮用。

（6）术苓菊花酒：白术、茯苓各 60g，菊花 30g，低度白酒 1000mL，几味药物一同放入玻璃瓶中，加盖密封浸泡 7 日后启封，再调入 1000mL 冷开水即可饮用。

二、养血药

1. 当归　味甘、辛，性温，归肝、心、脾经。具有补血活血、调经止痛、润燥滑肠功效。用于血虚萎黄，眩晕心悸；月经不调，经闭痛经；虚寒腹痛，肠燥便秘；风湿痹痛，跌仆损伤，痈疽疮疡。

［服用方法］

（1）归芪乌鸡汤：乌鸡 1 只，当归 10g，黄芪 20g，香菇 30g。将乌鸡入锅，武火煮，锅开后加入葱、盐、姜、香菇、当归、黄芪，改用文火炖，1 个小时后即可食用。

（2）当归生姜羊肉汤：当归 30g，生姜 30g，羊肉 500g。放入砂锅内，武火烧沸，改用文火炖至羊肉熟烂便可。

（3）归参鳝鱼羹：当归 15g，党参 15g，鳝鱼 500g。鳝鱼置锅内，当归、党参装入纱布袋也放入锅内，加料酒、大葱、生姜、大蒜、食盐，武火烧沸，再用文火煎 1 小时，加入味精即成。

（4）当归火锅：当归片 20g，鱼肉 400g，豆腐 3 块，香菇 5 只，鸡汤 4 碗。将鸡汤、当归放入火锅内，武火煮开，改用文火约煮 20 分钟，将肉片、豆腐、香菇、白菜下锅，加酱油调味，煮开即可食。

（5）当归酒：7 日后即成。每一次 30mL，每日 2 次，饮服。

（6）当归养血膏：当归身 500g，阿胶 250g。将阿胶研成细末，用黄酒浸 12 小时，滤去黄酒。当归清水浸渍 12 小时，再煎煮 3 次，每 1 小时，分次过滤取汁。合并滤液，文火煎熬，浓缩至 1500mL 左右，加入阿胶，用文火再稍加煎煮，浓缩成膏。每服 20mL，每日 2 次，温开水合服。

2. 阿胶　味甘，性平，入肝、肾经。具有补血滋阴、润燥、止血及安胎功效。适用于虚劳眩晕、心悸心烦、失眠多梦；吐血、尿血、衄血、便血、咳血、崩漏、月经过多、妊娠下血、产后下血不止等证；虚劳咳喘、阴虚燥咳、咽干痰少、心烦口渴等证。

［服用方法］

（1）冲服：每次取阿胶粉 3 ～ 9g 放入杯中，依个人口味加入热牛奶、豆浆等，边加边搅拌，使阿胶粉充分溶化后服用，或加蜂蜜、糖等调味。

（2）阿胶鸡蛋汤：将阿胶适量炖化，加蜂蜜 1 匙，冲鸡蛋 1 个，每日早餐前服用，效果更佳。

（3）阿胶酒：将阿胶 80g 切成小块或砸碎，置小坛内，倒入黄酒 500mL，将坛放在文火上煮沸，待阿胶融化后可取下药酒放冷。每次温饮 20mL。

（4）阿胶粥：取糯米 100g 加适量水煮熟，再加阿胶 15g 稍煮，搅化即成。

3. 熟地黄　味甘，性微温，归肝、肾经。具有滋阴养血、益肾生精的功效。适用于血虚骨痿、月经不调、崩中漏下、月经过多、胎前产后血虚不足等妇产科疾病；耳鸣耳聋，须发早白，以及消渴、吐血、衄血等阴虚血亏之症。

［服用方法］

（1）熟地酒：熟地黄 60g，枸杞子 30g，白酒 1000mL。将熟地黄、枸杞子装入纱布袋内，放入瓷坛内，加入白酒，密封，浸泡 20 天后饮用。

（2）熟地补血汤：熟地黄 15g，当归 12g，白芍 10g，鸡血藤 15g。将以上四味药以水浸渍 2 小时，煎煮 40 分钟，取汁温服。

（3）二地膏：熟地黄 500g，干地黄 500g，蜂蜜 1000g。将地黄放入砂锅内以水浸渍 12 小时，煎煮，滤取药液，用文火煎熬至膏状。加入蜂蜜调匀，文火浓缩成膏。用时以白开水化服，每次 15g，每日 2 次。

（4）地黄饮：熟地黄 15g，水煎 30 ～ 60 分钟，取汁，一日内分 2 ～ 3 次温服。

（5）首乌地黄粥：熟地黄 15g，制何首乌 10g，粳米 100g，白糖 15g，先将熟地黄、何首乌放入砂锅中，水煎取汁，然后用药汁熬煮粳米，出锅前调入白糖即可，每日早晚食用。

（6）熟地茶：熟地黄、麦冬各 10g，酸枣仁 15g，远志 5g。将上述药物研磨成粗末，包入纱布中，置于保温杯内，以适量沸水冲泡，加盖闷 20 分钟即可饮用。

（7）熟地炖牛肉：熟地黄 30g，牛肉 250g，当归 15g，黄芪 30g，大枣 10g，白芍 10g，生姜 5g，料酒、酱油各 6mL，食盐、味精各 1g。将几味一同放入锅中，加水炖至肉烂即可食用。

（8）三才炖鸡汤：母鸡 500g，熟地黄 30g，人参 10g，天冬 20g，大枣 10g，生姜 2g，食盐、味精各 2g，葱段、姜片各 5g。以上原料一同放入鸡腹中，加水炖煮，直至肉烂，即可食用。

4. 鸡血藤　味苦、微甘，性温，入肝、肾经。具有补血活血、通经活络、强筋壮骨功效。适用于血虚经闭、月经不调、痛经等妇科疾病；肢体麻木、腰膝酸痛、风湿痹症及瘫痪等病，以及跌打损伤、瘀血肿胀等外伤性病患。

［服用方法］

（1）鸡血藤汤：鸡血藤 10 ～ 15g，大剂量可用至 30g，煎汤内服。

（2）鸡血藤酒：将鸡血藤 250g 置于酒瓶中，倒入 2 斤白酒浸泡，10 日后即可饮用。每日 2 次，每次 10 ～ 30mL，空腹温饮。

（3）鸡血藤炖猪蹄：鸡血藤 30g，猪蹄 1 只。将猪蹄、鸡血藤加姜、葱、绍酒、胡椒、盐、白糖，一同放入砂锅内。先用武火煮沸，转用文火炖 2 ～ 3 小时至熟烂，食肉饮汤。

5. 紫河车　味甘、咸，性温，入肺、肝、肾经。具有峻补气血、益肾生精功效，适用于身体羸弱，阴虚发热，骨蒸潮热，腰膝酸软；咳嗽，气喘；阳痿遗精，以及妇女不孕、气血不足所致的习惯性流产、产后缺乳等疾病。

［服用方法］

（1）煨炖：沸水焯去血污和腥膻味，加入姜、葱、绍酒、胡椒、盐、白糖，清水适量，先用武火煮沸，转用文火炖 2 ～ 3 小时至熟烂，食肉饮汤。

（2）研末食：每日 5 ～ 10g，分 2 ～ 3 次食用。

（3）河车苁蓉饮：胎盘粉 6g，肉苁蓉、菟丝子、淫羊藿、当归各 10g，枸杞子 15g。除胎盘粉外，其余均煎水取汁，加红糖煮沸。分 3 次饮，每次送服胎盘粉 6g。

（4）河车肉丸：胎盘 1 具，猪肉 250g，党参、黄芪各 30g。胎盘、猪肉剁成肉泥，加盐、生姜、胡椒、酱油、水淀粉等调匀，做成肉丸，加水煮汤；党参、黄芪水煎取浓汁，于肉丸近熟时放入。

6. 白芍　味苦、酸，性微寒，入肝、脾经。具有养血柔肝、补血调经、敛阴止汗、缓急止痛等功效。适用于肝旺血虚所致的头晕目眩、胸胁疼痛、四肢拘挛等证；阴虚血亏所致的月经不调、行经腹痛及崩漏带下，以及营阴不固的虚汗不止、夜寐盗汗、衄血咯血。

［服用方法］

（1）白芍汤：白芍 12g，放入砂锅中水煎半小时，取汁饮用，每日 1 剂，分 2 次温服。

（2）白芍粥：白芍粉 20g，粳米 80g，白糖 10g。加水煮制成粥，每日早晚食用。

（3）白芍炖猪肘：白芍 20g，猪肘 300g，酱油、料酒各 6mL，食盐、味精各 2g，葱段、姜片各 6g。炖至熟烂即可，佐餐食用。

（4）白芍炒猪肝：白芍粉 20g，猪肝 250g，酱油、料酒各 5mL，食盐、味精各 2g，葱花、姜末各 4g。炒制，佐餐食用。

（5）白芍甘草茶：炒白芍 10g，甘草、桂枝各 5g。一同放入杯中，以适量沸水冲泡，加盖闷 20 分钟左右即可饮用。

（6）白芍归芪酒：白芍、黄芪各 12g，当归 24g，白术 8g，冰糖 20g，低度白酒 800mL。将上述药物包入纱布中，置于玻璃瓶内，密封浸泡 20 日，加入冰糖即可。每日早、晚各饮用 10mL。

7. 何首乌　味甘、苦、微涩，性微温，归肺、肾经。具有养血益肝、补肾固精、滋阴润肠等功效。适用于阴虚血枯所致的头晕、耳鸣、白发、心悸失眠；腰膝酸软、肢体麻木；遗精、崩漏诸证。

［服用方法］

（1）首乌鱼头煲：制首乌汁 50mL，鱼头 2 个。用料酒、姜、盐腌制鱼头半小时，放入锅内煎炸 5 分钟，加高汤、辣椒、盐、味精、制首乌汁、豆腐块，煮约 10 分钟，淋入香油、胡椒粉即可。

（2）何首乌蒸猪肝：何首乌 20g，猪肝片 250g。何首乌、猪肝切片，略腌；加枸杞子 10g，姜片 2 片，葱段 2 根，盐 1 茶匙，白糖少许，麻油少许，生抽 1 茶匙，米酒 1 茶匙，蒸制 6 分钟即可。

（3）何首乌煨鸡：何首乌 30g，母鸡 1 只。用布包何首乌粉，纳入鸡腹，放砂锅内，加水适量，煨熟。加食盐、生姜、料酒适量即可食用。

（4）何首乌煮鸡蛋：何首乌 100g，鸡蛋 2 个，葱、生姜、食盐、料酒、味精、猪油各适量，煮熟，吃蛋，每次 1 个。

（5）首乌紫菜炖豆腐：何首乌 10g，紫菜 30g，豆腐 100g，鲜虾仁 50g。紫菜、豆腐、虾仁置砂锅烧煮至六成熟时，下姜、葱、何首乌粉、盐等再煮 10 分钟即成。每日 1 次，吃豆腐、喝汤。

（6）仙人首乌粥：制首乌汁 50mL，黑豆 10g，黄豆 10g，花生仁 10 枚，红枣 5 枚，核桃仁 2 枚。将上述原料于清水中浸泡 1 小时，连同首乌汁倒入高压锅内，加适量清水，蒸煮约 15 分钟即可。

（7）何首乌炖烧狮子头：何首乌 12g，肉末 300g。肉末加葱末、淀粉、酱油、盐等抓匀，至肉质呈黏糊状，做成肉丸。油锅加热，以中火将肉丸炸至金黄色，捞起。取洋葱、胡萝卜、卷心菜切成大块，连同肉丸、何首乌放入炖锅，加水慢炖 40 分钟即可。

8. 枸杞子　味甘，性平，归肝、肾经。具有补肾益精、养肝明目、抗衰老等功效。适用于肾阴不足引起的虚劳羸弱、阳痿遗精、腰腿酸痛、足膝酸软、头晕耳鸣诸证。亦适用于肝阴血虚的目昏花、夜盲、视力下降、迎风流泪等眼疾。

［服用方法］

（1）枸杞粥：白米 1 杯，枸杞子 15g。白米加水煮至米粒软烂，将枸杞子加入粥内同煮，并加糖调味，待枸杞子变软即可食用。

（2）杞精膏：枸杞子、黄精各等份。加水以小火多次煎熬，去渣浓缩后，加蜂蜜适量混匀，煎沸，待冷备用。每次 1 ～ 2 匙，沸水冲服。

（3）杞味茶：枸杞子、五味子各等份。研为粗末，每次 9 ～ 15g，沸水浸泡，代茶饮。

（4）乳鸽黄芪枸杞汤：乳鸽 1 只，黄芪、枸杞子各 15g。取瓷盆注水，将黄芪、枸杞子与鸽肉块一起用布包好，隔水炖熟，去药渣，加盐，吃肉喝汤。

（5）黑豆枸杞红枣汤：黑豆 100g。放入锅中加适量水，用武火煮沸后，改用文火熬至黑豆烂熟，加入枸杞子 3 ～ 5g，红枣 5 ～ 10 个，料酒、姜汁、食盐各适量，调味后取汤饮用。

三、滋阴药

1. 沙参　味甘，性凉，归肺、胃经。具有润肺止咳、养胃生津功效。适用于阴虚肺燥引起的干咳少痰、咳血或咽干音哑等症；胃阴虚引起的口干多饮、饥不欲食、大便干结及胃痛、胃胀、干呕等症。

［服用方法］

（1）沙参山药汤：北沙参 15g，怀山药 15g，炒扁豆 12g，莲子 10g。将沙参、山药、扁豆、莲子同放砂锅内，加适量水，煮沸 1 小时后加入白糖，搅匀即成。

（2）参竹炖老鸭：北沙参 50g，玉竹 50g，老鸭 1 只。将鸭块煸炒，加入料酒、姜、葱，煸炒至水干，加入北沙参、玉竹、盐、胡椒粉，武火烧沸，文火炖至鸭肉熟烂，吃肉喝汤。

（3）沙参糖蛋汤：沙参 20g，鸡蛋 2 只。沙参、鸡蛋、冰糖和适量清水共煮，10 分钟后将蛋壳去掉，再煮约 30 分钟即成，吃蛋喝汤。

（4）参竹心肺汤：沙参 15g，玉竹 15g，猪心肺 1 副。猪心肺、沙参、玉竹、葱、姜一起入锅，注入肉汤，先用武火烧沸，再用文火炖至猪心肺熟透，捞出猪心肺待凉，切片放碗中，加糖、盐、胡椒粉、味精调味即成。

2. 百合　味甘，性微寒、平，归心、肺经。具有养心安神、润肺止咳的功效。适用于肺燥或肺热咳嗽、热病后余热未消、神思恍惚、失眠多梦、心情抑郁、喜悲伤欲哭等病症。

［服用方法］

（1）清蒸百合：鲜百合适量洗净，蒸熟食用。

（2）蜜汁百合：百合 60g，蜂蜜 30g。放碗内拌匀，入锅隔水蒸熟食用。

（3）绿豆百合粥：绿豆 100g，粳米或糯米适量。加水适量煮熟，再加入 50g 洗净的鲜百合，略煮片刻即可，在食用前加入白砂糖或者冰糖调味。

（4）百合鱼片：草鱼片加盐、胡椒粉、料酒腌制 15 分钟，加淀粉拌匀，开水氽 2 ～ 3 分钟捞起；姜末、葱末爆香，加红辣椒、百合翻炒 1 分钟。倒入鱼片，加半碗水、盐、鸡精，烧 3 分钟，撒葱花出锅食用。

3. 麦冬　味甘、微苦，性微寒，归心、肺、胃经。具有养阴生津、润肺清心等功效。用于肺燥干咳、阴虚劳嗽、喉痹咽痛、津伤口渴、内热消渴、心烦失眠、肠燥便秘等。

〔服用方法〕

（1）百合麦冬汤：百合 30g，麦冬 15g，猪瘦肉 50g。将百合、麦冬、猪瘦肉分别洗净，同置锅中，加水适量煲汤，熟后加调味品即成。

（2）二冬膏：天冬、麦冬各等份。加水煎取浓汁，加入等量炼蜜共煎沸。每次吃 1 匙，每日 2 次。

（3）麦冬粟米粥：麦冬 15g，鲜竹叶 10g，粟米 100g。麦冬、竹叶煎水取汁，粟米加水煮至半熟时加入前面药汁，再煮至粥熟。

（4）沙参麦冬瘦肉汤：猪瘦肉 250g，北沙参 30g，麦冬 18g，蜜枣 4 个。以上原料放入锅内，武火煮沸后，文火煮 2 小时，调味即可。

（5）枸杞麦冬炒蛋丁：鸡蛋 4 个，枸杞子 10g，花生米 30g，猪瘦肉丁 50g，麦冬 10g。麦冬煮熟，剁成碎末；鸡蛋加盐打匀，隔水蒸熟，冷却后切成粒状。旺火把猪肉丁炒熟，再倒进蛋粒、枸杞子、麦冬碎末，炒匀加精盐、淀粉勾芡，加味精调味，盛入盘中，铺撒炒脆花生米即可。

4. 生地　味甘、苦，性微寒，归心、肝、肾经。具有清热凉血功效。适用于温热病热入营血、壮热神昏或余热未尽、阴液已伤或热入营血、血热毒盛、吐血衄血、斑疹紫黑。也可用于津伤口渴、内热消渴、温病伤阴、肠燥便秘等。

〔服用方法〕

（1）鲜地黄汁：鲜地黄 500g。将鲜地黄洗净、榨汁，加冰糖适量温服。每服 20g，每日 3 次。

（2）生地莲心汤：生地黄 9g，莲子心 6g，甘草 6g。加水煎煮，去渣取汁，每日 1 剂。

（3）生地黄粥：生地黄汁约 50g，粳米 100g，生姜 2 片。粳米加水煮粥，然后加入地黄汁和生姜，煮成稀粥食用。

（4）地黄酒：干地黄 60g，白酒 500g。先将地黄洗净，泡入白酒罐内封固，浸制 7 天以上。每次饮 1 小盅。

5. 女贞子　味甘、苦，性凉，归肝、肾经。具有补益肝肾、清虚热等功效。适用于头昏目眩、腰膝酸软、遗精、耳鸣、须发早白、骨蒸潮热、目暗不明等。

〔服用方法〕

（1）女贞子蜂蜜饮：女贞子 20g，蜂蜜 30g。将女贞子放入锅中，加水适量，文火煎煮 30 分钟，去渣取汁，调入蜂蜜即可。

（2）女贞参枣粥：女贞子 10g，西洋参（或太子参）5g，大枣 20g，小米 150g。加水适量，煮粥，加适量蜂蜜调味饮用。

（3）女贞子酒：女贞子 250g，低度白酒 500g。药洗净，放入酒中浸泡 3 ～ 4 周，每次饮 1 小杯，日服 1 ～ 2 次。

（4）女贞子枣茶：茶叶 60g，女贞子 10g，干枣 10g。先把上述药材烘干，然后将其粉碎制成颗粒。取适量颗粒放入杯中，以清水冲泡饮用即成。

（5）女贞子瘦肉汤：猪瘦肉 60g，女贞子 40g，黑芝麻 30g。全部原料放入锅内，加入适量清水，大火煮开后改小火煲 1 小时，调味即可食用。

6. 龟甲　味咸、甘，性微寒，归肝、肾、心经。具有滋阴潜阳、益肾强骨、养血补心的功能。用于阴虚内热，骨蒸盗汗；阴虚阳亢，头晕目眩；肾虚骨痿，小儿囟门不合、行迟齿迟；阴虚血热，崩漏、月经过多；心悸失眠、健忘等。

〔服用方法〕

（1）龟甲胶：龟甲熬胶。每服 10g，用适量黄酒炖化，温开水冲服。

（2）龟甲粉：用铁锅先将砂炒热，后倒入龟甲炒酥，至颜色转黄时离火，取出，研成粉末。每日 2 次，每次 6g。

（3）龟鹿二仙膏：龟甲 500g，鹿角 1500g，枸杞子 180g，人参 90g。龟甲、鹿角放砂锅中，用武火煎沸后，改用文火煎三昼夜，取出晒干，碾末，再一并将枸杞、人参放入砂锅中，武火煎沸后，改文火煎煮一昼夜，滤取药汁，用慢火煎熬浓缩成膏。初服 4.5g，渐加至 9g，空腹时以酒送服。

（4）龟甲黄芪山药薏米汤：炙龟甲 15 ～ 18g，黄芪 12 ～ 18g，怀山药 15g，薏米 15g。龟甲洗净，打碎，放入砂锅中，用武火煎沸后改用文火煎煮 1 小时，加入黄芪、怀山药、薏米，改用文火煎煮 30 分钟，滤取药汁。每日 1 剂，早晚空腹温服。

7. 鳖甲　味咸，性寒，归肝、肾经。具有滋肾潜阳、软坚散结功效。适用于骨蒸劳热、疟母、胁下坚硬、腰痛、经闭癥瘕等。

〔服用方法〕

（1）鳖甲大枣汤：鳖甲拍碎，大枣洗净，放入锅中，加 500g 水，文火慢炖 1 小时，再加入白糖、醋，稍炖即可。

（2）鳖甲炖鸽：鳖甲 50g，白鸽 1 只。将鳖甲打碎，放入鸽腹内，加姜、葱、盐、黄酒、清水，放瓦盅内隔水炖熟，调味服食。

（3）鳖甲炖瘦肉：猪瘦肉 120g，三七 10g，鳖甲 30g，干枣 20g，盐 3g，姜 3g，味精 1g。以上原料放入炖盅内，加开水适量，炖盅加盖，文火隔水炖 3 小时，调味即可。

四、温阳药

1. 肉桂　味辛、甘，性大热，归肾、脾、心、肝经。具有补火助阳、引火归元、散寒止痛、活血通经功效。用于阳痿、宫冷、腰膝冷痛、肾虚作喘、阳虚眩晕、目赤咽痛、心腹冷痛、虚寒吐泻、寒疝、奔豚、经闭、痛经等症。

［服用方法］

（1）肉桂粉：桂皮 3g。研细末，每日 2 次，温水送服。

（2）肉桂红糖茶：桂皮 3 ～ 6g，红糖 12g。水煎去渣，分 2 次温服。

（3）肉桂羊肉汤：将 6g 肉桂放在 1 斤左右的羊肉中，炖熟，吃肉喝汤。

（4）肉桂附子鸡蛋汤：桂皮 3g，附子 9g，鸡蛋 1 个。水煎桂皮、附子，去渣后打入鸡蛋，熟后食蛋饮汁，每日 2 次。

2. 附子　味辛、甘，性大热，有毒，归心、肾、脾经。具有回阳救逆、补火助阳、散寒止痛功能，"为回阳救逆第一品药"。适用于阴盛格阳、大汗亡阳、吐泻厥逆、肢冷脉微、心腹冷痛；虚寒吐泻、冷痢、脚气水肿；风寒湿痹；阳痿、宫冷、阴疽疮疡，以及一切沉寒痼冷之疾。

［服用方法］

（1）附子粥：炮附子 10g，炮姜 15g，粳米 100g。先将炮附子、炮姜捣细，过罗为末，每取 10g，与粳米同煮为粥，空腹食用。

（2）附子鸡肉汤：鸡肉 100g，熟附子 10g，生姜 15g，红枣适量。以上原料放入锅内，加清水适量，文火煮 2 ～ 3 小时，至汤水入口无麻辣感，即可服用。

（3）吴萸附子酒：制附片、红参、吴茱萸、生姜各 10g，白酒 500g，蜂蜜 50g。诸药打末，装纱布袋，放酒坛内浸泡 3 天，将酒坛隔水炖煮 1 小时，趁热密封坛口，贮存 12 天，过滤，加调蜂蜜饮用。每次 10mL，每日 2 次。

3. 锁阳　味甘，性温，归脾、肾、大肠经。具有补肾阳、益精血、润肠通便功能。用于肾阳不足、精血虚亏、阳痿、不孕、腰膝酸软、肠燥便秘等。

［服用方法］

（1）锁阳汤：锁阳、枸杞各 10g，甘草 5g。水煎取汁，每日 1 剂。

（2）锁阳粥：锁阳 30g，大米适量。大米与锁阳共煮，粥成后拣出锁阳，空腹食粥。

（3）锁阳苁蓉膏：锁阳、苁蓉各等量。二药加水煎取浓汁，加等量炼蜜，混匀，一同煎沸，收膏。每次吃 1 ～ 2 匙。

（4）锁阳巴戟羊肾汤：羊肾 6 只，锁阳 15g，巴戟天 30g，淫羊藿 15g。加适量清水，武火煮沸后改文火炖 2 小时，加精盐、黄酒调味即成。

4. 淫羊藿　味辛、甘，性温，归肝、肾经。具有补肾阳、强筋骨、祛风湿功能。

用于阳痿遗精、筋骨痿软、风湿痹痛、麻木拘挛等。

［服用方法］

（1）淫羊藿酒：淫羊藿 60g，白酒 500g。将淫羊藿置白酒中，密封浸泡 7 日后饮用，每次 30 ～ 50mL，每晚 1 次。

（2）淫羊藿狗肉汤：淫羊藿 10g，狗肉 1500g。入锅加水，以武火煮沸后，下葱、姜、椒、料酒、草果、茴香、桂皮等，改文火煮至狗肉熟烂，调味服食。

5. 巴戟天 味辛、甘，性温，归肝、肾经。具有补肾助阳、强筋壮骨、祛风除湿功效。适用于肾虚阳痿、遗精早泄、少腹冷痛、小便不禁、宫冷不孕、风寒湿痹、腰膝酸软等。

［服用方法］

（1）巴戟天丸：炒巴戟天、炒补骨脂、炒茴香子各 15g，盐炒附子 30g。捣末，拌和为丸。每服 2 ～ 3g，空腹盐汤下。

（2）巴戟天酒：巴戟天 60g，怀牛膝 60g，白酒 1L。将上 2 味药捣碎，放入细纱布袋，置于容器中，倒入白酒，加盖密封，2 周后饮用。每次 30 ～ 50mL，每晚 1 次。

（3）巴戟杜仲羊肉煲：羊肉 250g，巴戟天 25g，杜仲 20g，生姜 5 片。武火煮滚后，改文火煲 2 ～ 3 小时，调味食用。

（4）巴戟杜仲煲牛尾：去皮牛尾 800g，巴戟天 25g，杜仲 20g，黑枣 6 粒，陈皮 1 块，龙眼肉 6 枚，枸杞子 10 枚，白胡椒粒 5g，盐 5g。武火烧沸后转文火煲 3 小时，放入枸杞子再煲 30 分钟，食用前加盐调味即可。

6. 鹿角胶 味甘、咸，性温。具有温补肝肾、益精血、止血功效。用于肾阳虚衰、精血不足、虚弱消瘦、虚寒性吐血、崩漏、尿血等。

［服用方法］

（1）鹿角胶蜜奶：鹿角胶 6 ～ 10g，牛奶 150 ～ 250mL，蜂蜜适量。将牛奶煮沸，入鹿角胶烊化，加蜂蜜调匀，睡前饮用。

（2）鹿角胶粥：鹿角胶 15g，大米 100g，生姜 3 片。将鹿角胶捣碎，生姜切细。大米加清水煮粥，煮沸后调入鹿角胶、生姜，煮为稀粥服食。

（3）鹿胶红枣炖鸡肉：鸡肉 150g，鹿角胶 40g，干枣 50g，姜 4g。将鸡肉、红枣、生姜均放入炖盅，加入滚水，慢火炖 1 小时即成。

五、强骨药

1. 补骨脂 味辛、苦，性温，归肾、心包、脾、胃、肺经。具有补肾助阳、纳气平喘、温脾止泻功能。适用于下元虚冷、腰膝冷痛、阳痿遗精、尿频、遗尿；肾不纳气，虚喘不止；脾肾两虚，大便久泻；白癜风、斑秃、银屑病等。

［服用方法］

（1）补骨脂酒：补骨脂 60g，白酒 500mL。浸泡 5～7 天，每天早晚空腹饮 15mL。

（2）补骨脂煨腰花：猪腰子 90g，补骨脂 2g。猪腰子破开，加入补骨脂细末，湿纸包之，煨熟食用。

（3）双凤壮阳粥：麻雀肉 500g，鸡肉 300g，巴戟天 12g，补骨脂 12g，淫羊藿 12g，粳米 200g，姜 3g，盐 4g。巴戟天、补骨脂、淫羊藿用布袋包好，在砂锅中煎 30 分钟，去渣，药汁中加入麻雀、鸡、姜、盐和粳米同煮成粥。

（4）补骨脂炖羊肉：羊肉 100g，补骨脂 10g，杜仲 12g。先将羊肉切片，加适量水炖 30 分钟，后加入杜仲、补骨脂，再煮 15 分钟，饮汤食肉。

2. 杜仲　味甘、微辛，性温，归肝、肾经。具有补肝肾、强筋骨、安胎功效。适用于腰膝酸痛、阳痿、遗精、尿频、小便余沥；阳亢眩晕；风湿痹痛、阴下湿痒；胎动不安、漏胎小产等。

［服用方法］

（1）杜仲酒：杜仲 50g，白酒 1000g，丹参 10g，川芎 25g。将上述药物装入纱布袋，与白酒一起置于酒坛中，密封浸泡 20 天后饮用，每日 2 次，每次 30～50mL。

（2）杜仲茶：取 3～5g 杜仲放入杯中，倒入开水，泡 3 分钟即成。每日 15g，分 3 次冲泡饮用。

（3）杜仲煨猪腰：杜仲 10g，猪肾 1 个。猪肾剖开，用花椒、盐腌制；杜仲研末，纳入猪肾，用荷叶包裹，煨熟食。

（4）杜仲煲猪尾：猪尾 400g，杜仲 30g，续断 25g。将续断、杜仲装入纱布袋内，同猪尾放入砂锅内，武火煮沸，再用文火煎熬 40 分钟，以猪尾熟烂为度，加入精盐调味可食用。

3. 牛膝　味酸，性平，归肝、肾经。具有补肝肾、强筋骨、活血通经、引火下行、利尿通淋功能。适用于腰膝酸痛、下肢痿软；血滞经闭、痛经、产后血瘀腹痛、癥瘕、胞衣不下；热淋、血淋；跌打损伤、痈肿恶疮、咽喉肿痛等。

［服用方法］

（1）牛膝羊肉汤：川牛膝、当归、枸杞子各 10g，羊肉 100g，生姜适量。将羊肉切成小块，同川牛膝、当归、枸杞子、生姜炖煮。先用武火烧开，再改用文火慢炖至羊肉熟烂，以食盐调味即可。

（2）牛膝茶：何首乌 30g，枸杞子 12g，菟丝子 20g，怀牛膝 12g，当归 15g，茯苓 20g。共煮沸，去渣留汁，直接饮用。

（3）追风酒：酒 1000g，乌梢蛇 30g，当归 15g，川芎 15g，白芍 15g，熟地黄 15g，水蛭 10g，地鳖虫 10g，三七 10g，红花 10g，杜仲 15g，枸杞子 5g，川牛膝 15g，香附 15g，马钱子 5g，羌活 15g，独活 15g，寻骨风 15g，木瓜 15g，桂枝 15g，荜茇

15g，川乌头 10g，甘草 10g，蜈蚣 15g，全蝎 10g，蝉蜕 10g，地龙 15g，茯苓 15g，枣（干）15g。将上药打碎为粗末，装布袋放入容器内；加白酒，密封，浸泡 20 天后去渣即成。适合风湿痹痛、关节疼痛患者饮用。

（4）舒筋通络酒：黄芪 15g，秦艽 15g，木瓜 15g，牛膝 15g，白芍 15g，丹参 15g，当归 15g，枸杞子 15g，鸡血藤 15g，川乌头 15g，草乌 15g，乌梢蛇 15g，海桐皮 15g，鹅肠草 15g，海风藤 15g，白酒 500g。上药切成片，置于容器中，加入白酒密封浸泡 30 天后，过滤去渣即成。适于风湿痹痛、坐骨神经痛、腰肌劳损等症患者饮用。

4. 骨碎补　味苦，性温，归肾、肝经。具有补肾强腰、活血止痛、续筋接骨的功效。适用于肾虚腰痛、足膝痿弱；筋伤骨折、风湿痹痛；耳鸣耳聋、牙痛；久泄、遗尿；斑秃等。

［服用方法］

（1）骨碎补蒸甲鱼：甲鱼 750g，猪脊骨 200g，骨碎补 60g，肉苁蓉 60g。肉苁蓉、骨碎补煎熬成药汁。甲鱼切成块，连同料酒、鸡清汤、猪骨髓、生姜片、葱、盐、药汁、熟花生油、胡椒粉均放入蒸盆内，蒸 1 个小时以上至酥烂，加味精调味食用。

（2）骨碎补牛骨汤：牛骨 500g，杜仲 30g，骨碎补 15g。武火煮沸，加入料酒，改用文火煨 1.5 个小时，加葱花、姜末、精盐、五香粉，再煨至沸，淋入麻油即成。

（3）骨碎补粳米粥：粳米 100g，骨碎补 12g。骨碎补以水煎 30 分钟，去渣留汁，将粳米放入药汁中，加适量清水煮成粥，适时服用。

（4）骨碎补乌蛇酒：白酒 2000g，乌梢蛇 50g，续断 15g，天麻 15g，党参 15g，肉桂 15g，当归 15g，萆薢 15g，川芎 15g，酸枣仁 15g，山茱萸 15g，熟地黄 30g，五味子 15g，漏芦 15g，五加皮 15g，附子 15g，淫羊藿 15g，骨碎补 15g，荆芥 7g，花椒 7g，海桐皮 15g，肉苁蓉 15g，木香 15g，石斛 15g，防风 15g，牛膝 15g。将乌梢蛇去头尾，焙干。将以上各药共捣碎，加乌梢蛇，用生白布袋装好，置净器中，以酒浸泡，封口，7 天后可开取，去渣备用。每日 3 次，每次饭前温饮 10 ~ 20g。活血化瘀，祛风止病，适用于肾虚腰脚疼痛无力等症。

5. 续断　味苦、辛，性微温，归肝、肾经。具有补肝肾、强筋骨、调血脉、续折伤、止崩漏功能。适用于腰背酸痛、肢节痿痹、跌仆创伤、损筋折骨；胎动漏红、血崩、遗精、带下；痈疽疮肿。酒续断多用于风湿痹痛、跌扑损伤。盐续断多用于腰膝酸软。

［服用方法］

（1）续断煲猪尾：猪尾 400g，杜仲 30g，续断 25g。续断、杜仲装入纱布袋内，与猪尾一同放入砂锅内，武火煮沸，再用文火煎熬 40 分钟，至猪尾熟烂为度，加入精盐调味。

（2）续断炖羊腰：羊腰子 250g，续断 15g。续断、羊腰子、料酒、姜、葱加适量水，同入炖锅内，武火烧沸，用文火炖煮 25 分钟，加入盐、鸡精、鸡油、胡椒粉调味即成。

6. 桑寄生 味苦、甘，性平，归肝、肾经。具有补肝肾、强筋骨、祛风湿、安胎元功能。适用于风湿痹痛、腰膝酸软、筋骨无力；崩漏经多、妊娠漏血、胎动不安；高血压等。

［服用方法］

（1）桑寄生母鸡汤：老母鸡 500g，桑寄生 30g，玉竹 30g，干枣 20g。将老母鸡斩块，用姜爆香，把调料放入锅内，加清水适量，武火煮沸后，文火煮 3 小时，调味即可。

（2）桑寄生煮蛋：鸡蛋 100g，桑寄生 15g。将鸡蛋、桑寄生放入锅内，加适量清水同煮；待鸡蛋熟后，剥去外壳，再放入锅中煮片刻即成，吃蛋饮汤。

（3）桑寄生牛尾汤：牛尾 640g，桑寄生 120g，生姜 5g。牛尾切段，与生姜、桑寄生同入瓦煲，加水 6 碗，煲 4～6 小时，即可饮食。

7. 肉苁蓉 味甘、咸，性温，归肾、大肠经。具有补肾阳、益精血、润肠通便功效，适用于肾阳虚衰、精血亏损、阳痿、遗精、腰膝冷痛、耳鸣目花、带浊、尿频、月经愆期、崩漏、不孕不育、肠燥便秘等。

［服用方法］

（1）肉苁蓉麦冬粥：粳米 100g，肉苁蓉 20g，麦冬 20g，枸杞子 30g，姜 5g，赤砂糖 50g。肉苁蓉、麦冬煎煮成药汁，将枸杞子、粳米放入锅内，加药汁、枸杞、生姜，煮沸，再用文火煮至米熟成粥。

（2）肉苁蓉羊脊骨汤：带肉羊脊骨 500g，肉苁蓉 50g，草果 6g。羊脊骨煮至羊肉离骨，拆下羊肉，捅出脊髓，放入锅中，将肉苁蓉、草果、葱、盐同放入锅内，煮约20 分钟，去药再调味即可。

（3）肉苁蓉炖蛇肉：蛇肉 100g，肉苁蓉 6g，鸡肉 50g，胡萝卜 100g。将肉苁蓉、蛇肉、鸡肉、胡萝卜加绍酒、姜、葱、盐，同放炖锅内，加水适量。武火烧沸，再用文火炖煮 50 分钟即成。

（4）肉苁蓉椰子炖猪脑：猪脑 200g，椰子 350g，肉苁蓉 20g，龙眼肉 8g，红枣30g，生姜适量。猪脑于滚水中余烫后取出，连同椰肉、椰汁、肉苁蓉、龙眼肉、生姜、红枣、生姜放入炖盅内，隔水炖约 4 小时。加入细盐调味，即可食用。

（5）肉苁蓉猪腰汤：猪腰子 200g，熟地黄 60g，肉苁蓉 30g，当归 6g，干枣 10g。以上原料放入盅内，加开水适量，文火隔水炖 2～3 小时，加盐、味精调味即可。

（6）肉苁蓉羹：羊瘦肉 100g，肉苁蓉 200g，甘薯 50g，生姜适量。肉苁蓉、甘薯、羊瘦肉、姜切成薄片，加水适量，武火煮沸，再用文火煎煮 35 分钟，放入葱末、盐即成。

8. 千年健　味辛，性温，有小毒，归经肝、肾、胃经。具有祛风湿、舒筋活络、消肿止痛功效。适用于风湿痹痛、肢节酸痛、筋骨痿软、跌打损伤、胃痛、痈疽疮肿等。

［服用方法］

（1）海马千年健酒：海马、千年健、地龙、当归、川芎、三七、自然铜、桑螵蛸、紫草、骨碎补、伸筋草、海风藤各10g，五加皮、生姜各90g，制川乌、制草乌各8g，鸡血藤30g。上药用60度白酒2500g浸泡1周。每次服15mL，每日服2次。有疏风散寒、行气化湿、通经止痛功效，可治疗风湿疼痛、腰腿痛。

（2）千年健九节茶：九节茶90，千年健120g。共研细末，每用15～20g，置保温瓶中，冲入沸水，盖闷20分钟，代茶饮用，每日1～2剂。有祛风除湿、活血止痛功效。用于跌打损伤所致的慢性腰痛，以及老年人肢节酸痛、筋骨无力、手足发麻。

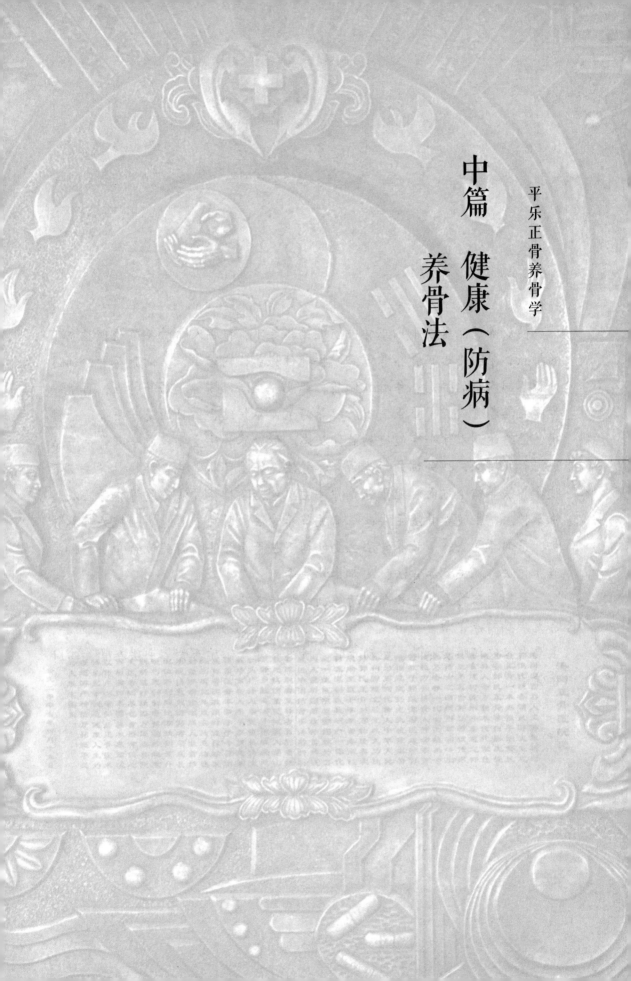

中篇 健康（防病）养骨法

平乐正骨养骨学

健康养骨法是在平乐正骨平衡理论指导下，根据人体骨关节生理状态下的特点，采用平乐正骨养骨方法，按部位施养，内容丰富。健康养骨法通过分析不同人群的性别、年龄、体质、职业、生活习惯、起居等特点，再进一步阐述其养骨要点，重点突出。以养为主，养护结合，目的是守平衡、达健康，最终达到人体平衡健康的最佳状态。健康养骨法主要是以全身骨关节系统为养护对象，按部位分为头面部养骨法、躯干部养骨法、上肢养骨法、下肢养骨法等四个方面。躯干部养骨法主要包括颈椎养骨法、胸椎养骨法及腰椎养骨法；上肢养骨法主要包括肩关节养骨法、肘关节养骨法、腕关节养骨法、手部养骨法；下肢养骨法主要包括下肢干养骨法、髋关节养骨法、膝关节养骨法、踝关节养骨法、足部养骨法等。

　　本篇内容首先叙述各部位的解剖结构特点及生理功能特点，分析该部位常见疾病特点，最终重点是介绍该部位的养骨方法。养骨方法因部位而异，主要内容包括膳食养骨、运动养骨、情志养骨、体质养骨、手法养骨、四时养骨等。

第十五章 头面部养骨法

（一）头面部解剖结构特点

头面部的解剖结构主要包括头面部骨骼、皮肤、肌肉、血管、神经等。

颅骨位于脊柱上方，由23块形状、大小不同的扁骨和不规则骨组成，除颞骨与下颌骨连接为半关节外，其余各骨都借助于骨缝牢固连接，容纳、支持和保护脑及感觉器官，以及消化系统、呼吸系统的起始部分。下颌骨是唯一能活动的骨。

颅骨分为脑颅骨和面颅骨。脑颅骨共8块，包括额骨1块、顶骨2块、枕骨1块、颞骨2块、蝶骨1块、筛骨1块，它们构成容纳脑的颅腔。面颅骨共15块，它们是成对的上颌骨、鼻骨、颧骨、泪骨、腭骨和下鼻甲，以及单个的犁骨、下颌骨和舌骨。

头部皮肤由浅入深共分为5层，即皮肤、浅筋膜、帽状腱膜、腱膜下疏松结缔组织和骨膜。头皮上面附有毛发。

头面部肌肉可分为面肌和咀嚼肌两部分。面肌为扁薄有皮肌，位置表浅，大多起自颅骨的不同部位，止于面部皮肤，并主要分布在口裂、眼裂和鼻孔的周围。头面部肌肉可分为环形肌和辐射状肌两种，以开启或闭合上述孔裂，也能牵动面部皮肤显出喜怒哀乐等各种表情。面肌包括颅顶肌、眼轮匝肌、口周围肌和鼻肌。

咀嚼肌包括咬肌、颞肌、翼外肌和翼内肌，它们均分布于下颌关节周围，参与咀嚼运动。

脑血管分为动脉系统和静脉系统，动脉系统按来源和分布又可分为颈内动脉系统和椎–基底动脉系统两部分。颈内动脉分出大脑前动脉和大脑中动脉，供应大脑半球前3/5部分的血液。两侧椎动脉在脑桥尾端汇合成基底动脉，各自发出包括大脑后动脉在内的很多分支，供应脑干、小脑和大脑半球后2/5部分的血液。两侧颈内动脉系统和基底动脉在大脑底部有交通动脉互联，形成一套完整的动脉环与网络。

脑髓是中枢神经系统的重要组成部分，充满在颅腔内，它的外面包着三层被膜，即硬脑膜、蛛网膜与软脑膜。脑分为大脑、间脑、中脑、脑桥、延髓和小脑。中脑、脑桥和延髓通常合称为脑干，分布着很多由神经细胞集中而成的神经核或神经中枢，并有大量上、下行的神经纤维束通过，连接大脑、小脑和脊髓，在形态上和功能上把中枢神经各部分联系为一个整体。脑各部内的腔隙称脑室，充满脑脊液。

脑神经共 12 对，分别为：Ⅰ嗅神经，Ⅱ视神经，Ⅲ动眼神经，Ⅳ滑车神经，Ⅴ三叉神经，Ⅵ展神经，Ⅶ面神经，Ⅷ前庭蜗神经，Ⅸ舌咽神经，Ⅹ迷走神经，Ⅺ副神经，Ⅻ舌下神经。12 对脑神经连接着脑的不同部位，并由颅底的孔裂出入颅腔。

（二）头面部生理功能特点

面颅骨是面部的支撑结构，共 15 块，分别围成眶、鼻腔和口腔。

头发对于人体具有重要作用：①保护头部；②缓冲对头部的伤害；③阻止或减轻紫外线对头皮和头皮内组织器官的损伤；④对头部起着保湿和防冻作用；⑤美容作用；⑥排泄作用，人体内的有害重金属元素如汞、非金属元素如砷等都可从头发中排泄到体外；⑦判断疾病，可通过测定头发中锌、铜等微量元素含量的多少，为诊断某些疾病提供依据。

颅顶软组织及脑颅骨对大脑具有重要的保护作用。头部皮肤厚而致密，血管丰富；面部皮肤薄而柔软，富于弹性，血管丰富。皮肤具有保护肌体、抵御外界侵害和感觉的功能。头面部皮肤内都含有较多的皮脂腺、汗腺和毛囊，皮脂腺分泌皮脂，有润滑和保护皮肤与毛发的作用。汗腺分泌汗液，有排泄废物、调节体温的功能。毛囊的立毛肌收缩可使体毛竖立。

两侧颈内动脉系统和基底动脉在大脑底部有交通动脉互联，形成一套完整的基底动脉环与网络，供应脑部血液循环。上颈椎或颅后窝畸形或曲度异常均可造成脑部缺血。

大脑通过反射活动参与人体活动的基本调控。大脑为神经系统最高级部分，人的大脑皮质是高级神经活动的物质基础，是思维的器官，主导机体内一切活动过程，并调节机体与周围环境的平衡。丘脑是产生意识的核心器官。小脑的主要功能是协调骨骼肌的运动，维持和调节肌肉的紧张，保持身体的平衡。脑干中有许多重要神经中枢，如心血管运动中枢、呼吸中枢、吞咽中枢，以及视、听和平衡等反射中枢。

12 对脑神经主要分布于头面部，其中迷走神经还分布到胸腹腔内脏器官。各脑神经所含的纤维成分不同。按所含主要纤维的成分和功能的不同，脑神经可分为三类：一类是感觉神经，包括嗅神经、视神经和前庭蜗神经；另一类是运动神经，包括动眼神经、滑车神经、展神经、副神经和舌下神经；第 3 类是混合神经，包括三叉神经、面神经、舌咽神经和迷走神经。

头面部五官，包括眼、耳、口、鼻、齿。眼的主要功能是接受光波的刺激，产生视觉。耳是人的听觉器官。鼻既是呼吸道的起始部，又是嗅觉器官。与呼吸和嗅觉密切相关。口腔是消化管的起始部。牙齿具有咀嚼食物和辅助发声的功能。

（三）头面部常见疾病与特点

中医学认为，头为十二经络的诸阳经聚会之处，百脉所通；脑为髓海，元神之府，与脏腑和经络关系密切，是脏腑经络功能活动的枢纽，是调节全身气血的重要部位。

头部的健康状态决定着人体其他各部位的健康状态。头是人的精神活动中枢，控制整个机体，指挥身体行为、维持生命运行。人体的主要感觉器官也都聚集在头部。另外，面部皮肤具有保护、调节、吸收、分泌与排泄等生理功能。当这些功能紊乱，平衡失常，就会引发头面部疾病。常见的头面部疾病如下。

1. 头痛　通常指局限于头颅上半部，包括眉弓、耳轮上缘和枕外隆突连线上的疼痛。本病是一种常见病，病因较复杂，可由颅内病变、颅外头颈部病变、头颈部以外躯体疾病及神经官能症、精神病等引起。中医学认为，头部经络为诸阳经交会之处，凡五脏精华之血、六腑清阳之气都上会于此。若六淫外侵，七情内伤，升降失调，郁于清窍，清阳不运，皆能致头痛。随着社会节奏加快，工作和生活的压力逐渐加大，导致头痛的患病人数越来越多，据调查显示，有18%左右的人群有不同程度的头痛。本病患者女性是男性的3～4倍。本病预后与病情程度及日常调护有重要关系。疾病初期采用综合疗法治疗可取得较好效果。经常梳头、推经等可有效预防此类疾病。

2. 面瘫　是以口、眼向一侧歪斜为主要表现的病症。常在睡眠醒来时发现一侧面部肌肉板滞、麻木、瘫痪，额纹消失，眼裂变大，露睛流泪，鼻唇沟变浅；口角下垂，歪向健侧，病侧不能皱眉、蹙额、闭目、露齿、鼓腮。多由于机体正气不足，脉络空虚，局部受风或寒冷刺激，引起面神经及其周围组织的炎症、缺血、水肿，或自主神经功能紊乱，局部血管痉挛，导致组织水肿，使面神经受压而出现炎性变化。本病可发生于任何年龄，多见于冬季和夏季。面为心之华，面瘫与心血不足、心气失调有密切关系。针灸对周围性面瘫有提高恢复率和缩短病程的作用，是目前治疗本病安全有效的首选方法。经常推经、梳头、点揉经穴、抹脸等可有效预防此类疾病。

3. 眩晕　以头晕、眼花为主要临床表现的一类病证。眩即眼花，晕是头晕，两者常同时并见，故统称为"眩晕"，其轻者闭目可止，重者如坐车船，旋转不定，不能站立，或伴有恶心、呕吐、汗出、面色苍白等症状。本病是由于情志、饮食内伤、体虚久病、失血劳倦及外伤、手术等病因，引起风、火、痰、瘀上扰清窍，或精亏血少、清窍失养为基本病机。眩晕为临床常见病证，多见于中老年人，亦可发于青年人。本病可反复发作，妨碍正常工作及生活，严重者可发展为中风、厥证或脱证而危及生命。临床上采用中医中药防治眩晕，对控制眩晕的发生、发展具有较好疗效。常点揉风池、太阳、三阴交，做回头望月的动作，并推揉颈后等，可有效预防此类疾病。

4. 颞颌关节炎　表现为局部酸痛不适，张口及嚼物时明显，不能张大口，常有关节弹响，多因肝血不足，筋失所养所致。常叩齿，点按下关、合谷与三阴交等穴，可有效预防此类疾病。

5. 颞颌关节脱位　临床以前脱位多见。双侧前脱位表现为局部酸痛，下颌骨下垂，向前突出。口不能张合，言语不清，口流涎唾。在双侧耳屏前方可触及颞颌关节凹陷，颧弓下方可触及下颌髁状突。单侧脱位表现为口角歪斜，面颊部向前突出，并向健侧倾斜。在患侧颧弓下可触及下颌骨髁状突，患侧耳屏前可触及凹陷。多由于在大笑、打哈欠等过度张口时下颌骨的髁状突过度向前滑动，移位于关节结节的前方而引起脱位；或由于外力打击及咬食较大硬物时的杠杆作用引起脱位。本病多由气血衰弱，筋骨失养，筋弛无力所致，多发于老年人及体质虚弱者。脱位后可通过手法复位，必要时加以固定。常叩齿，点按下关、合谷与三阴交等穴，可增强嚼肌肌肉张力，维持下颌关节的稳定，有效预防此类疾病。

（四）头面部养骨要点

头面部养骨的要点以平乐平衡养骨学说为基础，着眼于头面部解剖结构特点和生理功能特点，关键在合理的"养"、科学的"护"。通过合于体质，顺应四时，慎起居，加强饮食调护，注重运动保健，发挥中医针灸手法按摩保健的重要作用，未病先防，既病防变，促进头面部的健康。

（五）头面部养骨方法

1. 头发的养护　头发对于人体具有重要作用。中医学认为"发为血之余"，肾"其华在发"。头发的好坏与气血、脏腑、筋骨功能密切相关。头发的生长与脱落过程反映了肾中精气的盛衰。年少血气充盛时，头发茂密、色黑而有光泽；年老肝血不足，肾气虚，头发变为苍白，易于脱落。因此，在日常生活中，应注重对头发的养护。

（1）婴幼儿时期头发的养护

①勤洗发：婴幼儿由于生长发育速度极快，所以新陈代谢非常旺盛，头发容易脏，因此，经常洗发可以保持头发清洁、干净、健康。洗发液要选用无刺激、易起泡沫的儿童专用洗发液；洗头发时要轻轻用手指腹按摩婴幼儿的头皮，不可用力揉洗头皮和头发。

②保证充足睡眠：如果孩子睡得很晚，会使他们的大脑皮质一直处于兴奋状态，大脑越兴奋，脑部需要供血就越多，出现截血、借血现象。如此，头发组织就会由于供血不足而变得少且缺乏弹性。此外，睡眠不足容易导致婴幼儿食欲不佳、经常哭闹、生病，间接影响头发的生长。

③阳光照射：紫外线可促进头皮的血液循环，改善头发质量，所以适当接受阳光照射对婴幼儿头发生长也非常有益。值得注意的是，日光照射强烈时要给婴幼儿戴遮阳帽，以防晒伤头皮。

④营养均衡：钙、铁、锌等元素的缺乏会影响婴幼儿的头发健康生长。如果婴幼儿缺铁严重，头发会变得十分稀黄，没有光泽。如果孩子缺钙，会使头发生长缓慢。所以说，要保证肉类、鱼、蛋、水果和各种蔬菜的摄入和搭配，也要经常给婴幼儿食用含碘丰富的紫菜、海带等。如果婴幼儿有挑食、偏食的不良饮食习惯，应该赶快纠正，以保证丰富、充足的营养通过血液循环供给毛根，促进头发生长。

（2）青少年时期头发的养护

①保持头发清洁：头发清洁是保持头发健康生长的基本条件，而正确的洗涤方法

是养护头发的重要因素。正确的洗涤方法主要包括以下几个步骤。刷头发、用清水洗头发、用洗发液洗头发、使用护发素、用干毛巾吸干头发上的水分。另外，不同发质采用不同的洗发时间也很重要。干性发皮脂分泌量少，洗发周期可略长，一般 7～10 天洗一次。油性发皮脂分泌多，洗发周期略短，一般 3～5 天洗一次。中性发皮脂分泌量适中，一般 5～7 天洗一次。

②护理发丝：尽可能每天用手法按摩头部 10～15 分钟，这样可以促进血液循环和皮脂腺、汗腺的分泌。经常修剪发丝，可以避免发梢产生分叉、易断的现象，也可以让发丝保持健康亮泽的状态。

③合理膳食：健康的头发需要良好的饮食提供给它所需要的养分，食物中充足的蛋白质含量对头发的健康尤为重要。丰富的肉类、鸡蛋、鱼类和大豆等食物可使头发坚韧，有自然的光泽。每天吃一定量的水果对头发也很有好处，因为它可以提供头发所需纤维素和微量元素等。

④慎重烫发：不要经常去烫发，因为经常性烫发会使毛发的角质细胞受损，如果得不到及时的修复，发丝会变得干枯，甚至分叉和折断。烫发时间尽量保持在半年时间烫发一次，并应选择直径略大的卷心，烫的时间也不宜过长。

（3）中老年人头发的养护：人到了中年以后，由于新陈代谢减缓，皮肤的生理性退化、萎缩，以及皮肤毛囊数目的逐渐减少，头发容易出现干枯、变细、脱落、易折断、变白等现象，因此中老年人应注重日常合理的护发与养发。

①保持乐观的精神：乐观的心态会促使人体分泌大量的有益激素和乙酰胆碱酯酶等物质，这些物质可以把人体各个系统的功能调节到最佳状态，从而提高人体的免疫功能，达到美发护发的作用。

②加强身体锻炼：中老年人经常参加身体锻炼，能起到改善血液循环、增强体质的作用。只要体质增强了，头发的健康自然也就有了保障。

③多吃对头发有益的食品：a.含碘类食品。这类食品主要有海带、紫菜等，含有大量的碘，常吃这类食品可以使人的头发变得乌黑发亮。b.有助于头发合成黑色素的食品。菠菜、西红柿、马铃薯、柿子等食品中含有较多的铜、铁等微量元素，这些元素是头发合成黑色素时不可缺少的物质。c.有助于头发生长的食品。大豆、花生、芝麻等食品中含有丰富的胱氨酸、甲硫氨酸等物质，这些物质是头发的重要组成成分。d.富含头发所需维生素的食品。胡萝卜、南瓜、鲜枣、卷心菜、糙米、草莓、柑橘等食品中含有头发所需的各种维生素，常吃这类食品可降低头发变黄、变枯的概率。另外，中老年人应尽量少吃酸、辣、高糖、高脂类食物，避免饮浓茶、酒等，因为常吃这些食物都会给头发带来损害。

④经常梳头：经常梳理头发，不但可以加快头发根部的血液循环，起到坚固发根

的作用，还能起到醒脑提神、防止大脑衰退、增强记忆力的作用。梳子以竹制的密齿梳子为最好，牛角梳子和木梳子次之，塑料梳子最差。因为塑料梳子会与头发摩擦产生静电，易造成头发的损伤。中老年人可在每天早晨起床后和晚上睡觉前各梳头 1 次，每次 5～10 分钟。其顺序是：先从额头往脑后梳 2～3 分钟，再从左鬓往右鬓梳 1～2 分钟，然后从右鬓往左鬓梳 1～2 分钟，最后低下头，由枕部发根处往前梳 1～2 分钟，以梳至头皮有热胀感为宜。中老年人在梳头时不可用力过大，更不可硬拉，只要用梳齿轻轻地接触头皮即可，以免损伤头部的毛囊或划伤皮肤。另外，有些头发稀少的中老年人认为自己的头发少，可以不梳头或少梳头，这种观点是错误的，因为梳头可以促进头发的生长，所以越是头发稀少的中老年人越应该经常梳头。

⑤经常进行头部手法按摩：人的头部血管丰富，并且有许多重要的经脉和穴位。因此，中老年人应经常对自己的头部进行手法按摩。在每天早晨起床后、午休前和晚上睡觉前，可用十指（稍屈）的指尖和指腹，自额上发际开始，由前向后，经头顶至脑后发际，边梳头边用手法按摩头皮，每次手法按摩 10～15 分钟，然后再用两手将头发向两边分开，以手法按摩两鬓的皮肤，每次手法按摩 5～10 分钟。中老年人坚持上述做法，可以起到预防或减轻老年性脱发的作用。

⑥科学洗发：人的头发每天都会沾上许多灰尘和细菌，再加上头发皮脂腺分泌物的不断积累，很容易影响头发的健康，所以中老年人应经常清洗头发，保持头发的清洁。属于油性发质的中老年人在春秋两季可每 2～3 天洗一次头发，在夏季可 1～2 天洗一次头发，在冬季可每周洗 1～2 次头发。头发属于干性的中老年人在春夏两季可每 4～5 天洗一次头发，在秋冬两季可每 7～10 天洗一次头发。中老年人在洗发时水温要适中，不可过热也不可过凉，洗发的时间也不宜太长，并且不要使用碱性大的香皂或肥皂，可选用刺激性小的洗发水。要特别注意的是，中老年人在洗头时应顺着头发生长的方向轻轻梳洗，不可用尖锐的指甲乱抓头发、头皮，以免给头发造成损害。

⑦尽量减少染发、烫发的次数：染发剂多是有毒的化学品，频繁染发会使发质受损，头发易断裂。经常烫发则会使头发变得粗糙、易分叉。因此，中老年人应尽量减少染发、烫发的次数。另外，中老年人应尽量减少使用吹风机吹发的频率，并注意在吹风时不要把温度调得太高，以减少对头发的损害。

2. 头面养护

（1）注意头面部防寒、保暖。天冷户外运动时，最好戴帽子防寒。民间有"冬天戴棉帽如同穿棉袄"的说法。在寒冷的条件下，如果只是穿得很暖而不戴帽子，体热就会迅速从头部散去。冬天在室外戴一顶帽子，即使是一顶单薄的帽子，其防寒效果也是非常明显的。

（2）搓手暖面。双手对掌，快速搓至发热，以双掌捂敷面部，至手掌变凉为止，每天 1 次，每次 5 分钟。

（3）摩面。双手掌覆面，上下摩动，每次 1 分钟，每天 3 次。

（4）手法养护。"脑为神明之府，诸阳之会"，通过特定推拿手法作用于头部穴位，可使经脉气血得以流畅，阴阳得以平衡，具有补精益髓、濡润经脉、调畅头部气血、提振全身阳气、调节阴阳平衡的作用。头面部养骨手法包括循经指推法、循经指揉法、循经点按法、循经雀啄法、负压振鼓法、合十通窍法等。

循经指推法：受术者仰卧闭目，医者坐于患者头端。①推眶周。医者先以双拇指按于攒竹穴向外稳稳推刮，经鱼腰穴、丝竹空穴至太阳穴；再以双拇指按于四白内穴向外稳稳推刮，经四白穴至四白外穴，如此上下轮流推刮 10 次。②推五经。医者先以双拇指并按于印堂穴部，点按片刻后向上推至神庭穴，后沿督脉向上后继续稳稳按推，经上星穴、囟会穴、前顶穴、四神聪穴止于百会穴；次以双拇指分别按于两侧阳白穴部，点按片刻后向上后至曲差穴，沿太阳经继续向上后稳稳按推，经承光穴、通天穴止于络却穴；再以双拇指分别按于两侧太阳穴部，点按片刻后向上后至头维穴，沿少阳经向上后稳稳按推，经正营穴、承灵穴转向后下止于天冲穴。如此轮流推按 10 次。

循经指揉法：体位、经络与路线同上，沿经按揉，轮流 10 次。

循经点按法：体位、经络与路线同上，沿经穴点按，并以双手中指分别对应点按天柱、风池、完骨三穴，轮流 10 次。

循经雀啄法：受术者坐位或仰卧位，医者双手呈半握拳状，以双手十指对称放置于头部相应部位，以肘腕运动带动十指顺经筋轻轻啄叩局部。

负压振鼓法：受术者坐位或仰卧位，医者以双手掌对按于双耳，双手示、中二指交叉置于双耳后下方乳突部（示指在外，中指在内），先用示指骤然划过中指弹击乳突 3 次，再以双掌缓缓施压于双外耳，然后骤然放松，反复 3 次。

合十通窍法：受术者坐位或仰卧位，医者双手合十，掌指微屈呈虚掌状，以肘腕抖动为动力，带动双掌尺侧循经上下轻轻叩击于头顶局部。

3. 眼睛的养护　目（眼睛）为肝之窍。眼睛的好坏与肝血密切相关，肝血不足，则目干涩，视物昏花。肝又主筋，故目的养护与筋的健康有间接的关联。因此，在日常养骨中应注重对目（眼睛）的养护。

眼睛与其他器官一样，随着年龄的增长或因其他疾病影响会逐渐退化和衰弱。在日常生活中可采用养目方法对眼睛进行养护，确保眼睛健康。

（1）眼部保健操

①熨目：每天晨起或睡前，取坐或立式，闭目，同时双手掌快速摩擦揉搓，约半分钟便会感到手掌发热发烫，随即迅速将双手掌按抚于双眼上。待热感不明显时，再如法重试 1 次，每日如此循环 14 次。此法有通经活络、改善血液循环的作用。

②运目：自然站于窗前 2 ～ 3m 外，双眼依次注视窗子四角，顺时针方向、逆时针方向反复交替，共反复 7 ～ 14 次，此法可以舒筋活络、改善视力。

③浴目：以热水、热毛巾或蒸气熏浴双眼，每天 1～2 次，每次 15～20 分钟。还可用中药浴，如取菊花、大青叶、桑叶、竹叶之类的中药煎水，趁热先以蒸气熏眼，待水温后，再以药水洗浴双眼。久之，可清热、消炎、明目。

④养目：平时要注意饮食的选择和搭配，如粗细粮搭配、荤素菜搭配等。另外要多吃蔬菜、水果，注意补充维生素和微量元素，适当吃些海带、胡萝卜、芹菜、动物肝脏等。

⑤摩目：闭目，以双手的中、示二指分别按压双眼球，适当而有节奏地加压（以无不适为度），可略带旋转动作。此法对老年人，特别是青光眼患者最为适用。但患眼病或做过眼部手术的人，一定要在医生指导下进行，切不可用力过猛。

⑥极目：晨起选择空旷、空气清新的场所进行极目远眺。身体自然直立，两目先平视远处一个目标，如树梢、塔尖或山峰等。此时尽量放松眼睛，坚持 1～2 分钟，逐渐将视线移近，直到眼前 1 尺左右，注视约 1 分钟，然后将视线由近而远移到原来的目标上。

⑦惜目：用眼不要过度，无论男女老少，都要注意节约用眼，如读书、写字或看电视不要持续时间过长，一般 40～60 分钟即应休息 5～10 分钟。

⑧护目：不要久处强烈的阳光或灯光下，更不要在强光下读书看报，电视的亮度也不要太强。如果夏日出游，要戴适合的太阳镜。另外，各种屈光不正的患者应佩戴合适的眼镜等。

（2）保护视力，预防近视：人的眼球由儿童到青少年发育期，最容易发生近视改变，学龄期如果不注意适当控制阅读时间、距离、照明度，很容易患近视。因此在学龄期，老师和家长都要教导孩子养成良好的用眼习惯。

①在日常生活中保持正确姿势。读书写字做到"二要""六不要"。

"二要"：要做到读书写字姿势端正，保持"一尺、一拳、一寸"，即眼睛离书本一尺，身体离桌面一拳，手指离笔尖一寸。连续写字、看书 1 小时左右要休息 10 分钟左右并远眺。

"六不要"：不要躺着看书、不要走路看书、不要乘车时看书、不要在直射阳光下看书、不要在暗弱的光线下看书、不要歪着头写字。

②教室明亮，照明应无眩光或闪烁，黑板无反光，桌椅高度合适。

③定期检查视力，如有异常，及时矫治。

4. 耳朵的养护　耳为肾之窍，肾主骨。耳的好坏与肾精及筋骨的健康有着密切关系。因此，在日常养骨中，应注重对耳的养护。

（1）在日常生活中对耳朵进行养护，要纠正不良习惯。注重耳朵的保健对预防耳病、保持正常听力具有重要意义。保护耳朵，在日常生活中避免以下几个不良习惯。

①掏耳朵：俗话说"耳不挖不聋"，确实有一定的道理，因其可能造成耳道壁的损

伤，严重时会伤及中耳和内耳，致使耳聋。

②捏紧双鼻用力猛擤：不正确擤鼻有可能把鼻涕擤到中耳去。正确的方法是用手指按住一侧鼻孔，分次运气，压力不宜过大，一侧擤完了，再擤另一侧。

③异物塞入耳道：家长应教育儿童勿将诸如豆类、珠子和果核等塞入耳道。遇到蚊虫之类的小虫飞入或爬入耳朵里，不要用器械直接取出，而应用酒或油滴入耳内，将小虫迅速淹毙或杀死后再取出。

④滥用药物：滥用药物也可能会危害到耳朵。在用药之前要注意有无耳毒性。

⑤鼓膜发生外伤性穿孔后冲洗或用滴耳剂：正确的方法是外耳道口用消毒棉球堵塞，以防外来细菌侵入。

⑥错误跳水姿势：跳水姿势不正确，导致气压变化，可引起鼓膜穿孔。

⑦生活不规律：饮食不合理，吸烟饮酒，过度焦虑劳累，心情不好，不参加体育锻炼，不积极防治心血管疾病，会加速老年性耳聋的发生。

⑧特殊环境下吞咽不当：乘飞机、潜水或高压氧舱治疗中，不注意做吞咽动作，导致气压损伤性中耳炎的发生。

⑨噪声环境：常在噪声环境中，且不带防声耳塞或耳罩，易患噪声性聋。听随身听（如 MP3 等）音量过大和持续时间过长，也会导致听力下降。

⑩婴幼儿喂奶不当：婴幼儿喝奶时，其头位过低，或在其哭闹时喂奶，分泌物和奶液容易经咽鼓管进入中耳导致感染。

（2）经常进行双耳锻炼：中医五行学说认为，肾主藏精，开窍于耳，医治肾脏疾病的穴位有很多在耳部。所以经常进行双耳锻炼法，可起到健肾壮腰、养身延年的作用。

①提拉耳垂法：双手示指放耳屏内侧后，用示指、拇指提拉耳屏、耳垂，自内向外提拉，手法由轻到重，牵拉的力量以不感疼痛为限，每次 3～5 分钟。此法可治头痛、头昏、神经衰弱、耳鸣等疾病。

②手摩耳轮法：双手握空拳，以拇、示二指沿耳轮上下来回推摩，直至耳轮充血发热。此法有健脑、强肾、聪耳、明目之功，可防治阳痿、尿频、便秘、腰腿痛、颈椎病、心慌、胸闷、头痛、头昏等病症。

③提拉耳尖法：用双手拇、示指夹捏耳郭尖端，向上提揪、揉、捏、摩擦 15～20 次，使局部发热发红。此法有镇静、止痛、清脑明目、退热、抗过敏、养肾等功效，可防治高血压、失眠、咽喉炎和皮肤病。

④搓弹双耳法：两手分别轻捏双耳的耳垂，再搓摩至发红发热。然后揪住耳垂往下拉，再放手让耳垂弹回。每天两三次，每次 20 下。此法可促进耳朵的血液循环，有健肾壮腰之功效。

⑤双手拉耳法：左手过头顶向上牵拉右侧耳朵数十次，然后右手牵拉左耳数十次。

这一锻炼还可促进颌下腺、舌下腺的分泌，减轻喉咙疼痛，治慢性咽炎。

⑥双手掩耳法：两手掌掩两耳郭，手指托后脑壳，用示指压中指弹击 24 下，可听到"隆隆"之声，曰击"天鼓"。此刺激可活跃肾脏，有健脑、明目、强肾之功效。

⑦全耳手法按摩法：双手掌心摩擦发热后，向后手法按摩腹面（即耳正面），再向前反折手法按摩背面，反复手法按摩 5 ～ 6 次。此法可疏通经络，对肾脏及全身脏器均有保健作用。

⑧双手扫耳法：以双手由耳朵后面向前扫，这时会听到"嚓嚓"的声音。每次 20 下，每日数次，只要长期坚持，必能强肾健身。

5. 鼻的养护　鼻为肺之窍，肺主气。故鼻的健康与全身气血密切相关。鼻又是人体气和自然界交换的通道，既是人体新陈代谢的重要器官之一，又是防止致病微生物、灰尘等侵入的屏障，因此必须要好好保养鼻。

（1）保暖：保暖是保养鼻的第一要务。鼻是人体内外空气交换的关口，是吸入"清气"、呼出"浊气"的必经之路。因鼻和外界相通，因此对外界环境的变化较敏感，如天气变寒，保暖不够，则会出现鼻塞、流清涕的症状；天热干燥，又会出现鼻干或者流浊涕的症状。因此，对鼻的保护很重要。

（2）穴位手法按摩保健

①印堂穴手法按摩：用拇指、示指和中指的指腹点按印堂穴（在两眉中间）12 次。亦可用双手中指，一左一右交替手法按摩印堂穴。该手法能够增强鼻黏膜上皮细胞的增生能力，并且能够刺激嗅觉细胞，使嗅觉灵敏。还能够预防感冒与呼吸道病患。

②迎香穴手法按摩：以左右手的中指或者示指点按迎香穴（在鼻翼旁的鼻唇沟凹陷处）若干次，有利于改善局部血液循环，防治鼻病和脸部神经麻痹症。

（3）保持鼻腔清洁：平时要注意尽可能保持合适的室内温度、湿度，养成良好习惯，不要以手抠鼻子，不要揪鼻毛；起床之后用洗脸的温热手巾轻捂口鼻呼吸数分，也可用凉水直接清洗鼻子，如此既锻炼了上呼吸道对寒冷的适应性，又可以除垢、保持鼻腔湿润。

6. 口腔、牙齿的养护　脾开窍于口，其华在唇；齿为骨之余。可见唇、齿、口与气血筋骨的关系密不可分。口腔健康也是身体健康的第一关。口腔是人类进食、发音和呼吸的器官，也是身体健康的第一道重要防线。俗话说"病从口入"，重视口腔卫生，75%的口腔和牙病都能得到有效控制，还能预防消化道和呼吸道传染病。

保护牙齿和牙龈健康是保持良好口腔卫生的最重要部分。健康的牙齿不仅让人外表美观，自我感觉良好，还可以保证咀嚼功能正常、助消化，说话口齿清楚。另外，"齿为骨之余"，牙齿健康是肾气充足与骨健康的标志，对全身健康也起到至关重要的作用。

（1）口腔、牙齿保健

①养成细嚼慢咽的习惯：咀嚼是消化过程的第一步。通过切咬和咀嚼，将食物切

碎、磨细，并与唾液充分混合拌匀，使唾液中的消化酶对食物进行初步消化，形成柔软的食物团，便于吞咽。在进食时应该"细嚼慢咽"，这样可大大减轻胃肠道的消化负担，易于人体消化食物，吸收营养。

②婴幼儿口腔护理：保持口腔清洁，及时清除残留在牙齿上的糖分。在乳牙萌出的时候，父母可用棉签或消毒纱布，蘸温水或茶水逐个牙齿擦洗。当宝宝能漱口以后，每天可用淡盐水、淡茶水、氟化钠水漱口 1 次。3 岁以后的小孩要在家长的指导下养成刷牙、漱口的习惯。

③青少年口腔护理：青少年要养成正确的刷牙习惯，防止龋齿。首先是每天刷牙。刷牙的最好时间是进食后的半小时内。如果有可能，尽量在三餐后立即刷牙。这样，不仅可以使口气清新，还可以防止残留食物残渣为牙齿表面的细菌提供营养。

每次刷牙时间控制在 2 分钟，采用上下刷牙方式可保护牙龈。很多人采用的大力横刷法，会对牙根部造成过度磨损并刺激牙龈退缩。刷牙时应特别注意下前牙内侧和后牙的位置，避免形成牙石。刷牙后要用清水多次冲洗牙刷，并将刷毛上的水分甩干，倒置通风保存。

④中老年口腔护理：中年人牙齿常感酸痛、松动，咀嚼无力、食物嵌塞、牙龈发炎等，这些都是牙齿问题的征兆，要想自己有一副健康的牙齿相伴终生，中年过后要特别注意对牙齿的保健。

警惕根面龋。中年过后，由于牙周开始萎缩，牙颈部和部分牙根开始暴露。这些部位的硬度较牙冠低，抗龋能力差，易出现龋洞，且位置隐蔽，不易发现，因而最易被人们忽视。因此中老年人应定期检查牙齿，及早发现龋洞，及早充填，减少痛苦和损失。

防治牙周炎。牙周炎是中年过后的常见病，常易反复发作，损害牙周的健康，导致牙齿松动脱落。应做局部的牙周治疗，如做牙周洁治，牙周冲洗上药或龈下刮治，配合全身用药。

温水刷牙。中年过后，由于牙面磨耗和牙周萎缩，牙本质暴露，牙齿易出现敏感症，遇冷热酸甜就感到牙齿酸软。这种反复过冷过热的刺激会导致牙髓炎，损害牙齿的健康。民间有"温水牙，冷水面，热水脚"的说法。用温水漱口刷牙，避免过冷过热的刺激，可以减少牙髓炎症的发生。这对中老年人来说，尤为重要。

（2）牙齿保健操

①叩齿：上下牙齿互相碰击，铿锵有声，早晚各 1 回，每日 72 下，日日如此，长年坚持。

②转舌按摩：翻卷舌尖，紧贴牙龈，360°旋转，先外后内，按摩 36 次，天天坚持。

③鼓漱：双唇紧闭，做含水漱口状，鼓漱 36 次，让唇颊部不断拍击牙齿和牙周。

④手法按摩：漱口后用干净示指以垂直方向由牙龈向牙冠做手法按摩，内外、上下、左右依次进行；然后改用沿牙龈水平方向手法按摩，亦依次分区进行。手法按摩 5 分钟。

7. 膳食养骨法

（1）健脑益智类食物

①鱼、虾：是促进智力发育的首选食物之一。在鱼头中含有十分丰富的卵磷脂，可增强人的记忆、思维和分析能力，并能控制脑细胞的退化，延缓衰老。

②核桃：核桃富含不饱和脂肪酸，是中国传统的健脑益智食品。每日食用 2～3 个核桃为宜，持之以恒，方可起到营养大脑、增强记忆、消除脑疲劳等作用。

③牛奶：奶是优质蛋白质、核黄素、钾、钙、磷、维生素 B_{12}、维生素 D 的极佳来源，这些营养素可为大脑提供所需的多种营养。

④鸡蛋：鸡蛋的蛋白质是优质蛋白质。鸡蛋黄含有丰富的卵磷脂、三酰甘油、胆固醇和卵黄素，对神经的发育有重要作用，有增强记忆力、健脑益智的功效。

⑤南瓜：南瓜是 β–胡萝卜素的极佳来源，南瓜中的维生素 A 含量胜过绿色蔬菜，而且富含维生素 C、锌、钾和纤维素。中医认为，南瓜性味甘平，有清心醒脑的功能，可用于头晕、心烦、口渴等阴虚火旺病症。因此，神经衰弱、记忆力减退的人将南瓜做菜食用，每日 1 次，疗程不限，有较好的辅助治疗效果。

⑥葵花子：富含铁、锌、钾、镁等微量元素及维生素 E，使葵花子有一定的补脑健脑作用。实践证明，喜食葵花子的人不仅皮肤红润、细嫩，而且大脑思维敏捷、记忆力强、言谈有条不紊。

⑦香蕉：香蕉营养丰富、热量低，含有称为"智慧之盐"的磷。香蕉又是色氨酸和维生素 B_6 的超级来源，含有丰富的矿物质，特别是钾离子的含量较高，常吃有健脑的作用。

⑧海带：海带含有丰富的亚油酸、卵磷脂等营养成分，有健脑的功能。海带等海藻类食物中的碘类物质，更是大脑中不可缺少的营养成分。

⑨芝麻：将芝麻捣烂，加入少量白糖冲开水喝，或买芝麻糊、芝麻饼干、芝麻饴等制品，具有较好的健脑效果。

（2）养眼类食物

①鱼肉：动物蛋白质含量丰富，钙、铁、磷含量较高，有消除眼睛肌肉紧张的作用。

②鸡蛋：富含蛋白质、维生素 B_2、维生素 A、卵磷脂、脑磷脂，可增强孩子智力和视力。

③山药：健脾开胃，经常食用有耳聪目明之效。

④刀豆：钙、铁、维生素 C 含量丰富，利于眼球晶体的发育。

⑤枸杞子：滋补肝肾、明目健身。

⑥百合：清热、醒脑、润肺、健肤，与鱼搭配更能明目护眼。

⑦鸡心、鸡肝：蛋白质含量丰富，含少量脂肪、糖类和维生素 A、维生素 B_1、维生素 B_2，尤其是鸡肝中的维生素 A 含量为猪肝的 6 倍，对幼儿有补肝益肾、明目养心、补血健身之效，有促进幼儿生长发育的作用。动物内脏营养丰富，但幼儿不宜食用过多，每周 1 次、每次 50g 较合适。

⑧蔬菜"五宝"：胡萝卜、荷兰豆、荸荠、土豆、香菇，清热明目，是孩子明目健眼的特效蔬菜。

（3）健齿类食物

①核桃：有的人牙齿一遇到冷、热、酸、甜食物便酸痛起来，这是"牙体质过敏症"。若常吃核桃，可起到改善作用。核桃仁中含有丰富的脂肪油、蛋白质等成分，其中油和酸性物质能渗透到牙本质小管内，起隔离作用，而蛋白质、脂肪和钙也可以通过化学变化辅助治疗。核桃仁可生嚼，或稍加温后用患牙反复咀嚼，每天 3～4 次。

②鸭梨：饭后吃些鲜梨，可通过细嚼慢咽洗刷牙面，再通过手法按摩牙龈来清除牙缝中的食物残渣。还可防治牙石引起的牙龈充血、萎缩，并改善口腔末梢的血液循环，尤其对胃火上炎引起的牙龈红肿和风火牙痛有辅助治疗作用。

③枸杞子：中医认为"肾主骨，生髓。齿为骨之余""肾衰则齿豁，肾固则齿坚"。枸杞子有补益肝肾之功，久服坚筋骨，故可补肾固齿。药物研究表明，枸杞子有促进牙周膜或纤维细胞增殖及附着的作用。

④大枣：大枣中含有熊果酸和夹竹桃酸，这两种成分能控制蛀齿菌产生酶，维持口腔的菌系平衡。

⑤动物肝和肾：这些内脏含有丰富的铁和锌。铁和锌能抑制细菌产酸，因而也有护齿作用。

⑥植物油：植物油能在牙齿表面形成疏水层，可以保护牙齿。

⑦大蒜、葱、姜：这些食品能抑制口腔中的细菌繁殖。

8. 手法养骨　手法养骨可以增进血液循环，给组织补充营养；增加氧气的输送，促进细胞新陈代谢正常进行；帮助皮肤排泄废物和二氧化碳，减少油脂的积累；使皮肤组织密实而富有弹性；排出积于皮下的过多水分，消除肿胀和皮肤松弛现象，有效延缓皮肤衰老；使皮下神经松弛，得到充分休息。消除疲劳，减轻肌肉的疼痛和紧张感，令人精神焕发。因此，应经常进行头面部皮肤手法养骨。头面部手法养骨方法示例如下。

第一步：抚平额纹。用两手中指、环指在前额画圈，方向是向上向外，从前额中部眉心开始，分别画至两侧太阳穴，然后用两手示指点压太阳穴。重复 20 次。可以预防前额皱纹的出现。

第二步：分推眼眶。两手拇指按于太阳穴上，用示指第二节的内侧面分推上下眼眶。上眼眶从眉头到眉梢为 1 次；下眼眶从内眼角到外眼角为 1 次。先上后下，一圈为 2 次，共做 20 次。可以消除眼睛的疲劳，预防眼部产生皱纹，预防眼袋的出现，也有助于预防颊部皮肤松弛。

第三步：推按鼻翼。鼻部的毛孔特别大，容易长黑点。用两手中指指腹，自鼻翼两侧外展推按鼻唇沟部位，然后两手中指沿鼻梁正中上下推抹，重复 20 次。可以使鼻息通畅，也可预防鼻部产生黑点。

第四步：分抹唇部。两手中指沿着嘴唇边做画圈动作，然后，分别由中间向两侧嘴角轻抹。上唇由人中沟抹至嘴角，下唇由下颏中部抹至嘴角，抹至下唇外侧时，两手指略向上方轻挑。重复 20 次。此法可以预防嘴角表情皱纹，防止嘴角下垂。

第五步：轻拍面颊。鼓起颊部，用两手轻轻拍打两侧颊部，拍打数次至面颊皮肤微微泛红为止。可以使面颊肌肉结实，不易松弛。

第六步：轻抹颈部。抬高下颏，用两手由下向上轻抹颈部，由左至右，再由右至左。重复 20 次。可以防止颈部皱纹产生，防止因肌肉下垂而产生的双下颏。

以上是适合家庭使用的面部保健手法按摩操，每日早晚手法按摩 1 次，也可在闲暇时间手法按摩。按摩时手法要轻柔，节奏要和缓，不要用力摩擦。只要持之以恒，一定能保持皮肤的健美。

9. 运动养骨法

（1）头部保健操

第一节：拍头运动，两手五指并拢，握空心拳，然后从额头往脑后轻轻拍头，一直拍到后颈部，再从后颈部拍到额头，这样反复 20 ～ 30 次。这个动作用力一定要轻。常做拍头运动，可以防治头晕头痛、失眠等疾病，增强记忆力。

第二节：转头运动。可以站在地上也可以坐在椅子上。挺胸收腹，两眼平视前方，全身放松。头部先顺时针方向转动 10 圈，然后逆时针方向再转动 10 圈。动作不要过快，要平、要稳，速度放慢。这个动作不仅可以锻炼颈部的肌肉，增强颈部力量，还能防治神经性头痛，头晕目眩，失眠多梦，颈椎骨质增生。

第三节：用手梳头。每天早晚用手从上到下梳理自己的头发，可以使百脉畅通，气血流动，有延年益寿的功效。用手梳理头发的时候要掌握一个要点，一定要让指甲紧紧贴在头皮上，可以稍用一点力，但不要伤到头皮。这个动作比较简单，只要坚持每天早晨做 150 次、晚上做 200 次，就会达到保健效果。

（2）面部保健操：首先要在手法按摩部位涂抹适量膏霜，眼部最好使用专用于眼部的产品。如无手法按摩用的膏霜，可在涂抹适合自己的护肤品后开始手法按摩。主要步骤如下。

①舒展额头：以指腹由眉间开始，把肌肤向上轻推；再顺着额间，以螺旋状手法向太阳穴方向按摩，最后在太阳穴位置按压3秒。

②促进眼周血液循环：从内眼角向眼尾方向，上下轮换轻柔按摩，最后在内眼角、眉骨下方及眼尾三个位置各按压3秒。

③提升唇角：因为唇部会有细小的纹路，手法按摩时不妨保持微笑的表情，帮助拉平唇部肌肤，然后从人中开始沿着唇部四周按摩。

④重塑双颊：由下巴往耳下方，顺着脸部轮廓以螺旋方式轻按，并轻拉耳垂3秒，然后同样以螺旋方式往太阳穴部位慢慢手法按摩。

⑤收紧下颌轮廓：用手指沿着脸部轮廓轻轻拍打，让下颌肌肤保持弹性。

10. 药膳养骨法

（1）健脑益智药膳

虫草山药牛髓汤

组成：冬虫夏草2g（或1g），山药10g，蜜汁红莲10g，柏子仁10g，牛髓适量。

制作方法：除冬虫夏草之外，将其他4味药一同放入砂锅内，加水适量，煎煮30分钟即可。

服用方法：将冬虫夏草洗干净，放入碗中，加水适量，放入蒸锅内隔水蒸20分钟，与前面药液兑服。连服半个月以上。

功效：此方有益智健脑补心功效，可使人反应灵敏、思维敏捷、精神饱满。

（2）美容养颜药膳

青蒿甲鱼汤

组成：青蒿10g，干桃花（鲜花更好）10g，黄芪10g，甲鱼（去毛，去内脏，留骨）200g。

制作方法：将前3味药放入砂锅内，加水适量，煎汤，去渣留液，再与甲鱼一同放入砂锅内煎煮。如药液过少，可再加适量清水，约煎半小时后即可。

服用方法：服用时待温度略低，加入蜂蜜即可，连服半个月以上。

功效：此方有滋阴养颜、补血滋润之功效，适宜女性服用。

（3）补血益气、提升精神药膳

参枣芪归粥

组成：人参3g，黄芪10g，当归5g，红枣（去核）5枚，粳米100g。

制作方法：将前3味药放入砂锅内，加水适量，煎成汤，去渣取汤，放入淘干净的粳米和红枣，入砂锅内，煮成稀粥，加入红糖适量拌匀，即可服用，连服半个月以上。

功效：此方有补血益气、提升精神、缓解疲劳之功效。

（4）活血祛瘀、补发养颜药膳

槐花柏叶丹皮粥

组成：槐花 50g，侧柏叶 15g，牡丹皮 10g，粳米 100g，冰糖 30g。

制作方法：将槐花、侧柏叶、牡丹皮加水煮 30 分钟去渣，再入粳米，待米半熟时入冰糖，至熟食用。每日 1 次，连服 10 日。

功效：活血祛瘀、补发养颜，治疗脱发、面色暗晦。

第十六章　躯干部养骨法

一、颈部养骨法

（一）颈椎解剖结构特点

颈椎，由7块颈椎骨组成，除寰椎外，2～7颈椎都由椎体、椎弓、关节突、横突和棘突组成。颈椎椎体较小，呈椭圆形的柱状体，横径长，纵径短，长短比例为2：1；前缘低，后缘高。椎弓，顾名思义呈弓形，位于椎体的后方，与椎体相连构成椎孔，其连接部狭小，名椎弓根，其后分别向上下各有一骨突，为上关节突和下关节突，与上下椎体的关节突构成椎间关节；侧方则向两侧各有一突起，名横突，横突上各有一小孔，有椎动脉通过，故名椎动脉孔；两侧椎板在后中线会合成一体并向后发出一骨突即棘突，除第7颈椎棘突外，其余棘突末端均不规则分2叉。上下椎体及椎弓由椎间盘、椎间关节和韧带连结。

第1颈椎又叫寰椎，呈环形，由前弓、后弓及连接两弓之间的两个侧块构成，无椎体和棘突。前弓较短，其后（内）面中部有关节面，称齿突凹，与第2颈椎的齿状突构成寰齿关节；后弓较长，其上面两侧近侧块部各有一沟，称椎动脉沟；侧块位于两侧，借上下关节面分别与枕骨髁及枢椎关节面相关节。

第2颈椎又叫枢椎。椎体上方有齿状的隆突，称为齿突。齿突借前、后关节面分别与寰椎的齿凹及寰椎横韧带相关节。横韧带将寰椎内腔分为两部，后部略大，容纳脊髓。寰枢之间运动灵活而且稳固。寰椎与枕骨及枢椎之间有许多韧带连接并构成多个关节。寰枕的椭圆关节和寰枢的车轴关节，二者联合能在三个垂直轴上运动。

第7颈椎，因其棘突很长，末端不分叉而呈结节状，隆突位于皮下，被称为隆椎，它随着颈部的转动而转动，在临床上作为辨认椎骨序数的标志。

颈椎椎管由所有的椎孔相连构成，呈椭圆形或三角形，脊髓容纳于其中。

颈椎椎间孔由相邻椎骨的椎板上、下切迹构成，颈神经根就从此发出。椎间孔为椭圆形的骨性管道，纵径长，横径短，神经根通过其中，只占其1/2～2/3。

颈椎的椎间盘共有6块，第1颈椎与第2颈椎之间为寰枢关节，无椎间盘。每个椎间盘由纤维环、髓核和椎体的透明软骨板所组成。纤维环前部厚，后部较薄，其纤维环上下均与上下椎体的软骨板相连，组成一个封闭的具有弹性的隆盘样体，不论外力从上下来，还是从左右来，它的体积均不变，压力则平均地分配到各个方面。

颈椎的后关节包括关节突关节和钩椎关节。其中关节突关节由相邻椎骨的上下关节面构成，由薄而松弛的关节囊韧带连结起来。该关节为冠状结构，关节面较为水平而平滑，且呈椭圆形，利于屈伸旋转、侧弯运动。钩椎关节由椎体侧后方的钩突和椎体下面侧方的斜坡对合而成，能防止椎间盘向侧后方突出。钩突的前方为颈长肌，前外侧为横突孔，后外侧参与构成椎间孔的前壁，内侧为椎间盘。

颈椎椎体、椎间盘和前、后纵韧带紧密相连。椎间盘位于相邻椎体之间，前后纵韧带分别位于椎体的前后方。

前纵韧带是人体内最长的韧带，厚而宽，较坚韧。上端狭窄，附着于寰椎的前结节，下端止于第1、第2骶椎的前面。前纵韧带的弹性和张力很大，当脊柱前屈受到压挤时能保持其形态不变，且能限制脊柱的过伸运动。

后纵韧带窄而坚韧，位于椎体的后方，为椎管的前壁。上端起自枢椎，并与覆盖枢椎椎体的覆膜相续，下达骶骨，与椎间盘纤维环及椎体上下缘紧密连接，而与椎体结合较为疏松，其长度与前纵韧带相当。与椎体相贴部分比较狭细，但在椎间盘处较宽，可限制脊柱过分前屈及防止椎间盘向后脱出。

黄韧带位于椎板之间，呈扁平状，黄色，弹性较大，很坚韧，由弹力纤维组成。棘突之间有棘间韧带和棘上韧带，使之相互连结。在颈部，棘上韧带形成项韧带。项韧带是三角形的弹力纤维膜，其底面向上方附着于枕外隆凸和枕外嵴，尖端向下移行于棘上韧带。项韧带有协助颈肌支持头颈的作用，并有对抗颈段脊柱屈曲的作用。

颈部的肌肉对维持颈椎的稳定性及颈椎的运动功能有重要作用。

颈外前侧浅层肌肉主要是胸锁乳突肌，起自胸骨柄前面和锁骨的胸骨端，两头会合斜向后上方，止于颞骨的乳突；一侧肌收缩使头向同侧倾斜，脸转向对侧；双侧收缩可使头后仰，当仰卧时，双侧肌肉收缩可抬头。该肌肉可维持头的正常端正姿势，以及使头在水平方向上从一侧到另一侧观察事物运动。

颈外前侧深层肌肉有外侧群肌及内侧群肌。外侧群包括前斜角肌、中斜角肌、后斜角肌，按位置排列命名，均起自颈椎横突，纤维斜向外下，分别止于第1、第2肋骨。一侧肌收缩，可使颈侧屈。若肋骨固定，则可使颈前屈。内侧群肌在颈椎的前方，有头长肌和颈长肌等，合称椎前肌。头长肌发起于中下段颈椎横突的前结节上方，随后穿入枕骨基底部。头长肌的主要功能是为上颈段提供屈曲运动能力和稳定性。侧屈运动则是其次要功能。颈长肌由多束肌纤维组成，它们均紧密地附着于所有颈椎和3块上位胸椎的前表面。该肌肉沿颈段上行，并发出多个附着点附着于椎体、横突前结节和寰椎的前弓上。主要功能为屈头、屈颈。

颈部背侧浅层肌肉有斜方肌（起自脊椎和头骨底部，经过背部和肩部止于肩胛骨和锁骨）、背阔肌（起自第 7 ～ 12 胸肋棘突、胸腰筋膜、髂嵴和下 3 ～ 4 肋，止于肱骨结节间沟）、肩胛提肌（起自上位第 3、4 颈椎横突的后结节，肌纤维斜向后下稍外方，止于肩胛骨上角和肩胛骨脊柱缘的上部）、菱形肌（起自第 6、7 颈椎和第 1 ～ 4 胸椎棘突，止于肩胛骨内侧缘），这些肌大部分起自颈椎，对维持颈椎的平衡和稳定性有重要作用。

颈部背侧的深层肌肉竖脊肌、夹肌和由多裂肌、回旋肌和半棘肌组成的横突棘肌群对颈椎的运动有重要作用。

竖脊肌起自骶骨背面、腰椎棘突、髂嵴后部和胸腰筋膜，向上分为三部：外侧为髂肋肌，止于肋角；中间为最长肌，止于所有椎体的横突及其附近肋骨；内侧为棘肌，止于所有椎体的棘突。有仰头和使颈椎后伸的作用。

夹肌，又分为头夹肌和颈夹肌。前者起自项韧带，止于乳突下部和上项线的外侧部；颈夹肌在头夹肌的外侧和下方，起自项韧带下部和上位胸椎棘突，止于上位三个颈椎的横突。一侧夹肌收缩使头转向同侧，双侧收缩使头颈后仰，与多种头痛有关。

多裂肌，起于第 4 颈椎至第 5 腰椎横突，骶骨后面，髂嵴后部，止于第 2 颈椎至第 5 腰椎上方第 2 ～ 4 个椎体的棘突，是使脊柱稳定的重要肌群。回旋肌起于第 1 颈椎～第 5 腰椎横突，止于上位椎骨棘突，是横突棘肌群中最深部的肌。双侧收缩时背伸脊柱，单侧收缩则向对侧旋转脊柱，也受脊神经后支支配。半棘肌包括头半棘肌、颈半棘肌和胸半棘肌，起于下方 5 ～ 6 个椎骨的横突，分别附着于枕骨、颈椎和胸椎，双侧收缩时背伸脊柱，单侧收缩则向对侧旋转脊柱。头半棘肌的上部病变可引起环绕耳上及枕部的头痛。

颈椎的生理曲度是由颈椎间盘前厚后薄而形成颈椎中段向前凸出的弧度，在胚胎时期是呈后凸的，在幼儿起坐后逐渐变为前凸，这种变化称为继发曲度，是适应人体坐与站立后的平衡逐渐演变而成的。

（二）颈椎生理功能特点

颈椎生理功能主要是支撑头颅、连接躯干、传导运动、保护脊髓。颈椎的生理功能有赖于椎体、椎间盘、椎间关节及肌肉韧带的协调平衡。颈椎上承头颅，下连躯干，既是中枢神经的重要传递通路，也是维持脑循环的必由之路。

颈椎是脊柱椎骨中体积最小但灵活性最大、活动频率最高、运动负荷较大的节段。颈椎为了适应视觉、听觉和嗅觉的刺激反应，需要有较大而敏锐的可动性，因此，颈椎的活动范围要比胸椎和腰椎大得多，如前屈后伸、左右侧屈、左右旋转，以及上述运动综合形成的环转运动。

一般情况下，颈椎前屈、后伸分别为 45°，主要由第 2 ～第 7 颈椎完成。后纵韧带、黄韧带、项韧带和颈后肌群限制了过度前屈，前纵韧带和颈前肌群则制约着过度后伸。左右侧屈各为 45°，主要由中段颈椎完成，靠对侧的关节囊及韧带限制过度侧屈。左右旋转各为 75°，主要由寰枢关节来完成。环转运动则是上述活动的连贯作用来完成。点头动作发生在寰枕关节；摇头动作发生在寰枢关节。颈椎的活动度个体差异较大，与年龄、职业、锻炼情况有关。

颈椎生理曲度的存在，能增加颈椎的弹性，保证颈椎外在肌群的平衡，减轻和缓冲重力的震荡，防止脊髓和脑的震荡损伤。

（三）颈椎常见疾病与特点

颈椎常见疾病多是由于劳损引起的维系颈椎平衡的肌力失衡，进而导致颈椎骨关节结构紊乱，或椎间盘变性、突出，颈椎稳定性下降，损害到从颈椎椎间孔发出的神经、穿越颈椎横突孔的椎动脉及椎管内脊髓，从而引起一系列临床症状。

颈椎疾病以 40～60 岁最常见，目前有年轻化趋势，多见于流水线低头操作者，甚至常看电脑、手机的中小学生也屡见不鲜。以低头工作、缝纫、织毛衣、看手机、枕头不适、枕姿不良、卧姿与坐姿不良、长时看电脑等为主要发病诱因。早期往往表现为反复落枕、头晕、偏头痛、枕部不适等，如不引起重视加以调整的话，则可进展为颈椎病、颈椎间盘突出、颈椎管狭窄、寰枢关节错位等，表现为颈肩臂疼痛、手臂麻木、肌肉萎缩、下肢疲软无力，甚至四肢瘫。影像学表现为颈椎生理曲度改变、病变椎间盘变性膨突、椎体后缘唇样骨赘、椎间孔变小、椎管狭窄等。日常积极预防，给"低头族"必要的健康指导，可有效防止其发病。

（四）颈椎养骨要点

颈椎养骨的要点是维持颈椎的生理曲度和稳定性，通过注意和改善在日常生活、起居、工作、学习中的不合理因素，形成合理的、科学的生活习惯，加强运动锻炼，调整颈肌平衡，注重中医药保健。

（五）颈椎养骨方法

【起居养骨】

颈椎起居养骨法主要包括选择良好的起居之地和寝具，充分获得氧气、阳光，提高睡眠质量，增强体质，焕发精神，以达健骨益寿的目的。

1. 选择合适的枕头　枕头真正的名字应该叫"枕颈"。枕头的形状、高低、充填物等的不同，均对头颈部的正常生理曲线有着长期重要的影响，枕头一定要适合颈部的生理要求。

枕头的长度以超过使用者的肩宽 15cm 左右为宜。枕头的高度以保持颈椎前凸的生理体位为佳，以被头颈部压缩后和使用者的拳高相等为宜；或者以自己的颔肩线（下颌角至肩峰的距离）或手掌横径作为侧卧或仰卧的高度。仰卧时，枕头的最高点应位于颈椎中部。

枕头的枕芯应根据个人情况选择相应的充填物，以质地柔软、透气性好为原则，而且要求有较好的可塑形性。常用的枕芯充填物有鸭绒、荞麦皮、蒲绒、木棉、绿豆壳等。夏天可添加适量的茶叶或薄荷叶等清香物，有镇静清凉解暑之作用，有利于睡眠。对于枕席，以草编为佳。竹席因太凉太硬，最好不用。

2.选择合适的床铺　床铺选择应从符合脊柱的生理弯曲要求着手。如果床铺过于柔软，由于人体重量压迫而形成中央低、四边高的状态。这样，不仅增加了腰背部卧侧肌肉的张力，而且也势必导致头颈部的体位相对升高。常年如此，将直接影响颈椎本身的生理曲度和健康。

合格的床垫可以根据人体各部位负荷大小的不同和人体曲线的特点，维持人体生理曲线的作用。常见的木板床也可维持脊柱的平衡状态。北方的土炕具有与木板床类似的优点，冬季加温后，既能抗寒，又对痉挛与疼痛的肌肉、关节有热疗作用。炕面上的褥垫应稍厚，以减少对骨关节等突出部的压迫。

3.培养良好的日常姿势　在日常生活中养成良好的姿势可以维持正常颈椎的生理曲度，预防颈部疾病，具体应做到"三好"。

（1）走姿好：正确的走姿是，站立时全身从脚心开始微微上扬，引颈垂肩，收腹挺胸，双肩稍向后展，双手自然下垂，下颌微微收紧，目光平视，后腰收紧，骨盆上提，使脊柱保持正常生理曲线，双下肢靠拢，肌肉绷紧，从侧面看，耳、肩、髋、膝与踝应于一条垂线。行走时保持姿态，迈步甩手，自然摆动，忌左右晃动、摇摆不定。

（2）坐姿好：良好的坐姿能减少劳累，避免损伤。正确的坐姿是尽量拉近与工作台的距离，将桌椅高度调到与自己身高比例合适的最佳状态，专业设计人员可调整工作台倾斜10°～30°。坐时腰部挺直，头颈端正，眼睛距离桌面的距离大约30cm，距离电脑的距离约50cm，双肩后展，并尽量避免头颈部过度前倾或后仰。臀部要充分接触椅面。习惯头部偏左或偏右写作的白领应注意纠"偏"。每隔一小时休息5～10分钟，起立走走，做做提肩动作及柔和缓慢的颈椎后伸、抬头、后旋活动，达到调整颈部肌肉平衡、矫正生理曲度的目的。这样，既可预防颈椎疾病，又可提高工作效率。

（3）睡姿好：睡姿良好对脊柱的保健十分重要。俯卧、半俯卧、半仰卧或上、下段身体扭转而睡，都属不良睡姿，应及时纠正。睡眠应以仰卧为主，侧卧为辅，要左右交替。仰卧时枕高点置于颈中，四肢自然放松；侧卧时双膝关节微屈对置，头颈部微向后仰，胸腰部保持自然曲度，双髋呈屈曲状，此时全身肌肉即可放松，得到充分休息。另睡眠时头应放于枕头中央，以防落枕。

4.养成良好的学习、工作习惯

（1）中小学生在学习过程中应养成良好的习惯。低头学习20分钟，需抬头仰视2～3分钟；伏案学习30～40分钟，要起来走一走，做些左顾右盼的动作。课间不可连续学习，一定要起来活动，可做颈部轻柔、缓慢的后仰与转动，尽量达到颈部的最大运动范围，并可用手捏按颈后肌肉，以缓解疲劳，维持颈椎平衡，预防颈椎疾病。

（2）专业人员应注意职业保护，预防慢性劳损：对于长期从事低头工作的人，如办公室工作人员、打字员、手术室护士、牙科医师、外科医师、会计师、缝纫刺绣人员、汽车与飞机的机械师、电焊工、农民、流水线手工操作人员、搓澡工等，需要保持特殊姿势或在强迫体位状态下工作较长时间，如果不予重视，很容易发生慢性劳损，并逐渐发展成颈椎病。应注意纠正与改变工作中的不良体位。坚持每1小时活动5～10分钟，可做颈部轻柔、缓慢的后仰与转动，尽量达到颈部的最大运动范围，并可用手捏按颈后肌肉，以缓解疲劳，维持颈椎平衡，预防颈椎疾病。

①适时改变头颈部体位：即对某种职业，需长时间向某一方向转动或相对固定者，可每间隔20～30分钟向相反方向转动头颈，这样有利于缓解颈椎的慢性劳损。

②适时远视：当长时间近距离看物过久后，应抬头远视半分钟左右，待眼睛疲劳消除后再继续工作。

③调整桌面或工作台的高度与倾斜度：防止头颈部长时间处于仰伸状或屈颈状，原则上使头、颈、胸保持正常生理曲线为准。

④工间活动：工作期间，至少每1小时能够全身活动5分钟左右。切忌超过1小时的持续低头工作；除工间运动外，还可根据不同的年龄和体质条件，选择一定的运动项目，进行平衡肌力和增强体质的锻炼。

5. 养成良好科学的起居生活习惯，避免颈部劳损

（1）戒烟限酒，饮食全面科学，生活作息规律。尤其要避免醉卧，以免不知不觉中卧姿不良且持续而造成颈椎伤害。

（2）注意颈部保暖。颈部受凉，肌肉中的小血管收缩，代谢产物堆积，可以刺激肌肉发生痉挛，这不仅使椎体之间的压力增加，而且颈部肌肉也容易发生劳损。如果一侧颈部肌肉痉挛，颈椎会长时间处于失衡状态。

日常生活中颈椎保暖可采取以下几项策略。

①应注意防风寒、潮湿，避免午夜、凌晨洗澡或受风寒吹袭。

②避免夏季颈部久吹电扇，卧睡风口或冬季睡觉时被头压不紧等。

③任何季节要保持颈椎舒适的温度，在办公室准备一件披肩，以保护好颈背部。

（3）与人谈话、看电视、看电影或看书报，要尽可能正面注视，不要过度扭曲颈部。

（4）电脑应摆放在正前方，电脑与眼睛要保持适当距离；看电脑屏幕时不要俯视、仰视，最好平视。

（5）不宜头靠在床头或沙发扶手上看书、看电视。

（6）劳逸结合，适当参加体育锻炼。体育锻炼可增强身体协调性、加大颈项肌肉力量、维持筋骨平衡、促进全身血液循环，有效减少颈椎病的发生。

（7）避免和减少各种颈部损伤。日常生活中各种急慢性损伤容易引发颈椎疾患，因此要预防颈椎疾患，一定要养成良好的生活和工作习惯，从日常的生活细节入手，避免颈部遭受急慢性损伤，从而保护颈椎。一些急性损伤如乘车中睡眠，遇到急刹车，头部突然后仰，可造成颈椎挥鞭性损伤；游泳者在浅水处跳水，经常有造成颈椎严重撞伤者。有人生气时随意拧孩子耳朵，或用巴掌打击孩子头部等，均易引起颈肌及其周围软组织损伤。婴幼儿颈部肌肉尚不发达，颈软，如过早抱起或抱孩子姿势不合适，也可能造成颈椎损害。有些青少年体育运动不得要领或不重视运动前的准备活动，如顶牛、头顶立、前滚翻及骑颈娱乐等，均可造成颈部损伤。

（8）增强体质，预防上呼吸道感染等颈周疾病。扁桃体炎、咽喉部炎症等上呼吸道感染及腮腺炎等颈周疾病，可导致上颈部组织充血水肿，韧带松弛，肌肉痉挛，往往成为颈椎疾病的诱发因素，最常见的就是寰枢关节半脱位。因此，防止各种上呼吸道炎症，预防感冒，保持口腔清洁，也是预防颈椎疾患的措施之一。

【膳食养骨】

平乐正骨养骨思想认为，预防脊柱疾病，在饮食方面应该形成科学的饮食观，养成良好的饮食习惯，营养要全面、均衡，饮食要有节制，注意饮食卫生，注重补充人体所需维生素，筋骨才能健康。

1. 注重补钙和蛋白质　青少年每天要摄入 800～1000mg 钙，才能保证骨骼的正常发育，获得理想的骨钙峰值。应常吃牛奶、蛋类、禽肉、鱼类、大豆及豆制品等含优质蛋白质和钙丰富的食物，尤其是黄豆、黑豆中含有异黄酮，分子结构与雌激素相似，可起到弱雌激素样作用。每天食用 40g 大豆蛋白，80g 优质蛋白质，1000mg 左右的钙，可显著增加骨密度，预防脊柱疾病。

2. 注重补充不饱和脂肪酸　这里所说的不饱和脂肪酸主要是亚油酸和亚麻酸，这两种物质在人的生长、发育过程中起着重要作用，还能影响人的大脑发育与脂质代谢、血管的通透性，降低血栓风险等。亚油酸和亚麻酸在人体内不能合成，只能从食物中摄取，如核桃仁、芝麻、花生仁、花生油、菜子油、豆油、葵花子油、棉子油、芝麻油、亚麻子油等食物均含较丰富的亚油酸和亚麻酸。

3. 注重补维生素　B 族维生素是神经工作时需要的营养素，还能起到解除疲劳的作用。B 族维生素含量丰富的食品有粗米、精米、大豆、花生米、芝麻等。维生素 C 是人体制造骨、血管、皮肤等结缔组织的必需营养物质，具有抗菌、抗病毒功能，提高人体免疫力，还有助于抑制亚硝胺的形成，具有一定抗癌作用。维生素 C 在人体内不能合成，只能从食物中获得。常见的维生素 C 含量丰富的食物有红薯、草莓、鲜枣、菠菜、番茄、卷心菜、油菜、菜花、芹菜、马铃薯、韭菜等。维生素 E 主要作用是防止人体内不饱和脂肪酸的过氧化。维生素 E 有扩张血管、促进血流、消除肌肉紧张的作用，维持肌肉的韧性。富含维生素 E 的食物有棉籽油、大豆、花生仁、芝麻、菠菜、杏仁、粗米等。

【药膳养骨】

平乐正骨养骨理论重视药膳养骨法在骨关节养生保健中的作用,通过在日常生活中经常服用益气活血类药膳,有助于减少患颈椎疾患的概率。

1. 平乐五豆强骨壮筋粥

原料:黄豆、绿豆、赤小豆、黑豆、豇豆各20g,陈皮6g,鲜葛根50g,怀山药20g,冰糖适量。

制法:豆子洗净后入锅,加水适量,加入陈皮、葛根、山药,武火煮沸,文火熬成粥,最后加入冰糖。

功用:强筋壮骨。适用于颈部酸困不适、睡眠不佳及颈椎病的日常预防。

2. 平乐五子壮骨汤

原料:猪骨(最好是猪脊柱骨)200～300g,枸杞子、菟丝子、女贞子、五味子、桑椹子各15g,陈皮10g。

制法:原料洗净,枸杞子、菟丝子、女贞子、五味子、桑椹子以纱布包,猪骨斩碎,共入锅内,加水适量,武火煮沸,文火煎40～60分钟,加适量花生油及盐、葱、姜等配料,取汤服用。

功用:补肝肾,强筋骨。适和于肝肾不足型颈椎病。

3. 平乐追风粥

原料:粳米50g,鲜葛根20g,防风5g,天麻5g,桑枝5g,当归10g。

制法:加适量水熬成粥。

功用:桑枝可以祛风通络、利关节,防风辛散表里之风,天麻可以祛风通络,与桑枝同用可加强通络止痛的作用。

4. 葛根刺五加薏米粥

原料:葛根、薏米、粳米各50g,刺五加15g。

制法:原料洗净,葛根切碎。刺五加先煎取汁,与余料同放锅中,加水适量,武火煮沸,文火熬成粥。可加冰糖适量。

功用:祛风除湿止痛。适用于颈项强痛、颈椎病初期及风寒湿痹阻型颈椎病。

5. 薏米赤豆陈皮汤

原料:薏米、赤豆各50g,山药15g,梨(去皮)200g,陈皮20g。

制法:原料洗净,加水适量,武火煮沸后文火煎,加冰糖适量即可。

功用:化痰除湿。适用于痰湿阻络型颈椎病。

6. 天麻猪髓桂枝汤

原料:天麻10g,猪脑1个,桂枝10g。

制法:原料洗净。天麻、桂枝切碎,与猪脑一并放入炖盅内,加水、盐适量,隔水炖熟。每日吃1次,连服3～4次。

功用：平肝养脑。适用于颈椎病头痛眩晕，肢体麻木不仁。

【运动养骨】

1. 耸肩运动　正确的耸肩方法是头要正直，挺胸拔背，两臂垂于体侧，然后两肩同时尽量向上耸起，停1秒，再将两肩用力下沉。一耸一沉为1次，每天做10～20次。这种简单的耸肩活动可起到手法按摩颈椎的作用，促使颈肩部的血流畅通。

2. 颈椎保健运动操　准备姿势：站立或坐位，双脚分开，与肩同宽，垂肩引颈，挺胸收腹，两手臂自然下垂（坐时两手掌放在两大腿上，掌心向下），眼平视前方，全身放松。

（1）抬头缓慢向上看天，要尽可能把头颈伸长到最大限度，并将胸腹一起向上伸（不能单纯做成抬头运动）。

（2）保持（1）势，向两侧缓慢旋转至最大限度。

（3）恢复中立位，再缓慢向后向上缩颈。

（4）恢复到准备姿势。

每天1次，反复8次。

3. 脊柱养骨操　见上篇第十二章。

4. 哑铃医疗体操　准备姿势同颈椎保健运动操。

（1）屈肘扩胸：两腿分立，与肩同宽，两手握持哑铃自然下垂，缓慢屈肘至手与肩平，然后逐渐向后扩胸。反复12～16次。

（2）斜方出击：两腿分立，与肩同宽，两手持哑铃屈肘置于胸两侧，上体稍向左移，右手向左前斜方出击，然后缓缓回位换右手。左右交替，各反复6～8次。

（3）正面出击：两腿分立，与肩同宽，两手持哑铃屈肘置于胸两侧，头颈缓缓上仰站稳，然后左手持哑铃向前方出击，然后缓缓回位换右手。左右交替，各反复6～8次。

（4）上方出击：两腿分立，与肩同宽，两手持哑铃屈时置于胸两侧，头颈缓缓上仰站稳，然后左手持哑铃向上方出击，然后缓缓回位换右手。左右交替，各反复6～8次。

（5）伸臂外展：两腿分立，与肩同宽，双手持哑铃下垂，左上肢伸直逐渐向外侧平举，与此同时头颈随手而转，目视左手，然后缓慢放下，换右手。左右交替重复6～8次。

（6）耸肩后旋：两腿分立与肩同宽，两手持哑铃下垂，两臂伸直向下，两肩用力向上耸起，两肩向后旋并放下，反复进行12～16次。

（7）两肩后张扩胸后伸：两腿分立，与肩同宽，两手持哑铃下垂，两肩伸直外旋，两肩后张，同时扩胸，反复12～16次。

（8）直臂前后摆动：两腿前后分立，两手持哑铃下垂，颈部挺直微仰伸，左右上肢伸直同时前后交替摆动，重复 6～8 次。两腿互换站定位置，同时摆动 6～8 次。

（9）头侧屈转：两腿分立，与肩同宽，两手持哑铃下垂，头颈部向左屈曲，达最大范围，再向右侧旋转到最大范围，然后缓缓回位换右侧。左右交替，反复 6～8 次。

（10）前屈后仰：两腿分立，与肩同宽，两手持哑铃下垂，头颈部前屈，尽可能达最大范围；头颈部向后仰，达最大范围，重复 6～8 次。

（11）头部旋转：两腿分立，与肩同宽，两手持哑铃下垂。头颈部沿顺时针方向旋转一周，再向逆时针方向旋转一周，重复 6～8 次。

【四时养骨】

预防颈椎疾患，春天宜常晒太阳常运动，因为太阳光照射能加速血液循环，使得血气和经络畅通，有利于营养成分的输送。

夏天莫贪凉，办公室内注意调节空调温度，女生可选择一披肩。每次游泳的时间不要超过 2 小时。夏季雨水较多，注意莫淋雨。

秋冬季节应注意保暖，减少外出的机会，注意室内保暖，外出最好戴围巾。

【手法养骨】

平乐正骨养骨思想重视推拿手法按摩在防治颈椎疾病中的作用。预防颈椎疾病，可以做自我颈部手法按摩。

（1）按百劳：颈部后面，从头颅底端到躯干上部这一段分布着百劳穴的 3 个点。通过手法按摩这 3 个反应点，即可缓解颈椎疲劳，放松全身。

（2）揉颈部：两手手指互相交叉，放在颈部后方，来回摩擦颈部，力度要轻柔，连续摩擦 50 次，颈部发热后，会有很放松和舒适的感觉。

（3）按风池：用双手拇指腹部在风池（头颈交界，后正中线旁一指，凹陷处），摩擦、点按 1～2 分钟。

（4）拿颈肌：用手上下提捏后颈部肌肉，从后发际到颈肩处，左右手轮换做 3～5分钟，用手拿肩部肌肉 3～5 分钟，前后转肩 1～2 分钟，慢速左右转动头部 1～2分钟。此法放松颈肩部肌肉以改善颈部的血液循环，可预防或减轻颈椎病。

（5）揉肩胛：将一侧手经前方放至对侧肩胛上部，用示、中、环指腹部揉、按肌肉 1～2 分钟，再侧掌叩击上部肌肉 10 次左右。每日手法按摩 1 次，颈部疲劳不适时，可随时以手法按摩。

（6）敲颈肩：用空心拳或小皮锤从颈到肩再到手臂、背部，自上而下敲击 200 次左右，可以起到温热散寒的作用，本身也有利于颈、肩、肘、腕、背等部位不适的缓解。如果将重点放在颈部与肩部的交叉点肩井穴上敲击，会感觉有一股热气涌向头部，对防治颈椎病、肩周炎、颈肩综合征、偏头痛、失眠等也有很好的作用。注意，肩井穴左右各一个，操作者可用左手敲击右侧，右手敲击左侧。

二、胸椎养骨法

（一）胸椎解剖结构特点

胸椎共有 12 块。横断面呈心形，椎体从上向下逐渐增大，其两个侧面上、下缘分别有上、下肋凹，与肋头相关节。

胸椎横突短粗，向后外。横突末端前面有横突肋凹，与肋结节形成关节。胸椎椎弓呈半环形，由椎弓根和椎板组成，分别构成椎管后壁及侧壁并包围容纳脊髓，相邻椎弓根围成椎间孔，脊神经、脊膜支及血管、淋巴管等自孔中通过。两侧椎弓根向后、上、下各有一对关节突，其后向内扩展变宽为椎弓板；椎弓板在中线会合并伸向后方的骨性突起为棘突，胸椎棘突细长，伸向后下。

12 个胸椎由椎间盘、椎间关节与韧带连接为一体，从前后看，呈一直线，从侧面看，则呈向后凸的生理曲度。椎间关节面几乎呈冠状位，上关节突的关节面朝向后外，下关节突的关节面朝向前内；棘突伸向后下，呈叠瓦状排列。

全部胸椎椎骨的椎孔连接成胸椎椎管，上端通颈椎椎管，下端连接腰椎椎管。胸椎椎管由前、后及两侧壁围成。前壁为椎体、椎间盘及后纵韧带；后壁为椎弓板及黄韧带；两侧壁前部为椎弓根，侧后部为椎间关节。椎管内容有脊髓及其被膜、血管及脂肪组织等。胸椎椎管横断面为近圆形。

胸椎椎间盘为连接相邻胸椎椎体之间的纤维软骨，有 12 块，由软骨板、纤维环及髓核三部分组成。其中纤维环由坚韧的纤维环绕而成。髓核位于纤维环的中央，是较柔软的凝胶样团块。胸椎椎间盘的厚度前后基本保持一致，这决定了胸段脊柱的曲度。

连接胸椎之间的韧带主要有前纵韧带、后纵韧带、黄韧带、棘上韧带、横突间韧带与棘突间韧带。前纵韧带，纵行于胸椎体的前面，借纤维束紧密附着于椎体的边缘，韧带宽厚而坚韧，有阻止脊柱过度后伸及椎间盘向前突出的作用。后纵韧带内容详见颈部养骨法相应部分，但胸椎处后纵韧带更为薄弱，不能完全遮盖椎体后面和椎间盘，二者间隔有静脉丛。黄韧带，位于相邻椎板之间，左右对称，由上而下逐渐加厚，坚韧而富有弹性。上面附着于上位椎板下缘的前面，下面附着于下位椎板上缘的后面。黄韧带由弹性纤维组织构成而富有弹性，具有维持人体直立及防止脊柱过度前屈的作用。棘上韧带，为连接第 7 颈椎棘突、全部胸椎棘突及胸椎棘突尖端至骶中嵴的一条索状韧带。胸椎部棘上韧带较发达，有防止脊柱过度前屈的作用。横突间韧带与棘突间韧带，均为胶原纤维构成的短小韧带，分别位于相邻横突与棘突之间，胸椎部宽厚呈膜状，有防止胸椎过度活动的作用。

胸背肌与筋膜包括表层的胸背筋膜、斜方肌、背阔肌，中层的大、小菱形肌，深层的下后锯肌、竖脊肌、多裂肌等。浅中层肌肉与肩胛带的冈上肌、冈下肌、小圆肌相同，均以肩胛骨为附着点。因此，上肢运动也包括这些胸背肌的运动。长期的单侧上肢劳累，容易引起胸背肌的损伤，进而导致胸椎受损。竖脊肌起自骶骨背面、腰椎棘突、髂嵴后部和胸腰筋膜，向上分为三部：外侧为髂肋肌，止于肋角；中间为最长肌，止于所有椎体的横突及其附近肋骨；内侧为棘肌，止于所有椎体的棘突，有挺胸伸背防驼背的作用。多裂肌，起于第 4 颈椎至第 5 腰椎横突，骶骨后面，髂嵴后部，止于第 2 颈椎至第 5 腰椎上方第 2～4 个椎体的棘突，是使脊柱稳定的重要肌群。

（二）胸椎生理功能特点

胸椎上连接颈椎，下连接腰椎，具有脊柱的支撑、负重、减震等作用，保护脊髓，支持和保护心、肺、肝、肾、脾等脏器，以及参与运动等功能。

胸椎活动由于受胸廓的整体限制，主要是少量的侧屈、前屈、后伸及旋转，关节退化或椎管改变容易造成胸椎管腔狭窄。

胸椎椎管内容纳胸髓，由胸髓发出的神经主管躯干肌肉的运动功能和皮肤的感觉，以及内脏神经功能。胸椎上通过筋膜悬挂着胸腹腔的内脏器官，这些器官行使着循环、呼吸、消化及泌尿等功能，所以胸椎保持稳定可以很好地保护脊髓及内脏。

胸髓第 1 至第 4 节控制心脏、肺等胸腔部位，尤其第 1、第 2 节与心脏神经丛有密切关系，若此段神经受压，将造成胸闷、心悸、呼吸困难等症状，罹患心脏、肺、气管等部位的疾病。

胸髓第 5 至第 8 节控制腹腔脏器部位，负责肝、胆、胰、脾、胃、十二指肠及小肠等器官，若此段神经受压，将引起上述脏器疾病，而出现相应症状。

胸髓第 9 至 12 节与肾、大肠、膀胱等器官有密切关系，若此段神经受压，将导致这些器官发生病变。

（三）胸椎常见疾病与特点

胸椎常见疾病多与胸椎慢性劳损有关，或风、寒、湿等外邪加以各种不良生活习惯长时间作用于胸椎，使胸椎椎体、椎间盘及小关节发生退行性改变，肌肉、韧带松弛，约束力下降，导致胸椎稳定性差，引发各种胸椎疾病。

1. 骨质疏松症 本病为中老年人常见病、多发病，起病隐袭，女性发病率高于男性。随年龄增长和绝经，机体骨形成功能下降，骨量丢失，表现为脊柱压缩，身高变短，驼背或脊柱侧弯，腰背部疼痛，脊柱畸形甚至骨折。

2. 胸椎畸形 好发于青少年。多因禀赋不足或长期伏案工作、风寒湿邪侵袭等引起，可出现驼背或侧凸畸形。初期自觉胸背部不舒服，慢慢出现疼痛、酸胀，合并胸闷、心悸、心动过速，或胃脘闷胀、呃逆。

3. 胸椎管狭窄 好发于 40 岁以上的中老年人。部位多为中下段胸椎，胸椎退行性变、增生可导致椎管狭窄，压迫脊髓。影像学表现为椎弓根短厚，椎板增厚，小关节增生肥大，纵韧带骨化、椎间盘突出。

4. 强直性脊柱炎 好发于 30 岁左右青年人。起病隐匿，病程迁延，缠绵难愈，致残率很高。本病与遗传、感染、免疫及理化等因素有关。主要症状为疼痛，脊柱僵硬，直至强直，可出现驼背畸形。

5. 胸椎小关节错位　多发于中年人，有年轻化趋势。胸椎小关节的急、慢性损伤引起周围炎性渗出、水肿，刺激、压迫了相应的脊神经或胸交感神经。主要症状为疼痛，肌肉痉挛，侧转受限及胸闷、心悸等。

（四）胸椎养骨要点

胸椎养骨的要点以平乐平衡养骨学说为基础，根据胸椎生理解剖结构与功能特点，从胸椎易患疾病出发，针对性施养，科学、合理养护，以维持胸椎的稳定性。其要点是合于体质，顺应四时，畅情志，慎起居，调饮食，适劳逸，加强运动锻炼，注重中医药保健，内外兼治，整体并调（调理脊柱曲度），积极预防各种疾病，维持胸椎平衡，强筋健骨。

（五）胸椎养骨方法

【起居养骨】

1. 日常生活中养成良好生活习惯

（1）生活环境应安静、舒适。居室应通风向阳，有充分阳光照射可使人体内产生足够的维生素 D，从而增强人体免疫力，并防止骨质疏松。

（2）注重保暖。长期干燥阴冷的工作环境，或受潮湿、风寒气候的侵害，容易引起胸背部血液循环不良，肌肉痉挛，收缩不协调，进而引起脊柱疾病。

（3）注意穿着，长期使用窄带式的内衣或尺寸偏小的内衣，容易造成"内衣综合征"，引起胸廓收缩舒张不畅，从而影响呼吸功能，产生胸闷、气促等症状。

（4）注重身体协调性训练。动作不协调，极易造成胸椎韧带损伤，甚至关节错位。

（5）营养均衡，强筋健骨，提高机体抗病能力。不良减肥方式会造成代谢失常，特别是钙、磷代谢与激素代谢失调，容易诱发脊柱病。筋骨强健，可自动修护弯曲错位的脊柱。

2. 起居有常，预防胸椎侧弯　引起胸椎侧弯的原因最常见于长期单边肩挑重物、长期姿势不正、单侧运动造成两侧胸椎肌肉不平衡，或因腰椎及骨盆倾斜造成胸椎代偿性侧弯，或因先天禀赋异常造成发育性畸形。日常生活中预防胸椎侧弯，应注意以下几点。

（1）保持正确的工作姿势。以坐位工作为主者，应注意保持胸椎经常处于自然的生理位，尽可能避免一侧肩高而另一侧肩低的姿势，或者侧弯和扭转的姿势。

（2）骑车要避免人高车矮，因为那样会使上体前倾，双肩高耸，再加行车时的颠簸，久之易损伤上段胸椎而发生前后椎体滑脱。

（3）特殊姿势重体力劳动者，如矿工、车工、搬运工、司机等，因背阔肌长时间强力收缩及胸椎长期处于侧屈位，可造成胸椎关节错位，因此要注意加强脊柱平衡锻炼，及时解除胸背及疲劳，维持背脊平衡。

（4）保持良好的睡眠姿势。睡眠姿势对胸椎保健十分重要。双肩、双髋是人体横径最大的部位，仰卧位时胸椎处于正直位，侧卧位时胸椎即发生侧屈，因此卧姿以仰卧及左右侧卧轮换为宜，若长期偏于一侧卧位，因胸椎某几节劳损则易发生侧弯；如长期取半仰卧或半俯卧旋转位，则易发生胸椎屈曲及旋转畸形。

（5）保持起居有常，不要过度熬夜。长期过度熬夜，尤其是坐位工作者，首先可造成胸背肌劳损，筋骨失衡，出现畸形；其次，长期缺乏休息，可直接影响脏器功能，造成营养失衡，影响筋骨健康。

（6）加强体育运动。以全身舒展运动为主，如脊柱养骨操、五禽戏、八段锦等（见上篇第十二章）。壮年人应提倡游泳、跑步，老年人以打太极拳、练气功为宜。对职业性运动员，则要求运动前认真做好准备活动，运动后应选择几个平衡姿势的动作进行锻炼，这样对胸椎有良好的保健作用。

【膳食养骨】

预防胸椎疾病应合理膳食，均衡营养，注重人体所需的蛋白质、维生素与矿物质。首先，饮食要均衡合理。如蛋白质、脂肪和糖类之间的比例失调，钙、磷之比例失调，不仅不能纠正骨质疏松症，反而会加重病情。理性地养成粗细粮搭配、荤素搭配和各种水果蔬菜类搭配，混食兼用的习惯，才是健康饮食之道。每日除了摄取优质蛋白质，还要注意补充富含 B 族维生素的食品如花生、大豆等，因为 B 族维生素有缓和神经痛的作用。富含 B 族维生素类食品和大蒜共用，效果更佳。此外，应有意识地补充维生素 D、维生素 E、铁、钙等微量元素，以预防骨质疏松。

其次，饮食要有重点。脊柱病变往往与骨质疏松、脱钙有关，所以我们日常应多吃含钙丰富的食品，如牛奶、蛋类和瘦肉等。对于一些阳虚体质的人，多食生姜是不错的选择，它能促进身体的新陈代谢，温阳效果较好，可以缓解胸背部肌肉疲劳，促进血液循环；但最好不要直接食用生姜，因其对胃会产生强烈的刺激，可以做成姜汤来饮用。阴虚体质者可多食百合以养阴润燥；气虚体质者可多用山药以健脾益气；血虚体质者可多食动物肝脏与血等。尽量减少酒精摄入，酒精除可刺激消化道黏膜，损害胃肠与肝脏功能，影响钙、磷、蛋白质和维生素等营养素吸收外，还可造成代谢紊乱，血管瘀阻，影响筋骨健康。

【药膳养骨】

药膳养骨法在胸椎养骨过程中发挥着重要作用，长期服用药膳可以达到益气、活血、滋阴、壮阳作用，发挥其保健与养骨的效果。关于胸椎饮食养骨的具体内容可参照腰椎药膳养骨法。

【运动养骨】

预防胸椎疾病应加强运动锻炼，以舒展胸背，解除疲劳，增强肌力，促进筋骨平衡，预防胸背及内脏疾病。

1. 脊柱养骨操、易筋经和八段锦　见上篇第十二章，可有效预防胸椎及脊柱疾患。

2. 俯卧健胸法

（1）准备姿势：俯卧位，双手自然伸直置于体侧，双腿自然伸直，全身放松。

（2）头颈充分抬起后仰，在此基础上左转，返回中间，右转，然后复原。

（3）头颈充分后仰，顺次抬起胸、腰，充分后伸，双手互握并往足的方向推，双下肢伸直上抬，踝关节背伸，整个身体呈"飞燕"状，肌肉充分绷紧，持续5秒，然后复原。

（4）双手向后分别握紧同侧踝部，并向臀部牵拉，使跟部压向同侧臀部，同时颈胸段尽力后伸，持续5秒，然后复原。

3. 侧卧健胸法

（1）准备姿势：侧卧位，双手自然伸直置于体侧，在下方一侧腿微屈，使身体保持稳定，在上方一侧腿自然伸直，全身放松。

（2）左侧卧位，右腿伸直上举至极限，持续5秒，然后复原。换右侧卧位，以同法做左腿动作。

4. 仰卧健胸法

（1）准备姿势：仰卧位，双臂自然伸直置于体侧，双腿自然伸直，整个身体呈伸展状态。

（2）双臂伸直，向头顶方向上举，双手（腕）及双足（踝）分别做屈伸动作。

（3）头颈充分抬起前屈，在此基础上左转，返回中间，右转，然后复原。

（4）躯干背伸骨盆上提成"桥状"，背部及腿部肌肉充分绷紧，持续5秒，然后复原。

（5）左膝屈曲抬起，慢慢向胸部方向靠拢，双手抱膝向胸前牵拉紧压，持续5秒，然后复原。以同法做右侧下肢动作。

（6）双手抱膝，同时头、颈、胸向膝靠拢成一团，整个背部成弓形上下滚动。

（7）双膝屈至双足底刚好完全着地，双手抱颈，头及双肩一起慢慢抬高并朝双膝靠近，至双肘触及膝部，做仰卧起坐样运动，持续5秒，然后复原。

【手法养骨】

手法养骨可以通气血、疏积郁，养骨健身。平乐正骨养骨思想重视推拿按摩手法在防治胸椎疾病中的作用。预防胸椎疾病，可以做自我保健、手法按摩。

1. 自我保健

（1）敲打大椎。站或坐，胸挺直，两只胳膊下垂、放松，四指尖并拢，拇指位于四指腹部，形成扣锤状。然后轻轻举起来过头顶，缓缓地向颈后敲打，大拇指敲在大椎穴位置。注意要领，从头顶往下敲时一定要自然轻垂下来，反复多次敲打，到快要接触大椎时，快速用些小劲。

（2）敲打胸背部膀胱经。两手半握拳，在胸部两侧上下沿膀胱经路线轻轻叩击，力量要均匀，不可用力过猛，每次叩击2分钟。

2. 推拿按摩

（1）点穴按摩。点揉肩井、大椎、督脉、夹脊或膀胱经阿是穴等，用拇指指腹沉力按压并旋转揉动，连续按揉30下，以患者感觉发热为度。

（2）提捏肩肌。医者用拇指和余指相对拿捏肩背肌数次，然后施以轻提动作，再用指腹轻按肩井穴片刻结束手法。

（3）推按膀胱经。患者俯卧，医者立于患者右侧，以双拇指分别置于两侧膀胱经部，沉稳用力，顺经上下推拿，反复10次，以患者感局部发热为度。

三、腰椎养骨法

（一）腰椎解剖结构特点

腰椎与其他椎骨一样由椎体、椎弓、突起三部分构成，有椎体、椎孔、椎弓根、关节突、横突与棘突，与其他椎骨不同的是，腰椎在横突和棘突之间还有一对副突和一对乳突，供强大的腰肌与韧带附着。

腰椎椎体较大，呈肾形，上下面扁平。腰椎椎弓很宽厚，棘突呈板状，呈水平方向后伸，故腰椎与棘突体表位置一致。上下腰椎椎孔连成椎管，脊髓在其内通过；相邻椎弓根的上、下切迹围成椎间孔，有腰脊神经和血管通过，支配下肢的感觉与运动。腰椎上关节面向内，下关节突面向外，故腰椎椎间关节呈矢状面，但从上而下又逐渐趋向冠状面。腰椎上下关节突之间为椎弓峡部，是腰椎后部结构中应力最为集中的部位。第5腰椎与骶椎相连构成腰骶关节，是脊柱承载力最大的部位和运动的枢纽。

腰椎间盘与椎体匹配，大而厚，是全身承载力最大的椎间盘，也是最易产生病变的椎间盘。

腰椎的生理曲度是由坐位到直立逐渐出现的向后弯曲的弧度，对脊柱与躯干的稳定性起着至关重要的作用。

维持腰椎稳定、提供运动力的背侧肌肉、筋膜、韧带由浅至深依次为：浅筋膜、深筋膜、背侧浅层肌（背阔肌、斜方肌下部）、棘上韧带、背侧深层肌（竖脊肌、横突棘肌群、腰方肌、腰大肌等。多裂肌是横突棘肌群的一部分，与回旋肌、半棘肌一起组成一个连结不同椎体的横突和棘突的网。当脊柱活动时，它们协同稳定和控制各个椎体，是脊柱稳定的重要肌群。多裂肌，起于第4颈椎至第5腰椎横突，骶骨后面，髂嵴后部，止于第2颈椎至第5腰椎上方第2～4个椎体的棘突。双侧收缩时背伸脊柱，单侧收缩使脊柱转向对侧，受脊神经后支支配。回旋肌起于第1颈椎至第5腰椎横突，止于上位椎骨棘突，是横突棘肌群中最深部的肌。双侧收缩时背伸脊柱，单侧收缩则向对侧旋转脊柱，也受脊神经后支支配）、肌间韧带、弓间韧带（黄韧带）、横突间韧带和后纵韧带，其解剖结构见胸椎养骨法。前群肌肉韧带包括所有腹肌、腰大肌、腰方肌及其被覆筋膜和前纵韧带。腰大肌为长肌，起于所有腰椎横突的前面和下缘及相邻椎骨的椎体和椎间盘。最上面的一束起于第 12 胸椎体的下缘、第 1 腰椎体的上缘和二者之间的胸腰椎间盘，最下面的一束起于第 4、5 腰椎体之间的椎间盘及其相邻边缘，所有肌束向外下行走，进入髂窝与髂肌汇合成髂腰肌，止于股骨小转子。腰方肌，位于腹后壁、腰椎的两侧，起自第 12 肋骨下缘内侧和第 1～4 腰椎横突，止于髂嵴上缘及髂腰韧带，略成长方形，其内侧有腰大肌，其后方有竖脊肌，二者之间隔有胸腰筋膜的中层。腹肌在保持腰椎的平衡上起着至关重要的作用，因为腹肌位于腰椎前侧，有屈曲和侧屈腰椎及防止腰椎过度背伸与侧屈的作用。

（二）腰椎生理功能特点

腰椎与骶椎相连，通过骶椎连接骨盆和髋关节，为承载上半身重量的枢纽，是躯干运动的主体部分。

正常腰椎的稳定性由椎间盘、关节突关节（椎间关节）和韧带、肌肉共同维持，并受周围神经及腹压等因素影响。关节突关节及相邻椎间盘构成的 3 关节复合体的任何一部分的退行性变均会影响另外两部分的变化。相邻的 2 节椎骨及共同的软组织构成腰椎基本活动功能单位。椎体、椎间盘和前纵韧带、后纵韧带组成活动节段的前部，相应的椎弓、关节突关节、横突、棘突和韧带构成其后部。

椎间盘的结构决定了它具有多种功能。椎间盘通过固定相邻的椎体来稳定脊柱并维持其排列，并允许椎骨间运动，使脊柱具有柔韧性，同时还可吸收分布到脊柱上的载荷和运动震荡能量，从而保护脊柱。随着骨骼发育的成熟，所有椎间盘的体积、形状、显微结构、成分及生物力学特性都将发生相应的变化。这些变化会降低脊柱的活动能力，并对其力学特性产生负面影响，如椎间盘退行性变、椎间盘突出、椎管狭窄等，从而产生相应的局部和神经症状。

腰椎峡部是脊柱后部结构中连接上下关节突之间的部位，同时也是腰椎后部结构中应力最为集中的部位。如果椎弓骨化不完全，容易造成椎弓骨化中心不融合，峡部仅为纤维性连接，峡部骨不连，在长期应力作用下，可造成椎弓峡部裂崩裂、椎体滑脱。

关节突关节有十分重要的生物力学意义，是维持腰椎运动节段稳定的重要结构，在脊柱的运动、稳定、抗扭转、承载功能中发挥重要作用。就某一运动节段而言，椎间盘和两个关节突关节在水平面方向构成一稳定三角，纵向则构成一个对称的三棱柱状立体结构，整体上构成一稳定的三关节联合体，三者相互制约，保持脊柱的稳定性和运动功能，在病理上也相互影响，其中一关节病变可导致其他两关节病变。关节突关节的退行性变一方面使关节突关节形态发生变化。关节突关节冠状位角逐渐增大，使关节面更接近于矢状面，其在矢状面的限制作用进一步下降，可导致关节不稳。另一方面，这种关节突关节软骨退行性变后由于生物代偿作用，形成关节突关节增生肥大，关节间隙变窄，关节突内聚，也是形成椎管狭窄的主要原因之一。

　　肌肉是维持腰椎稳定的动力性因素。由左右各一的腰大肌连同竖脊肌，构成腰椎轴向四维肌肉的收缩、舒张和扭转，主要功能为使腰椎伸、屈、侧屈和旋转。此四维结构中任何一维损伤，其中轴力线必定偏移，从而出现侧弯等病理改变。另外，腰腹部肌群按其主要功用划分为稳定肌群和运动肌群两组，维持着腰椎的稳定与运动的平衡。稳定肌群处于深层，主要由多裂肌与腹横肌等组成，其协同收缩对脊柱的稳定起着重要的作用。运动肌群位于浅层，主要由竖脊肌和腹直肌等肌群组成。

（三）腰椎常见疾病与特点

1. 骨质疏松症　骨质疏松症，是以骨量减少、骨组织微细结构改变、骨质脆性和骨折危险频度增加为特征的一类疾病，临床常见腰背部疼痛，甚至骨折、脊柱畸形。本病是中老年人常见病、多发病，女性发病率高于男性。该病起病隐袭。由于脊柱是松质骨，因而骨质疏松病变在脊柱上表现得最早，也最常见。往往因脊柱的隐性压缩变形，使人的身高变短、驼背或脊柱侧弯，导致脊柱失稳，从而引起腰背肌痉挛，产生腰背急性或慢性疼痛。中医认为此病之本为肝肾亏损、气血不足、筋骨失养。现代医学认为骨质疏松症的主要病因是年龄增长和绝经，腺体退变，降钙素和雌激素分泌减少，骨钙沉积下降，骨的微观结构改变。

2. 腰椎间盘突出症　腰椎间盘突出症是因椎间盘变性，纤维环破裂，髓核突出，刺激或压迫神经根、马尾神经所表现的一种综合征，是腰腿痛最常见的原因之一。中医学认为，本病发病以气血虚弱、肾精亏虚为根本，加之外伤及感受风寒湿邪，引起气滞血瘀、风寒湿闭阻经络，经脉不通，出现腰腿疼痛。

3. 腰肌劳损　慢性腰肌劳损是引起慢性腰痛的常见原因之一，多因腰部肌肉、韧带等积累性、机械性慢性损伤所致，是临床常见病、多发病，以病势缠绵难愈、易于复发为特点。本病多因久坐、劳逸失度所致；或因饮食失调、情志刺激，使机体气血不足、肝肾亏虚，复受风、寒、湿邪侵袭，痹阻于血脉，引起经脉失荣、筋骨失养所致。

　　腰肌劳损的发生常与职业和工作环境有一定关系。一是以腰部力量为主的搬运工人或在田间劳作的农民。二是年轻的"三坐"人群：上下班路上坐车，上班时坐办公室，下班后久坐看电视、上网。再加上不良坐姿等原因，使腰肌劳损具有了高发和年轻化的特点。三是长期从事站立操作，诸如从事纺织、印染、理发、售货等工作的妇女，由于持续站立，腰部肌腱、韧带舒展能力减弱，局部可积聚过多的乳酸，抑制了腰肌的正常代谢，也可导致腰肌劳损而引起的腰痛。还有经常背重物，腰部负担过重，或者久坐伏案工作，也易造成腰肌劳损而出现腰痛。

4.腰椎滑脱　真性滑脱见于先天禀赋与肾精不足，腰椎椎弓峡部结构不良者。由于结构不良部位的生物力学性能差，抗折、抗牵拉、抗剪切力不良，随着生活历程与运动量积累性增加，峡部受牵折而发生断裂，椎间关节失去钩挂阻挡作用，导致椎体逐渐滑脱移位。退行性腰椎滑脱则是由于气血虚弱、筋骨失养赢弱，导致椎间盘与关节突关节的退行性变。此时关节囊及韧带均明显松弛，再加上有部分患者关节面较水平，从而影响了腰椎的稳定性，引起腰椎滑脱。

5.腰椎管狭窄　腰椎管狭窄症又称腰椎椎管狭窄综合征，是由于腰椎退行性病变、腰椎间盘突出、椎间关节退行性变增生，或黄韧带增生肥厚，致腰椎管腔及神经根管等狭窄，腰神经根或马尾受卡而出现以腰腿痛为主之症候群。本病好发于40岁以上的中老年人，起病缓慢，大多数患者有长期下背、腰、臀及大腿后部的疼痛史，随病变加重而逐渐出现间歇性跛行，可伴有下肢麻痹放射痛、肌力下降、肌肉萎缩、腱反射减弱及鞍区麻木、大小便不利等症状。

中医学认为，腰椎管狭窄症与气血、经络、脏腑功能失调有密切联系。先天肾气不足、肾气虚衰，以及劳役伤肾，为其发病的内在原因，而反复遭受外伤、慢性劳损，以及风、寒、湿邪的侵袭，为其发病的外在因素。

6.腰扭伤　急性腰扭伤是指腰部肌肉、韧带、筋膜、腰骶髂关节部位的急性损伤，以腰部剧痛、活动受限为主要临床表现，多为搬抬重物时姿势不正确、负荷过重或失足跌闪等原因所致。筋骨失衡、气血壅滞或负重失调是其根本原因。急性期应给予有效治疗，否则容易转化为慢性，成为顽固性的腰背痛。

7.腰背肌筋膜炎　腰背肌筋膜炎，是临床的常见病。因单一的劳动姿势、持久负重、寒冷或先天畸形等原因造成骶棘肌、背阔肌、斜方肌等肌肉、筋膜劳损、水肿、痉挛，久之出现纤维变性。本病患者以中老年居多，其主要临床表现为腰背部酸痛沉重，持久劳动或天气骤变时加重，痛区触诊可触及大小不一、数量不等的结节，病变常累及背阔肌、斜方肌等。严重者影响工作与生活。中医学认为本病是由于风、寒、湿邪侵袭，留滞肌肉筋膜，引起肌筋拘挛，经络阻闭，气血运行不畅而致。

（四）腰部养骨要点

1.正姿调衡　矫正脊柱和骨盆倾斜，从而使腰椎承重平衡及承重力线平衡，避免应力集中带来的相关损害。

2.劳逸有度，动静互补　腰部疾病多以劳损为基础而发病，故养骨时必须注意适当活动，劳逸结合，保持动静平衡，既达到活动锻炼、强筋健骨的目的，又避免因过度活动或劳累而造成筋骨失衡与损伤。

3.加强养护，避免外伤　腰部疾病多与损伤有密切关系，如腰椎间盘突出、腰扭伤、骨折等都与外伤有关，所以，加强养护、避免外伤在腰部养骨中具有重要意义。在活动尤其是剧烈运动前进行一定的"预热"活动，能调整筋骨平衡，提高腰部活动的顺应性，有效避免意外损伤。

4. 补肝益肾，强筋壮骨　腰部疾病多发生于肝肾亏损的老年人群。肝肾亏损则气血虚弱、精亏髓乏、筋骨失养，致痿废疏松，或骨脆易折；或肌肉、韧带无力、松弛，腰椎失稳，代偿性增生，形成骨关节炎症，故培补肝肾尤为重要。

5. 防寒保暖，定期保健　温则使柔，温则使通，保暖可使筋腱柔韧，经络畅通。气血调和，筋健骨强，对于防止骨关节和肌腱劳损有着至关重要的作用。定期检查和保健，有利于及时发现和预防疾病，将疾病消除在萌芽状态。以免误治日久，导致痼疾难愈。

（五）腰椎养骨方法

【体质养骨】

平乐正骨重视体质在腰椎疾病发病中的作用，在养骨实践中，根据人体九种不同体质，采用不同的养骨方法，具体内容可参考上篇中相关内容。

【情志养骨】

平乐正骨养骨思想注重对情志的调适。养骨与修身养性相结合，良好的道德情操是心理健康的重要标志。经常保持乐观的情绪，是养骨最重要的环节。人们应该重视精神修养，保持恬淡和谐的精神状态和愉悦平静的心境；做到不忧、不怒、不惧、不怨，排除各种名利和物质欲望的干扰，善于正视并适应客观现实，保持淡泊宁静的精神状态，使气血调畅、脏腑调和，筋骨得养而平衡，身体健康。

【起居养骨】

1. 生活环境应安静、远离闹市　居室应通风向阳，有充分阳光照射可使人体内产生足够的维生素 D，从而增强人体免疫力，并防止骨质疏松。

2. 床垫的选择　理想的床具可使人体在仰卧位时保持腰椎正常的生理前凸，侧卧时保持腰椎不侧弯。较理想和经济的选择是木板床，并在床板上铺厚度适当、软硬适宜的褥子或海绵床垫。

3. 桌椅的选择　首先，应选择适合自己坐高的桌椅；其次，应选择符合腰椎生理曲度的座椅；其三，座椅的质地应以硬板为底，适当覆以坐垫。

4. 姿势的选择　养成良好的姿势可以维持腰部正常的生理曲度，预防腰部疾病。

（1）正确的站姿：站立时全身从脚心开始微微上扬，引颈垂肩，收腹挺胸，双肩稍向后展，双手自然下垂，下颌微微收紧，目光平视，后腰收紧，骨盆上提，使脊柱保持正常生理曲线，双下肢靠拢，肌肉绷紧，从侧面看，耳、肩、髋、膝与踝应在一条垂线上。

（2）正确的走姿：行走时保持站立姿态，迈步甩手，自然摆动，忌左右晃动、摇摆不定。

（3）正确的坐姿：尽量拉近与工作台的距离，将桌椅高度调到与自己身高比例合适的最佳状态，专业设计人员可调整工作台倾斜 10°～ 30°。坐时腰部挺直，头颈端正，双肩后展，臀部要充分接触椅面。每隔一小时休息 5 ～ 10 分钟，起立活动，做做柔和缓慢的腰椎活动，以空拳背部轮叩腰背，以缓解腰肌疲劳。

（4）正确的睡姿：以仰卧为主，侧卧为辅，左右交替。仰卧时枕高适中，四肢自然放松；侧卧时双膝关节微屈对置，头颈部微向后仰，胸腰部保持自然曲度，双髋呈屈曲状。

5. 养成良好生活习惯

（1）戒烟限酒。因为吸烟时许多有害物质，尤其是尼古丁，被吸收进入血液，使小血管收缩痉挛，口径变细，减少血液供应。另一种有害物质 CO（一氧化碳），则置换血液红细胞内的氧，使腰椎间盘本来就不充足的营养更加减少，可诱发椎间盘突出症。尽量减少酒精摄入，酒精可刺激消化道黏膜，摄入过量的白酒，损害胃肠道与肝功能，影响钙、磷、蛋白质和维生素 D 的吸收，使骨骼代谢紊乱，导致骨质疏松，引起脊椎疼痛性疾病。同时，醉酒可使人在不知不觉中受伤，包括脊柱伤损；醉宿则使睡姿持久不良，也可造成脊柱伤损。

（2）保暖防寒。天冷时应注意腰椎保暖，减少户外运动；天热时应忌贪凉，造成风寒侵腰，痹阻督脉而腰痛。

（3）劳逸适度。避免超时与过度重体力劳动及长期站立。注意避免在不良的体位下长时劳作，单一劳动姿势者应坚持每工作 1 小时，工间锻炼 5 ～ 10 分钟，必要时采用腰围保护腰部。

（4）鞋跟适高。穿高跟鞋容易造成腰椎曲度异常而增加腰部的劳损，尤其是长期站立与行走时尽量少穿。

（5）房事有节。房事过度，容易耗精伤气，累肾损腰。

（6）换位活动。起床前可先做一些热身运动，如腹式呼吸、髋膝屈曲、双手抱膝滚动或扭转活动，然后再侧卧、坐起、下床；开车时，座位提前，使方向盘尽量靠近前胸，同时屈膝高度过髋，避免长时间开车；长时处于单一体位后变换体位前应先适当活动，缓慢变换。

（7）避免晨起损伤。晨起洗漱时，应注意避免腰部扭伤。早晨人体经过一夜睡眠之后，肌肉、韧带、关节囊等软组织张力需逐渐恢复，因此早晨洗漱应注意保护腰部，避免扭伤。正确的姿势应是膝部微屈下蹲，然后，再向前弯腰，这样可以在较大程度上降低腰椎肌肉所承受的压力，而且能降低腰椎小关节及关节囊、韧带的负荷。此外，洗脸盆位置不要放置得太低，避免由于腰椎过度向前弯曲而加重腰部的负荷。

【膳食养骨】

预防腰部疾病应合理膳食，均衡营养，预防骨质疏松，防止肥胖。

1. 应重视钙等矿物质的摄入　钙是骨的主要成分，所以要充分摄取。成长期自不必说，成年以后钙的摄入量应保证骨进行新陈代谢的需要。钙含量多的食品有豆制品、鱼、虾、牛奶、干酪、酸奶、芝麻、海藻类等，应合理使用。譬如，①豆类是补钙的常用食品，但只有科学使用才能做到有效补充。如豆浆，在磨豆之前3天即应将黄豆浸泡，每天换水，至第3天时将黄豆放入豆浆机中磨豆浆，这样大大提高了黄豆中钙、铁、锌的生物利用率。②食用含草酸较多的食物时，比如菠菜、苋菜、冬笋、荷兰芹和绿菜花，利用草酸溶于水的特性，在沸水中快速焯一下，之后再加工就不会影响钙质的吸收。③豆腐炖鱼。由于鱼肉中含维生素D丰富，豆腐含钙丰富，维生素D可促进钙的吸收，这样可使豆腐中钙的利用率大大增加。④在做糖醋鱼、糖醋排骨时加入醋，能使鱼和排骨中的钙溶出，利于钙的吸收。为了做出高钙的肉汤，在炖煮肉之前，可先用醋浸泡鸡或猪的骨头，也是同样道理。

2. 重视蛋白质摄入　蛋白质是形成肌肉、韧带、骨不可缺少的营养素。蛋白质含量多的食品有羊肉、鸡肉、牛肉、动物肝脏、鱼类、贝类、干酪、鸡蛋、大豆及其制品。

3. 重视维生素摄入　①B族维生素是神经工作时需要的营养素，还能起到解除疲劳的作用。B族维生素含量多的食品有粗米、精米、大豆、花生米、芝麻等。②结缔组织的形成离不开维生素C，椎间盘的纤维环是由结缔组织形成的，要形成结实强健的纤维环，维生素C是不可缺少的。维生素C含量多的食品有红薯、马铃薯、油菜花、花椒、青白萝卜叶、油菜、菜花、卷心菜、芹菜、草莓、甜柿子、柠檬。③维生素E有扩张血管、促进血流、消除肌肉紧张的作用，维持肌肉的韧性，维生素E含量多的食品有大豆、花生米、芝麻、杏仁、粗米、植物油。④维生素D可促进钙的吸收，预防骨质疏松。维生素D含量较高的食品有胡萝卜、鱼肝油、鱼类、动物肝脏、蛋黄、芥蓝、花菜、猕猴桃、蘑菇、柿椒等。

【药膳养骨】

1. 刀豆猪腰汤

配料：刀豆6～8粒，猪腰1个。

制作：猪腰切块洗净，剔除白色筋膜，以祛除异味，加刀豆、水适量，煮汤。加食盐调味，饮汤吃猪腰。

功效：祛痛，温中。适用于肾虚腰痛，也治疗遗精。刀豆猪腰汤是民间验方。刀豆，又称剑豆、关刀豆，为豆科植物刀豆的种子，味甘，性温，入胃、大肠经，含尿激酶、植物血凝素等，功能温中、益肾补元，是一种滋补性食物，具有镇静作用；猪腰，味咸，性平，入肾经，理肾气，补水脏，治肾虚腰痛、遗精、老人耳聋等。

注意事项：本方四季可用，进食时不吃刀豆。

2. 杜仲猪肚汤

配料：杜仲30～50g，猪肚200～250g。

制作：将猪肚洗净切成小块，水适量，与其他配料煮汤，调味服食。

功效：补肾健脾，益精血，强筋骨。适用于腰肌劳损、遗精、夜多小便。杜仲猪肚汤源自古方，《回声集》记载："用猪肚雄者一个洗净，杜仲半斤，用线缝固，煮烂去药，连汤食尽，能治腰痛神效。"杜仲，味甘，性温，入肝、肾经，功能补肝肾、强筋骨、安胎；《神农本草经》记载杜仲："主腰脊痛，补中益精气，坚筋骨，强志。"猪肚，益脾胃，治虚劳羸弱、小便频数等。《本草经疏》记载："猪肚，为补脾胃之要品。""补益脾胃，则精血自生，虚劳自愈，根本固而后五脏安也。"

3. 当归牛尾汤

配料：当归 30g，牛尾巴 1 条。

制作：将牛尾去毛切成数段，与当归一块儿加水适量煮汤。煮熟后加食盐调味，饮汤，吃牛尾。

功效：补血，益肾，强筋骨。用于阳痿、肾虚腰痛、下肢酸软无力等。牛尾巴，味苦，性平，入脾、肾经，功能益气血、强筋骨、补肾；当归，味甘、辛，性温，入心、肝、肾经，补血活血。

注意事项：本方适用于冬春寒冷季节。

4. 肉苁蓉红烧鸡块

配料：鸡 1 只，肉苁蓉 15g，白果（去壳）30 粒，栗子（去壳）15 粒，薏苡仁 15g，姜少许，葱少许。

制作：鸡洗净，切成块状，同葱、姜一块用油炒到变色，加入四大杯清水，烧滚后除去泡沫及浮油，加入切成块状的肉苁蓉，依次再加入栗子、白果和泡软的薏苡仁，煮半熟后放入少许酱油。待水快收干时，经常用锅铲搅动，收汤后即可食用。

功效：主治腰痛、尿频。

【运动养骨】

预防腰椎疾病应注重运动锻炼。一方面，运动对骨密度有重要影响。其一，运动产生的机械应力刺激对骨的生成与塑造有重要的作用。其二，运动可通过神经、内分泌调节，影响机体钙平衡。其三，户外活动和适当有规律的负重运动，有助于钙、磷吸收，增加绝经后腰椎的骨密度，减少腰椎骨量丢失，降低骨质疏松症危险。其四，适当的抗阻运动为增强骨钙含量提供了良好的刺激。另一方面，适当的运动锻炼能使肌肉、韧带、关节囊经常感受生理应力刺激，对其健康和发育起到良好的促进作用，可使肌力强劲，韧带坚韧，有效抵御劳损。腰部运动的具体方法有散步、倒走、五禽戏、八段锦、易筋经、脊柱养骨操等，都可以锻炼到腰部肌肉。同时，还可以常做俯卧位燕子飞运动和平板支撑运动（俯卧体位，双肘、双足垂直床面或地面，发力撑起躯体，使整个躯体呈平板状，坚持至最大耐受时间，然后缓缓放下）。对于久坐的上班族来说，每间隔 1 小时可做扩胸运动，以及腰部舒缓的功能活动等。

【药物养骨】

1. 中药熏蒸疗法 本法是利用药物加水煮沸后所产生的蒸汽熏蒸患处，以防治疾病。它可以起到疏通气血、活血化瘀、祛风寒湿邪的功效，是一种有效的外治方法。中药熏蒸通过热、药双重作用而起效，温热作用能疏松腠理，开发汗孔，活血通经，缓解肌筋痉挛。根据熏蒸的部位可分为全身熏蒸和局部熏蒸。熏蒸治疗过程中热与药相互影响、相辅相成，共同作用于机体，从而产生协同和增效作用，进而防治疾病。

2. 中成药内服 腰为肾之府，经常口服一些强腰健肾的药物，可起到良好的腰部保健养骨作用，如六味地黄丸、金匮肾气丸、壮腰健肾丸等。

3. 其他药物养骨法 老年人如胃肠功能不佳，可服用保和丸等健胃助消化；吸收功能差者，可适当补充外源性维生素 D 及钙元素；气血虚者，可服用八珍颗粒等以补益气血。老年女性可常服一些四物颗粒，老年男性可常服一些四君子颗粒等。

【手法养骨】

手法可以通气血、疏积郁，普遍用于治病和养骨。平乐正骨养骨思想重视推拿手法按摩在防治腰椎疾病中的作用。

1. 自我调理

（1）按揉肾俞、腰俞、委中、阿是穴，每穴 2 分钟。

（2）两手半握拳，在腰部两侧凹陷处轻轻叩击，力量要均匀，不可用力过猛，每次叩击 2 分钟。

（3）两腿分开，与肩同宽站立，两手背放在背部，沿腰两侧骶棘肌上下手法按摩 50 次，以腰部感觉发热为度。

（4）两腿分开，与肩同宽站立，双手叉在腰部，腰部放松，调匀呼吸。双手有节律地拿捏，同时做前后左右的旋转摇动。开始旋转幅度要小，逐渐加大，每个方向旋转 20 次。

2. 保健按摩

（1）推拿膀胱经：以双拇指指腹或双掌根沿脊柱两侧膀胱经走行部沉稳推拿，可疏通经络、活血祛瘀、强健筋骨、缓急止痛、调理筋骨平衡，起到健肾强腰的作用。

（2）循经点穴法：点按腰俞、肾俞、气海、关元、足三里、三阴交、委中等穴位，可疏通经络、调和气血、强脊健腰。

【音乐养骨】

中医音乐疗法源于阴阳五行学说，中医的阴阳平衡协调观在选择音乐的音调高低、音色清浊、音量强弱、节奏快慢等方面均有体现。如节奏分离、音响强烈的刺激型音乐属阳，节奏轻缓、旋律圆润的安静型音乐属阴。用音乐的阴阳属性来补偏救弊，协调机体阴阳平衡。

如常听《姑苏行》等轻音乐可使人精神愉快，心情舒畅；听羽调音乐《二泉映月》

《汉宫秋月》等古典名曲，能宁心安神，缓和、制约、克制急躁情绪；听宫调乐曲《月儿高》《月光奏鸣曲》等时可缓解郁闷、疏解压抑等等，进而可调理脏腑，条畅气血，气血畅通则百骸得养，平衡康泰，百病得解。总之，中医音乐疗法有深厚的理论基础和实践经验，其特殊的疗效已被更多世人所瞩目，利用现代科学技术，研究并发展它，使其更好地服务于人类。

【器械养骨】

户外健身路径里的器械设置，目标群体是大众，具有简单、易学、见效快的特点。但它毕竟是器械，需要掌握操作的基本要领，锻炼时要循序渐进，不要逞强和较劲，做到人体与器械的和谐统一。这样，才能有效避免盲目操作造成的运动伤害。

使用器械要牢记"四注意"。

注意一：不要运动过量。

注意二：锻炼前一定要做好准备活动，热身 10 ～ 15 分钟。这样做可以预防扭脚、闪腰等伤害。

注意三：运动之后要做些整理活动。

注意四：要掌握好运动时间。老年朋友每次的锻炼时间最好在 40 分钟左右，不要超时。

第十七章　上肢养骨法

一、肩关节养骨法

（一）肩关节解剖特点

肩关节解剖特点可概括为以下几点：①由肩胛骨的关节盂和肱骨头构成，属球窝关节。关节盂周缘有纤维软骨环构成的盂缘附着，加深了关节窝。②肱骨头的关节面较大，关节盂的面积仅为关节头的 1/4 或 1/3，因此，肩关节是全身活动幅度最大、最不稳定的关节。③关节囊薄而松弛，下壁尤甚，附着于关节盂的周缘，上方将盂上结节包于囊内，下方附着于肱骨的解剖颈。④关节囊的滑膜层包被肱二头肌长头腱，并随同该肌腱一起突出于纤维层外，位于结节间沟内，形成肱二头肌长头腱腱鞘。⑤肩关节周围韧带少且弱，在肩关节的上方，有喙肱韧带连结于喙突与肱骨头大结节之间。盂肱韧带自关节盂周缘连结于肱骨小结节及解剖颈的下方。⑥喙肩韧带起自肩胛骨喙突，止于肩峰，与喙突、肩峰一起构成喙肩弓，与其下的肱骨大结节、肩袖、肩峰下滑囊共同构成第二肩关节，在肩关节活动中起重要作用，并限制肱骨头向上移位。⑦肩袖由起自肩胛骨前面的肩胛下肌、起自肩胛骨冈上窝的冈上肌、起自肩胛骨冈下窝的冈下肌与其下方的小圆肌的腱性部分共同构成，包裹肱骨头止于肱骨颈周围，又叫旋转袖。对关节的稳定和旋转起着至关重要的作用。⑧三角肌位于肩外侧，呈三角形，起自锁骨的外侧段、肩峰和肩胛骨，覆盖肩关节，止于肱骨三角肌粗隆，是肩外展的主要动力。

（二）肩关节生理功能特点

肩关节为全身最灵活的球窝关节，可做屈、伸、收、展、旋转及环转运动，关节头与关节窝的面积差大，故肩关节是人体全身各关节中活动范围最大的关节。其关节囊较松弛，关节的稳定大部分靠关节周围的肌肉、肌腱和韧带的力量来维持，所以说肩关节是全身最不稳定的关节，一旦遭受外力或肌肉韧带退行性变，易造成关节脱位。

由于活动范围较大，关节的灵活性强，上肢承重时肩关节的稳定性依靠喙肩韧带、盂肱韧带、关节盂唇、关节囊，以及关节面的相互接触、肩胛骨的倾斜和关节内压力构成的静态稳定结构，还包括肩袖、肱二头肌及三角肌等肩关节周围的肌肉在运动过程中收缩产生的动态稳定作用共同维持，确保肩关节在活动的同时不失承重能力与稳定。

由于肌腱本身的血液供应较差，且随着年龄的增长而发生退行性改变，加之肩关节日常活动比较频繁，故如不注意对肩关节的保护，则易发生慢性劳损性疾病。

另外，肩关节与上内侧的肩锁关节、后内侧的肩胛胸壁关节和位于锁骨内端的胸锁关节共同完成肩部的活动功能，其中任一关节的病变均可影响肩关节的功能。

（三）肩部常见疾病与特点

基于肩关节特殊的解剖结构及生理功能特点，肩部罹患疾病多为退行性病变，且随着年龄的增长，其患病率逐渐增高。常见疾病有以下几种。

【肩周炎】

肩周炎好发于50岁左右的中年人，且女性居多。本病与感受风寒、劳损和外伤有密切关系，引发筋骨与动静失衡，临床上以肩关节周围软组织发生无菌性炎症、组织粘连、活动受限和疼痛为主要特征，所以中医学又有"冻结肩""漏肩风""五十肩""肩凝"之称。肩关节结构复杂且功能灵活，在运动中非常容易损伤，特别是存在于肩前部的喙肱间隙，当肱骨内旋时喙肱间隙缩小，间隙内软组织受压，如持续时间过久，即可出现缺血性改变，引起周围组织无菌性炎性，导致疼痛和继发的保护性肌痉挛，并引起恶性循环，最终使局部软组织变性、坏死。本病好发于排球和体操运动员、厨师、教师、司机和计算机操作人员，由于反复进行或长时间维持上臂的外展、上举和内旋等动作而发生肩部组织的劳损。因此，在日常生活和工作中要注意保暖，注重劳逸结合、动静互补、避免外伤，使筋骨平衡而预防肩周炎的发生。

【肩峰下撞击综合征】

肩峰下撞击综合征是由上臂上举后肩袖受到肩峰压迫造成。肩峰撞击在年轻运动员和中年人中比较常见，经常做上举动作的游泳、棒球和网球运动员，以及建筑工和油漆工都容易罹患本病。这种疼痛可以是因小的创伤或没有明显诱因而自发产生，开始时症状可能很轻微，早期患者一般不去就医。疾病初期，活动时可有疼痛感，疼痛可能从肩部放射到前臂，在上举或持物时疼痛加重，运动员可能在投掷或打球时产生疼痛；当疼痛不断发展，会产生夜间痛，上肢的力量或运动幅度可能减小，甚至上肢不能内旋后伸，严重时可能出现肩凝。日常注意劳逸结合，保持肩关节的筋骨与动静平衡，是预防此症的根本方法。

【肩袖退行性变】

肩袖由四块肌肉的肌腱组成，即肩胛下肌、冈上肌、冈下肌及小圆肌，肩袖退行性变是造成肩袖撕裂、肩部疼痛和功能障碍的常见原因。本病主要表现为进行性的肩关节疼痛和无力，通常伴有主动活动度的丧失。肩关节被动活动多无异常。疼痛常在夜间出现，并放散至三角肌止点区域。多发于老年人及排球、体操、游泳运动员等人群。对于此类群族，日常应注意劳逸结合，保持肩关节的筋骨与动静平衡，预防肩袖损伤。

【盂唇损伤】

肩关节盂唇是附着于肩盂边缘的一圈软骨样结构，可以加深关节盂，增加盂肱关节的稳定性。盂唇损伤往往是在退行性变的基础上受到外伤或反复的牵拉所致，主要表现为特定体位下深在的肩关节活动痛，但无明显压痛点。日常应注意劳逸结合，保持肩关节的筋骨与动静平衡，以防损伤。

【冈上肌钙化性肌腱炎】

多发生在 30 ～ 40 岁的青壮年，糖尿病的患者发病率较高。本病与肌腱退行性变、缺血缺氧、局部压力增高等因素有关。往往因急性发作疼痛而就诊。急性发作时肩关节红肿热痛，惧怕肩关节任何方向的活动，X 线片可显示冈上肌腱滑囊内有钙化灶，局部注射抗炎药物或关节镜下清理钙化灶可获得良好的治疗效果。日常应注意劳逸结合，糖尿病患者应控制血糖，保持肩关节的筋骨与动静平衡。

【肩胛上神经卡压综合征】

肩胛上神经在通过肩胛上切迹时神经相对固定，使其在重复运动时易于受损。患者通常有创伤或劳损史，或因风寒湿邪侵袭，表现为颈肩部弥散性酸胀、钝痛，有夜间疼痛，患侧卧位时明显，可向颈后及上臂部放射。疼痛多在肩部主动活动时出现，被动活动时疼痛不明显。影像学可见肩胛切迹部组织水肿或囊肿。日常应注意劳逸结合，防寒保暖，保持肩关节的筋骨与动静平衡。

【四边孔综合征】

四边孔是小圆肌、大圆肌、三头肌和肱骨外科颈内侧缘组成的解剖间隙，腋神经从中穿过。当肩关节外展外旋时，这 3 块肌肉均受到牵拉，从上方、下方及内侧对四边孔产生挤压，当肌肉产生炎症肿胀时，往往压迫腋神经产生症状。本病与外伤和劳损有关，或因风寒湿邪侵袭所致。临床表现为四边孔处的局限压痛，肩外侧的麻木，以及肩外展无力或受限。日常应注意劳逸结合，防寒保暖，保持肩关节的动静与筋骨平衡，避免损伤。

（四）肩关节的养骨重点

从肩关节易患疾病的病因及其特点可以看出，肩关节疾病的发生多与年龄、感受风寒湿邪、劳损、运动不当有关。故肩关节养骨的重点有以下几方面。

【顺四时而养】

人与自然是和谐统一的整体，一年四季的变化随时影响着人体，人的各种功能活动与季节的变化密切相关。从肩关节易患疾病及其特点可以看到，肩关节退行性疾病的发生与感受风寒湿邪有很大关系。《素问·痹论》说：风、寒、湿三气杂至，合而为痹也。其风气胜者为行痹，寒气胜者为痛痹，湿气胜者为着痹也。故肩关节的养骨必须顺应四时，重视肩部的防寒、保暖，生活起居，要顺应四时昼夜的变化，动静和宜，衣着适当。

【"因地制宜"而养】

地域环境对人体的影响有气候、环境、风俗习惯等因素。我国西北和东北地区气候寒冷，空气干燥；一些地区比较潮湿，如四川、湖南、湖北及沿海的广东、福建等。各地应依据自身所在不同地域的特点及饮食风味、饮食习惯、活动方式与时间、起居习惯等，调摄肩部的健康，以期与所居住的地域环境达到和谐平衡。

【重视精神调养】

肩部养骨要做到形神共养，才能保持肩部的健康。所谓形神共养，是指不仅要注意形体的保养，而且还要注意精神的摄生，使形体强健，精力充沛，脏腑调和，气机调畅，使筋骨得养而平衡健康。

【劳逸结合】

运动不当也可导致肩部疾病的发生。长期运动能使人体的肌肉、骨骼得到锻炼，使生理、心理得到调节，气血畅通，阴阳协调，可起到祛病延年的作用。而一味地、不假思索地盲目运动，并不是一种有益的养生保健方式，只有做到劳逸结合、动静互补、适当运动，方可达到运动的最佳效果，实现筋骨平衡与健康。

【主动练功】

主动练功、科学练功是拥有一个健康肩关节的基础。肩部活动的减少导致肩部肌肉的失用，久之肩关节软组织的平衡被破坏，导致肩部退行性病变的发生。主动练功不仅可以提高机体抗病能力，而且能保持肩部各组肌肉的协调平衡，维持肩关节的灵活性与各项功能。

【保养精气、避免外伤】

保养正气就是要保养机体的精、气、神。人体诸气得保，精和神自然得到充养，人体脏腑气血的功能也得到保障，即"五脏元真通畅，人即安和"，筋骨同样强健平衡，从而可御外邪与外伤。否则，筋骨失养，或拘挛或羸弱，外来轻微暴力或劳损即可造成肩部肌腱、韧带损伤，筋骨平衡破坏，肩关节的各方面功能受影响，从而导致肩部疾病的发生，如肩袖损伤、盂唇损伤、肩胛上神经卡压综合征等都与外伤有关。

（五）肩关节养骨方法

【情志养骨】

中医认为七情的异常可以影响人的正常精神活动与脏腑调和，造成筋骨失养而罹患关节疾病。人的情绪变化对关节健康的影响是显而易见的。精神调养要做到安然恬静、情绪稳定、胸怀开朗、心情舒畅，从而达到养精蓄锐、筋骨健康。必须正确把握自己，学会心理调适与自我排解。可采取与朋友交流沟通、参加户外活动及文体活动等方式，进行调理。

【起居养骨】

合理安排起居作息，妥善处理生活细节，保持良好的生活习惯，建立符合自身生物节律的起居与活动规律，也是保持肩部健康的重要方法。

【膳食与药膳养骨】

保持肩关节的健康要根据不同个体辨证施膳施养，因人、因时、因地合理安排饮食，适当配以药膳。如春天新陈代谢旺盛，饮食应当以富含营养为原则。考虑到春气升发，食物养肝很重要。一般说来可多食豆腐、花生、黑芝麻、山药、红枣、核桃、银耳等富含蛋白质、糖类、维生素和矿物质的食品以改善体质，增强体力。

由于在冬季，人们通常摄入较多辛温之品而蔬菜摄入较少，所以春季还应当多吃些新鲜蔬菜或野菜，如春笋、春韭、油菜、菠菜、芹菜、荠菜、马兰菜、枸杞头、香椿头等。这些食品对于因冬季过食膏粱厚味导致内热偏胜者，还可起到清热泻火、凉血明目等作用。春季应以柔补、平补为原则，慎用温热补品，以免春季气温上升，加重内热，损伤正气。以此类推，夏季应清补心与脾胃，食用冬瓜、苦瓜、甘蔗、菊花羹、橘柑、荆芥等果蔬；秋季应养阴防燥，食用百合、枸杞、银耳、核桃、苦菊、木瓜、粳米、薏苡仁等；冬季宜温补肝肾，常食用羊肉、狗肉、鹿肉等温补之品。

对于气阴两虚体质之人，易感冒、出汗者，可选用西洋参。每次用西洋参 5g，打粉放于瓷碗中，兑水 300mL，加糖 15g，隔水炖好，连渣一起服用，每日 1 次；或用北沙参、麦冬、五味子、山药等单味或几味合用，调羹煮汤服用。血虚者可用熟地黄、当归、枸杞、龙眼、红枣等加粳米煮羹服用；而津液亏损、口干口苦者，可用麦冬、天花粉、沙参等泡茶饮用；阳虚体质者，则以温补为主，多食羊肉、狗肉等温补壮阳之品。对于老年人应多食含钙及维生素 D 的食品，如牛奶、鱼、虾、贝类、蛋类、胡萝卜等。

中医认为"药补不如食补"。"肝主筋，肾主骨生髓"，故肩关节膳食养骨的重点在于补肝肾，适当服用核桃、黑芝麻、木瓜、当归等可积极调理气血，舒筋通络，对肩周炎之类肩关节疾患的预防也相当有效。在选择食疗物品时一定要辨证，因人而异，不加选择的滥补不仅起不到促进防病治病的作用，反而会加重病情。一般而言，风痹者，宜用葱、姜等辛温发散之品；寒痹者，宜用胡椒、干姜等温热之品，禁忌生冷；湿痹者，宜用茯苓、薏苡仁等；热痹者，一般是湿热之邪交织在一起，药膳宜选用黄豆芽、绿豆芽、丝瓜、冬瓜等食品，忌食羊肉及辛辣刺激性食物。药膳一般不应采取炸、烤、熬、爆等烹调方法，以免其有效成分遭到破坏，或者使其性质发生改变而失去治疗作用。应该采取蒸、炖、煮或者煲汤等烹调方法，以保持食物的食性不变。另外，一次烹制也不要太多，以免一次吃不完造成食物变质而改变食性，使作用降低，甚至会引起食物中毒。

【运动养骨】

肩关节保健养骨的运动养骨法可依下法进行。

1. 两手抱头法　两足站立，与肩同宽，两手紧抱绕后脑；两肘向后拉开，与身体平行；继而两肘收拢，似夹头部，周而复始。主要用于肩关节收展功能的训练。

2. 双臂开合法　双肘屈曲90°，双上臂自然下垂置于体侧，双前臂朝前，并保持体位不变。以上臂为轴，先将双前臂向内收，交叉至极限，停留片刻，再缓缓向外展开至极限，停留片刻。周而复始。主要用于肩关节旋转功能的训练。

3. 扩胸分肩法　两足站立，与肩同宽，两手放于胸前，两肘与肩平直，手背在上，掌心朝下，双拳相对。逐渐向后分开双肩、扩开胸怀，同时吸气；后逐渐回复原位，同时呼气。主要用于肩关节收展功能的训练。

4. 五禽戏、八段锦、易筋经、太极拳与关节养骨操　都是肩关节运动养骨的好方法。（见上篇养骨与运动章节）

【药物养骨】

主要用于不同体质的纠偏调衡，解郁化痰，平衡阴阳，调畅气血，以资养骨。

1. 药酒　在酒中适当加入相应中药材，调配不同处方，浸泡一定时间后饮用，可起到活血通经、理气解郁、舒筋散寒、强身健体的作用。

（1）狗脊酒

药物组成与制法：狗脊20g，马鞭草12g，杜仲15g，威灵仙10g，牛膝6g，通草12g，川续断15g，白酒1000mL。诸药入白酒中浸泡7天即可服用。

功效：强筋壮骨，祛风通络。

用法：每次服20mL，每日2次。

（2）白花蛇酒

药物组成与制法：白花蛇1条，白酒500mL。将白花蛇浸入白酒内浸泡7天即成。

功效：祛风胜湿，通络止痛。

用法：每次服20mL，每日2次。

（3）活血祛风酒

药物组成与制法：黄芪120g，当归30g，白僵蚕20g，川芎、红花、地龙、全蝎各15g，蜈蚣3条，白酒2500mL。将黄芪、当归、白僵蚕、川芎、红花、地龙、全蝎、蜈蚣分别研为粗末，混匀后装入盛有白酒的玻璃瓶中，密闭浸泡2周，滤去药渣，取上清液即可。

功效：益气活血，祛风通络。

用法：每次10～30mL，每日3次，早、中、晚分别饮用。

2. 药茶　老年人常气血虚弱、肝肾不足，可常用黄芪、党参、枸杞、当归、首乌、大枣、生姜等益气养血、补肝肾、固表强体之品，或单味、或组合泡茶饮用；或用四物汤、四君子汤、八珍汤、十全大补汤、玉屏风散等代茶饮用。

3. 其他药物养骨法 老年人如胃肠功能不佳，可服用保和丸等健胃助消化；吸收功能差者，可适当补充外源性维生素 D 及钙元素；气血虚者，可服用八珍颗粒、六味地黄丸等补益气血。老年女性可常服一些四物颗粒，老年男性可常服一些四君子颗粒、金匮肾气丸等。

【手法养骨】

1. 自我调理法

（1）按揉穴位法：一是手法按摩手三里。用左手拇指指腹按住右手三里穴，揉动 1 分钟，然后再用右手同样手法按摩左手三里。每日手法按摩 3 次。二是手法按摩印堂。用示指或拇指按住印堂穴揉动，每日 1 分钟，每日手法按摩 3 次。同法点按风池、曲池、合谷、劳宫、足三里、三阴交。

（2）捏拿手臂法：取坐位或站位，以左手虎口贴卡于右臂，拇指与余四指相对，从肩到手腕，再由手腕到肩，缓柔捏拿，反复捏拿 5～10 遍，换手。

（3）旋摩肩周法：取坐位，以左手手掌贴于右肩，从前向后再回旋，旋摩肩周 50 次，使之产生温热感，换手。

2. 推拿理筋法

（1）推揉三焦经：受术者取俯卧位，施术者以双拇指指腹先点按风池与天髎穴片刻后，沿手少阳三焦经走行部沉稳推拿至肩髎穴，点揉片刻止，反复 10 次，可疏通经络、活血除瘀、强健筋骨、缓急止痛、调理筋骨平衡，预防肩周炎的发生。注意不可用力过度，避免引起疼痛。

（2）循经拿捏法：受术者体位同上或取坐位，术者以双手虎口贴卡于颈根肩上，拇指在后，与余四指相对，沿手三阳经顺行沉稳缓柔拿捏至肩峰内侧止。反复 10 次。可疏通经络、活血祛瘀、强健筋骨、缓急止痛、调理筋骨平衡，预防肩周炎的发生。注意不可用力过度，避免引起疼痛。

（3）循经点穴法：点按肝俞、肾俞、气海、关元、曲池、合谷、血海、足三里、三阴交等穴位，可疏通经络、调和气血、强筋健骨。

3. 牵抖舒理法 受术者坐位或仰卧位，定立不动，术者持一侧上肢远端逐渐向外前牵引拔伸至极限后，停留片刻，然后施加摆动力，短促牵抖 3 次。以舒缓关节，解除拘挛与粘连。

【调气养骨】

调气养骨法在养生学里又称为"导引术""行气术""静坐术""吐纳术"，可分为动功和静功两大类。练功者通过意守和调息，可以激发体内潜能、疏通经络、调理脏腑、通调气血，从而达到一通百通、延年益寿的目的。以下是肩部保健的气功锻炼方法。

1.双脚并立与肩宽，双膝微屈，头正身直，双手环抱胸前，先意守丹田一段时间，然后意想丹田之气汇聚肩部，同时意念双掌劳宫吸气，采外气到肩部，两股气既相互对抗又相互依存，这样肩部会有比较强烈的气感。

2.接上式，两手向前伸直，手心向前，两肩推动两手向前伸。注意，肘部、腕部都不动，只是松开肩部，拉开肩部，向前拉开越大越好。吸气，两肩拉动两手向后退，肘、腕不动，肩向后拉，肩峰后耸。如此做30次。然后肩部绕圈（注意：不是手绕圈），手仍然是向前伸直的，只是肩动，就像火车轮轴那样绕圈。顺时针做完逆时针做，30次。

3.接上式，两手向身体两侧伸直，手心向两侧，指尖朝上，肩部随呼吸在身体两侧拉伸、收缩、绕圈。（其余参考上式）

4.接上式，两手向上举起，手心朝天，手指向后，两肩随呼吸沿身体上下伸缩，绕圈。（其余参看第二式）

5.接上式，两手垂直于身躯两侧，手心朝地，手指朝前，动作参看第二式。

6.以手掌撑地，身体挺直，脸朝地，肘部挺直，肩部后耸。

7.收式。站立，两脚平行同肩宽，双膝微屈，两手环抱，气沉丹田，意领宇宙之气经劳宫、涌泉、百会汇聚于丹田，意守丹田一段时间，擦手摩脸，收功。

【器械养骨】

在肩部保健锻炼器械的辅助下进行肩关节的锻炼，也同样可以达到对肩部疾患的预防及保健，这些器械包括杠铃、哑铃、推举机、拉力器等。器械锻炼并不是对所有的人群都适合，对于年龄较大、骨质条件差及有严重内科疾病的老年人不宜进行器械锻炼。借助肩关节运动器械，通过对肩部系统全面进行锻炼，可以使肩关节周围肌肉、软组织协调平衡，形神合一，运动和谐，骨骼强壮，从而提高机体防病能力，使肩关节保持健康。

二、肘关节养骨法

（一）肘关节解剖结构特点

肘关节由肱尺、肱桡和桡尺近侧三组关节包于一个关节囊内构成，其中肱骨滑车与尺骨半月切迹构成肱尺关节，属于蜗状关节，是肘关节的主体部分；肱骨小头与桡骨头凹构成肱桡关节，属球窝关节；桡骨头环状关节面与尺骨的桡骨切迹构成桡尺近侧关节，属车轴关节。关节囊附着于各关节面附近的骨面上，肱骨内、外上髁均位于囊外。关节囊前后松弛薄弱，两侧紧张增厚，形成侧副韧带。尺侧副韧带呈三角形，起自肱骨内上髁，呈放射状止于尺骨半月切迹的边缘，有防止肘关节侧屈的作用。桡侧副韧带也呈三角形，附于肱骨外上髁与桡骨环状韧带之间。此外，在桡骨颈周围有桡骨环状韧带，附着于尺骨的桡骨切迹的前后缘，此韧带同切迹一起形成一个漏斗形的骨纤维环，包绕桡骨颈头。4岁以下的幼儿，桡骨头发育不全，且环状韧带较松弛，故当肘关节于伸直位牵拉前臂时，易发生桡骨头半脱位。值得一提的是肱骨内上髁和外上髁分别附着有屈肌总腱和伸肌总腱，易牵张劳损，是肌腱炎的好发部位。另在肱骨内上髁后内侧有一骨沟为尺神经沟，外侧为鹰嘴，肱骨内上髁与鹰嘴之间由纤维腱膜覆盖，共同构成肘管，尺神经由此通过。

肘关节的肌肉主要有三群。屈肌群，主要包括肱二头肌、肱肌，分别起自肩胛骨和肱骨前面，止于桡骨粗隆和尺骨喙突，负责屈曲肘关节；伸肌群，主要包括肱三头肌，起于肩胛骨盂下粗隆和肱骨干，止于尺骨鹰嘴，负责肘关节的伸直功能；旋转群，主要包括旋后肌与旋前圆肌，分别起自肱骨内、外上髁，止于桡骨中上段前后，承担肘关节的旋后和旋前功能。

（二）肘关节生理功能特点

肘关节是上臂和前臂的机械性连接，肱骨远端和桡尺骨近端在一个关节腔内，形成肱尺关节、肱桡关节和上尺桡关节。生理上具有两种功能。前臂旋转活动发生于上尺桡关节，肘部屈伸发生于肱桡和肱尺关节。由于肘关节在搬运重物等的活动中杠杆力臂短，用力较大，极易产生肌肉、肌腱等组织的损伤、挛缩、僵硬和变性及神经受压等。临床上常见到肘部软组织的慢性损伤性疾病和神经受压综合征。另外三个关节（肱桡、肱尺、上尺桡）位于一个滑膜关节之中，关节囊和关节内韧带及关节处肌肉关系密切，肱尺关节的劳损及关节囊韧带的损伤与挛缩，极易导致肘关节功能障碍。

（三）肘关节易患疾病与特点

基于肘关节特殊的解剖结构及生理功能特点，肘关节罹患的疾病多与劳损有关，肘部易患疾病及特点如下。

1. 肱骨内上髁炎　肱骨内上髁炎是指肱骨内上髁部位受到前臂屈肌总腱的反复牵拉，或者由于长期的劳损，导致肱骨内上髁部位慢性损伤性炎症变化，临床以肘关节内侧疼痛、肘关节活动功能障碍伴腕关节屈伸活动受限为主的病症。多见于青年学生和爱好高尔夫球运动者，故又称"高尔夫肘"。

2. 肱骨外上髁炎　肱骨外上髁炎又名肘外侧疼痛综合征，俗称"网球肘"。以肘关节外侧疼痛，用力握拳及前臂做旋前伸肘动作（如绞毛巾、扫地等）时可加重，局部有多处压痛，而外观无异常为主要临床表现。多因肘部劳损或外感风寒湿邪致使局部气血凝滞，络脉瘀阻所致。

3. 尺神经卡压综合征　因肘部劳损造成肘管狭窄或尺神经肿胀，尺神经相对受压所致。也可因肘外伤后遗症、先天畸形或结核、类风湿关节炎等引起。起病缓慢，前臂尺侧、手尺侧、环指、小指指麻木刺痛。环指、小指屈曲无力，尺神经支配区感觉障碍，可有内在肌萎缩，爪形手（环指、小指）畸形，夹纸试验、Froment试验阳性。尺神经沟可摸到增粗神经，压痛，Tinel征阳性。

4. 旋前圆肌综合征　旋前圆肌综合征是指该肌劳损，刺激或压迫正中神经所出现的手和臂部相关区域感觉、运动障碍综合征。本病是由于肘部反复屈伸的前臂旋转而形成的一种慢性劳损性疾病，多见于长期紧握工具的操作和常做旋转运动者，或肘部风寒阻痹者。前臂掌侧部分肌肉因反复运动而过度劳累，可造成旋前圆肌肥大和肱二头肌腱膜、指浅屈肌纤维弓增厚，使行经此处的正中神经受压。

5. 肘关节周围滑囊炎　肘部常见滑囊有鹰嘴滑囊和肱桡滑囊。鹰嘴滑囊有2个：一个位于鹰嘴上面骨面和肱三头肌腱之间；另一个位于肱三头肌腱和皮肤之间。常因劳损或经常摩擦而引起急性损伤后滑液积聚，使滑囊膨隆，穿刺可得血性液体，多无痛及功能障碍。肱桡滑囊又称肱二头肌桡骨滑囊，位于二头肌止点桡骨粗隆与桡骨头之间，其外侧为肱桡肌，后外侧为旋后肌。肱桡滑囊炎系由肱二头肌与桡骨头、肱桡肌间摩擦、挤压、劳损或炎症等引起，肱桡滑囊滑膜水肿、充血和肥厚，囊内渗液增加、张力增高而产生肘部外侧疼痛、压痛，前臂旋前时疼痛加剧，肘关节活动不便。

6. 桡骨小头半脱位　多见于4岁以下儿童，因桡骨头发育不全，且环状韧带较松弛，当肘关节伸直位牵拉前臂时，易发生桡骨头半脱位，也叫牵拉肘。表现为患儿哭闹，肘部拒动，患肢不能上举。

以上种种，均与肘部劳逸不当，动静与筋骨失衡有关，所以日常应注意劳逸结合，防寒保暖，养护和保持关节的动静与筋骨平衡。

（四）肘关节养骨重点

从肘关节易患疾病及其特点可以看到，肘关节罹患疾病多与慢性劳损、职业损伤、感受风寒湿邪、气血不足、肝肾亏虚、外伤等有关，故肘关节养骨重点应注意以下几方面。

1. 动静平衡，劳逸有度　肘关节易患疾病，比如肱骨内、外上髁炎等，大都是由于肘关节过度劳损而发病，故对肘关节的养护必须注意肘部活动适度，避免肘关节过度劳损，要"动"和"静"结合，使肘关节筋骨平衡。

2. 职业保护，祛病健骨　特殊人群要有特殊的防护措施：肘部疾病有些是因为没有对肘关节进行适当保护造成的。如体育运动员易患的肱骨内外髁炎、滑囊炎、韧带损伤等，如果运动、训练前佩戴适宜的保护装置如护肘、弹力绷带等，可以减少或避免肘关节疾病的出现。

3. 防寒保暖，益气养骨　注意肘关节的保暖，避免风寒湿邪侵袭，在寒冷及阴雨季节尤应注意，避免天冷时或大幅度运动后肘关节长时间暴露在外。肘部长期感受风寒湿邪易导致肘关节血液凝滞，气血运行受阻，寒邪客于筋脉，久之出现病变。

4. 补肝肾，养气血，健筋骨　年老体弱，肝肾亏虚，或素体气血不足，致血不养筋，也易导致肘关节疾病的发生。故日常生活中，应根据自身体质特点，在衣、食、住、行方面有意识地养护肘关节，以达到阴阳平衡、脏腑协调的目的。

5. 避免外伤　　随着人民物质文化生活水平的提高，交通业日益发达，发生交通事故及体育运动损伤的人群也在不断增多，而肘关节因其特殊的解剖结构及生理功能特点很容易遭受损伤，故出行时应自觉遵守交通秩序，运动时做好各项准备工作，科学运动，适度运动，都是肘关节养骨的重点。

（五）肘关节养骨方法

【起居养骨】

合理安排起居作息，早睡早起，劳逸适度，妥善处理生活细节，保持良好的生活习惯，建立符合自身生物节律的活动规律，可保持精力充沛，脏腑调和，气血旺盛，对保持肘部健康十分重要。另外，养成良好的睡眠姿势，侧卧睡觉时不要把上肢压在身下，以免肘关节长时间受压缺血而损伤，也是很重要的。

还应注意适衣着、防寒保暖。肘关节罹患疾病多与感受风寒湿邪有关，故养骨要注意肘关节的防寒保暖，避免受凉，在天气寒冷时要注意及时增减衣物，年老体弱者必要时可以佩戴肘部保暖装置，避免肘部长时间裸露；夏天空调与电扇不可直吹关节等。

【膳食与药膳养骨】

肘关节罹患疾病多与肝肾不足、气血亏虚，感受风寒湿邪，或劳损等有关，故肘关节的药膳养骨多以补肝肾、壮筋骨、补气血、温热类药物为主。比如枸杞子、补骨脂、杜仲、当归、熟地、生姜、白术等。或辅以羊肉、大枣、小茴香等，如当归生姜羊肉汤等，温阳散寒，对肘关节疾患的预防也相当有效。一年四季应顺时而宜：春季宜扶助阳气，多食葱、枣、花生之品；夏季阳气胜而阴气弱，宜少食辛干燥烈之品，多食甘酸、苦味之物，如水果、苦瓜等；秋季多燥，宜少食辛辣之品，多食蜂蜜、芝麻、苹果、乳品等；冬季寒冷，宜进温补之品，如羊肉、狗肉、甲鱼等。

根据不同体质辨证施膳。气虚者重补气，以黄芪、党参与粳米煮羹食之；血虚者可用熟地、当归、枸杞、龙眼、红枣等加粳米煮羹服用；而津液亏损，口干口苦，可用麦冬、天花粉、沙参等泡茶饮用；阳虚体质者则以温补为主，多食羊肉、狗肉等温补壮阳之品。对于老年人，应多食含钙及维生素 D 的食品，如牛奶、鱼、虾、贝类、蛋类、胡萝卜等。

【运动养骨】

肘关节病变多以劳损为主，并以功能障碍为主要特征，加之肘关节周围软组织较少，关节间隙较窄，活动余地较小，所以只适合缓柔轻量的功能锻炼，忌进行过度运动。常用保健养骨运动方法如下。

1. 哑铃操

（1）预备式：双足分开与肩同宽站立，引颈垂肩，挺胸收腹，双手轻松握持较轻重量的哑铃，自然下垂于体侧。

（2）体侧屈伸法：接上式，双拳朝前，逐渐屈曲肘关节，至 90°时停留片刻，再缓慢放下回位。反复 10 次，回归预备式。

（3）外展屈伸法：接上式，两臂逐渐向外抬起，外展至与肩平，逐渐旋后翻掌，使拳心朝上，再逐渐屈曲肘关节，至 110°时停留片刻，再缓慢伸直，放下回位。反复 10 次，回归预备式。

（4）前探屈伸法：接上式，两臂逐渐向前抬起至与肩平，逐渐旋后翻掌，使拳心朝上，然后逐渐屈曲肘关节，至 110°时停留片刻，再缓慢伸直，放下回位。反复 10 次，回归预备式。

（5）屈伸上举法：接上式，两肘逐渐屈曲，经前方向外侧逐渐抬拳，与肩平齐，然后逐渐向正上方举起，尽量伸直，并向上拔伸肘关节，停留片刻，再缓慢放下回位。反复 10 次，回归预备式，深吸气，慢慢呼气，收功。

2. 五禽戏、八段锦、易筋经、太极拳与关节养骨操　都是肘关节运动养骨的好方法。（见上篇养骨与运动章节）

【药物养骨】

主要用于不同体质的纠偏调衡，解郁化痰，平衡阴阳，调畅气血等。

1. 药酒　在酒中适当加入相应中药材，调配不同处方，浸泡一定时间后饮用，可起到活血通经、理气解郁、舒筋散寒、强身健体的作用。

（1）狗脊酒

药物组成与制法：狗脊 20g，马鞭草 12g，杜仲 15g，威灵仙 10g，牛膝 6g，通草 12g，川续断 15g，白酒 1000mL。诸药入白酒中浸泡 7 天即可服用。

功效：强筋壮骨，祛风通络。

用法：每次服 20mL，每日 2 次。

（2）白花蛇酒

药物组成与制法：白花蛇 1 条，白酒 500mL。将白花蛇浸入白酒内浸泡 7 天即成。

功效：祛风胜湿，通络止痛。

用法：每次服 20mL，每日 2 次。

（3）活血祛风酒

药物组成与制法：黄芪 120g，当归 30g，白僵蚕 20g，川芎、红花、地龙、全蝎各 15g，蜈蚣 3 条，白酒 2500mL。将黄芪、当归、白僵蚕、川芎、红花、地龙、全蝎、蜈蚣分别研为粗末，混匀后装入盛有白酒的玻璃瓶中，密闭浸泡 2 周，滤去药渣，取上清液即可。

功效：益气活血，祛风通络。

用法：每次 10 ～ 30mL，每日 3 次，早、中、晚分次饮用。

2. 药茶　老年人群常气血虚弱、肝肾不足，可常用黄芪、党参、枸杞、当归、首乌、大枣、生姜等益气养血、补肝肾固表强体之品，或单味、或组合泡茶饮用；或用四物汤、四君子汤、八珍汤、十全大补汤、玉屏风散等代茶饮用。

3. 药物外治 肘关节疾病最常用的外用药物有喷剂及膏药两类。常用喷剂有平乐正骨展筋酊、云南白药喷雾剂、红花油等。适用于肘部偶有不适的亚健康状态。

4. 其他药物养骨法 老年人如胃肠功能不佳，可服用保和丸等健胃助消化；吸收功能差者，可适当补充外源性维生素 D 及钙元素；气血虚者，可服用八珍颗粒、六味地黄丸等补益气血。老年女性可常服一些四物颗粒，老年男性可常服一些四君子颗粒、金匮肾气丸等。

【手法养骨】

1. 自我调理法

（1）点揉穴位法：首先点揉曲池穴。用左手拇指腹按住右曲池穴，揉动 1 分钟，然后再用右手以同样手法按摩左曲池穴，每日手法按摩 3 次。同法点按风池、手三里、合谷、劳宫、足三里、三阴交等穴位。

（2）捏拿手臂法：取坐位或站位，以左手虎口贴卡于右臂，拇指与余四指相对，从肩到手腕，再由手腕到肩，柔缓捏拿，反复操作 5～10 遍，换手。

2. 轻柔活节法 受术者端坐或仰卧位，术者坐于一侧，一手从后面持于其肘上方上臂下段，另一手把持于受者腕上部，缓慢轻柔逐渐屈伸、旋转肘关节，活动度要至其极限，反复 5 次。

3. 牵抖舒理法 受术者坐位或仰卧位，定立不动，术者持一侧腕关节逐渐向外前牵引拔伸至极限后，停留片刻，然后施加摆动力，短促牵抖 3 次。以舒缓关节，解除拘挛与粘连。

三、腕关节养骨法

（一）腕关节解剖结构特点

腕关节由桡骨下端的腕关节面和尺骨远端关节盘的远侧面，与舟骨、月骨、三角骨的近侧关节面共同构成，属于椭圆关节。关节囊薄而松弛，附着于关节面的边缘，周围有韧带增强。桡腕掌侧韧带和桡腕背侧韧带分别位于关节的掌侧面和背侧面。尺侧副韧带连于尺骨茎突与三角骨之间，桡侧副韧带连于桡骨茎突与舟骨结节之间。

广义的腕关节除了桡腕关节外，还包括腕骨间关节和由所有掌骨基底与远排腕骨组成的掌腕关节。由于腕骨四周均为关节面，之间仅靠腕骨间韧带联系并供给血液营养，所以一旦腕骨出现损伤或劳损，很容易形成缺血性骨坏死，尤其是舟骨和月骨。腕骨间连接呈一凸向背侧的弓形，其弓叫腕骨沟。

腕管位于腕关节的掌侧，由屈肌支持带与腕骨沟共同构成。管内有指浅屈肌腱、指深屈肌腱及屈肌总腱鞘、拇长屈肌腱及其腱鞘、正中神经通过。

腕关节的尺侧结构比较复杂，在尺骨远端和近排腕骨间有一软骨盘将其隔开，此软骨盘为三角软骨盘，其尖端附着于尺骨茎突外侧，三角的底边附着于桡骨远端内侧，远侧面与桡骨远端组成腕关节的近侧面，其尺侧还与腕尺侧副韧带相连，所以将腕尺侧这一复杂的结构称为腕尺侧复合结构。其复杂脆弱，最容易出现劳损或损伤，且症状复杂，迁延难愈。

此外，腕关节周围布满了肌腱，前侧为屈指屈腕肌腱，后侧为伸指伸腕肌腱，内外还有小指、拇指展伸肌腱等，是腱鞘炎的好发部位。

（二）腕关节生理功能特点

桡腕关节可做屈、伸、收、展及环转运动，其中伸和展的幅度比屈与收小，这是由于桡骨远端有一掌倾角和一尺倾角，且桡腕掌侧韧带和尺侧韧带较为坚韧，使后伸和内收的运动受到限制。另外，由于桡骨茎突低，在外展时与大多角骨相抵，也是外展幅度比内收幅度小的原因。

（三）腕关节常见疾病与特点

腕关节是全身运用最多且最灵活的关节，如不加以养护，易出现退行性变劳损性疾患。

1. 桡骨茎突狭窄性腱鞘炎　该病好发于中老年人，起病缓慢，逐渐加重，腕部拇指一侧的骨突（桡骨茎突）处及拇指周围常出现疼痛，拇指活动受阻，在桡骨茎突处出现肿胀，有压痛及摩擦感。握拳尺偏实验时，拇指握于掌心，然后握拳，轻轻尺偏腕关节，桡骨茎突出现剧痛者为阳性。

2. 腕关节腱鞘囊肿　腕部腱鞘囊肿是一种常见伤病，多发生于关节背侧的肌腱滑动处。临床常见于舟骨、月骨关节的背面，位于拇长伸肌腱及指总伸肌腱之间。本症多见于青壮年女性。一般认为多由于局部气血凝聚而成，与外伤和慢性劳损有关。临床表现与体征：①主要表现是局部有一个发展缓慢的半球形包块凸起。②患者感觉囊肿局部轻度酸胀、疼痛，腕、手部无力。

3. 腕部神经卡压综合征

（1）腕管综合征：好发年龄为 30 ～ 60 岁，女性为男性的 5 倍，一般为单侧发病，也可双侧。起病缓慢，正中神经支配区疼痛、麻木、发胀，常于入睡数小时后痛醒，活动后缓解。正中神经分配区皮肤感觉迟钝、过敏。病程长者大鱼际可有萎缩，拇指笨拙无力。叩击腕部可出现 Tinel 征。屈腕试验（Phalen 试验）时，腕关节极度屈曲 60 秒，手的感觉异常加重者为阳性。其根本原因为劳损引起腕管内组织炎症肿胀，腕管内压力增高。

（2）腕部尺管综合征：本病又称 Guyon 管综合征、豆 – 钩裂孔综合征。腕部尺管截面为三角形，前壁为浅腕横韧带，后壁为深腕横韧带，内侧壁为豌豆骨及豆钩韧带，内有尺神经和尺动、静脉通过。尺神经在其内受压引起尺管综合征。多因劳损退行性变、腱鞘囊肿引起。浅支受累引起尺神经支配区感觉障碍,深支卡压可致手的内在肌萎缩、无力,手深部胀痛和灼痛,夜间痛显著。拇指内收,其他四指收展无力,环指、小指可表现为爪形畸形,夹纸试验、Froment 试验阳性。

4. 腕尺侧复合结构损伤　绝大多数是由于慢性损伤或劳损所致。多因腕部过多的支撑固定及旋扭,反复背伸、旋转挤压牵张,导致软骨和韧带慢性损伤。多见于体操、排球运动中。如准备活动不充分,前臂与腕关节柔韧性较差、退行性变等,也是造成损伤的原因。临床特征为腕关节尺侧疼痛,腕部软弱无力,腕部旋转时疼痛加重。重者可见桡尺远侧关节产生不同程度的分离或脱位,尺骨小头明显向背侧隆起,推之活动范围明显增加,按之可平复,松手再隆起,握力减退。

(四)腕部养骨重点

腕关节罹患疾病多与慢性劳损、外伤、退行性变等有关,故腕关节养骨重点应注意以下几方面。

1. 动静互补,劳逸适度　腕关节罹患疾病,比如腱鞘炎、腱鞘囊肿等,大都是由于腕关节过度运动而发病,故腕关节养骨必须注意腕部活动量,必要时应对腕关节制动,做到动静平衡,劳逸有度,避免腕关节过度劳损。

2. 注意锻炼,避免外伤　腕关节罹患疾病如腕关节神经卡压综合征、腕部三角软骨盘损伤、腕部骨折、脱位等都与腕关节外伤有关,避免腕部外伤在腕关节养骨中具有重要意义。应注意在体育锻炼前进行腕部骨骼韧带的"预热",避免腕部骤然受力,导致外伤。日常应加强腕部柔韧性锻炼,增强腕部抗损能力。此外,在进行腕部大运动量的体育活动时,佩戴护腕等保护性装置也是避免腕部损伤的一种方法。

3. 防寒保暖,规避风寒　在秋冬季节应注意腕关节的保暖,避免天冷时或大幅度运动后腕关节长时间暴露在外,使风寒湿邪乘虚而入致病。

4. 定期保健,养筋护骨　定期对腕关节进行自我调理、手法按摩、理疗等养护,缓解腕关节肌肉、肌腱与软骨劳损。

(五)腕部养骨方法

【起居养骨】

合理安排起居作息时间,养成早睡早起的习惯,做到劳逸适度,妥善处理生活细节,建立符合自身生物节律的活动规律,是保持腕部健康的重要方法。另外,养成良好的睡眠姿势,午睡时不要把前臂压在身下,以免腕关节长时间受压、韧带强迫性长时牵张、劳损。睡觉时,保持手臂靠近身体,且手腕自然放置,不弯曲、不垂在床边,避免韧带强迫性长时牵张及增加腕管压力;尤其要避免醉卧不醒。

【膳食与药膳养骨】

同肘关节养骨法。

【运动养骨】

腕关节的运动养骨要注意动静结合互补，适当锻炼，维护筋骨平衡。下面介绍一种腕关节的保健操。

1. 扣拳冲天　伸出手臂，与肩平行，然后将左右手交叉紧扣，紧握十指，吸气，双臂向上伸展，维持 15 ～ 20 秒，可增强手腕的灵活性。

2. 旋转手腕　简单做些温和的手及腕部运动以缓解疼痛，旋转手腕是简单的运动之一，缓慢自然转动手腕部约 2 分钟，可以运动所有的腕周肌肉，促进血液循环，消除手腕疲劳，解除腕部疲劳。也可十指交叉环扣，以前臂带动手腕做交替旋转。

3. 合十拜佛　双手向前伸出，十指相对合，逐渐抬起至头顶部，保持合十，慢慢下沉，双臂逐渐展开保持水平，此时腕关节背伸约 90°。下颏微含，呈虔诚拜佛状，持续 30 秒，收功。

4. 五禽戏、八段锦、易筋经、太极拳与关节养骨操　都是腕关节运动养骨的好方法。（见上篇养骨与运动章节）

【药物养骨】

1. 药酒、药茶等　同肘关节养骨法。

2. 药物外洗　用伸筋草、海桐皮、苏木、艾叶、凤仙草等舒筋活血中草药煎水，泡洗腕关节，每天 1 次，避免烫熏。

【手法养骨】

1. 自我调理法

（1）预备式：取坐位，腰微挺直，双脚平放与肩同宽，左手掌心与右手背重叠，轻轻放在小腹部，双目平视微闭，呼吸调匀，全身放松，静坐 1 ～ 2 分钟。

（2）捏揉腕关节：一手拇指指腹按在对侧腕掌侧，其余四指放在背侧，适当对合，用力捏揉腕关节 0.5 ～ 1 分钟。左右交替，各 3 次。

（3）对按大陵穴、阳池穴：一手拇指指腹放在对侧腕部大陵穴，中指指腹放在阳池穴，适当对合，用力按压 0.5 ～ 1 分钟。左右交替，各 3 次。

（4）按揉曲池穴：一手拇指指腹放在对侧上肢曲池穴，其余四指放在肘后侧，拇指适当用力按揉 0.5 ～ 1 分钟。以有酸胀感为佳。左右交替，各 3 次。

（5）按揉手三里穴：用一手拇指指腹按在对侧手三里穴，其余四指附在穴位对侧，适当用力按揉 0.5 ～ 1 分钟。左右交替，各 3 次。

（6）摇腕关节：用一手握住对侧手指，适当用力沿顺时针、逆时针方向牵拉摇动 0.5 ～ 1 分钟。左右交替，各 3 次。

（7）捻牵手指：用一手拇、示指捏住对侧手指，从指根部捻动到指尖，每个手指依次进行，捻动后再适当用力牵拉手指。左右交替，各 3 次。

2. 轻柔活节法　受术者端坐或仰卧位，术者坐于一侧，一手握持于腕上方前臂下段，另一手把持于受术者手部，缓慢轻柔地逐渐屈伸旋转腕关节，活动度要至其极限，反复 5 次。

3. 牵抖舒理法　受术者坐位或仰卧位，术者一手把持固定其前臂近端，另一手握持其手部，逐渐向远端拔伸至极限后，停留片刻，然后轻施摆动力，微微短促牵抖 3 次，以舒缓关节，解除拘挛与粘连。

四、手部养骨法

（一）手部解剖结构特点

手是人类劳动的器官，是进行正常生活、工作不可缺少的工具。其复杂而灵巧的捏、握、抓、夹、提等动作，极其精细的感觉，与其解剖结构有密切关系。

皮肤：手的掌面皮肤有较厚的角化层，皮下有较厚的脂肪垫，有许多垂直的纤维小梁，将皮肤与掌腱膜、腱鞘及指骨骨膜相连，使掌侧皮肤不易滑动，有利于做捏、握动作，且耐摩擦。手指末节掌侧皮肤的乳头层内有十分丰富的感觉神经末梢及感受器，感觉十分灵敏，有良好的实体感觉，用手触摸可以辨别物体的形状、软硬度及光滑与否。手背部皮肤较薄，皮下脂肪少，有一层疏松的蜂窝组织，移动性较大，有利于手的抓握与活动。

肌肉与肌腱：①屈肌腱。指深、浅屈肌腱位于掌指掌侧，分别附丽于远节及中节指骨基底部，被腱鞘包裹，分别屈曲远侧指间关节、近侧指间关节。②伸肌腱。手背的伸肌腱，仅被皮肤及一层疏松网状组织覆盖，在掌指关节背面，肌腱扩展成膜状，称为腱帽，其两侧接受来自骨间肌（桡侧还有蚓状肌）的纤维，有保持伸肌腱不向两侧脱位的作用。③手内在肌。包括骨间肌、蚓状肌及大、小鱼际肌。掌侧骨间肌使手指内收，背侧骨间肌使手指外展。骨间肌与蚓状肌协同能屈曲掌指关节，伸展指间关节。大鱼际肌由浅入深包括拇指短展肌、拇指屈肌、拇指对掌肌及拇内收肌；小鱼际肌包括掌短肌、小指外展肌、小指短屈肌及小指对掌肌。

骨关节及韧带：腕关节见腕部养骨法。腕掌关节中以拇指最重要，由大多角骨与第 1 掌骨基部构成，鞍形关节，关节囊较松弛，可做拇指屈、伸、内收和外展，是拇指对掌 – 外展运动的主要关节。掌指关节由掌骨头与近节指骨基部构成，可做屈、伸、收、展活动，拇指的掌骨头较扁，活动度不及其他掌指关节大。每个掌指关节由侧副韧带及掌侧韧带加强，两侧的侧副韧带由近背侧斜向远掌侧走行，屈指时韧带绷紧，关节较稳定，伸指时韧带松弛。指间关节只做屈伸运动，两侧也有副韧带加强。

（二）手部的生理功能特点

手的功能复杂而灵巧多样，几乎汇集了所有活动形式和功能，又是身体主要的感觉器官，感觉灵敏，是人类运用工具的高级器官。其皮肤掌侧厚韧、背侧薄松，有利于手部的功能活动。手的掌背布满了肌腱，为手部活动提供动力，也是肌腱与腱鞘炎的好发部位，尤其是掌侧。指间关节周围布满了致密的韧带，一旦劳损或产生炎症，即会造成筋腱拘挛，形成较重的功能障碍。由于手的日常活动繁重复杂，故是劳损的好发部位，若不加强日常防护，常罹患各种疾病。

（三）手部常见疾病与特点

1. 屈指肌腱腱鞘炎　多发生于拇指与中指。患指屈伸功能障碍，清晨醒来时特别明显，活动后减轻或消失。疼痛有时向腕部放射，掌指关节部掌侧可触及痛性结节。当弯曲患指时，突然停留在半弯曲位，手指不能伸屈，被炎性腱鞘卡住，酸痛难忍，用另一手协助扳动后，伴随弹响后复能活动为其特点，故也有"扳机指"或"弹响指"之称。

2. 指间关节骨性关节炎　由于手的日常活动繁重复杂，故也是劳损的好发部位，骨性关节炎是其主要劳损性疾病。以不伴红肿热的关节肿大、疼痛、畸形及活动受限为主要临床特征。

3. 指间关节挛缩　指间关节周围布满了致密的韧带，一旦劳损或产生炎症，或损伤后活动不及时，或活动不当，或因各种原因形成的长期不活动，均会造成筋腱拘挛，形成较重的功能障碍。

（四）手部养骨重点

手部罹患疾病多与慢性劳损有关，故手部养骨重点应注意以下几方面。

1. 劳逸有度，动静结合　腱鞘炎、腱鞘囊肿等，大都是由于手部过度劳损而发病，故手部养骨必须注意手部活动量，劳逸结合，动静平衡。

2. 加强养护，避免外伤　手指关节部扭挫伤、骨折、脱位、血管神经损伤等都与手部外伤有关，加强养护、避免手部外伤在手部养骨中具有重要意义。在体育锻炼前或劳作前进行手部关节、韧带的"预热"，能有效避免手部外伤。此外，在从事手腕部大运动量的体育活动时，佩戴护具等保护性装置也是避免手部外伤的一种方法。

3. 防寒保暖，定期保健　温则使柔，温则使通，手部保暖可使筋腱柔韧，经络畅通，气血调和丰润，筋健骨强，对于防止骨关节和肌腱劳损有着至关重要的作用。手部的定期检查和保健，有利于及时发现和预防疾病，将疾病消除在萌芽状态。以免误治日久，导致肌腱的粘连，出现手部肌腱炎或腱鞘炎等疾病。

（五）手部养骨方法

【起居养骨】

合理安排起居作息时间，养成早睡早起习惯，做到劳逸适度，妥善处理生活细节，建立符合自身生物节律的活动规律，是保持手部健康的重要方法。另外，冬天要做到手部的防寒保暖，避免受风寒湿邪刺激、侵袭。日常要多用温水洗手，睡眠不要压手。冬天手部不要长时间外露，户外活动应及时穿戴手套。

【膳食与药膳养骨】

同肘关节养骨法。

【运动养骨】

随着信息技术的飞速发展，电脑、手机已成为重要的日常操作用具，而随之所带来的手部疾病也逐渐增多，故手部的运动养骨要注意劳逸结合，既不能造成手部的过度劳损，又不能减少手部的功能锻炼。

1. 手部运动养骨操

（1）甩手：双手置胸前甩动，每次约 10 秒。可以促进手部血液循环。

（2）抛球：将双手握拳在胸前，设想手中有一小球。用力紧握，默数 5 声，张开十指尽力抛开。可以强健手掌和手腕，使手指灵活。

（3）弹指：双手十指模拟弹钢琴，从大拇指开始一个个弹向掌心，重复 20 次。可以锻炼手部的控制能力和活动能力。

（4）压指：将十指分开，指腹相对，用力对压，直到指关节微感酸胀为止。重复 10 次。可以锻炼指关节的韧性和灵活性。

（5）推掌：双手在胸前合掌，左手腕用力推向右边，保持手掌对合，然后右手腕用力推向左边。可以强健手腕，增强手腕或手掌的灵活度。

（6）揉指：用拇指与示指夹揉按摩手指，从指根到指尖。可以促进手指血液循环。

（7）拉指：右手握住左手拇指转一转，再用力向外拉直，依次拉每一根手指，换另一只手重复同样的动作。可以帮助手指血液循环畅通，强健韧带。

（8）换指：依次将双手的手指进行交换对指运动。可以锻炼手指的灵活度和大脑反应、协调能力。

（9）放松：悬垂手臂，随意晃动，再用力摇摆，直到手部彻底轻松为止。

2. 五禽戏与关节养骨操　见上篇养骨与运动章节。

【药物养骨】

同腕关节养骨法。

【手法养骨】

1. 自我调理法

（1）捏揉腕关节：一手拇指指腹按在对侧腕掌侧，其余四指放在背侧，适当对合，用力捏揉腕关节 0.5～1 分钟。左右交替，各 3 次。

（2）捏揉掌指：用一手拇指与示指自掌骨开始，顺指端方向夹持按揉，直到指尖。两手交替进行，各 6 次。

（3）对揉劳宫：一手拇指指腹放在对侧掌心劳宫穴，余四指指腹放在手背，适当对合，用力按揉 0.5～1 分钟。左右交替，各 3 次。

（4）按揉内关穴：一手拇指指腹放在对侧上肢内关穴，其余四指放于前臂下段后侧，拇指适当用力按揉 0.5 ～ 1 分钟，以有酸胀感为佳。左右交替，各 3 次。

（5）按揉手合谷穴：用一手拇指指腹按在对侧合谷穴，其余四指附在穴位对侧，适当用力按揉 0.5 ～ 1 分钟。左右交替，各 3 次。

（6）摇掌指关节：用一手握住对侧手指，适当用力牵拉并沿顺时针、逆时针方向牵拉摇动掌指关节 0.5 ～ 1 分钟。左右交替，各 3 次。

（7）捻牵手指：用一手拇、示指捏住对侧手指，从指根部捻动到指尖，每个手指依次进行，捻动后再适当用力牵拉手指。左右交替，各 3 次。

2. 推劳宫　受术者仰卧，上肢自然放于体侧，手掌向前。术者以双手示指至小指分别抓握受术者一侧手拇示指和余指，双拇指并排置于受术者掌部，交替自掌指关节部向近端沉稳推动至腕部，反复 10 次，最后以双拇指同推，至腕部时分别向两侧分开，并抓握鱼际片刻，收功。

3. 牵抖舒理法　受术者坐位或仰卧位，术者一手把持固定其腕掌部，另一手握持其手指，逐渐向远端拔伸至极限后，停留片刻，然后轻施摆动力，微微短促牵抖 3 次。以舒缓关节，解除拘挛与粘连。

第十八章 下肢养骨法

一、髋关节养骨法

（一）髋关节解剖结构特点

髋关节是全身最典型、最完善的杵臼关节，由髋臼和股骨头构成，承担躯干的重量，担负着人体行走、跑、跳、下蹲等重要的功能。

髋臼呈倒置半球杯形，由耻骨、坐骨、髂骨三部分组成。髋臼的上部厚而坚强，在直立时可将躯干的重量传达至股骨头。髋臼内面仅月状面被覆关节软骨，余髋臼窝内充满脂肪，又称为 Haversian 腺，可随关节内压的增减而被挤出或吸入，以维持关节内压的平衡。在髋臼的周缘有肥厚的髋臼盂唇，增加髋臼的深度并缩小其口径，从而可以将股骨头紧紧抱住，以增强髋关节的稳定性。

股骨头呈约 2/3 的圆球形，股骨头表面完全为关节软骨所覆盖，内侧有一小窝，称股骨头凹，为股骨头圆韧带附着点，圆韧带内有纤细的圆韧带动脉供给股骨头少量血液。关节囊厚而坚韧，上端附于髋臼的周缘和髋臼横韧带，下端前面附于转子间线，后面附于转子间嵴的内侧（距转子间嵴约 1cm 处），股骨颈的后面有一部分处于关节囊外，而颈的前面则完全包在囊内。

股骨上端骨结构的股骨颈与股骨干有两个主要角度——颈干角（股骨颈与股骨干之间的夹角，成人在 110°～141°）和前倾角（股骨颈长轴与股骨远端两髁横轴之间的夹角，成人在 12°～15°）。颈干角使股骨干偏离骨盆，便于下肢活动，并使附着于大转子的外展肌保持应有的长度、力臂和张力，保证了下肢的力量、活动及其稳定需求。

髋关节周围的韧带：①髂股韧带位于关节囊之前，紧贴股直肌的深面，呈倒置 Y 型，与关节囊前壁紧密相连，长而坚韧。起于髂前下棘及其后 2cm 的髋臼缘，向下分为二歧。外歧止于转子间线的上部，内歧止于转子间线的下部。二歧之间韧带甚为薄弱，有时形成一孔，因髂腰肌被覆其上，肌下滑膜囊即与关节腔相通。髂股韧带纤维方向是向下向外。②坐股韧带位于关节囊后面，略呈螺旋形，较薄弱。起自髋臼的后下部，向外上经股骨颈后面，移行于关节囊轮匝带，止于大转子根部。能防止髋关节过度内收内旋。③耻股韧带位于髋关节囊的前下方，起于髂耻隆起、耻骨上支、闭孔膜等，斜向下外，移行于关节囊的内侧部，止于转子间线的下部，与髂股韧带二歧形成 N 字形，可限制髋的外展活动。④轮匝带为关节囊在股骨颈部深层纤维的环状增厚部分，环绕股骨颈中部，能约束股骨头，防止其向外脱出，并扶持股骨头，在股骨颈后部纤维较浅。⑤股骨头韧带为关节囊内的三角形纤维带，扁平状，起于髋臼横韧带和臼切迹，止于股骨头凹，为滑膜所包被。

髋关节周围共有 22 块肌肉，跨越髋关节，以稳定与活动髋关节，根据其功能可以分为髋关节屈曲肌群、伸展肌群、内收肌群、外展肌群、内旋肌群、外旋肌群等 6 组。屈肌群主要包括位于前侧的缝匠肌、股直肌、髂腰肌等；伸肌群主要包括臀大肌、股二头肌、半腱肌、半膜肌等；内收肌群主要包括大收肌、长收肌、短收肌、耻骨肌、股薄肌等；外展肌群主要包括外侧的阔筋膜张肌、臀中肌、臀小肌等；内旋肌群主要包括阔筋膜张肌和臀中肌、臀小肌前部纤维等；外旋肌群主要包括缝匠肌、臀大肌、髂腰肌等。臀中肌在髋关节的站立稳定中起重要作用。

股骨头的血液供应：①关节囊的小动脉。经过旋股内动脉、旋股外动脉、臀下动脉和闭孔动脉的吻合部分到关节囊附着部，分为上下两极进入股骨颈。上组叫上干骺端动脉，在滑膜与骨骺的动脉供应股骨头的外上部分；下组叫下干骺端动脉，进入股骨颈基底部的下内侧，供应股骨头颈内下部的血供。关节囊动脉是股骨头的主要血液来源。②股骨干滋养动脉。股骨干中部有 1～2 个小孔，其中有滋养动脉进入，此路血供仅达股骨颈基底部，小部分与关节囊的小动脉有吻合支，该动脉供应股骨头小部分血供。③圆韧带的小动脉。股骨头凹附着股骨头圆韧带，圆韧带中有较细小的动脉，供血量有限，仅能供给股骨头内下部分的血供。

（二）髋关节的生理功能特点

髋关节是连接躯干的承重关节，承担躯干的重量，担负着人体行走、跑、跳、下蹲等重要的功能。

髋关节是典型的球窝关节，决定了其活动的多样性，包括屈、伸、内收、外展、内外旋转及环转等所有活动方式。髋臼的周缘有肥厚的髋臼盂唇增加髋臼的深度并将股骨头紧紧抱住，增强了髋关节的稳定性，但也是运动损伤与劳损的好发和首要受累部位。

股骨上端的股骨颈与股骨干形成的颈干角使股骨干偏离骨盆，便于下肢活动，并使附着于大转子的外展肌保持应有长度、力臂和张力，保证了下肢的力量、活动及其稳定需求。与此同时，股骨颈也成为全身承载运动剪力最大的部位，因此也是摔伤后最易发生骨折的部位。

股骨头与股骨颈的大部分位于关节囊内，血液供应较差，主要靠关节囊小动脉供给；股骨干滋养动脉仅到达股骨颈基底部，一部分与关节囊的小动脉吻合，供应股骨头小部分血供。细小的圆韧带小动脉仅能供给股骨头内下部分的血供。所以，当遭受劳损、股骨颈骨折（尤其是关节囊内骨折），或各种原因引起的代谢障碍时，极易造成血管阻塞或血供阻断，影响创伤修复，并易形成股骨头缺血性坏死。

（三）髋部常见疾病与特点

1. 骨质疏松与股骨颈骨折 常见于老年人，其原因首先在于股骨颈自身的解剖特性。还有以下几方面因素：①老年人骨质疏松，股骨颈逐渐发生退行性变，皮质骨薄而疏松，骨小梁稀疏，张力骨小梁及压力骨小梁减少尤其明显。②老年人 Ward 三角区常仅有脂肪填充，使此区更加脆弱。③老年人髋周肌群退行性变，反应迟钝，不能有效抵消髋部有害应力。老年人，尤其是老年女性，由于骨质疏松导致骨小梁减少和小梁间距增宽，使股骨颈在头颈交界处的结构明显减弱，这种微观结构使老年患者易于发生骨折。故老年人应加强营养，预防骨质疏松，同时应注意避免摔伤，提倡持杖行走。

2. 髋关节退行性骨关节病 常见于老年人，以劳损和退行性变为根本因素。其临床特征为活动起始疼痛明显，稍事活动后症状减轻或消除，随时间推移逐渐加重。影像学可见髋臼边缘骨质增生、硬化等。早期往往表现为关节滑膜炎症而出现相应症状。

3. 股骨头坏死 又称股骨头缺血性坏死。创伤、糖皮质激素与酒精是导致股骨头坏死的三大因素。其共同的核心问题是各种原因引起的股骨头血液循环障碍，导致骨细胞缺血、变性、坏死。临床特征为：①疼痛。可为间歇性或持续性，行走活动后加重，有时为休息痛。疼痛多为针刺样、钝痛或酸痛不适等，常向腹股沟区、大腿内侧、臀后侧和膝内侧放射，并有该区麻木感。②关节僵硬与活动受限。患髋关节屈伸不利，下蹲困难，不能久站。③进行性短缩性跛行、鸭步行走等。

4. 髋关节一过性滑膜炎 本病常见于 3 ～ 10 岁儿童，发病高峰为 3 ～ 6 岁，以男童较常见，右侧多于左侧，双侧髋关节发病者占 5%。发病原因可能与创伤、病毒与细菌感染及变态反应（过敏反应）等有关。起病或急或缓。患儿常诉说大腿和膝关节疼痛，查体可发现避痛性步态，腹股沟压痛明显，活动受限并伴疼痛，以内旋受限为明显。

（四）髋关节养骨要点

1. 正姿调衡 矫正脊柱和骨盆倾斜，从而使双髋关节承重平衡及承重力线平衡，避免应力集中带来的关节损害。

2. 劳逸有度，动静互补 髋部疾病多以劳损为基础而发病，故养骨时必须注意适当活动，劳逸结合，保持动静平衡，既达到活动锻炼、强筋健骨的目的，又避免因过度活动而造成损伤。

3. 加强养护，避免外伤 髋关节疾病多与损伤有密切关系，如股骨颈骨折、股骨头坏死、滑膜炎等都与外伤有关，所以，加强养护、避免外伤在髋关节养骨中具有重要意义。在活动锻炼前进行一定的"预热"活动，能有效避免意外受伤。提倡老人扶杖行走，以免摔伤。

4. 补肝益肾，强筋壮骨　髋关节疾病多发生于肝肾亏损的老年人群。肝肾亏损则气血虚弱、精亏髓乏、筋骨失养而痿废疏松，或骨脆易折，或代偿增生，或缺血坏死，故补肝益肾尤为重要。

5. 防寒保暖，定期保健　温则使通，保暖可使筋腱柔韧，经络畅通，气血调畅，筋健骨强，对于防止骨关节和肌腱劳损有着至关重要的作用。定期检查和保健，有利于及时发现和预防疾病，将疾病消除在萌芽状态，以免误治日久，导致痼疾难愈。另外，体检对于新生儿尤为重要，可及时发现髋关节发育不良及先天性髋关节脱位、先天性髋内翻等病症，使之得到及时矫治，避免残疾。

（五）髋关节养骨方法

【起居养骨】

在髋关节养骨过程中，起居养骨主要是指在日常起居生活过程中尽可能地利用适宜的生活环境、工作环境，养成良好的生活习惯。

1. 生活环境应安静舒适，居室应通风向阳，衣着服饰搭配合理，避风防寒。

2. 养成良好的站、坐、行走等姿势，可以防止脊柱侧凸、骨盆倾斜，预防髋关节承力失衡而导致疾病。

【膳食养骨】

预防髋关节疾病应合理膳食，全面营养，防止肥胖，预防骨质疏松。

1. 饮食物应保持钙、磷及蛋白质等营养平衡　特别是孕妇和老年人。孕妇如果体内钙、磷不足，不但影响本人的健康，也影响胎儿的发育，使婴儿易患先天性佝偻病。因此，孕妇日常生活中宜多食含钙和磷丰富的食物，如干虾皮、海带、黑木耳、豆腐干、腐竹、黑豆、芝麻、南瓜子、鸡蛋黄、螃蟹、海蜇、紫菜等。磷广泛地存在于各种食物中，例如干虾皮、干贝、各种豆制品、核桃仁、鸡蛋黄、炒西瓜子、花生米、豆类、鱼类、紫菜、动物肝、猪瘦肉、羊瘦肉等。孕妇多吃这些食物可以增加钙和磷的摄入。老年人由于脏腑功能退化，一方面吸收不良，另一方面分解代谢与流失增加，所以老年人尤其要注重营养的补充与调衡，切不可一味吃素。

2. 合理补充各种维生素　食用新鲜蔬菜和水果是简单而安全的补充维生素的方法，千万不要长期大剂量服用维生素保健品，更不要把维生素当成"补药"。维生素是人体的七大营养素之一，现在已经发现的维生素有 20 多种，它们都是维持人体组织细胞正常功能必不可少的物质。因此，许多人把维生素当作一种"补药"，认为维生素多多益善，药补者屡见不鲜。其实不然，盲目乱用维生素，必然会危害健康。补充维生素应以食补为佳，平时多吃些富含维生素的果蔬与鱼虾、坚果等食品，还要注意营养均衡搭配，方能得到最佳的吸收利用及营养效果。

【药膳养骨】

通过药膳养骨可起到调理脏腑、益气活血、滋阴壮阳、促进平衡的作用，发挥其保健与养骨的效果。

1. 牛筋菟丝汤

原料：牛蹄筋 250g，菟丝子 25g，青菜心 25g，植物油、料酒、生姜末、葱花、酱油各适量。

制作：①生牛蹄筋入水汆烫，去血水，捞出沥干水分。菟丝子浸泡干净。②牛蹄筋放入砂锅内，加 750mL 清水，小火煮至八成熟时捞出，切成 2cm 长条块，原汤留用。③锅内倒油烧热，先放葱花炒青菜，随即把牛蹄筋、料酒、生姜、酱油及煮蹄筋汤倒入，加入菟丝子，煮汤。

功效：蹄筋是营养滋补佳品，富含胶原蛋白，菟丝子补肾固精。此汤有健脾益胃、养精增液、强筋健骨的功效。

2. 归枣牛筋白菜汤

原料：牛蹄筋 150g，圆白菜 90g，花生米 50g，大枣 20 枚，当归 5g，植物油、精盐各适量。

制作：牛蹄筋洗净，切成块；圆白菜洗净，切成条。花生米、大枣洗净。砂锅置火上，加适量清水，放入牛蹄筋、花生米、大枣、当归，用旺火煮沸后，加入圆白菜，改用文火炖至牛筋烂熟、汤稠时，加入植物油、精盐调味即可。

功效：蹄筋软糯，味甜带咸。此汤具有补益气血、强壮筋骨的作用。此外，圆白菜含有丰富的叶酸和维生素 C，可以防衰老、抗氧化，提高机体免疫力，能补肾强骨，促进消化，增进食欲。

3. 归芪鸡肉南瓜汤

原料：当归 15g，黄芪 10g，鸡腿肉 100g，南瓜 120g，植物油 15mL，精盐 20g，黑胡椒粉 15g，生姜 5g，蒜 5g。

制作：①将当归、黄芪浸泡干净，南瓜洗净、去皮、切块；姜、蒜拍碎，切末；鸡肉切丁，以上所有材料用开水烫熟后备用。②起油热锅后，将蒜末、洋葱块放入锅中爆香，再放入南瓜块、鸡肉丁，以盐调味，翻炒至熟，加入 3 碗水，放入当归、黄芪煮滚至熟，撒上黑胡椒粉，即可食用。

功效：温补气血，强筋壮骨。

4. 鲑鱼肉桂豆腐汤

原料：鲑鱼 90g，栾川豆腐 60g，肉桂 15g，各种时蔬 50g，植物油 20mL，精盐 15g，黑胡椒粉 15g，姜、蒜各 10g。

制作：①鲑鱼洗净、切块；姜蒜拍碎，切末，备用。②起油热锅后，将蒜末放入锅中爆香，再将鲑鱼块放入锅中翻炒至熟。③加水，熬汤，再放入肉桂、栾川豆腐、时蔬，加入适量盐调味，再撒上黑胡椒粉，即可起锅食用。

功效：鲑鱼营养价值较高，每 100g 鲑鱼含钙量约 300mg，服用本品可预防骨质疏松症。

5. 归参鳝鱼壮骨汤

原料：鳝鱼 250g，党参 25g，当归 10g，羊腰 1 对，料酒 5mL，大葱 5g，姜 5g，植物油 10mL，盐 3g。

制作：①将羊腰放温水中浸泡，然后撕去筋膜。将党参、当归洗净切片，装纱布袋扎口。②鳝鱼肉切成条，入油锅中炸至金黄色捞出，锅中注入适量肉汤，放入羊腰、精盐、药包、料酒、葱、姜，煮至肉熟，拣去药包、葱、姜即成。

功效：气血双补，壮腰健肾。鳝鱼具有补中益血、通经活络的作用，配以党参活血通络、行气止痛，当归补血养血，羊腰健肾强骨。诸物合用，共奏补气养血、强筋健骨、通络止痛之效。适用于气血虚弱，筋骨软弱无力或疼痛。

【运动养骨】

通过坚持适当的运动锻炼可使脊柱、骨盆骨正筋柔，肌肉强健，下肢筋骨强健，承力均衡。运动养骨应遵循以下 4 项原则：坚持运动，形成习惯；量力而行，适可而止；切忌久劳，伤气耗神；劳逸结合，不可偏执。

1. 骨盆保健操　弓式运动适合各种人群，可用于日常骨盆锻炼，可以训练一般运动很难达到的臀部和大腿内侧肌肉，提升大腿内侧肌力，使骨盆向内敛。但一定要注意量力而行，切不可强求。

第一步：俯卧体位。

第二步：两边膝盖和双脚靠紧，膝盖弯曲 90°。

第三步：在两膝靠紧的状态下，用两手抓紧脚踝。臀部缩紧用力，整个身体呈现弓形。上半身和下半身慢慢弯曲抬起，头和脚抬得越高效果越好。即使很辛苦，也别忘记把两膝并紧。

第四步：继续用力，将胸部向背侧拉起，至已能所达之尽高处之后，维持动作闭气 3 秒。脚趾尖尽可能向上，如果可以让脚趾尖反方向压会更有效果。3 秒之后两手缓慢松开，全身缓缓放松，逐渐恢复原位。以上动作每天反复做 5 次。

2. 骨盆调理操　可以调整骨盆，保持骨盆的稳定、健髋，并且可以达到减肥、瘦腿、收腹的目的。

（1）骨盆调理操一

第一步：仰卧体位，双脚尽量分开，双膝屈曲，双手交叉放在小腹上。

第二步：双手抓住脚踝，此时注意肩胛骨不能抬高，要平贴于床面。

第三步：左膝向内侧倾倒，使之尽量接触床面（根据个体情况适可而止，不要强求），然后回位再倾倒，反复 10 次。至第 10 次时，吐气，维持体位 10 秒再回位。换右侧做相同的动作。

（2）骨盆调理操二

第一步：仰卧体位，双脚张开，腿立起，双手轻轻抓住脚踝。注意肩胛骨不能抬高，要平贴于床面。

第二步：双脚跟抬高，踮起脚尖。

第三步：将臀部往上抬高，做抬高动作 10 次。至第 10 次时，吐气，臀部保持抬高姿势 10 秒。

第四步：放下臀部，双手抱膝，将膝往胸前拉靠 5 ～ 6 次，缓缓松弛骨盆腔。利用紧缩、松弛骨盆腔的动作调理骨盆。

3. 髋关节运动养骨锻炼

（1）踏空锻炼：仰卧体位，双手置于体侧，髋关节与膝关节同时屈曲，小腿悬于空中，做髋关节缓慢交替屈伸运动。每次 1 分钟，每日锻炼 1 ～ 3 次。

（2）直腿抬高锻炼：仰卧体位，双手置于体侧，膝关节伸直，缓慢向上抬起下肢，下肢悬于空中停留 30 秒左右，缓慢放下，双腿交替进行。每次锻炼 3 ～ 5 下，每天锻炼 1 ～ 3 次。

（3）勾足锻炼：仰卧体位，双手置于体侧，膝关节伸直，足尖用力向内勾，每次持续用力 1 分钟左右。缓慢放下，双足交替进行。每次锻炼 3 ～ 5 下，每天锻炼 1 ～ 3 次。

（4）内外旋锻炼：仰卧体位，双手置于体侧，足尖向外用力旋转，持续用力 1 分钟左右，双足交替进行，每次锻炼 3 ～ 5 下，每天锻炼 1 ～ 3 次。

（5）外展锻炼：仰卧体位，双手置于下腹，下肢向外尽力展开，持续用力 30 秒左右，缓慢回收，双腿交替进行。每次锻炼 3 ～ 5 下，每天 1 ～ 3 次。

（6）"4"字锻炼：仰卧体位，右下肢伸直，左下肢屈曲外旋，左足搭于右膝关节上部，膝关节外展下压，持续用力 1 分钟。左右互换交替，每次做 3 ～ 5 下，每日 1 ～ 3 次。

（7）抱膝锻炼：仰卧体位，右下肢伸直，左下肢屈曲，双手交叉抱住左膝关节，用力向胸部拉，持续用力 1 分钟。左右交换交替进行，每次做 2 ～ 3 下，每日 1 ～ 3 次。

（8）内收锻炼：仰卧体位，右下肢伸直，左下肢抬起，持续用力内收 1 分钟。左右互换交替进行，每次做 2 ～ 3 下，每日 1 ～ 3 次。

（9）腰腹锻炼：仰卧体位，双膝关节屈曲，双足平踩于床上，双肘关节屈曲，肘尖抵于床上，双足双肘同时用力，向上抬举腰腹，使腰背离开床面，维持 1 分钟，每次做 2 ～ 3 下，每日 1 ～ 3 次。

4. 五禽戏、八段锦、易筋经与关节养骨操　均是很好的髋关节锻炼方法（具体见上篇养骨与运动章节）。

【手法养骨】

手法养骨具有舒筋活络、通利关节的作用，可用于养护关节，改善髋关节功能，调理筋骨平衡，预防关节病变。

1. 自我点穴法 首先点揉环跳穴。用双手拇指或中指指腹分别按住同侧环跳穴，揉动 1 分钟，每日手法按摩 3 次。同法点按鼠蹊、血海、足三里、三阴交等。可调和脏腑经气，调理气血阴阳平衡，疏通经络，强筋健骨。

2. 轻柔活节法 受术者端坐或仰卧位，术者坐于一侧，一手从外面把持大腿中段，另一手把持其小腿下段，缓慢轻柔地逐渐屈伸展收旋转髋关节，最后环转。活动要轻缓，活动度要至其极限，双下肢交替进行，反复 5 次。可以舒筋活络，通利关节。

3. 牵抖舒理法 受术者仰卧位，定立不动，术者双手把持一侧踝关节，逐渐向外下牵引拔伸至极限后，停留片刻，然后施加摆动力，短促牵抖 3 次，双下肢交替进行。可以舒缓关节，解除拘挛与粘连。

二、膝关节养骨法

（一）解剖结构特点

膝关节由股骨远端、胫骨近端和髌骨共同组成，其中髌骨与股骨滑车组成髌股关节，股骨内外髁与胫骨内外髁分别组成内、外侧胫股关节，其间分别有内外侧半月板软骨衬垫其中。

髌骨是人体内最大的籽骨，与股骨滑车关节面相关节，它与股四头肌、髌腱共同组成伸膝装置。从髌骨中点到胫骨结节连线与股四头肌牵拉力线（从髂前上棘到髌骨中点连线）相交之角即为 Q 角，此角的存在，使得髌骨在膝部具有一个外移分力。正常 Q 角，男性 10°～ 15°，女性 12°～ 18°，Q 角越大，使髌骨外移的分力越大。Q 角是髌骨软化症与退行性髌股关节炎产生的基础解剖学因素。

股骨远端的前部称为滑车，后部为股骨髁，股骨髁分为股骨内髁和股骨外髁，分别与内、外滑车相延续，构成凸起的股骨关节面。胫骨上端参与构成膝关节，由胫骨髁间棘分为内外侧胫骨平台，向后有一约 14°的倾斜，即所谓胫骨平台后倾角。髁间棘为半月板和交叉韧带的附着处。内侧胫骨关节面则呈一种碗形的凹陷，与凸起的股骨关节面彼此吻合；外侧胫骨关节面的前 1/3 为一逐渐上升的凹面，而后 2/3 则呈逐渐下降的凹面，与凸起的股骨关节面并非完全吻合，从而允许膝关节在水平面上有一定的旋转活动，且使膝关节的伸屈活动也具有多个瞬时活动轴心。因此，在结构上，膝关节是一个不完全的铰链式关节。正常的膝关节具有约 135°的屈曲和 5°～ 10°的过伸活动范围，在水平轴面上向内、外有约 3°的旋转活动范围，同时存在前、后和侧向的小范围活动。

半月板，是介于股骨内外髁和胫骨内外侧平台之间的纤维软骨板，它可以吸收撞击与震荡力，增加关节面适应性，增加关节稳定性，有助于关节液均匀分布。半月板是关节内唯一没有滑膜覆盖的组织，其关节内缘为游离缘，周边附着于关节囊和胫骨边缘，前后角借纤维组织连接固定于胫骨髁间棘周围。不仅如此，半月板前部借半月板髌韧带与髌骨相连，伸肌装置可借此调节半月板前部的活动；半月板后部借纤维组织分别与半膜肌、腘肌相连，并借此调节内、外侧半月板后部的活动。

位于股骨内外髁内侧面与胫骨髁间棘之间的前、后交叉韧带是维持膝关节稳定最重要和最坚强的韧带结构。前交叉韧带在膝关节完全伸直时紧张，而于关节屈曲时松弛，有防止股骨向后脱位、胫骨向前脱位及膝关节过度伸直和过度旋转的作用。后交叉韧带则随着膝关节的屈曲而逐渐紧张，它有防止股骨向前脱位、胫骨向后脱位、膝关节过度屈曲的作用。膝关节的内侧、外侧分别有内侧副韧带和外侧副韧带，又称胫侧副韧带和腓侧副韧带，可防止关节过度内外翻。关节囊附着在关节面周围骨膜或软骨膜上，坚韧、密闭，对关节的稳定具有至关重要的作用，分为内层（滑膜、滑膜皱襞与滑膜囊）和外层（纤维膜）。

膝周韧带、肌肉、肌腱主要有：①股四头肌腱与髌韧带。股四头肌位于大腿前侧，包括股直肌、股外侧肌、股内侧肌和股中间肌，是人体最大、最有力的肌肉之一，主司伸直与稳定膝关节。四个头向下形成一个肌腱，包绕髌骨的前面和膝关节的两侧，向下延续为髌韧带，止于胫骨粗隆。主要功能是伸膝（关节）、屈髋（关节），维持人体直立姿势，是使膝关节稳定的重要结构。②腘绳肌与腓肠肌。腘绳肌是大腿后侧肌群，包括半腱肌、半膜肌、股二头肌长头，与强有力的股四头肌相对应，主司膝关节屈曲与后侧稳定。股二头肌长头、半腱肌、半膜肌起自坐骨结节，股二头肌短头起自股骨粗线。股二头肌长头和短头止于胫骨外面与腓骨小头，半腱肌、半膜肌止于胫骨内侧髁。股二头肌还是防止胫骨过度前向错动的重要动力性稳定结构。腓肠肌分两头，分别起自股骨内外侧髁后面，向下与比目鱼肌汇合成小腿三头肌，肌腱止于跟骨结节，辅助屈曲膝关节，维护膝关节后方稳定。③鹅足。指缝匠肌、股薄肌、半腱肌在胫骨上端内侧面的联合止点，有内侧稳定作用。④髂胫束，是包绕大腿的深筋膜——阔筋膜的外侧增厚部分，起自髂嵴前方的外侧缘，其上分为两层，包裹阔筋膜张肌，下部的纵行纤维明显增厚呈扁带状，附着于胫骨外侧髁、腓骨头和膝关节囊，有外侧稳定作用。⑤腘肌，有 3 个起点，其中最强大的部分起于股骨外侧髁，其他两部分起于腓骨腘腓韧带和外侧半月板韧带。其作用为屈膝关节并使小腿旋内，与前交叉韧带一起防止股骨向前移位。⑥弓状韧带，位于膝后外侧部腓肠肌外侧头和股二头肌腱之间前方的"Y"字形结构，其下端起自腓骨头尖，从腘肌腱的后面向上越过，并呈"Y"字形向两侧分散，与膝后外侧关节囊相融合，是维持膝后外侧部稳定的重要结构。

（二）膝关节的生理功能特点

膝关节是人体最大、结构最复杂的关节，膝关节的生物学运动模式极其复杂，兼有屈伸、滚动、滑动、侧移和轴位旋转的复杂、多自由度的运动，其运动形式及膝关节的静态与动态稳定依赖关节的骨与软骨构造、半月板、关节囊、韧带及其周围肌肉、肌腱协同实现。当膝关节在完全伸直位，股骨在胫骨上向内旋转，关节发生扣锁，从而获得最大的关节稳定性；而于屈曲位时，股骨则向外旋转，此时通过关节面的咬合和交叉韧带的制导作用可增加关节的屈曲稳定。膝关节前方稳定有赖于伸膝装置的稳定，尤其是股四头肌的力量。由于膝关节为下肢的主要承重关节，结构及运动模式复杂，关节内外布满了肌腱、韧带，且有特殊的半月板结构，所以膝关节也是全身最易发生病变的关节，而且发生病变时往往导致多方平衡紊乱，病情复杂，迁延难愈。

（三）常见疾病与特点

1. 半月板损伤　半月板处在胫骨与股骨之间，有承重、维持膝关节运动协调、维持稳定、吸收震荡、润滑关节等作用。半月板损伤多由扭转外力引起。当一腿承重，小腿固定在半屈曲外展位时，身体及股部猛然内旋，内侧半月板在股骨髁与胫骨之间，受到旋转压力而致半月板撕裂。扭伤时膝关节屈曲程度愈大，则撕裂部位愈靠后。外侧半月板损伤的机制相同，但作用力的方向相反。破裂的半月板如部分滑入关节之间，使关节活动发生机械绞锁，妨碍关节伸屈活动，是其临床主要特征。本病多伴有损伤处膝关节间隙压痛、活动痛及膝关节旋转挤压试验（麦氏征）阳性。半月板损伤多以退行性变与劳损为基础。日常科学运动、劳逸适度等可有效预防半月板损伤。

2. 膝关节滑膜炎　膝关节是人体最大和结构最复杂的滑膜关节，故遭受损伤或受风寒湿邪侵袭最易产生滑膜炎症，以引发肿痛与活动受限等为特征。膝关节滑膜炎多以退行性变和劳损为病理基础，以关节失稳和创伤为诱发因素，好发于老年人群，多伴有不同程度的骨质疏松或增生，多发生于超量运动后。

3. 髌骨软化症　髌骨软化症是由髌骨软骨面及其相对的股骨髌面的关节软骨损伤而引起的，常见膝部不适、髌骨后方疼痛、上下台阶时疼痛加重，继而自觉髌股之间有摩擦感，髌骨研磨试验阳性。好发于中年女性，多因过度活动而诱发。

4. 膝关节骨性关节炎　膝关节骨性关节炎又名膝关节退行性关节病、增生性骨关节炎。病理表现为软骨退行性变的同时伴有新骨的形成。本病起病缓慢，随年龄增长而发病率增高，是常见的老年性关节病，且女性的发病率高于男性。

主要表现是关节疼痛和活动受限，以活动起始痛为主要临床特征，上下台阶及下蹲困难，受累关节往往伴有压痛、骨性肥大、骨性摩擦音，少数患者有畸形。X线表现关节间隙变窄，软骨下骨质致密，骨小梁断裂，有硬化和囊性变。关节边缘有唇样增生。后期骨端变形，关节面不平、硬化或部分磨损。

（四）膝关节养骨重点

1. 劳逸有度，动静互补　膝关节疾病多以劳损为基础，故养骨时必须注意适当活动，劳逸结合，保持动静平衡，既达到活动锻炼、强筋健骨的目的，又避免因过度活动而造成损伤。

2. 加强养护，避免外伤　膝关节疾病多与损伤有密切关系，如膝关节滑膜炎、骨关节炎、半月板损伤等都与外伤有关，所以，加强养护、避免外伤在膝关节养骨中具有重要意义。在活动锻炼前进行一定的"预热"活动，能有效避免意外损伤。提倡老人扶杖行走，以免摔伤。

3. 补肝益肾，强筋壮骨　膝关节疾病多发生于肝肾亏损的老年人群。肝肾亏损则气血虚弱、精亏髓乏、筋骨失养，致骨痿疏松，筋弛失衡，故补肝益肾尤为重要。

4. 防寒保暖，定期保健　温则使柔，温则使通，保暖可使筋腱柔韧，经络畅通，气血调畅，筋健骨强，防范外邪入侵，对于防止骨关节和肌腱劳损有着至关重要的作用。定期检查和保健，有利于及时发现和预防疾病，将疾病消除在萌芽状态。以免误治日久，导致痼疾难愈。

（五）膝关节养骨方法

【起居养骨】

在日常起居生活过程中尽量营造适宜的生活环境、工作环境，养成良好的生活习惯。

1. 生活环境应安静舒适，居室应通风向阳，衣着服饰搭配合理，避风防寒。多做户外活动，勤晒太阳，预防骨质疏松。

2. 养成良好的站、坐、行走等姿势，劳逸结合，避免过度活动。

3. 老年人在起立行走前应先适当伸屈膝关节数次，使关节处于柔韧调适状态再行活动，可避免关节不稳定或异常负重造成的意外损伤。

4. 避免久坐、久站与久行。坐，每次不超过 1 小时；站，每次不超过 20 分钟；行，一般每次不超过 1 小时，具体以行走后感觉适宜为准。

5. 减少或避免蹲位劳作或久坐矮凳。

【膳食养骨】

同髋关节养骨法。

【药膳养骨】

同髋关节养骨法。

【运动养骨】

膝关节运动养骨应遵循局部与整体、动与静相结合的原则，以自动活动为主，被动活动为辅。动作要协调，循序渐进，由少到多，逐步增加，适可而止。可根据骨关节周围软组织的功能和体质进行全面辨证，选择适宜的锻炼术式及方法。

1. 坐位伸膝　坐在椅子上，将双足平放在地上，然后逐渐将小腿抬起至膝伸直，并保持直腿姿势 5～10 秒，再慢慢放下。双腿交替进行，重复练习 10～20 次。

2. 俯卧屈膝　俯卧位，双手在头前交叉，将头部放在手臂上，然后将膝关节逐渐屈曲，尽量靠近臀部，并保持屈膝姿势 5～10 秒，再慢慢伸直放下。两腿交替进行。重复练习 10～20 次。

3. 仰卧屈膝　仰卧位，将一侧膝关节屈曲尽量贴向胸部，用双手将大腿固定 5～10 秒，然后逐渐伸直膝关节，两腿交替进行。重复练习 10～20 次。

4. 仰卧伸膝　仰卧位，将一侧下肢伸直绷紧抬高 60°，稍停片刻，然后在维持大腿抬高位不变的情况下缓慢屈曲膝关节至足离床面约 5cm 止，稍停片刻，仍然维持大腿抬高位不变，逐渐伸直膝关节，停留片刻后保持伸直状态，慢慢放下下肢。双腿交替进行。反复练习 10～20 次。此方法为股四头肌力的专用锻炼方法。

5. 散步　散步是活动膝关节的最好方法，应因人而异制订散步的时间、速度与距离，以适宜为度。

6. 五禽戏、八段锦、易筋经与关节养骨操　均为运动膝关节的良好方法（参见上篇养骨与运动章节）。

【**手法养骨**】

手法养骨具有舒筋活络、通利关节的作用，可用于养护关节，改善膝关节功能，调理筋骨平衡，预防关节病变。

1. 自我点穴法　首先点揉阳陵泉穴。用双手拇指或中指指腹分别按住同侧阳陵泉穴，揉动 1 分钟，每日手法按摩 3 次。同法点按阴陵泉、血海、委中、风市、足三里、承山、三阴交等。以调和脏腑经气，调理气血阴阳平衡，疏通经络，强筋健骨。

2. 推擦大腿　坐位，双膝屈曲，用两手的掌指面分别附着于左（右）腿两旁，然后稍加用力，沿着大腿两侧向膝关节处推擦 10～20 次，双腿交替进行。

3. 指推小腿　坐位，双膝屈曲，双腿微分，用两手的虎口分别放在两膝的内外侧，然后拇指与其余四指对合用力，沿小腿内、外侧做直线的指推动作，尽量至足踝。反复指推 10～20 次。

4. 空拳拍膝　坐位，双腿屈曲，双足平放在地板上，并尽量放松双腿，双手半握拳，用左右拳在膝四周轻轻拍打 20 次。

5. 轻揉髌骨　坐位，双膝屈曲约 90°，双足平放于地板上，将双手掌心分别放在膝关节髌骨上，五指微张开，紧贴于髌骨四周，然后稍用力，均匀和缓、有节奏地按揉髌骨 20 次。

6. 轻柔活节法　受术者仰卧位，术者坐于一侧，一手从外面把持大腿中段，另一手把持于其小腿下段，缓慢轻柔地逐渐屈伸膝关节，活动要轻缓，活动度要至其极限，双下肢交替进行，反复 5 次。可以舒筋活络，通利关节。

7. 牵抖舒理法　受术者仰卧位，定立不动，术者双手把持一侧踝关节，逐渐向外下牵引拔伸至极限后，停留片刻，然后施加摆动力，短促牵抖 3 次，双下肢交替进行。可以舒缓关节，解除拘挛与粘连。

三、踝关节养骨法

（一）踝关节的解剖结构特点

踝关节由胫骨的远端、腓骨外踝及距骨组成，外踝较低，内踝相对较高。踝关节的韧带坚韧，主要分布在内外侧和下胫、腓骨之间，共同维持踝关节周围的稳定。踝关节内侧的韧带称为内侧副韧带，又称为三角韧带，由胫距前韧带、胫舟韧带、胫跟韧带和胫距后韧带组成，起自胫骨内踝尖端，分别止于距骨、舟骨和跟骨。踝关节外侧的韧带又称为腓侧副韧带，由距腓前韧带、距腓后韧带和跟腓韧带三束组成，起自外踝尖端，分别止于距骨和跟骨。小腿远端的前后部另有两组韧带，称为胫腓下联合前韧带和胫腓下联合后韧带，该韧带是下胫腓间稳定的主要韧带。

跟腱是人体在进行走、跑、跳等活动时最重要的肌腱。其是小腿三头肌的腱性部分，止于跟骨。跟腱的主要作用是使踝关节跖屈，是使踝关节后侧稳定的主要结构。胫后肌腱是小腿肌肉群中较小的一块肌肉腱部，附着于足舟骨和第1楔骨内跖侧，使足内收并有助于支撑足弓。胫前肌腱位于踝前，可使踝关节背伸。外踝后面有两条肌腱走行，分别为腓骨长、短肌腱，并分别止于第1跖骨远端内跖侧和第5跖骨基底部，作用是使踝部外翻。

小腿深筋膜在胫骨内踝下后方形成屈肌支持带，张于内踝与跟骨结节间，形成一管状结构，即为踝管。其内被三个纤维隔分为四个骨纤维管，由前向后依次通过胫骨后肌腱及腱鞘、趾长屈肌腱及腱鞘、胫后动静脉及胫神经和𧿹长屈肌腱及腱鞘。踝管是小腿后区通向足底的重要路径，小腿和足底的感染，可经踝管相互蔓延。距骨与小腿关节内后方的外伤与劳损也可压迫踝管内容物，引起踝管综合征。

（二）踝关节的生理功能特点

踝关节的主要功能是背屈、跖屈与负重，是全身承重量最大的关节，外松内紧，外活内固。踝关节属滑车关节，可沿通过横贯距骨体的冠状轴做背屈及跖屈运动。胫骨的下关节面及内、外踝关节面共同形成"冂"形的关节窝，容纳距骨滑车。由于滑车关节面前宽后窄，当踝关节背屈时，腓骨外旋上升并向后移动，踝穴增宽 $1.5 \sim 2mm$，以容纳较宽的距骨进入踝穴，同时下胫腓联合韧带相应紧张，距骨内外侧关节面与内外踝关节面紧密相贴，踝关节稳定。当跖屈时，距骨体较宽部分滑出踝穴，其较窄部分进入踝穴，腓骨内旋、下降并向前移动，踝穴变窄。此时踝关节相对松弛，容易发生扭伤，其中以内翻损伤最多见，这是因为外踝比内踝长而低，可阻止距骨过度外翻。

踝关节的关节囊前后较薄，两侧较厚，并有韧带加强，三角韧带主要限制足的背屈，前部纤维则限制足的跖屈。腓侧副韧带位于关节的外侧，由自前向后排列的距腓前、跟腓、距腓后三条独立韧带组成，连结于外踝与距骨、跟骨之间，可限制踝关节过度内翻，当足过度跖屈内翻时，易损伤距腓前韧带及跟腓韧带。

　　踝关节大部分的运动是通过小腿肌肉的收缩完成的。小腿肌肉的延续形成肌腱，跨过踝部，止于足部。我们日常活动的走、跑、跳均是由小腿肌肉收缩、舒张来完成的。

（三）踝关节易发疾病与特点

　　1. 踝部扭伤　可发于任何年龄，但以青壮年较多。多因跑、跳、上下楼梯或行走于凸凹不平道路时，足部跖屈落地，受力不稳，使踝部过度内翻或外翻而造成。有明显的踝关节扭伤史，伤后踝部出现疼痛、肿胀，踝关节活动受限，严重时韧带完全断裂，合并撕脱性骨折或脱位，不能站立行走。踝关节过度外翻造成的内侧韧带损伤，压痛点以内踝前下方为主，踝关节跖屈与外翻时疼痛加重；过度内翻造成外侧韧带损伤，压痛点在外侧，踝部跖屈与内翻时则疼痛加重。

　　2. 腓骨长短肌腱滑脱　好发于青少年，多因滑雪、滑水、踢足球等剧烈运动时，踝部过度内收内翻，受到突然强力背屈之外力，引起腓骨长短肌猛烈反射性收缩，腓骨肌腱冲破支持带的限制，滑向外踝前方；或慢性损伤产生退行性变，使韧带变脆，足急剧内翻背屈，使腓骨肌肌腱滑向外踝前方。有明显的外伤史，急性损伤时为跛行步态，外踝处疼痛、肿胀，外踝前方可触及移位的腓骨肌腱，并有明显压痛。慢性习惯性滑脱表现为足部易发生疲劳，发作时局部疼痛，轻度跛行或有肿胀，伸屈足时，可听到肌腱滑动弹响声，并可触及滑脱的肌腱及压痛。

　　3. 跟腱自发性断裂　好发于中年男性，多由间接暴力而伤，如长途行军、反复弹跳、奔跑训练，造成跟腱过度疲劳，突然断裂，多发生在肌腹、肌腱移行部。表现为局部突感重锤样打击，继之肿胀、疼痛，足尖无力着地，足跖屈抗阻力减弱。

　　4. 跟腱周围炎　多因慢性劳损所致。跟腱长期与周围组织摩擦或反复跟腱损伤，形成慢性局部炎性改变，实性肿胀、疼痛，活动受限，伴捻发音，上下楼梯时更觉困难。

　　5. 踝管综合征　好发于青壮年，15～30岁，男性多见，多数为从事体力劳动或体育运动者。轻者行走、久站或劳累后，胫骨内踝下方有不舒服的感觉，局部有压痛。重者于足底部和跟骨内侧出现麻木或异常，踝管部有梭形肿块，叩压时可引起明显疼痛，并向足底放射，甚至有足部内在肌的萎缩现象。

　　6. 踝关节错缝　好发于青少年，女性多于男性，外伤后即觉踝关节前后肿胀、压痛，屈伸活动受限，下肢不能负重，足跟着地时可引起剧烈疼痛，被动活动踝关节有时可以听到"吱吱"响声。

　　7. 踝关节骨性关节炎　多见于45岁以上的老年人，多因劳力失度，气血渐亏，筋骨失养，或夹外邪而发病。最早症状为关节僵硬，活动起始疼痛，活动后减轻，劳累后疼痛加重，休息后减轻，关节功能轻度或中度受限。随着病情的进展，可见踝关节的关节间隙变窄，软骨下骨板致密，关节边缘部有骨刺形成，在邻近关节面的骨端松质骨内可见囊样改变，有时可见关节内游离体。

（四）踝关节的养骨要点

1. 劳逸有度，避免外伤　踝关节是人体的弹跳启动器，也是落地缓冲装置。踝关节控制人体下肢在矢状面上运动，这对于人体应付凹凸不平的地面或者控制不同方向摇摆的重心非常重要。运动要保持适度的原则，避免造成踝关节疲劳、负荷过重。在室外步行或活动时要注意场地的状态，在雨雪湿滑的路面或凹凸不平的路面行走要保持身体平衡，避免滑倒、扭伤。同时，避免从高处跳下，以防足部突然遭受暴力而损伤。喜欢运动的人，平时要注意进行踝关节周围肌肉力量和本体感觉的训练。

2. 防寒保暖，定期保健　温则使柔，温则使通，保暖可使筋腱柔韧，经络畅通，气血调畅，筋健骨强，防范外邪入侵，对于防止骨关节和肌腱劳损有着至关重要的作用。定期检查和保健，有利于及时发现和预防疾病，将疾病消除在萌芽状态。以免误治日久，导致痼疾难愈。

3. 补肝益肾，强筋壮骨　踝关节疾病多发生于肝肾亏损的老年人群。肝肾亏损则气血虚弱，精亏髓乏，筋骨失养，从而骨痿疏松，筋弛失衡，故补肝益肾尤为重要。

（五）踝关节的养骨方法

【起居养骨】

1. 生活环境应安静舒适，居室应通风向阳，衣着服饰搭配合理，避风防寒。多做户外活动，勤晒太阳，预防骨质疏松。

2. 养成良好的站、坐、行走等姿势，劳逸结合，避免过度活动。

3. 老年人在起立、行走前应先适当进行踝关节伸屈活动，使关节处于柔韧调适状态再行活动，可避免关节不稳定或异常负重造成的意外损伤。

4. 避免久坐、久站与久行。坐，每次不超过 1 小时；站，每次不超过 20 分钟；行，一般每次不超过 1 小时，具体以行走后感觉适宜为准。

【膳食与药膳养骨】

1. 药酒、药茶　等同肘关节养骨方法。

2. 秋葵炒鸡蛋

原料：鸡蛋 3 枚，黄秋葵 300g，盐适量。

制作：先将鸡蛋去壳，放少许盐后打匀，下油锅翻炒，出锅备用。放油适量，热锅，爆炒秋葵，调味后将鸡蛋倒入一并翻炒，片刻后出锅。

功效：强肾壮骨。

3. 狗脊牛尾汤

原料：牛尾 1 根，狗脊 15g，枸杞 15g，杜仲 15g，大枣 4 枚，生姜 4 片，盐适量。

制作：将牛尾切断，狗脊、枸杞、杜仲装入纱布袋封紧。锅内添适量水，将所有食材一并放入锅内烹煮，待牛尾煮熟后调味、关火。

功效：滋补肝肾，强身益体。

【运动养骨】

动则使通。踝关节是全身负重量最大的关节，适当运动可使经络畅通、气血畅行、脏腑协调、筋骨强健，提高肌肉的泵压效应，促进血液循环。运动时应遵循局部与整体、动与静相结合的原则，以自动活动为主，被动活动为辅，动作要协调，循序渐进，由少到多，逐步增加，适可而止。

1. 步行　是既方便又有效的运动方式，且是全身运动。步行促进全身气血通畅，增强免疫力，协调全身各器官的功能，达到平衡。运动速度、时间、距离因人而异，遵循适度的原则。行走时要引颈垂肩，挺胸收腹，双臂甩开，足部放正，自然前行，杜绝左右摇摆。

2. 踝关节保健操

（1）踝关节背伸、跖屈训练：此方法简便易行，端坐在床边或凳子上，先将踝关节慢慢背伸到极限，再慢慢将踝关节跖屈到极限。每天3次，每次15分钟。

（2）提踵点足：每天空闲的时候可以扶着桌子进行跷脚练习，每组15～20个，做3～5组。

（3）单足转踝：主要是踝关节的内旋和外旋运动，每组15～20个，做3～5组。

3. 五禽戏、八段锦、易筋经、太极拳与关节养骨操　均为踝部运动的良好方法（具体见上篇养骨与运动章节）。

【手法养骨】

手法养骨具有舒筋活络、通利关节的作用，可用于养护踝部，改善关节功能，调理筋骨平衡，预防关节病变。

1. 自我点穴法　首先点揉足三里穴。用双手拇或中指指腹分别按住同侧足三里穴，揉动1分钟，每日手法按摩3次。同法点按承山、三阴交、跗阳、昆仑、解溪、太溪、商丘等。可以调和脏腑经气，调理气血阴阳平衡，疏通经络，强筋健骨。

2. 轻柔活节法　受术者仰卧位，术者坐于一侧，一手从外面把持小腿中下段，另一手把持于足部，缓慢轻柔地逐渐屈伸、内外翻与环转踝关节，活动要轻缓，活动度要至其极限，双下肢交替进行，反复5次。可以舒筋活络，通利关节。

3. 牵抖舒理法　受术者仰卧位，定立不动，术者一手托握足跟，一手把持足掌，逐渐向外下牵引拔伸踝关节至极限后，停留片刻，然后施加摆动力，短促牵抖3次，双下肢交替进行。可以舒缓关节，解除拘挛与粘连。

【药浴养骨】

温则使柔，温则使通。温热水浸泡可以改善局部血液循环，合以中药舒筋通络、除寒温经，可使气血通畅、骨正筋柔，提高机体免疫功能，防病强身，保健养生。

具体方法：每晚睡前用 40℃左右（冬天的水温应在 40 ～ 50℃）的温水或加以辨证调制的药水浸泡双足踝，同时开始从上到下按揉穴位，先按两侧阳陵泉 3 分钟，然后点按足三里、承山穴、三阴交 3 分钟，再按解溪、太溪、昆仑、商丘等穴位 3 分钟。之后揩干双脚，保持温暖干爽。手法要先轻后重，再缓收功。

四、足部养骨法

（一）足部的解剖结构特点

足部包括 7 块跗骨、5 块跖骨和 14 块趾骨，它们由骨间韧带、跖侧韧带和背侧韧带所约束。

足弓：是由跗骨、跖骨组成的拱形砌合，以及足底的韧带、肌腱等具有弹性和收缩力的组织共同构成的一个凸向上方的弓，可分为纵弓及横弓，纵弓又分为内侧纵弓和外侧纵弓两部分。

足内侧纵弓约 160°，在足的内侧缘，由跟骨、距骨、舟骨、3 块楔骨和内侧第 1 ～ 3 跖骨构成，弓背的最高点为距骨头，于直立姿势时有前后两个支点，前支点为第 1 ～ 3 跖骨小头，后支点为跟骨结节。此弓由胫骨后肌腱、趾长屈肌腱、长屈肌腱，以及足底的短肌、跖长韧带及跟舟跖侧韧带等结构维持。其中最重要的是跟舟跖侧韧带，此韧带起着弓弦的作用。此弓曲度大、弹性强，适于跳跃并能缓冲震荡。

足外侧纵弓在足的外侧缘，较内侧纵弓低，由跟骨、骰骨及第 4、5 跖骨构成，骰骨为弓的最高点。前、后支点分别为第 4、5 跖骨小头和跟结节的跖面。维持此弓的结构有腓骨长肌腱、小趾侧的肌群、跖长韧带及跟骰跖侧韧带等，弓弦是跟骰跖侧韧带。此弓曲度小、弹性弱，主要与直立负重姿势的维持有关。

足横弓由各跖骨的后部及跗骨的前部构成，以第 2 楔骨最高。维持此弓的组织除韧带外，还有腓骨长肌及𧿹收肌的横头等。

足部皮肤筋膜与肌肉：足背皮肤和筋膜很薄，成膜状，较松弛。跖侧皮肤很厚、耐磨，并有一层结实的纤维脂肪，内层有强大的跖筋膜，中央较厚，两侧较薄。足部肌肉分为内、外和中间三群。内侧群为运动𧿹趾的肌肉，共 3 块。浅面并列的两块为𧿹展肌和𧿹短屈肌。𧿹展肌位于足底内侧缘皮下，为羽状肌。𧿹短屈肌位于𧿹展肌的外侧及深面，直接与第 1 跖骨相贴。𧿹收肌位于深面，紧贴骨间肌。外侧群为运动小趾的肌肉，共 2 块，小趾展肌在外侧，小趾短屈肌位于内侧。中间群可分背、跖两群。背侧群为趾短伸肌，起于跟骨上外方，向下分成四股，内侧股附于𧿹趾近节趾骨背侧基底，其他三股则在 2 ～ 4 趾的背侧，与趾长伸肌一起，附着于趾骨背侧基底，可伸直足趾。跖侧群分为浅、中、深三层，浅层是趾短屈肌，位于足底腱膜的深面，远端分为 4 个肌腱，分别至 2 ～ 5 趾；中层为足底方肌（跖方肌），起自跟骨结节，止于趾长屈肌腱；深层由浅向深排列着 4 块蚓状肌、3 块骨间跖侧肌和 4 块骨间背侧肌。蚓状肌起于趾长屈肌各趾腱的腓侧，止于趾背腱膜。骨间跖侧肌 3 块，分别起自第 3 ～ 5 跖骨内侧缘，止于第 3 ～ 5 趾趾背腱膜。骨间背侧肌各以两头起自相邻跖骨相对缘，分别止于第 2 趾近节趾骨底的两侧和第 3、4 趾近节趾骨底的外侧。足趾的收展运动以第 2 趾为中心，所以骨间跖侧肌使第 3 ～ 5 趾内收，而骨间背侧肌则使第 2 ～ 4 趾外展、第 2 趾向两侧侧动。上述肌肉的支配均来自脊神经骶丛。趾短伸肌受腓深神经支配；其他组底肌受足底外侧神经或足底内侧神经支配。

足背的血管系统由足背浅静脉弓和足背动脉网所构成。足背浅静脉弓呈弓形横过足背的远侧，接趾背静脉吻合而成的 3 ～ 4 支跖背静脉、踇趾内侧缘趾背静脉、小趾外侧缘趾背静脉及来自足底的小静脉。足背动脉在踇长伸肌腱及趾长伸肌腱之间行走，除直接发出足背的皮支外，其主要分支发出纤细的足背皮支，形成丰富的皮肤动脉网。

（二）足部的生理功能特点

足弓是人体负重和行走的重要结构，其主要功能是使重力从踝关节经距骨向前分散到跖骨小头，向后传向跟骨，以保证直立时足底支撑的稳固性。当身体跳跃或从高处落下着地时，足弓弹性起着重要的缓冲震荡的作用。在行走尤其是长途跋涉时，足弓的弹性对身体重力下传和地面反弹力间的节奏有着缓冲作用，同时还有保持足底的血管和神经免受压迫等作用。足弓的维持，一是楔形骨保证了拱形的砌合，二是韧带的弹性和肌肉收缩使肌腱紧张，后者是维持足弓的能动因素。如韧带或肌肉（腱）损伤、先天性软组织发育不良或足骨骨折等，均可导致足弓塌陷，形成扁平足。

人体的十二经脉有一半汇聚于足部，所以足部是贯穿上下、沟通表里、联络脏腑、运行气血的要冲。足部聚集了全身 1/10 的经穴，全身各组织器官在足部均有其反应点。足部经络的畅通与否，直接关系着周身的气血运行、脏腑协调与生命活动；又因其远离心脏，下肢末端的血液回流和循环与足部活动时肌肉的泵压效应有着非常密切的关系，所以足又有"人体的第二心脏"之称。

（三）足部易发疾病与特点

【跟痛症】

跟痛症是跟部周围疼痛疾病的总称，好发于 45 岁以上的中老年人，与肝肾不足、气血亏虚和劳累过度有密切关系。临床上分为三类：跟后痛、跟下痛和跟骨病，常见病种具体有以下几种。

1. 跟后滑囊炎 好发于 40 ～ 60 岁人群，一般男性多于女性，多由急、慢性劳损等引起。急性滑囊炎主要是外力的长期刺激，如长途跋涉、奔跑、跳跃，使跟腱周围受到反复的牵拉、摩擦而引起。慢性滑囊炎则以跟腱滑囊的退行性改变为基础，加之平常鞋后反复摩擦，导致滑囊发炎，囊壁增厚，囊腔积液。表现为跟腱附着部位肿胀、压痛，走路时疼痛加重，跟骨后上方隆起，表面皮肤增厚，肿胀，触之有囊样弹性感。

2. 痹症型跟骨痛 好发于青少年，原因不明，有些患者有感冒病史。跟部肿胀、疼痛，皮肤色红，肤温较高，跟骨部有压痛，受力时疼痛加重，跛行。后期可有跟部骨质增生。可伴有低热、血沉增快、类风湿因子阳性等。

3. 跖筋膜炎　大多好发于长期站立工作或长期从事跑跳等运动或本身为扁平足的人。站立或走路时，跟骨下面疼痛，疼痛可沿跟骨内侧向前扩展到足底。尤其是早晨起床或休息后开始走路时疼痛明显，活动后疼痛反而减轻。压痛点在跟骨负重点的微前外方跖腱膜处。

4. 跟下滑囊炎　好发于长期站立在硬地面的工作者。走路或站立时跟下疼痛较明显，跟骨结节下方有肿胀，局部有压痛，按之可有囊性感。

5. 跟骨下脂肪垫炎　多有跟部外伤史，如走路时不小心，足跟部位被高低不平的路面或石头硌伤，以致引起跟骨下脂肪垫损伤，产生出血、水肿、增生、肥厚性改变。在站立或走路时跟骨下方疼痛，按压时有肿胀性硬块感，并有压痛。

6. 肾虚型跟痛症　好发于 45 岁以上的中老年人，多由肾精亏损，骨的滋养受到影响而致。站立、行走时觉双腿酸软无力，双跟部酸痛，走路时间越长酸痛越明显。

【跗跖关节扭伤】

多在道路不平时走路不慎，或上楼梯时失足内翻扭伤。在足内翻时，可使跗跖关节韧带撕裂，以致部分或全部的跗跖关节错缝及半脱位。外伤后，局部明显肿胀、疼痛，足的活动功能受限，不敢着地走路。足内翻损伤时，第 4、5 跖骨关节处疼痛明显；足外翻损伤时，第 1 楔骨与第 1 跖骨组成的跗跖关节处疼痛明显。内翻损伤时，应注意第 5 跖骨基底部外侧是否有撕脱骨折。

【跖痛症】

好发于中老年女性、非体力工作的男性，或者某些消耗性疾病之后，青少年较少见。由于经常穿高跟鞋、穿紧鞋使足前部负重增大，或常在坚硬的地面行走，或持续站立工作，或是本身骨性结构异常（如第 1 跖骨短小、内收，足横弓扁平）等，由于长期反复的机械性摩擦，致使足内在肌劳损萎缩，韧带松弛，足横弓塌陷，第 2、3 跖骨头下垂，挤压第 2、3 趾底神经，引起疼痛。在步行时觉足跖骨头跖面横韧带上有持续性灼痛，或阵发性趾放射痛，需休息，待疼痛缓解才能继续步行。严重者疼痛可向上波及小腿，有足背微肿。若因韧带松弛造成者，侧方挤压跖骨头可以减轻疼痛；若是压迫性疼痛者，侧方挤压则可加重或引起疼痛，背伸方向挤压趾间隙也疼痛，跖骨头足底部可见胼胝。

【平足症】

好发于青少年。引起平足症的原因主要有以下几个方面。

1. 足的先天发育畸形，如垂直距骨、副舟骨、先天性遗传性平足等。

2. 足部骨与关节的损伤后遗症。

3. 慢性劳损，长期站立负重过多，过于肥胖，或久病卧床后行走过多，或者孕妇足承重过大等。

临床特征为行走时足部疼痛，休息后症状缓解。站立时跟部呈外翻状，足纵弓低平，前足外展，舟骨结节向内侧突出，跟舟韧带处压痛，甚至水肿。第 1 跖骨头部及跟内缘可有胖胝。若腓骨长肌发生强直性挛缩后，足部僵硬，活动受限，继之足的骨骼也可发生变化，足主、被动内翻均受限。

【踇趾滑囊炎】

好发于成年人。由于长期穿紧小尖头鞋，或有踇外翻畸形，位于第 1 跖踇关节内侧的滑囊长期受压摩擦，出现局部红肿热痛，囊内积液，滑囊壁增厚。临床上早期症状不明显，仅觉局部微红或稍肿，穿尖头紧鞋时感觉有受压感，活动时稍痛，行走较多时疼痛较甚，晚期可继发趾跖的骨性关节炎，影响关节活动。

（四）足部的养骨要点

1. 劳逸结合 足承载全身重量，承担行走和站立的重任，影响着全身的筋骨平衡和健康。在日常生活中要注意劳逸适度，合理起居，避免劳损，科学养护，保持双足健康。

2. 防寒保暖 俗话说"寒从足起"，因为足位于人躯体的末端，离心脏较远，血液的供应较少，加之足的表面脂肪层较薄，保温能力较差，足部的皮温相对较低等都是足部畏寒的原因。加之足部是贯穿上下、沟通表里、联络脏腑、运行气血的要冲，足部经络的畅通与否，直接关系着周身的气血运行、脏腑协调与生命活动。"温则使通"，所以防寒保暖是足部养骨的重要原则。

3. 适穿鞋袜 鞋的选择与足的保健有重要关系。鞋子对足部的血液循环和新陈代谢有着直接的影响，穿着不当可导致足部生物力学失衡，还可直接磨损足部。穿鞋的原则是柔软舒适，切不可盲目追求时尚，如穿着尖头鞋、高跟鞋等而伤害足部，影响功能。选择合适的袜子，以棉质透气的袜子为主。

4. 加强日常养护 日常生活中要保持双足清洁，定期修剪趾甲，天天温水洗脚，促进足部血液循环。保持趾甲长短适宜，不要挖甲槽。选择合适的鞋袜，爱穿高跟鞋的女士要注意避免经常穿同一高度的高跟鞋，避免穿高跟鞋长时间步行。

（五）足部的养骨方法

【药浴养骨】

人体的五脏六腑在足部都有相应的反射区。药浴能刺激这些反射区和足部经穴，疏通经络，促进气血运行，调节脏腑功能，从而达到祛病驱邪、益气化瘀、滋补元气、强健筋骨的目的。足底穴位在温热水的浸泡作用下可以改善局部血液循环，合以中药舒筋通络、祛寒温经，可使气血通畅、骨正筋柔，提高机体免疫力，防病强身，保健养生。

具体方法：睡前用 40℃左右（冬天的水温应在 40～50℃）的温水或用加以辨证

调制的药水浸泡双脚，同时进行按摩。为保持水温，可陆续加入适量烫水。泡脚后揩干双脚，再用手指按摩三阴交、足三里各 20 次。手法要先轻后重，再缓收功。

【膳食与药膳养骨】

1. 药酒、药茶　等同肘关节养骨方法。

2. 归参山药狗肉汤

原料：狗肉 300g，当归 5g，山药 5g，党参 5g。

制作：将狗肉洗净后放入水中浸泡一夜，除去血水。大锅中放入适量的水，将当归、山药、党参包入药包内，连同狗肉一同放入锅中，大火烧至水开后，调成小火，熬煮 1 个小时后，加入其他调味料即可。

功效：补血止痛，温补脾胃，补肾助阳。

3. 黄芪牛杂萝卜汤

原料：牛肉 200g，牛肚 150g，牛百叶 50g，白萝卜 100g，红枣 8 枚，黄芪 15g，芹菜 50g。

制作：将牛杂洗净后放入水中浸泡一夜，除去血水。大锅中放入适量的水，将黄芪包入药包内，连同牛杂、红枣一同放入锅中，大火烧至水开后，调成小火，熬煮 1 个小时后放入白萝卜、芹菜，加入其他调味料，煮至白萝卜熟后即可。

功效：补中益气，强筋壮骨。

【运动养骨】

动则使通。足部聚集了全身 1/10 的经穴，足部的适当运动可使经络畅通、气血畅行、脏腑协调、筋骨强健，提高肌肉的泵压效应，促进血液循环。运动应遵循局部与整体、动与静相结合的原则，以自动活动为主，被动活动为辅，动作要协调，循序渐进，由少到多，逐步增加，适可而止。

1. 步行　步行是既方便又有效的运动方式，而且是全身运动。步行促进全身气血通畅，增强免疫力，协调全身各器官的功能。但运动要注意速度、时间、距离，保持适度的原则。行走时要引颈垂肩，挺胸收腹，双臂甩开，足部放正，自然前行。杜绝左右摇摆。

2. 足部保健操　坐位，将双足平放在地上，然后逐渐向内勾前足，至极限时停留片刻回位，做 5 次；逐渐分开五趾，至极限时停留片刻回位，做 5 次；逐渐背伸五趾，至极限时停留片刻回位，做 5 次；逐渐跖屈五趾，至极限时停留片刻回位，做 5 次；然后抬足离地，做前足环转运动，正旋、逆旋交替 5 次后回位。双足交替进行。

3. 五禽戏、八段锦、易筋经、太极拳与关节养骨操　均为足部运动的良好方法（参见上篇养骨与运动章节）。

【手法养骨】

手法养骨具有舒筋活络、通利关节的作用，可用于养护足部，改善关节功能，调理筋骨平衡，预防筋骨病变。

1. 自我点穴法　首先点揉足三里穴。用双手拇或中指指腹分别按住同侧足三里穴，揉动 1 分钟，每日手法按摩 3 次。同法点按承山、三阴交、跗阳、昆仑、解溪、太溪、然谷、公孙、涌泉等。以调和脏腑经气，调理气血阴阳平衡，疏通经络，强筋健骨。

2. 足部反射区手法按摩　人体各器官和部位在足部有着相对应的区域，可以反映相应脏腑器官的生理病理信息，运用按摩手法刺激这些反射区，可以调节人体各部分的功能，取得防病治病、自我保健的效果。

足部反射区疗法是一种简便易行、效果显著、无副作用的自我保健方法，主要采取按压、推揉等手法对反射区进行刺激，可以调整人体阴阳平衡，促进健康和调治疾病。刺激强弱因人而异。一般而言，虚证、年龄偏大、体质弱者，适用弱刺激；实证、年龄较轻、体质强者，适用较强刺激。强刺激用力重、时间短，1 ～ 3 分钟即可，每天1 ～ 3 次；弱刺激用力轻、时间长，可持续刺激 10 ～ 20 分钟，每天 1 ～ 3 次。手法应力求做到熟练柔和，用力沉稳均匀。

3. 指推足底　受术者仰卧位，双腿微分，足置于床端，施术者坐于其足端床边，用两手拇指置于足底侧，其余四指于足背对合用力，双拇指自足跟部沉稳用力，缓缓交替向趾端推按，反复 10 次，然后双拇指按压于足心并轻轻向涌泉穴推动 5 次。

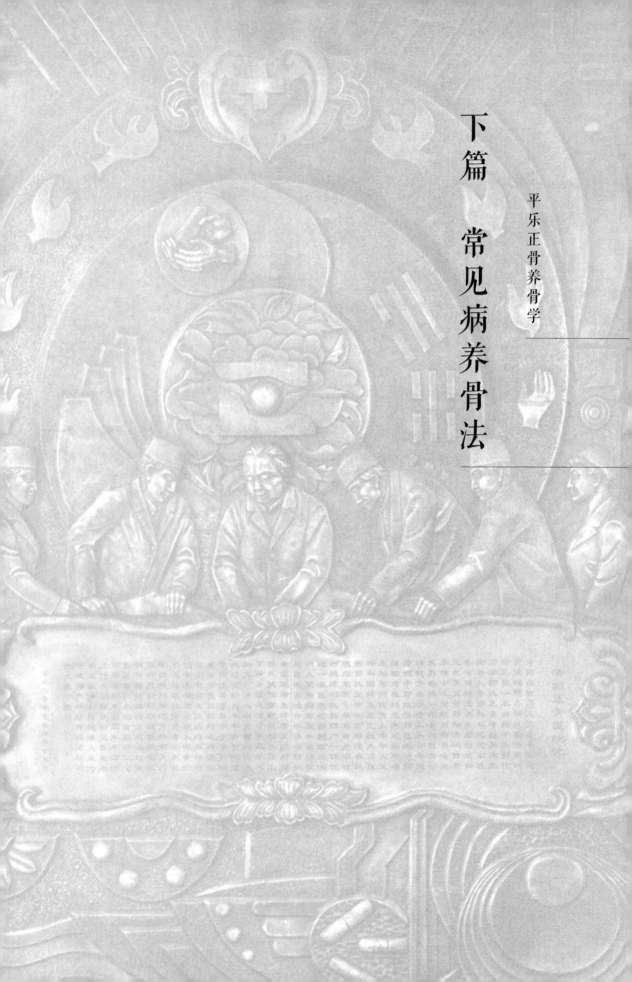

下篇　常见病养骨法

平乐正骨养骨学

平乐正骨常见病养骨法主要是针对骨科系统常见疾病进行养骨、护骨的方法。该方法是在平乐正骨平衡理论指导下，在辨病的基础上，以养护与治疗并重为原则，以调理人体平衡健康状态为目标，根据骨科常见病的发病特点及病情变化，在预防、治疗、康复过程中施以相应的养骨方法，以达到未病先防、既病防变、愈后防复的作用。

第十九章 骨质疏松症

一、定义与概述

骨质疏松症（osteoporosis，OP）是以骨量低下及骨微观结构损坏，导致骨脆性增加，从而易发生骨折为特征的一种全身性骨骼疾病，其主要表现为慢性腰背疼痛、身长缩短、驼背畸形、骨折等。骨质疏松症乃现代医学病名，中医学典籍中虽无骨质疏松症病名之明确记载，然类似该病的症状早在《黄帝内经》中便有记载，并散见于历代医书的"痿证""痹证""骨伤""腰痛"及"腰背痛"等篇目中。《素问·痿论》篇云："肾气热……腰脊不举，骨枯而髓减，发为骨痿……"明确提出了"骨痿"之名。唐代孙思邈在《备急千金要方·肾脏·骨极》记载："骨极者，主肾也……若肾病则骨极，牙齿苦痛……不能久立，屈伸不利，身痹脑髓酸……风历骨，故曰骨极。"张介宾在《景岳全书·痿证》中谈及："今水不胜火，则骨枯而髓虚……发为骨痿。"故骨质疏松症于中医学中当属"骨痿""骨枯""骨极""骨痹"等范畴，其中定性、定位比较准确的当属"骨痿"。

临床上有原发性和继发性之分，前者以退行性骨质疏松症最为多见，即绝经后骨质疏松症（Ⅰ型）和老年性骨质疏松症（Ⅱ型）；后者多由于内分泌、消化道及结缔组织疾患引起。

二、病因病机

（一）中医学

中医学认为，骨质疏松的发生与肾、脾、肝、血瘀等均有关系，其中肾亏为主要病因，肝虚乃关键因素，脾虚是重要病因。肾为先天之本，主藏精，精生髓，髓藏于骨中，滋养骨骼，肾精亏虚则骨髓生化无源，骨骼失养而痿弱无力，最终导致髓空骨软、骨髓空虚。肝、肾经脉相连，五行相生。肝为肾之子，肾为肝之母，中医有"肝肾同源，乙癸同源、精血同源"之说。肾精亏损，可致肝血不足；反之，肝血不足，亦能引起肾精亏损。肝血不足，筋失所养，肢体屈伸不利；肾精亏虚，髓枯筋燥，痿废不起，而发为骨痿。肾为"先天之本"，脾为"后天之本"，先天之精有赖后天水谷精微的不断充养以滋养骨骼。若脾虚不健，运化水谷失司，枢机不利，则气血生化乏源，血不足以化精，精亏不能灌溉，血虚不能营养，气虚不能充达，无以生髓养骨，致精亏髓空，骨髓失养；另外，脾合肌肉、主四肢，脾虚化源不足，导致肌肉瘦弱，四肢痿废不用。

（二）现代医学

骨质疏松主要是由于钙缺乏、膳食钙磷比例不平衡、维生素 D 缺乏、脂肪摄入过多、长期蛋白质摄入不足、微量元素摄入不足、内分泌失调、卵巢功能减退、雌激素分泌下降、运动不足等因素而引起。另外，年龄和性别对骨质疏松也有一定影响。如老年人、女性患者，发生骨质疏松的概率更大。老年性骨质疏松可能与性激素水平低下、蛋白质合成性代谢刺激减弱，以及成骨细胞功能减退、骨质形成减少等有关。雌激素有抑制破骨细胞活性、减少骨吸收和促进成骨细胞活性及骨质形成作用，并有拮抗皮质醇和甲状腺激素的作用。绝经期后雌激素减低，故骨吸收加速而逐渐发生骨质疏松。

（三）平乐正骨学说

平乐正骨认为，由于脏腑失调，从而导致筋骨失衡。脏腑是化生气血、通调经络、营养皮肉筋骨、主持人体生命活动的主要器官。脏腑功能活动失调，必然导致气血紊乱、筋骨失衡。肾藏精、主骨，肾强则骨健。若禀赋不足，或后天失养，致肾精亏虚，骨骼失养，可出现足痿无力、骨质疏松；肝藏血、主筋，肝血不足，则筋失所养，出现关节运动不灵、筋脉拘急等；筋为骨之卫，筋弱则筋骨失衡，出现关节失稳、无力、失养、活动异常。脾胃为后天之本、气血生化之源，脾胃健则气血足。肾精有赖气血的补充，肾精不足则髓生乏源，骨无髓以充，则骨矿含量下降，骨密度降低而发为骨质疏松。

平乐正骨强调：骨密度是骨质疏松症的重要指标，但不是绝对指标。只有当机体整体情况与骨密度不相匹配、不平衡的情况下，才会发生骨质疏松症。换言之，平衡失调才是骨质疏松症发病的主要因素。

三、病理特点与辨证分型

（一）病理特点

1. 骨重建特点　进入成年期后，人的生长停止，但骨的形成及吸收仍在进行。随着年龄的增长，人体激素水平变化，影响骨重建，体内破骨细胞活跃，成骨细胞活性降低，致骨形成减少，骨吸收增快，同时因成骨细胞数量及活性下降，致其分泌的碱性磷酸酶及骨钙素减少，影响骨矿化，从而导致骨骼吸收增加、形成减少，造成骨量丢失，骨小梁穿孔，骨皮质变薄。

2. 骨代谢特点　内分泌紊乱、钙吸收不足、失用性因素等影响骨形成。

由于体内激素的变化可以产生以下影响：维生素 D 的活性代谢产物 1, 25 二羟维生素 D_3 生成减少，活性减低，影响钙吸收；甲状旁腺激素敏感性增加，促进骨吸收；抑制成骨细胞活性，骨基质形成不足；降钙素水平减低，增加破骨细胞活性，骨吸收增强。失用性因素致使成骨细胞缺乏应力刺激，活性减低，破骨细胞活性相对增强，同时因尿钙及粪钙排出增加，导致负钙平衡。因钙摄入不足，钙吸收不良，钙流失增加，三者相互作用致骨量下降，

3. 骨的生物力学特点　骨强度的影响因素包括骨量及骨质两个因素，骨质疏松症患者由于骨量及骨质的变化，骨强度变弱，遭受外力时易于发生骨折。

（二）辨证分型

1. 肾阳虚　腰脊、髋膝等处冷痛，屈伸不利，精神萎靡，面色苍白或黧黑，形寒肢冷，喜温喜按，夜尿频多，大便溏泄，肢体痿软，舌淡苔白，脉沉迟弱。

2. 肾阴虚　腰背酸痛，时发骨痛，喜揉喜按，腰背部自感灼热，腿膝无力，遇劳更甚，卧则减轻，兼有五心烦热，失眠多梦，溲黄便干，舌红少苔，脉细数。

3. 肾精不足　腰背酸痛，足痿无力，发脱齿摇，早衰，耳鸣耳聋，骨骼痿软，动作迟缓，健忘恍惚，精神萎靡，性功能低下，舌淡苔白，脉细弱。

4. 脾肾阳虚　腰髋冷痛，腰膝酸软，甚则弯腰驼背，四肢怕冷，畏寒喜暖，面色苍白，或五更泄泻，或下利清谷，或小便不利，甚则腹胀如鼓，舌淡胖，苔白滑，脉沉弱。

5. 肝肾阴虚　腰背隐痛酸软，足跟作痛，喜揉喜按，遇劳则甚，可伴眩晕耳鸣，口干舌燥，心烦失眠，潮热盗汗，便干溲黄，舌红少苔，脉细数。

6. 气血亏虚　腰背酸软而痛，四肢乏力，尤以下肢为甚，关节酸痛，头晕目眩，少气懒言，乏力自汗，面色淡白或萎黄，心悸失眠，舌淡而嫩，脉细弱。

7. 瘀血阻络　周身骨节疼痛，日轻夜重，腰背酸痛，甚则弯腰驼背，活动受限，或四肢关节变形，面色晦滞，舌暗红或兼有紫络，脉沉涩而弦。

四、诊断与鉴别诊断

（一）诊断

1. 患者多为老年人或绝经后中老年女性。

2. 出现腰背部的慢性深部广泛性钝痛，或有脆性骨折病史，甚至出现驼背、身高缩短。

3. 实验室检查多无明显异常。

4. X 线片显示骨骼透光度普遍均匀增加，骨皮质变薄，骨小梁减少，尤以胸腰椎和骨盆明显，或见椎体压缩性骨折。

5. 骨密度测定提示骨量减少，双能 X 线骨密度值多为 –2.0 以下。

6.呼吸功能下降，不耐劳累；排除引起继发性骨质疏松症的疾病，便可诊断。

（二）鉴别诊断

1.强直性脊柱炎   强直性脊柱炎多发生于青年男性，以腰髋部及项部僵痛为主，多伴有膝关节、距小腿关节肿胀，X线片表现为骶髂关节间隙模糊、狭窄甚至消失，脊柱为方形椎，晚期表现为竹节样改变。

2.骨软化症   其特点为骨有机基质增多，但矿物化发生障碍，临床上常有胃肠吸收不良、脂肪痢，或有胃大部切除病史，或肾病病史。早期骨骼X线表现不易与骨质疏松症鉴别。但如出现骨折线，或骨骼变形，则多属骨软化症。其生化改变较骨质疏松症明显，如维生素C缺乏所致骨软化症则常有血钙、磷降低，血碱性磷酸酶（AKP）升高，尿钙、磷减少。

3.骨髓瘤   典型患者的骨骼X线表现常有边缘清晰的脱钙区，但部分呈弥漫性脱钙。患者AKP正常，血钙、磷变化不定，但常有血浆球蛋白（免疫球蛋白M）增高及尿中出现凝溶蛋白（本－周蛋白），重者可有蛋白尿、管型尿和肾功能损害。

4.骨转移性癌   临床上有原发性疼痛夜间加重的表现，血及尿钙常增高，X线所见骨质特别是骨皮质常有侵蚀，在骨质疏松症中较少见。

五、治疗原则与常见误区

（一）治疗原则、目的与方法

骨质疏松症治疗三原则是缓解骨痛、增加骨量、减少骨折。治疗的目的在于抑制破骨细胞活性，激活成骨细胞活性，促进人体骨组织新陈代谢，了解骨质疏松的发病原因，对因处置。治疗方法可分为药物治疗与非药物治疗。

治疗骨质疏松的药物包括三大类，即骨矿化类药物、抑制破骨细胞类药物、促进成骨细胞类药物。还要做到合理膳食，适当锻炼身体，适量补钙和维生素，多晒太阳，促进钙吸收，抑制钙分解，保持健康的生活方式，减缓骨量丢失，恢复已失骨量，提高骨强度，其目的是减缓症状，增加骨量，降低骨折等并发症，提高生活质量。

（二）常见误区

骨质疏松症治疗和康复首先要把病情诊断清楚。目前，人们和医务工作者的保健意识相对较弱，多在并发骨折或腰腿痛长期难以治愈时才就医，基层医务工作者对该病也常缺乏深入认识。其常见误区如下。

1.治疗上单纯补钙   骨质疏松是人体内的破骨细胞影响大于成骨细胞造成的，简单讲就是骨骼流失速度超过形成速度造成的，因此，治疗不能仅是单纯补钙，而应是进行提高骨量、增强骨强度和预防骨折的综合治疗。

2.喝骨头汤能治疗骨质疏松   实验证明，同量的牛奶中钙含量远远高于骨头汤。同时，骨头汤里的大量脂肪会对老年人的身体健康造成其他危害。所以应注意饮食多样化，少油，不宜多吃高蛋白质和咖啡因的食物。

3. 骨质疏松只是老年疾病　骨质疏松不是老年人的特有疾病，年轻人同样需要注意。人体骨骼中的矿物质含量在 30 多岁达到峰值骨量。峰值骨量越高，就相当于人体中的"骨矿银行"储备越多，到老发生骨质疏松的时间越迟，程度也越轻。而很多年轻人尤其是年轻女性节食减肥，体重降下来的同时，对骨骼也产生了严重影响。因此专家特意提示，减肥是减掉体内脂肪，不要同时减掉骨骼的质量，最好通过适量运动来保持体形。

4. 骨质疏松无法医治　骨质疏松是人体正常的一段生理过程表现。很多老年人认为骨质疏松症无法逆转，到老年期治疗已没有效果，为此放弃治疗，这是十分可惜的。从治疗的角度而言，治疗越早，效果越好。所以，老年人一旦确诊骨质疏松症，即应接受正规治疗，减轻痛苦，提高生活质量。

5. 靠自我感觉发现多数骨质疏松症　患者在骨质疏松初期一般不出现异常感觉或感觉不明显，发现骨质疏松症不能靠自我感觉，不要等到发觉自己腰背痛或骨折时再去诊治。高危人群无论有无症状，都应定期去医院进行骨密度检查，以便及时了解骨密度变化。

6. 骨质疏松症是小病　骨质疏松不只是平时的腰酸背痛而已，发生骨折的风险会很大，一旦跌倒很容易发生骨折，尤其对于老年人，髋部骨折危害极大，所以，骨质疏松问题需要引起高度重视。

7. 无须看专科医生　对于已经确诊骨质疏松症的患者，应及早到正规医院，接受专科医生的综合治疗。

8. 宜静不宜动　保持正常的骨密度和骨强度需要不断的运动刺激，缺乏运动会造成骨量丢失，体育锻炼对于防止骨质疏松具有积极作用。另外，如果不注意锻炼身体，出现骨质疏松，肌力随之减退，对骨骼的刺激也进一步减少，这样不仅会加快骨质疏松的发展，还会影响关节的灵活性，容易跌倒，造成骨折。

9. 并发骨折时只需治疗骨折　发生骨折，往往意味着骨质疏松症已经十分严重。骨折手术只是针对局部病变的治疗方式，而全身骨骼发生骨折的风险并未得到改变，因此，不但要积极治疗骨折，还需要客观评价自己的骨骼健康程度，以便及时诊断和治疗骨质疏松症，防止再次发生骨折。

六、养骨要点

对于骨质疏松症，养骨要点重在预防，通过合理均衡的饮食、适当运动等方法促进钙的吸收，减少钙流失，积极治疗原发病，从而增加骨量及骨强度，减少并发症。

1. 人的各个年龄阶段应当注重骨质疏松的预防，婴幼儿和年轻人的生活方式都与骨疏松的发生有密切联系。

2. 人体骨骼中矿物含量在 30 岁达到最高，医学上称之为峰值骨量，峰值骨量越高就相当于人体中的"骨矿银行"储备越多，发生骨质疏松的时间越迟，程度也越轻。

3. 老年人积极改善饮食和生活方式，坚持补充钙和维生素，可有效预防或减轻骨质疏松状况。

4. 增加膳食中维生素、钙及蛋白质的摄入，低盐饮食。钙的摄入对于预防骨质疏松症具有不可替代的作用，适量的维生素可以帮助钙的吸收，而嗜烟、酗酒、过量摄入咖啡因或高碳酸饮料则会增加骨质疏松症的发病风险。

5. 人体的骨组织是一种有生命的组织，人体在运动中，肌肉的活动会不停刺激骨组织，使骨骼更强壮。运动有助于增强机体的反应性，改善平衡功能，减少跌倒的风险，从而预防骨质疏松及相关骨折。

6. 中国人饮食中含有的维生素 D 非常有限，大量的维生素 D 依赖皮肤接受阳光紫外线的照射后合成，经常接受阳光照射会对维生素 D 的生成及钙质的吸收起到非常关键的作用，正常人平均每日接受日照时间至少 20 分钟。

七、养骨方法

（一）药膳养骨

从临床表现看，骨质疏松类似于中医的"骨痿""骨痹""骨痛"等。中医认为肾藏精，精生髓，髓能养骨，固有"肾主骨"之论。肾气盛，肾精足，则髓充骨养，可使筋骨强健有力；肾气虚，肾精亏，则骨失髓养而软弱无力。肾之精亏髓减是导致骨痿的主要原因，因此，针对骨质疏松症预防和康复所采用药膳的基本原则是补肾壮骨、健脾强筋。

1. 双蹄汤　马蹄（荸荠）250g，羊蹄筋 1 对，怀山药 20g，枸杞子 15g，龙眼肉 10g。先将羊蹄洗净，去皮毛后斩断，用水煮约 1 小时捞起待用，马蹄洗净切细，用油、盐及姜片炒约 10 分钟，然后转入煲内，将原料一起放入适量清水中煮约 4 小时，至羊蹄筋软熟，调味即成。马蹄是荸荠的俗称，营养丰富，汁多味甜，自古有"地下雪梨"之美称，北方人视之为"江南人参"；蹄筋具有强筋壮骨之效；怀山药可健脾补肺、固肾益精，枸杞子可补益肝肾，龙眼肉滋补气血。药食合用，有补肾壮骨、健脾强筋之功效。

2. 乌豆核桃炖猪腰　猪腰 1 对，青肉乌豆 100g，核桃 100g，红枣 10 枚，姜、酒各适量。将猪腰洗净后以姜、酒拌过，然后同青肉乌豆、核桃、红枣放入煲内，加水、酒各半，量以盖过上述食物为宜，封好盖，隔水炖 1 小时即可食用。适用于骨质疏松症患者康复食用。滋补肝肾，强筋壮骨。

3. 桑椹牛骨汤　桑椹 25g，牛骨 250～500g。将桑椹洗净，加酒、糖少许蒸制，另将牛骨置锅中，水煮开锅后撇去浮沫，加姜、葱再煮，待牛骨发白时即可捞出牛骨，加入已蒸制的桑椹，再次煮开后去浮沫，调味后即可饮用。桑椹补肝益肾，牛骨富含钙质和胶原蛋白，此汤能滋阴补血、益肾强筋，尤其适用于骨质疏松症、更年期综合征等。

4. 虾皮豆腐汤　虾皮 50g，嫩豆腐 200g。虾皮洗净后泡发；嫩豆腐切成小方块；加葱花、姜末及料酒。以上原料入油锅内煸香后加水烧汤。虾皮每 100g 含钙量高达 991mg，豆腐含钙量也较高，常食此汤对缺钙的骨质疏松症有效。

5. 猪皮续断汤　鲜猪皮 200g，续断 50g。取鲜猪皮洗净去毛、去脂、切小块，放入锅内，加生姜 15g，黄酒 100mL，食盐适量；取续断煎浓汁加入锅内，加水适量，文火煮至猪皮烂熟为度，即可食用。每日 1 次，分次服。猪皮含丰富的骨胶原蛋白，对人体的骨骼及结缔组织都具有重要作用；续断有强筋健骨、益肝肾等作用。此汤有利于减轻骨质疏松引起的疼痛，延缓骨质疏松的发生。

6. 羊骨汤　带肉羊脊骨 5000g，带肉羊腿骨 1000g，花椒 5g，八角 5g，草果 5g，白芷 5g，孜然 5g，香叶 5g，肉豆蔻 5g，桂皮 5g，葱 10g，姜 10g，小茴香 5g。将带肉羊脊骨、羊腿骨剁块，一起放入锅里用热水烫一下，把羊的腥膻味和血污去掉；将用水烫过的羊腿骨摆在锅底，再将羊脊骨摆放在羊腿骨之上，然后添水，用猛火炖；在水还未开之前将花椒、八角、草果、白芷、小茴香、孜然、香叶、肉豆蔻、桂皮装进调料盒之后，再和新鲜的姜片、葱段这些调料放入锅里；锅里面的水开后，放入鸡精和少量的盐，用中火炖；大概在半个小时之后，打开锅盖，用筷子扎一下，如果能够扎入羊肉里面，说明已经熟了。此时，将炉火调成小火，慢慢地炖制。1 小时后，将炉火调成微火，再炖制大约 1 小时，就可以食用了。羊骨中含有磷酸钙、碳酸钙、骨胶原等成分，有补肾壮腰之功效，适合骨质疏松之肾阳虚证患者。

（二）膳食养骨

膳食对于骨质疏松的预防和康复有着非常重要的意义。从儿童、青少年时期开始，就要注意合理膳食营养，不偏食，补充必要的营养素，尤其是微量元素。退行性骨质疏松症患者和妇女绝经后，更应该多食含钙、磷高的食品，如鱼、虾、虾皮、海带、牛奶、乳制品、骨头汤、鸡蛋、豆类、精杂粮、芝麻、瓜子、绿叶蔬菜等。常见膳食禁忌如下。

1. 忌食辛辣、过咸、过甜的食品，饮食要尽量清淡。

2. 忌吸烟、酗酒，因为吸烟酗酒不但不利于病情的恢复，还会加重病情。

3. 避免饮用过量的茶、咖啡等刺激性的饮料。

4. 慎用药物，如利尿药、四环素、异烟肼、抗癌药、泼尼松等，这些药物均可影响骨质的代谢，导致骨质疏松加重。

5. 禁将含草酸多的食物（如菠菜、苋菜、莴笋）和鱼汤、骨头汤等高钙食物一起食用，以免草酸和钙结合成草酸钙，不利于消化吸收，还影响其所含钙盐的吸收。

6. 少食油腻煎炸之物，尽量以蒸煮食物为主。

（三）**药物养骨**

1. 外敷膏、药、药酒及洗剂　在骨质疏松症的治疗过程中，外用药具有极为重要的作用。在内服的基础上运用中药外敷、膏贴等方法，能够疏通经络、消肿止痛，具有疗效明显、作用迅速、使用方便、经济实用等特点，为治疗骨质疏松症不可缺少的有效方法之一。

2. 中药熏蒸　中药熏蒸是利用药物煎液，趁热在皮肤或患处进行熏洗，借助药力和热力，透皮吸收而达到治疗目的。中药熏蒸是经济、舒适、无不良反应、治疗效果明显的方法，值得推广应用。临床上多用透骨草、伸筋草、麻黄、桂枝温经通脉、祛风散寒、除湿活络，制川乌、制乳香、制没药散寒、活血通络止痛，当归、川芎、芒硝、白术养血活血、益气扶正，牛膝、川续断、淫羊藿、骨碎补补肾强筋壮骨，鸡血藤、花椒、延胡索辛温散寒、疏通骨络，引领诸药直达病所，诸药合用，共奏温阳通脉、舒筋活络、益肾强筋壮骨、活血止痛的功效。

（四）**手法养骨**

骨质疏松的发病与肝、肾、脾及任、督二脉息息相关，可适当选择针刺、艾灸或推拿的方法以促进疾病恢复。其中因针刺多痛苦且疗程较长，不易为患者所接受。艾灸疗法主要是通过激发患者自身的调节功能，艾灸的穴位主要选取的是背俞穴及一些特定穴位，"主一身之阳"的督脉上之大椎、命门，胃之合穴足三里及背俞穴之脾俞，通过补法能培元补肾、健脾和胃、散寒温经，起到先后天同补、强筋健骨的功能，可从根本上预防和治疗骨质疏松。

推拿方法，可运用一指禅推法、滚法、按揉法、弹拨法、擦法等补法，温补肾中之阳气，通调足太阳膀胱经之经气，温通阳脉之海——督脉，使经络通畅，气血调和，阳气振奋，进而协调脏腑、经脉的功能，共达缓解肌肉痉挛、"通则不痛"的目的。

1. 用轻柔的一指禅推法，推背部两侧骶棘肌，重点推背部两侧膀胱经，力量柔和深透，紧推慢移，10分钟左右；再用深透的滚法或掌根按揉法施于背部两侧膀胱经，10分钟左右。如遇肌肉丰厚或有明显条索状肿胀的患者，力量可适当加重，使局部产生温热的感觉。腰部肌肉放松，使痉挛得以缓解。

2. 患者仍取俯卧位，医者用拇指按揉法按揉夹脊、肾俞、太溪、志室、命门、委中、承山、昆仑、阿是穴。用弹拨法施术于背部两侧骶棘肌，重点弹拨痛点及肌肉痉挛处，反复3～5遍，松解粘连，解痉止痛。

3. 患者体位不变，医者立于患者侧面，以冬青膏或红花油为介质，用鱼际擦法直擦腰背部督脉及膀胱经，以透热为度，每次治疗时间为30分钟，10次为1个疗程，连续3个疗程。

（五）运动养骨

运动可以促进血液循环和神经体液调节，有利于血钙向骨输送，以提高骨密度和骨强度，避免骨折发生；同时增加机体的协调性、灵活性和平衡性，减少发生摔倒和损伤的概率，预防骨折的发生。适宜的运动可促进胃肠道蠕动，促进消化功能，提高营养物质的吸收率，尤其是钙的吸收率。改善激素调控过程及机体免疫功能。一定的应力刺激所产生的生物电能帮助钙离子沉积于骨骼，防止骨质脱钙，促进骨的代谢。

【运动养骨原则】

1. 量力而行　骨质疏松多发于老年人及绝经后妇女，患者多伴有全身退行性变化，超负荷的运动量或不当的运动形式往往会造成不良后果，故患者需要结合自己的体质、病情及年龄等，选择适宜的锻炼形式。体质较好者可选择跑步、打乒乓球、打羽毛球，也可借助某些健身器材如跑步机、划船机等进行锻炼；体质较差者可选择散步、慢跑、太极拳、气功、体操等，通过有节奏的、持续的呼吸运动，使人体获得更多的氧并加以充分运用，运动量由小而大，循序渐进，经过一阶段的锻炼，再根据各自的条件和习惯缩短或延长时间，或适当加大运动强度和运动量。

2. 持之以恒　骨质疏松的运动疗法以天天进行为好，隔天或每周 3 次也能使身体达到相当健康的水准，切不可三天打鱼、两天晒网，要持之以恒。

3. 自我监控　在锻炼过程中要注意自我保护，学会自我监测，以防止运动损伤或骨折的发生。进行自我监测时应对呼吸、脉搏、血压、情绪、疼痛、疲劳、大小便等指标进行综合评价，不可仅以某项指标的好坏做出片面的结论，必要时应征询医生的意见。锻炼过程中，应根据自己的体质、健康状况进行自我调节和控制。衡量运动量是否合适的标准，常以脉搏数作为标准，通常以步行活动后 5 ～ 10 分钟脉搏数能够恢复正常为适度。选择合适的运动方式、运动强度、运动时间和频率，对于防治骨质疏松、减少骨折的危险性具有重要意义。不同的运动方式会对不同部位骨骼产生影响，因此在易发生骨折的部位，如腰椎、四肢长骨近端和远端等部位，还可进行局部的肌力锻炼，以增强局部的肌肉力量、关节灵活性和局部骨骼的骨质。

【运动养骨方法】

1. 太极拳　适宜老年患者，运动强度和难度宜小，以每日运动后稍感疲劳为度。本方法运动量偏小，动作轻柔和缓，对骨质疏松症有较好的治疗效果。

2. 户外运动　适宜不同年龄人群，可根据身体素质选择相应强度的运动。进行户外运动可接受日照，使胆固醇转变为维生素 D，促进钙的吸收。

3. 骨质疏松保健操

动作一：前倾后仰 10 次。

动作二：左右侧身 10 次。

动作三：双手扶膝，然后双手上举，反复进行 10 次。

动作四：一腿屈曲，双手叉腰，两腿交替 10 次。

动作五：两手向前着地，起立，反复进行 10 次。

动作六：一腿放于支撑物上，与髋平齐，身体用力前倾 10 次。

动作七：弓箭蹲步，左右反复进行 10 次。

动作八：蹲足屈身，每次持续 3 分钟。

动作九：弓箭步举手，左右反复进行 10 次。

动作十：跪膝前后举手，左右反复进行 10 次。

（六）器械养骨

低频脉冲骨质疏松治疗仪可通过特定频率及波长的电磁波，抑制破骨细胞活性、激活成骨细胞活性，从而增加骨形成、抑制骨吸收，是预防和治疗骨质疏松症较好的方法。

（七）情志养骨

不良情绪对人体的饮食、运动会产生不利影响，致使食欲下降、运动减少，容易产生内分泌系统紊乱，导致激素代谢失调，加快骨量的丢失。所以注意情志调畅是保证体内气血通畅、脏腑调和、身体健康的重要因素。

（八）起居养骨

1.尽量选择向阳的居室，保持室内清洁干燥，避免潮湿、阴暗的环境，适当进行日光浴。

2.注意天气变化。雨雪天气注意尽量减少外出活动，同时应注意防滑，以防跌倒导致骨折等并发症。

3.适度进行锻炼活动，避免过劳或过于安逸，导致失用性骨质疏松；或因过劳导致疏松的骨质出现微骨折，产生慢性酸困、疼痛症状。

4.养成良好的作息规律，作息有时，避免熬夜等习惯。

（九）四时养骨

1.春日养骨　春回大地，阳气升发，万物复苏，天地自然呈现出欣欣向荣、生机勃勃的景象。然而春季多风，乍暖还寒，昼夜温差大，所以春日养骨一定要掌握这些特点，顺应春令舒畅生发之气。注意气候多变，从饮食、起居各方面加以调适。

2.夏季养骨　在一年四季中，夏季是阳气最盛的季节，气候炎热而生机旺盛，对于人来说，此时是新陈代谢的旺盛时期。人体阳气外发，伏阴于内，气血运行亦相应旺盛起来，并且活跃于机体表面。因此，在夏季要注意保护人体阳气，防止因避暑而过分贪凉，从而伤害体内的阳气，这就是所谓的"春夏养阳"。具体来说，要注意以下几个方面：应晚睡早起，顺应自然界阳盛阴衰的变化，即每日早点起床，以顺应阳气的充盈与盛实；晚些入睡，以顺应阴气的不足。

3. 秋日养骨　秋天的气候变化大，早秋以热、湿为主；中秋前后较长一段时间又以燥为主；而到了深秋、晚秋，则以凉、寒为主。因此，人们在睡眠、穿衣、护肤、居住环境等起居的各个方面都要提高警惕，注意科学合理。

4. 冬季养骨　冬季天寒地冻，草木凋零，万物伏藏。人体则阳气潜伏，腠理紧闭，以保护体内元阳的生机。肾脏功能旺盛，充分发挥其封藏的职责。冬季养骨，重点是维持人体的阴阳平衡，维护脏腑功能，使气血旺盛，身体强壮。

第二十章　骨软化症

一、定义与概述

骨软化症（osteomalacia）是以新近形成的骨基质矿化障碍为特点的一种骨骼疾病，其结果导致非矿化的骨样组织（类骨质）堆积，骨质软化，从而产生骨痛、骨畸形、骨折等一系列临床症状和体征。本病又称佝偻病、软骨病、维生素 D 缺乏性佝偻病。骨软化症在中医学属于"骨痿"范畴。佝偻病发生在儿童，骨软化症发生在已经停止生长的成人。

二、病因病机

（一）中医学

中医学认为，该病多因先天不足或后天调养失当所致。禀赋不足或久病不已，损伤脾肾；或多产多孕，致肾精亏虚。骨失精血濡养，经脉气血不和，故见骨重酸痛。若寒闭日久，化热伤阴，或精血亏虚日甚，骨枯髓减，腰脊不举，甚而骨骼畸形，发为骨痿。素体脾胃虚弱，饮食摄入不足或吸收障碍，或过食酸咸，可内伤肝肾而致病。筋脉失养，导致弛缓不用；骨失充养，致骨痿软不能立。

（二）现代医学

现代医学认为，由于饮食摄入或日晒不足，或胃肠病变导致胃肠吸收障碍，体内维生素 D 不足，影响钙磷代谢，致使骨内膜骨化受损，骨吸收仍保留原来的规律，但新骨形成受限，以至于密质骨为松质骨代替，骨皮质变薄，骨小梁变细、变小，抗应力及强度减弱，在应力作用下发生弯曲畸形及病理骨折。

（三）平乐正骨学说

平乐正骨认为，肾主骨生髓，骨的生长、发育、强劲、衰弱与肾精盛衰关系密切。肾精充足则髓生化有源，骨骼赖以滋养而强健有力；肾精亏虚则骨髓生化乏源，骨骼失养。脾气健旺则脾胃运化水谷精微正常，四肢百骸皆得充养；若脾胃虚弱，运化乏力，机体消化吸收障碍，势必精亏髓空，百骸皆废。气机不畅，致使局部气血流通缓慢，循行不畅，甚至瘀滞不通，造成气滞血瘀、气虚血瘀、筋骨失荣、失养，筋弛骨软。气血的化生与五脏关系密切，五脏失衡可进一步引起气血亏虚与筋骨失荣，故在骨软化症防治过程中调理气血失衡的同时必须恢复五脏平衡。

三、病理特点与辨证分型

（一）病理特点

1. 体内维生素 D 不足为其病理基础，或食入不足、日晒不足、胃肠吸收障碍，致体内维生素 D；或他病导致体内代谢紊乱，致骨组织中新生的类骨质上矿物盐沉着不足。

2. 本病发生于成人，不影响成长发育，以骨抗应力减弱而出现骨骼畸形及不全骨折为特点。

3. 早期多为自发性全身骨痛，实验室检查多无异常；晚期多低血钙、低血磷、碱性磷酸酶增高，多有骨折及骨畸形，近侧肌无力及手足抽搐。

（二）辨证分型

1. 肾虚寒滞　久居阴冷潮湿，腰腿或全身骨骼疼痛，酸软无力，甚则畸形，行动困难，手足不温，畏寒，头晕，舌淡胖，苔白，脉沉迟无力。

2. 肾亏骨枯　腰腿或全身骨骼酸痛、困重无力，或畸形，举动困难，肌肉形削，手足抽搐，头晕耳鸣，五心烦热，盗汗，舌红少苔，脉细数。

四、诊断与鉴别诊断

（一）诊断

1. 病史　患者可有脂肪痢或胃切除病史，或长期饮食缺乏维生素 D，或居处环境差，日照少。

2. 症状与体征　骨软化症的主要表现是骨重痛无力、畸形，手足抽搐。骨痛多表现为周身性、自发性疼痛，多始于腰腿疼痛、下肋骨压痛。骨畸形多表现于下肢骨及骨盆，多为髋内翻、股骨及胫骨扭曲变形、脊柱后凸等。

3. 实验室检查　骨软化症早期多无异常，晚期多为低血钙、低血磷，血碱性磷酸酶增高。

4. 影像学检查　本病以广泛骨质疏松、压力畸形和假骨折线的出现为特点，骨小梁变细或消失，骨皮质变薄。

（二）鉴别诊断

1. 骨质疏松症　骨质疏松症常见于老年人及绝经后妇女，因骨细胞活力减退，骨基质产生不足，单位体积内骨量减少所致。骨活检看不到骨样组织。实验室检查，血钙、血磷及碱性磷酸酶多正常。

2. 类风湿关节炎　类风湿关节炎先从手、腕、肘等关节开始。早期表现为受累关节的红肿热痛，晚期表现为关节的畸形，严重患者多继发骨质疏松。实验室检查，类风湿因子多为阳性。

3. 泛发型纤维性骨炎　泛发型纤维性骨炎表现为骨组织减少，因甲状腺功能亢进，甲状旁腺激素分泌过多，骨吸收加快所致。实验室检查多为血钙升高，血碱性磷酸酶升高，血磷降低。X线片多表现为骨膜下骨质吸收。骨中常见虫蚀样或多发囊肿样改变。

五、治疗原则与常见误区

（一）治疗原则

1. 改善饮食，多食用动物肝脏、蛋类、乳类，海产品及鲜嫩蔬菜。

2. 补充维生素 D 及钙剂，每日可口服维生素 D 1000 ～ 1500U，并适量补钙。

3. 多晒太阳，积极治疗原发病。

4. 畸形严重者，如髋内翻、膝内翻、膝外翻等，应在内科治疗基础上行手术矫正畸形。

（二）常见误区

1. 病因认识不足　维生素 D 缺乏是骨软化症发病的重要原因，补充维生素 D 是治疗本病的重要方法。如果为胃肠病变引起吸收障碍或因肾小管酸中毒等病因引起者，则应积极治疗原发病，才能从根本上解决问题。

2. 治疗方法单一　对本病的治疗多局限于补充维生素 D 和钙剂，而改变居处环境、多晒太阳、配合饮食疗法也同等重要。

六、养骨要点

1. 要早期诊断、早期治疗，因为骨软化症的早期症状不典型，且实验室检查多无异常，一旦早期失治误治，容易产生骨关节畸形。早期诊断、早期治疗可预防畸形，避免致残。

2. 在充分补充维生素 D 的基础上要强调综合治疗，采用多种方法，发挥各种治疗方法的长处。

3. 要均衡膳食，增加日光浴。骨软化症的患者应多食用动物肝脏、脂肪、海产品等食物。同时多晒太阳，根据不同病症选用不同食疗方也是很有必要的。

4. 对严重髋内翻、膝内翻、膝外翻严重的患者，应在条件允许的情况下行畸形矫正术。

七、养骨方法

（一）药膳养骨

1. 参芪术骨汤　党参、黄芪、白术各15g，丁香2g，猪大骨头500g，调料适量。

将猪骨洗净、剁块，诸药布包，加清水适量煮沸后，调入米醋、料酒、食盐、川椒等，文火煨炖2小时，加味精调味服食。可健脾益气、开胃消食、补肾壮阳。

2. 芪术龟甲牛肉汤　北芪、白术各15g，龟甲25g，陈皮5g，牛肉500g，调料适量。将龟甲用米醋炙酥，同诸药布包，牛肉洗净、切块，同加清水适量，煮沸后调入葱、姜、花椒、盐、米醋、料酒等，文火炖至牛肉熟烂，去药包，以味精调味服食。可养阴益气、补肾壮骨。

3. 瘦肉汤冲服珍珠粉　党参、白术各15g，陈皮5g，瘦肉100g，调料适量，珍珠粉少许。将瘦肉洗净，切丝、勾芡，诸药水煎取汁、去渣，下肉丝煮沸后，调入葱、姜、花椒、盐、味精等，煮至肉熟汤浓后，冲服珍珠粉5g，每日1～2次。可镇惊安神、益气养阴、清热除烦。

4. 鲜藕黄精排骨汤　鲜藕300g，猪大排500g，黄精15g，调料适量，清汤少许。将鲜藕、米醋、料酒及清汤少许（鸡汤、肉汤、排骨汤均可）置锅中，武火烧沸后，转文火煨炖约3小时，调味服食。可补中益气、强筋壮骨。

5. 牡蛎龟甲麦麸散　牡蛎、炙龟甲各15g，麦麸10g，瘦肉汤适量。将三药共研细末，混匀备用。每次5g，每日2～3次，瘦肉汤送服。可补肾壮骨、安神养心。

6. 山药莲实散　山药250g，莲米、芡实各200g。将三药共研细末，每取20～30g，加白糖适量煮为稀糊，或调入粥中服食，每日1～2次，连续5～10日。可健脾、益气、敛汗。

7. 小麦粥　小麦30g，大枣5枚，大米50g。将小麦水煎取汁，加大米、大枣煮粥，待熟时加白糖少许调服，每日2次。可健脾益气。

8. 桂圆山药莲米粥　桂圆（即龙眼）、山药、莲米各10g，大米50g，白糖适量。将大米煮沸，纳入诸药煮粥，白糖调服，每日1～2剂，连续5～7日。可健脾益气、敛汗止泻。

（二）膳食养骨

骨软化症患者可多食用动物肝脏、脂肪、海产品等食物，同时多晒太阳。

（三）药物养骨

【内服药物】

1. 肾虚寒凝，治宜益肾温阳、散寒通脉，用独活寄生汤加减。

2. 肾亏骨枯，治宜滋肾养阴、补肾壮骨，用左归丸加减。

【外治法】

1. 中药外敷、膏贴、熏蒸　外敷、膏贴、熏蒸等方法能改善患者的局部血液循环，疏通经络，减轻疼痛，具有起效快、疗效好的特点。根据不同的临床症状选择合适的膏药敷贴对本病有良好疗效，可使药物直接作用于病灶局部，促进局部血液循环，促进炎性致痛物质代谢，减轻疼痛。

2. 中药熏蒸　中药熏蒸是利用药物煎液趁热在皮肤或患处进行熏洗，借助药力和热力，通过皮肤作用于机体而达到治疗目的。在温热的作用下，药物成分通过全身肌肤、孔窍、经穴，经渗透、吸收、扩散、辐射等途径深入腠里、脏腑，达到祛风散寒、活血通络、抗炎止痛、扶正固本等功效，调整机体阴阳平衡。药物可用草乌头、当归、地龙、木鳖子、紫草、椒目、葱须、荆芥各 30g，煎汤洗浴。

3. 热熨法 热熨法是传统中医疗法之一，是在热疗基础上以中医中药理论为指导，将中药加热，利用温热之力，使药物成分通过体表毛窍进入经络、血脉，直达病所，充分发挥药效，从而达到温经通络、活血行气、消肿止痛的作用。适用于佝偻病兼见畏寒、怕冷等阳虚体质的患儿。可选用葱姜炒麸子，根据临床症状用药加减。

（四）手法养骨

本病属于痿症范围。推拿应以强筋壮骨、健脾益肾为原则。

方法：分推第 1 胸椎至尾椎侧膀胱经 8～20 遍；连续提捻督脉 9～12 遍；拇指点揉脾俞、肾俞、命门穴各 3 分钟，20 遍。多指揉肋弓线 10～15 遍。揉拿胸大肌，反复 10～15 遍。点揉足三里、肱骨内上髁、髋关节及膝关节各 10～15 遍。

（五）运动养骨

合理运动有助于骨软化症的治疗，防止其复发。个人可根据自身的身体状况，制订适量的运动量，采用适当的运动方式，通过合理的锻炼，使机体处于健康的状态。运动量不宜过多，强度不宜过大，以防症状加重。

（六）情志养骨

平乐正骨养骨思想认为，静以养神，动以养形，静中有动，动中有静，以形养神，以神护形。骨软化症易造成患者身心伤害，致使患者郁郁寡欢、悲观失望，情志的失衡则进一步导致脏腑的阴阳失调、气血亏损，使病情加重或迁延病情。因此，开展情志养骨，是预防、治疗及康复的重要方法。

1. 情志疏导法 医护人员通过谈心等非药物手段，解除患者的心理顾虑。心理顾虑导致情志异常，影响气机，可引起疾病或加重病情，因此情志疏导法是了解和解除顾虑、疏导情志的良好方法之一。首先要求医护人员关心和同情患者，使患者感到温暖，这是实施此法的前提；在充分了解患者心理症结所在后，针对其不同的情况，采用不同的方式进行开导。

2. 情志导引法 此法适用于心情郁闷，不得发泄，或易于惊恐的患者。医护人员应有计划地安排患者读字吐音以出气或进行情志发泄，引导其消除惊恐情志，使之发泄于外，从而使气机得到疏泄，情绪得以平复。

3. 悦情逸志法 悦情逸志就是要规劝患者，适当参加文娱活动，培养情操，活跃情趣，学会在绚丽多姿的世界中自得其乐。如观看花鸟鱼虫、操习琴棋书画等，以保持愉快而平静的情绪，避免七情妄动。

（七）起居养骨

尽量选择向阳居室，保持室内清洁干燥，避免潮湿、阴暗的环境；多晒太阳，避免过度劳累，避免久立、行走，矫正不良姿势，并避免一个姿势过久，以防畸形。

（八）四时养骨

1. 春季养骨　要顺应春天阳气生发、万物始生的特点，注意保护阳气，着眼于一个"生"字。同时要充分利用、珍惜春季大自然"发陈"之时，借阳气上升，万物萌生，人体新陈代谢旺盛之机，通过适当调摄，使春阳之气得以宣达，代谢功能得以正常运行。骨软化症冬、春容易发病，且因春天气温并不稳定，容易患呼吸道感染性疾病，因此在春天预防治疗骨软化症的同时，还应注意避免呼吸道感染等疾病。

2. 夏季养骨　夏季有利于心脏的生理活动，乃节气相交之时，故应顺之。在整个夏季的养骨中要注重对心脏的特别养护。夏季天气炎热，毛孔开启，暑湿之邪极易侵入。且因夏天暑热，人们喜食生冷、贪凉，易损伤脾胃，使后天乏源，不能充养筋骨，所以应节制摄入生冷食物与饮料等，避免过度贪凉。夏天日照时间较长，且较剧烈，外出行日光浴时应选择适当的时间，以防晒伤。

3. 秋季养骨　秋季以"收养"为主要原则。秋季养骨一定要把保养体内的阴气作为首要任务，亦即"秋冬养阴"。秋冬引起内收，为来年阳气生发奠定了基础。立秋至处暑，秋阳肆虐，温度较高，加之时有阴雨绵绵，湿气较重，天气以湿热并重为特点。"白露"过后，雨水渐少，天气干燥，昼热夜凉，气候寒热多变。寒露过后，气温日趋下降，昼夜温差渐渐增大。到了深秋季节，天气骤变，极易受到寒冷的刺激，导致机体免疫力下降。因此，要顺应秋天的气候变化，适时增减衣物，做到秋冻有节，与气候变化相和谐，方能维系骨骼健康。

4. 冬季养骨　在冬季宜早睡晚起，最好等待日出后活动，以免扰动阳气。还要注意防寒保暖，护阳固精。在严寒的冬季，由于气温骤降，冷空气刺激，呼吸道抵抗力会明显下降，所以在冬季一定要适时增减衣物，注意防寒保暖，防止寒痹、肾着等疾病发生。

第二十一章　佝偻病

一、定义与概述

佝偻病多发生在婴幼儿时期，以及长骨骨骺闭合以前。其原因主要是维生素 D 或其活性代谢产物缺乏，同时合成钙和磷的能力不足，引起体内钙和磷等代谢紊乱，是儿科常见的四大顽症之一。本病特征与中医五迟、五软、龟背、解颅等较相似，属骨痿范畴。

二、病因病机

（一）中医学

中医学认为，脾肾不足常累及并可影响他脏。肾气不足，骨失髓养，常表现为生长发育迟缓，骨骼软弱无力，脾气不足，运化无力。肌肉失养常表现为纳差、肌肉松弛、肥胖等；肝气不足可见起坐行走无力，或易惊抽搐，心气不足，常易惊惕不安，语迟，精神反应淡漠。肺气不足则多汗、易感冒。肾气亏损，骨质不坚，可见骨发育迟缓，甚至出现方颅、牙迟、龟背鸡胸、下肢弯曲畸形。脾虚日久可出现四肢乏力、消瘦及消化功能紊乱等。

（二）现代医学

现代医学认为，佝偻病的发病与多种因素有关：①饮食中摄入维生素 D 不足或日照缺乏。②维生素 D 需要量增加而未及时补充（如妊娠、哺乳）。③维生素 D 吸收和代谢障碍（如胃肠大部切除术后，慢性肝、胆、胰疾病，肝硬化，先天性肾脏 1-α 羟化酶缺陷和维生素 D 受体突变等）。④某些肿瘤。⑤重金属中毒。⑥遗传性、获得性或肿瘤性低磷血症。⑦肾病综合征、慢性肾衰竭和肾小管性酸中毒、Fanconi 综合征。⑧其他：钙缺乏、骨基质生成障碍、高氟摄入及某些药物等。

（三）平乐正骨学说

平乐正骨学说认为，气血平衡根源于五脏的协调平衡，五脏平衡具体表现在气血化生的动态平衡过程中。其中，肾为气血之根。肾藏精，精生髓，髓化血，精血同源，精气归于肝，由肝化而为精血。脾主运化水谷精微，为气血生化之源。脾犹土，灌溉四方、生养万物，滋养其他脏腑。脾主升清，将清阳之气上输于心肺，通过心肺的气化作用将水谷精微化生为血液，再通过肺朝百脉作用运送至全身。由于气血失衡导致脏腑失衡，筋骨失养，骨气不充，骨质疏松，成骨迟缓，甚至骨骼畸形。

三、病理特点与辨证分型

（一）病理特点

佝偻病的主要改变为生长板的肥大细胞层增厚且未适当的钙化，但静止层及增殖层无改变。成熟层细胞的柱状排列消失，轴向厚度和宽度增加，先期钙化带未能发生矿化，从而使血管呈趋化性方向长入生长板。原始松质骨区钙化障碍，形成干骺端各种畸形。其病理基础是矿化障碍，大量类骨质堆积，导致骨质软化、畸形。

由于病因不同，佝偻病发病时间不同，表现各异。营养性佝偻病多见于 6～24 个月婴儿，遗传性维生素 D 假性缺乏常见于出生后 2～3 个月婴儿，而单纯性低血磷性佝偻病一般在出生后 2～5 年才有所表现。

佝偻病表现在骨生长和骨转换迅速的部位更为明显。在出生后第 1 年，生长最迅速的是颅骨、腕骨和肋骨。表现为颅骨质软，指压后可凹陷，呈乒乓球样弹性感觉，颅骨四个骨化中心类骨质堆积，向表面隆起，形成方颅。肋骨和肋软骨交界处也有类骨质堆积、膨大，成串珠肋，同时肋骨缺钙、变软，受肋间肌牵引内陷，而胸骨突出，形成鸡胸。膈肌长期牵拉肋骨，在前胸壁出现横形的凹陷，即赫氏沟。长骨骨端膨大突出，在腕、踝、膝关节处尤为显著。长骨骨干缺钙、软化，因应力作用而弯曲，出现"O"形腿（膝内翻）、"X"形腿（膝外翻），或胫骨下部前倾，成军刀状畸形。严重佝偻病患者和患佝偻病的婴幼儿可因严重低血钙而出现手足搐搦，甚至可致全身惊厥、喉痉挛，发生窒息而死亡。

佝偻病除骨病变外还可出现腹胀、腹膨隆、食欲不振、多梦、易惊、头部多汗、乳牙萌出迟缓、身高生长延迟，而且非常易患感冒、肺感染。过去常认为这些现象是由于骨质变软、胸部畸形、低磷血症使呼吸肌无力，影响呼吸功能所致，近年认为其与激素、维生素 D 的缺乏本身有直接关系。已证实 $1, 25-(OH)_2D_3$ 可调节人体对病毒感染的免疫反应，抑制人体单核细胞相关病毒感染，促使单核细胞向有吞噬作用的巨噬细胞转化，并加强单核巨噬细胞的免疫功能；维生素 D 缺乏与感染的发生率呈正相关。

（二）辨证分型

1.肺脾气虚　形体虚胖，神疲乏力，面色苍白，多汗，发稀易落，肌肉松弛，大便不实，纳食减少，囟门增大，易反复感冒，舌淡，苔薄白，脉细无力。

2.脾虚肝旺　头部多汗，面色少华，发稀枕秃，纳呆食少，坐立、行走无力，夜啼不宁，时有惊惕，甚至抽搐，囟门迟闭，齿生较晚，舌淡，苔薄，脉细弦。

3. 肾精亏损 面白虚烦，多汗肢软，精神淡漠，出牙、坐立、行走迟缓，头颅方大，鸡胸龟背，肋骨串珠，肋缘外翻，下肢弯曲，或见漏斗胸等，舌淡，苔少，脉细无力。

四、诊断与鉴别诊断

（一）诊断

1. 临床表现 骨软化症的典型表现为骨痛、骨畸形和假性骨折。除腰腿痛、肌无力、行走困难等外，负重后疼痛加重特别明显，轻微损伤碰撞或跌倒后易引起肋骨、脊椎和骨盆骨折。严重病例可有长骨畸形、胸廓和骨盆畸形、驼背。部分患者有手足搐搦和麻木。根据病因不同，佝偻病患儿的临床表现和严重程度会有所差别，主要表现为骨骼疼痛、畸形、骨折、骨髓增大和生长缓慢。佝偻病患儿的早期表现为情绪异常和发育延迟、继发性身材矮小和畸形，伴多汗、腹胀和便秘，严重者不能站立和行走。低磷性佝偻病常表现为肌无力和肌张力减低等症状；低钙血症明显时常有手足搐搦；维生素 D 依赖性佝偻病 II 型常有秃发。

2. 体征 主要体征为骨畸形，发生部位以头部、胸部、骨盆和四肢多见。儿童典型体征为方颅、枕秃、鸡胸、串珠肋、亨利沟，腕部增大呈手镯样，"O"形腿或"X"形腿。身材较矮小，可伴贫血和肝大。

3. 辅助检查

（1）X 线摄片：主要表现为骨干和骨筋的普通性骨质疏松、皮质变薄，伴病理性骨折，骨髓骨化中心小，边缘模糊，骨筋生长板增厚，干骺边缘模糊、呈毛刷状，可出现杯口状凹陷。长骨呈弯曲畸形，常伴膝内翻或外翻。

（2）骨密度测量：可发现普遍性骨密度降低，以皮质骨更为明显。

（3）骨代谢生化指标测定：不同原因所致的骨软化症和佝偻病的改变各异。

①以钙和维生素 D 代谢异常为病因者：a.血清钙水平明显降低，同时血磷水平也可能降低，并可伴继发性甲状旁腺功能亢进，因此血甲状旁腺素（PTH）水平增高。b. 营养缺乏性佝偻病常有血清 25- 羟维生素 D_3 水平降低。c. 维生素 D 代谢异常（羟化酶缺乏）常会出现单纯 1, 25- 二羟维生素 D_3 水平降低，维生素 D 抵抗者 1, 25- 二羟维生素 D_3 的水平升高。

②以磷代谢异常为病因者：a.血钙水平通常在正常范围，特征性的改变为血磷水平显著降低。b.血清 25- 羟维生素 D_3 水平和甲状旁腺激素（PTH）水平可在正常范围，但也有部分患者血清 1, 25- 二羟维生素 D_3 水平可低于正常范围。几乎所有的佝偻病或骨软化症患者的血清碱性磷酸酶水平会显著升高。

佝偻病的病因诊断主要根据病史、临床表现、实验室检查确定。肝肾功能检查、血气分析等有助于诊断。怀疑为遗传性疾病或维生素 D 受体突变时，有条件者可做相应基因的突变分析，明确其分子病因。

（二）鉴别诊断

1. 原发性甲状腺功能亢进　原发性甲状腺功能亢进如果在骨骺闭合之前发病，其骨骼病变和佝偻病相似，但二者的实验室检查及临床表现可资鉴别。原发性甲状腺功能亢进患者表现为高尿钙、高血钙及血清碱性磷酸酶显著升高，且患者无手足搐搦表现。

2. 服用癫痫药物后引起的低钙血症　本病患儿有明显的癫痫发作病史及药物治疗史，可资鉴别。

3. 软骨营养不良　属先天性软骨细胞发育障碍性疾病。患儿头大、前额突出、长骨骺端膨出、串珠肋及腹胀等与佝偻病相似，但患儿四肢手指粗短、五指齐平、腰椎前凸、臀部后凸等可与佝偻病鉴别。

五、治疗原则与常见误区

（一）治疗原则

佝偻病早期发现、积极治疗和预防，可让疾病停留在初级阶段，避免或减轻骨畸形。其原则如下。

1. 早发现，早治疗　早期发现和积极治疗预防，可防止产生骨骼畸形的后遗症。

2. 积极治疗原发病　如患儿长期腹泻或患有肾脏疾病，应积极治疗原发病。

3. 防止发生骨畸形或畸形加重　可通过手法按摩，辅助固定，防止或减缓骨畸形，患儿佝偻病发展停止后也可通过手术截骨矫正畸形。

4. 个体化诊疗方案、联合治疗　根据每个患者的自身情况，制订出一个符合患者病情的诊疗方案，如调治喂养方案，适量补充维生素 D、多晒太阳、积极治疗原发病，才能达到满意的效果。

（二）常见误区

佝偻病的治疗和康复首先要把病因诊断清楚。目前，患者和医务工作者的保健意识相对较弱，加上基层医务工作者对该病缺乏深入认识，许多患儿不能及时得到正确诊治，其常见误区有如下几点。

1. 认为佝偻病就是"缺钙"　维生素 D 缺乏性佝偻病主要是由于体内维生素 D 不足，致使钙、磷代谢失常的一种慢性营养性疾病。"缺钙"是继发于维生素 D 不足，当然，也有部分小儿是单纯摄钙不足，或两者兼而有之，也就是说，维生素 D 不足、摄钙不足，或两者兼有，都可导致佝偻病，而最常见的是维生素 D 不足，所以把佝偻病视为缺钙是不恰当的，容易引起人们的误解。一些家长在没有医生的指导下十分重视补钙，给小儿吃各种各样的钙，但不补充足量的维生素 D，结果是无效补钙。相反，补钙过多，不能有效利用，不但浪费药物资源，还可能导致小儿便秘，影响胃肠道功能，容易造成小儿厌食。

2. 认为佝偻病患儿血钙低　维生素 D 缺乏可导致两种情况：一种是维生素 D 缺乏性佝偻病，以骨骼改变为主要表现，血钙可在正常范围或偏低；一种是维生素 D 缺乏性手足搐搦症，多见于 6 个月以内的小婴儿，以血钙低为主要表现。这主要是由于当维生素 D 缺乏时，甲状旁腺代偿性分泌也不足，出现低血钙表现。因此，患佝偻病时血钙不一定低。

3. 预防和治疗概念混淆　预防佝偻病是在小儿未患佝偻病前，给予预防性投药，维持小儿每日生理需要，防止佝偻病发生。一旦患了佝偻病就需要治疗了，治疗佝偻病与预防性使用维生素 D 和钙剂的量差异很大。治疗后病情稳定，仍需要预防性给药。

4. 骨骼后遗畸形消失　通过有效的治疗后，骨骼的 X 线改变可逐渐消失，但出现的骨骼后遗畸形，如"X"型腿、"O"型腿、鸡胸等不能恢复，随着下肢骨的生长延长、胸大肌的发达，畸形部分可被掩盖，畸形严重者则需要手术矫形。因此，预防佝偻病是很重要的。

5. 补充足量的维生素 D 和钙剂　对于 95% 以上的维生素 D 缺乏性佝偻病，补充足量的维生素 D 和钙剂后，症状可以消失，但对于少数非营养性的维生素 D 缺乏性佝偻病则不然，经过常规预防或治疗后无效，应尽早找到造成佝偻病的病因，如家族性低磷血症、远端肾小管性酸中毒、维生素 D 依赖性佝偻病、肾性佝偻病等，尽早治疗。

6. 佝偻病诊断误区　诊断小儿是否患有佝偻病，许多家长仅依据多汗、烦躁、易惊、枕秃等表现，其准确率很低。正确的诊断必须源自对病史资料、临床表现、血生化检测结果和骨骼 X 线检查的综合判断。血清 $25-(OH)_2D_3$ 在早期即明显降低，是可靠的诊断标准。

7. 补食鱼肝油制剂　服用鱼肝油制剂就可以预防佝偻病，这是一个错误的概念。鱼肝油制剂中含有维生素 D，但补充足量的维生素 D 才能有效预防佝偻病。鱼肝油制剂有几种不同的配方，有一种是淡鱼肝油。如橙汁鱼肝油中含维生素 D 只有 11U，含维生素 A 只有 77U，如果每日需补充 400U 的维生素 D、维生素 A，则所需的淡鱼肝油摄入量远远超过生理需要量，服用的量也比较大，因此，不宜用橙汁鱼肝油预防佝偻病。同样，乳白鱼肝油也是淡鱼肝油，也不宜用作预防性给药。

预防佝偻病应补充浓缩鱼肝油制剂，当然，浓缩鱼肝油制剂由于维生素 D 与维生素 A 比例不同也有不同的剂型。2：1 剂型含维生素 A 10 000U，含维生素 D 5000U。如果按每日补充维生素 D 400U，则补充维生素 A 800U，没有超过规定的小儿每日应补充维生素 A 的量，不会造成维生素 A 过量或中毒。3：1 剂型鱼肝油含维生素 D 600U，含维生素 A 1800U。10：1 剂型含维生素 D 1000U，含维生素 A 10 000U，都不适宜小儿服用，尤其是 10：1 剂型，含维生素 A 量太高，更不适宜小儿补充维生素 D 使用。另外，还有纯的维生素 D 制剂，也比较适宜补充人体每日的生理需要量。如

WHO 组织推荐的浓缩维生素 D 胶丸，小儿从出生后 2 周开始服用，每月 1 丸即可预防佝偻病。

还有，补充维生素 D 时要注意，滴剂容易发生氧化而失去作用，要注意避光。药瓶盖子要拧紧，即使用不完，也要每个月更换一瓶。多晒太阳是获取维生素 D 的好途径。

8. 治疗用药单一 预防用药是供给每日所需的维生素 D 和钙剂，治疗用药是控制疾病的发展。防止骨骼改变和其他病理改变，治疗用药是预防用药量的 10 倍，所以，一旦经医生诊断患有佝偻病，就要服用治疗量的维生素 D 或钙剂。

维生素 D 缺乏性佝偻病的预防和治疗，以补充足量的维生素 D 为主要措施。维生素 D 缺乏性手足搐搦症的预防和治疗，以补充足够的钙剂为主要措施，但当病情稳定后，也要在补充足够钙的基础上补充维生素 D。由于肝肾功能障碍导致的佝偻病，应补充活性维生素 D，如骨化三醇胶丸（罗盖全）。普通维生素 D 不能有效预防佝偻病的发生。

六、养骨要点

1. 早预防 预防佝偻病要从母亲孕期开始。在怀孕期就要经常接触日光或者服用鱼肝油；母乳喂养的婴儿吃母乳加上晒太阳，可不必另加维生素 D；人工与母乳混合喂养时，婴儿出生 2 周开始加用维生素 D。其次，保持日光照射量。每日平均接触日光 2 小时，可以满足体内维生素 D 的需要。夏季可以晒太阳，到冬季后改用口服鱼肝油。在口服鱼肝油的同时加用钙剂，每日 0.5 ～ 1.0g。

2. 综合治疗 每种治疗方法都有其长处和不足之处。采用中西医结合及各种内治、外治的方法，发挥各种治疗方法的长处，防止或减轻某一种疗法的不良反应。

3. 多晒太阳 出生 3 个月后的婴儿要适当选择风和日丽的天气多晒太阳，平均每日户外活动时间应在 1 小时以上，并多暴露皮肤。

4. 提倡母乳喂养 及时添加富含维生素 D 及钙、磷比例适当的婴儿辅助食品。

七、养骨方法

（一）药膳养骨

1. 参芪术骨汤 党参、黄芪、白术各 15g，丁香 2g，猪大骨 500g，调料适量。将猪大骨洗净、剁块，诸药布包，加清水适量煮沸后，调入米醋、料酒、食盐、川椒等调料，文火煨炖 2 小时，加味精调味服食。可健脾益气、开胃消食、补肾壮阳。

2. 芪术龟甲牛肉汤 北芪、白术各 15g，龟甲 25g，陈皮 5g，牛肉 500g，调料适量。将龟甲用米醋炙酥，同诸药布包，牛肉洗净、切块，同加清水适量，煮沸后调入葱、姜、花椒、盐、米醋、料酒等，文火炖至牛肉熟烂，去药包，以味精调味服食。

可养阴益气、补肾壮骨。

3. 瘦肉汤冲服珍珠粉 党参、白术各 15g，陈皮 5g，瘦肉 100g，调料适量，珍珠粉少许。将瘦肉洗净，切丝、勾芡，诸药水煎取汁，去渣，下肉丝煮沸后，调入葱、姜、花椒、盐、味精等，煮至肉熟汤浓后，冲服珍珠粉 5g，每日 1～2 次。可镇惊安神、益气养阴、清热除烦。

4. 鲜藕黄精排骨汤 鲜藕 300g，猪大排 500g，黄精 15g，调料适量，清汤少许。将鲜藕、米醋、料酒及清汤少许（鸡汤、肉汤、排骨汤均可）置锅中，武火烧沸后，转文火煨炖约 3 小时，调味服食。可补中益气、强筋壮骨。

5. 牡蛎龟甲麦麸散 牡蛎、炙龟甲各 15g，麦麸 10g，瘦肉汤适量。将三药共研细末，混匀备用。每次 5g，每日 2～3 次，瘦肉汤送服。可补肾壮骨、安神养心。

6. 山药莲实散 山药 250g，莲米、芡实各 200g。将三药共研细末，每取 20～30g，加白糖适量，煮为稀糊，或调入粥中服食，每日 1～2 次，连续 5～10 日。可健脾、益气、敛汗。

7. 小麦粥 小麦 30g，大枣 5 枚，大米 50g。将小麦水煎取汁，加大米、大枣煮粥，待熟时加白糖少许调服，每日 2 次。可健脾益气。

8. 桂圆山药莲米粥 桂圆、山药、莲米各 10g，大米 50g，白糖适量。将大米煮沸，纳入诸药煮粥，白糖调服，每日 1～2 剂，连续 5～7 日。可健脾益气、敛汗止泻。

（二）膳食养骨

提倡母乳喂养，及时添加富含维生素 D 及钙、磷比例适当的婴儿辅助食品。母乳喂养及合理膳食对疾病的预防和康复作用重大。

（三）药物养骨

【内治法】

1. 脾肺气虚 治宜健脾补肺。方用人参五味子汤加减。人参 3g，白术 5g，茯苓 3g，麦冬 3g，五味子 2g，甘草 3g。盗汗、自汗，加浮小麦、龙骨、牡蛎，固涩敛汗；大便不实，加山药、扁豆、苍术，益气健脾助运；夜寐哭吵，加夜交藤、合欢皮，养心安神；易反复感冒者，加黄芪、防风，补气固表。

2. 脾虚肝旺 治宜健脾平肝。方用益脾镇惊散加减。人参 3g，白术 9g，茯苓 9g，朱砂 3g，钩藤 6g，甘草 3g。体虚多汗，加五味子、龙骨、牡蛎，生津固涩止汗；睡中惊惕，加石决明、珍珠母，息风镇惊；夜间哭吵，加木通、竹叶，清心降火；反复抽搐者，加龙骨、牡蛎、蜈蚣，潜阳息风镇痉。

3. 肾精亏损 治宜补肾填精。方用六味地黄丸加减。

【外治法】

在内服之外运用中药外敷、膏贴、熏蒸、热熨等方法，能改善患者的局部血液循环、疏通经络，具有疗效明显、作用迅速、使用方便、经济实用等特点。

（四）手法养骨

本病属于五迟、五软范围，推拿应本着强筋壮骨、固本求原的原则，具体方法如下。

1.提捻督脉，连续 9～12 遍，以局部潮红为宜。

2.分推第 1 胸椎至尾椎的膀胱经 1、2 侧线，8～20 遍。

3.拇指点揉脾俞、肾俞、命门穴，各 1～2 分钟。

4.多指拿揉胸锁乳突肌，10～15 遍；拇指压迫颈部两侧，以颈中穴为主，约 1 分钟。

5.反复快速摩擦锁骨中线，由上到下至肋弓边缘，8～20 遍。

6.多指揉肋弓线，10～15 遍。

7.揉拿胸大肌，反复 10～15 遍。

8.点揉足三里、肱骨内上髁上 2 寸处，各 10～15 遍。

（五）运动养骨

佝偻病患儿应以休养为主，忌过度锻炼或久坐、久卧、久立，以防出现骨骼畸形。适度进行腰背肌锻炼，尤其是后伸运动，有助于遏制驼背的发展速度。避免久坐、久立、久卧，可以减缓四肢及胸廓畸形。

（六）情志养骨

由于佝偻病患儿年龄较小，不像成年人易被困扰，然而使患儿保持心情愉快仍是预防及治疗佝偻病的一种重要方法。可通过情志疏导、悦情逸志以保持患儿愉快、平静的情绪，避免情志过激。

（七）起居养骨

尽量选择向阳居室，保持室内清洁干燥，避免潮湿、阴暗的环境；避免患儿过早坐立和行走，矫正不良姿势，并避免保持一个姿势过久，以防畸形。

第二十二章　骨关节炎

一、定义与概述

骨关节炎是以关节软骨面的局限性退行性变，软骨下骨增生、硬化，关节周围骨赘形成，以及关节畸形为病理特征的慢性进行性关节疾患。骨关节病可侵犯全身各个关节，好发于膝、髋、手（远端指间关节、第 1 腕掌关节）、足（第 1 跖趾关节、足跟）、脊柱（颈椎及腰椎）等负重或活动较多的关节。临床上，疼痛是骨关节炎最主要的症状，可表现为受累关节酸痛不适，久站、久坐后症状加重，活动时引起剧痛。此外，还可出现关节肿大甚至畸形、晨僵、关节摩擦音（感）、关节活动受限等。骨关节炎发生在膝关节时，后期因关节韧带损伤和关节内游离体形成等，可出现膝关节不稳定，以及关节交锁等症状。

本病按病因可分为原发性骨关节炎和继发性骨关节炎。前者是指原因不明的骨关节炎，与遗传和体质因素有一定关系，多见于中老年人；后者是指继发于关节外伤、先天性或遗传性疾病、内分泌及代谢病、炎性关节病、地方性关节病、其他骨关节病等的骨关节炎。

二、病因病机

（一）中医学

中医学认为，该病多因人体正气内虚，风湿寒邪侵入人体，闭阻气血，留着经络关节，或因年高体虚，肝肾不足，慢性劳损，筋脉关节失养，或邪停经络，久则影响气血运行，气滞血瘀，留着关节等所致。

（二）现代医学

现代医学认为，关节软骨表层细胞的营养来源于正常的关节滑液，是由位于关节软骨表层的软骨小泡，通过关节运动过程中所形成的关节腔内压力变化，对滑液吐故纳新、新陈代谢，维持软骨表层的营养及其生理状态，并维持其健康和功能。过度运动首先可直接造成关节软骨、骨、滑膜、韧带等各结构损伤，导致骨关节病。其次，当滑膜损伤时，滑液理化性质异常，关节软骨在营养失衡或损伤的同时遭受炎性滑液侵袭，造成软骨二次化学浸蚀性损伤。活动减少或过静则可导致关节内压异常，影响关节软骨的新陈代谢与气血循行，久之关节软骨失养、退变，生物学性能下降，甚至变性坏死而发病。

（三）平乐正骨学说

平乐正骨学说把骨性关节炎归属为"骨痹"范畴，认为其发病原因为劳倦太过失衡，加之中年以后，人体气血渐亏，肝肾不足，筋骨失养，发生劳损，或夹外邪而发病。筋骨失衡，反阻气血循行，导致气血失衡。如关节骨端软骨下微骨折、韧带松弛损伤、肌肉萎缩、滑膜炎等均导致局部经络损伤甚至闭阻，气机不畅，血瘀气滞，气血失衡，进而加重筋骨失养、失衡。

动静失衡是形成骨关节炎的又一重要因素，动则使通，静则养精，动静平衡，经通精流，气血以充，五脏六腑、筋骨、四肢百骸得以滋养而健。运动的绝对增加和相对减少均可导致动静失衡。前者指随着年龄增加或超生理剧烈运动，长年累月，引起骨关节累积性损伤，退变磨损。后者则指随着年龄增长，运动量减少或素不喜运动，甚至因气血虚弱与疾病等因素导致运动量锐减而动静相对失衡，致脾胃虚弱，气血不足，精气不流，筋骨失养，筋弛骨软而发病，最终加重失衡。

三、病理特点与辨证分型

（一）病理特点

1.关节疼痛：早期膝关节骨性关节炎多以髌股关节或膝关节内侧疼痛为主，多于上下台阶时首先出现症状，而平路行走时无明显不适；中期则多表现为"休息痛"，即静息后活动起始痛，活动数秒后疼痛明显减轻或消除，劳累后症状复现或加重。

2.肿胀与畸形：伴发滑膜炎时关节多肿胀并伴有明显疼痛，后期多伴有渐进性关节畸形，活动受限。

（二）辨证分型

1.气滞血瘀　痹痛日久，患处刺痛、掣痛，疼痛较剧，痛有定处或痛且麻木，不可屈伸，反复发作，骨关节僵硬变形，关节及周围呈暗瘀色，舌体暗紫或有瘀点、瘀斑，脉细涩。

2.风寒湿痹　肢体、关节酸痛，关节屈伸不利，局部皮色不红，触之不热，得热痛减，遇寒增剧，活动时疼痛加重，舌苔薄白或白滑，脉弦紧或涩。

3.湿热痹阻　关节肿胀、积液，以下肢膝、踝关节为重，伴疼痛、灼热，周身困乏无力，下肢沉重酸胀（胶着感），舌体胖，边有齿印，舌质红，苔黄腻，脉滑数。

4.肾虚骨痹　骨关节疼痛日久不愈，时轻时重，或筋脉拘急牵引，屈伸运动则疼痛加剧，或关节变形，筋肉萎缩，腰膝酸软，形寒肢冷，尿多便溏，心悸气短，食少乏力，面色萎黄，或头晕耳鸣，烦热盗汗，舌淡白，或舌红少津，脉沉细，或沉细而数。

四、诊断与鉴别诊断

（一）诊断

1. 详细的病史 详细询问病史在骨关节炎的诊断中占有重要的地位，包括年龄、受累关节的数目、部位、程度、疼痛性质、有无晨僵及与活动的关系等。

2. 体格检查 包括受累关节局部压痛，有无关节肿胀，大关节有无摩擦感，关节有无畸形、活动受限甚至关节半脱位等。下蹲痛则表明髌股关节受累，手扶髌骨伸屈膝关节时，可以感到髌骨下有摩擦音。

3. 影像学检查 有助于骨性关节炎诊断治疗的影像学检查包括超声、X线、磁共振成像、关节镜检查等，其中关节镜检查是骨性关节炎诊断的金标准，可以直接观察关节软骨的肿胀、磨损情况，明确半月板的破裂部位及退变程度，以及滑膜增生程度等。但关节镜不能显示软骨深层改变及软骨下骨质改变情况，同时关节检查属于有创检查，为其缺点。X线片无法反映软骨早期的病变，而随病程进展，中晚期X线片可表现为关节间隙狭窄、软骨下骨囊性变、关节边缘骨赘形成等，晚期可出现关节游离体甚至关节半脱位等。如下蹲痛，则加拍髌骨轴位像，可发现髌外倾或半脱位。MRI可显示早期关节软骨退变、软骨下骨硬化、小的囊性变、膝关节交叉韧带松弛变细、半月板变性、撕裂及滑囊病变、关节腔积液等病变情况，对诊断和治疗具有较大的指导作用，但价格昂贵为其缺点。

（二）鉴别诊断

本病尚须与下列疾病相鉴别，通过病史、疾病特点及实验室检查，不难鉴别。

1. 类风湿关节炎 两者都累及指关节、膝关节等，然而类风湿关节炎以近指关节和掌指关节的病变为突出，且关节肿痛、滑膜炎症远较骨关节炎明显，很少出现Heberden结节，且类风湿因子阳性、血沉增快。

2. 银屑病关节炎 亦易累及远指关节，但X线表现与骨关节炎不同。患者皮肤有银屑病皮疹。

3. 假性痛风 为焦磷酸钙晶体沉着于关节软骨、滑膜、包膜、韧带而引起局部关节（其中以膝受累多见）的肿痛，X线表示关节软骨面有钙化线，关节液中可找到焦磷酸钙的结晶。后两者可与骨关节炎鉴别。

4. 其他 根据患者年龄、临床表现、X线特点，可与髋关节结核、无菌性骨坏死鉴别。

五、治疗原则与常见误区

（一）治疗原则

1. 整体辨证，随证施治　平乐正骨认为，人是一个有机整体，牵一发而动全身，局部疾病往往只是全身失衡的局部表现，应该透过现象看本质，透过局部看整体，强调以中医的整体观念进行辨证论治，标本兼顾，内外兼治。

2. 理气活血，气血共调　平乐正骨认为在骨关节炎的论治中当以气血为核心，把气血共调平衡理论贯穿到诊疗的全过程。气血共调是人体维持正常生理功能的基础。《素问·调经论》言："人之所有者，血与气耳。"气是人生命活动的动力，血则是人生命活动的物质基础。气血的运行保持着动态平衡的关系，既对立制约，又相互依存。气血平衡则机体安，气血失衡则众患生。《素问》曰："气血正平，长有天命；血气不和，百病乃变化而生。"气血失调是骨关节炎病机的基础。气滞气虚可致血瘀，血瘀血虚又可致气滞，气滞血瘀则经络不通，筋骨失养，不通则痛。

3. 筋骨并重，肝肾并举　"筋骨并重，肝肾并举"是平乐正骨治疗骨关节炎的重要思想。平乐正骨认为，筋系肌腱、肌肉、神经、血管、韧带、骨膜等一切软组织的统称，具有连接关节、维护关节稳定性、束骨利节、支配肢体活动、滋养和修复骨骼的作用。骨为奇恒之府，性刚强，既能支持形体，又能保卫内脏，是人体之支架，为筋起止之所，血管通行之处。平乐正骨认为，筋与骨在功能上相互协调平衡，在结构上密不可分，共同完成人体的运动功能。在骨关节炎的治疗中要遵循筋与骨动态平衡的关系，二者兼顾。应根据不同个体的不同情况，坚持适当的有助于恢复筋骨平衡的功能锻炼。

4. 动静互补，协调平衡　"动静互补，协调平衡"是平乐正骨治疗骨关节炎的重要治则。平乐正骨在骨关节病的治疗中十分注重动静互补，强调"用进废退"，强调以不产生症状为临界限度，合乎生理活动轴，循序渐进地加强功能活动，强调动静互补、互用，动态平衡，促进疾病的康复。

5. 内外兼治，药法并举　在整体辨证的基础上，平乐正骨重视内外兼治，既治内在脏腑失衡、气血失衡之本，又治外在筋骨失衡等骨关节表现之标。在治疗方法选择上提倡综合治疗，内治法与外治法并用，药物内服与外洗渍渍、药物治疗与手法针灸等并举。药物内治法可以达到调理脏腑、疏通气血、强筋壮骨的目的，诸外治疗法可疏通经络、消肿止痛、通利关节、改善症状。

（二）常见误区

1. 盲目治疗　因为许多风湿病均有关节疼痛，所以患者常常在没有确诊之前就主观认为，只要有关节痛就是风湿病，往往有病乱投医。对症治疗是需要的，一般只是暂时和短期的治疗方法，但许多患者却长期服用非激素类抗炎药。这类药物可以减轻关节疼痛，缓解症状，但不能解决根本问题，且有较多的不良反应，如肝、肾功能损害，消化道溃疡和出血，血液、神经系统影响及股骨头坏死等。

2. 减轻体重在治疗中无关紧要　减轻体重、减少关节的损伤和负重，在骨性关节炎的治疗中起着十分重要的作用，但这一点很少被人们认识。

3. 相关治疗可有可无　患者往往只注重药物治疗，而忽视相关问题在骨节炎治疗中的重要作用；忽视关节功能锻炼，认为按摩等康复措施可有可无。

4. 年轻人不会得骨关节炎　一般认为骨关节炎是 60 岁以上的人才得的病，其实骨关节炎可影响所有年龄的人，其早期变化在二三十岁就开始了。

5. 骨刺是罪魁祸首　骨刺又称骨质增生，其发生的根本原因是软骨退变。软骨是附着在关节上面的一层特殊组织，平时起到一种润滑的作用，减少关节摩擦。随着年龄增长或外伤，软骨磨损甚至碎裂，导致关节松动。而软骨往往不可以再生，人体会出现局部骨质增生来保持关节稳定，所以，骨刺在一定程度上是一种保护性反应，只有到了非常严重的程度才需开刀去除。真正需要开刀换关节的患者是极少数的。

6. 骨关节炎是小病　很多人认为骨关节炎是小病，用点止痛药就可以了，无须其他治疗，腰、腿关节疼痛扛一扛就过去了。其实并不尽然。关节软骨退变继续加重，甚至完全退化，最终可能导致严重疼痛和残疾。很多骨关节炎患者认为服用止痛药后"不痛"就已经达到了治疗目的，其实这并不意味着已经治愈，并且事实上，目前没有哪一种药物能够延迟或逆转骨关节炎患者的病理改变，疼痛随时会再次出现，如此反复，病情将会恶化。

7. 骨关节炎患者不宜运动或过于运动　膝骨关节炎患者往往由于关节疼痛，不想动、不能动，导致失用性萎缩，如果没有意识到此点，坚持因"痛"而不"动"，日久必导致想"动"都不能"动"了。还有一种情况，有不少膝骨关节炎患者认为必须要锻炼才能保持关节功能，甚至有人认为得此病恰恰是因为年纪大了，活动减少造成的，越痛越要活动，于是，忍着疼痛反复锻炼，甚至长途步行 1 ～ 2 小时，或登山、跑步，以至于不少患者因此而病情恶化，来医院治疗。

六、养骨要点

1. 标本兼治　慢性骨关节病突受风寒等外界因素影响，出现疼痛加剧、痉挛、筋骨失衡等症，先以治标为主，施以理气舒筋之手法，恢复筋骨之平衡，再施以养血气、益肝肾、强筋骨之法。医生应该以患者为治疗核心，加强与患者的交流沟通，从疾病的治疗、患者的心态等全面给予患者支持，以此促进疾病的康复。疾病的变化多端决定了标本关系的动态变化，《素问》曰："知标本者，万举万当。不知标本，是谓妄行。"平乐正骨认为，临床要随着疾病的治疗进程及内外条件，及时把握疾病的主次矛盾，进而提出科学的治疗方案。

2.动静平衡　动与静的协调平衡也是骨关节病治疗的关键因素。动则使通，经络通顺，气血流畅，百骸得养，筋骨强壮，关节通利。首先，嘱患者不可久坐，一般单次坐时不要超过40分钟，不宜坐矮凳或蹲位工作；嘱患者进行适当的功能锻炼和肌肉功能训练，以避免关节粘连，防止局部筋肉的萎缩、挛缩及关节拘挛，促进气血循行，筋骨修复；同时嘱患者不可过度活动、过度负重，尤其要避免跑、跳等剧烈运动，避免上下台阶等抗势能运动。

3.膳食平衡　平乐正骨强调，骨关节炎患者的膳食种类与量要适当、均衡，忌膏粱厚味与生冷之物，切不可偏食、偏嗜五味，加重胃肠负担，造成气血失调。五脏禀赋于先天，受后天五谷濡养，均衡膳食使五脏调和，五脏和则气血津液循行有度、生化有源，筋骨得以濡养而平衡，能司利关节、抵御外邪。

4.四时起居合宜　合于四时，法天顺地，是平乐正骨养骨之重。强调日常要避免居住暑湿之地，汗出身热后注意防风防潮，戒烟酒，畅情志，注意劳逸适度等，使气血条畅，阴阳协调，五脏平衡安和，虚邪贼风无从入，则体健无恙。平乐正骨认为，法四时、顺天地，做到四时有度、五谷为养、乐观豁达、清心寡欲、恬淡虚无时，才能气血调和、百脉疏通、筋强骨壮、脏腑健旺、百病不生，达到天人合一、形神统一的平衡境界，才能有效养骨护骨，促进骨关节炎的康复。

七、养骨方法

（一）药膳养骨

1.肝肾不足
症候：起病缓慢，腰脊酸软，关节疼痛，行走不便，上下楼或蹲下站立时腰膝疼痛加重。

药膳原则：滋补肝肾，强筋健骨。

（1）鹿茸酒：鹿茸15g，优质低度白酒500mL。将锯下的鹿茸立即洗净，置沸水中略烫，晾干，再烫2次，以茸内血液排尽为度。然后风干或烘干，打成粗末，放入白酒瓶中，密封瓶口，每日摇动1次，浸泡1周后开始饮用。每日2次，每次1小盅（约15mL）。鹿茸为血肉有情之品，善于补肾阳、益精血、强筋骨。鹿茸内含鹿茸精和胶质、蛋白质、磷酸钙、碳酸钙等成分，可促进骨生长发育，改善骨关节功能，减轻疲劳。经临床观察，饮用鹿茸酒2个月以上，骨关节炎可收到明显疗效。

（2）骨碎补鹿角霜粉：骨碎补200g，鹿角霜100g。二药共研细末，装瓶备用。每日2次，每次6g，黄酒送服。方中骨碎补擅长补肾续伤、活血止痛，又有鹿角霜补肾强筋健骨。一般服用3周，能明显缓解关节疼痛。

2.气血两虚证
症候：病程日久，面色萎黄，头昏目眩，关节疼痛，肢体麻木。

药膳原则：益气补血，强筋健骨。

（1）参归鳝鱼羹：党参 15g，当归 15g，鳝鱼 500g。将党参、当归晒干或烘干，切成片，备用。鳝鱼宰杀后，去除内脏，洗净，沸水中汆一下，去骨切丝，与党参、当归同入锅中，加水适量，煨煮至鳝丝熟烂。除去党参、当归，入葱末、姜丝、料酒、精盐、胡椒粉、味精，改用文火煨炖至稠羹即成。佐餐当菜，随意服食。方中党参补气，当归补血，鳝鱼肉补虚损、祛风湿、强筋骨。此方具有良好的辅助治疗作用。

（2）木瓜猪蹄：木瓜 15g，猪蹄 2 只。秋季木瓜成熟时采摘，纵剖开晒干，切片，入锅，加水适量，浓煎后去渣留汁，与洗净剖开的猪蹄同入锅中，加清水适量，以大火烧开后，加葱段、姜片、精盐、料酒，改用小火煨炖至猪蹄皮烂、筋酥，入五香粉、味精、芝麻油少许即成。佐餐当菜，随量吃肉饮汤。木瓜性温，擅长祛湿舒筋壮骨，对湿痹拘挛、筋骨痿软疗效颇佳。猪蹄擅长补血通络，强身健腰。木瓜与猪蹄同用，对血虚湿痹明显的骨关节炎有较好的治疗作用。

3. 风寒湿痹证

症候：关节疼痛，晨起关节僵硬，腰脊酸胀，肌肉麻木，下肢沉重，活动受限，遇寒病情加重，或关节变形，功能障碍。

药膳原则：祛寒除湿，强筋健骨。

（1）辣椒煨牛蹄筋：尖头辣椒 1g，牛蹄筋 500g，胡萝卜 150g。先将牛蹄筋洗净，切成 3cm 长的段，用料酒浸泡片刻，与姜片、大茴香、花椒同入锅中，加水适量，先以大火烧开，改以小火煨炖 1～2 小时，待牛蹄筋煨至八成熟时放入尖头辣椒、胡萝卜、精盐，炖至蹄筋烂熟，调入味精、蒜末，再炖一沸即成。佐餐当菜，随意服食。辣椒为药食佳品，善于祛风、散寒、除湿，不论内服或外用，均可用于治疗关节痛、风湿痛。本食疗方配伍牛蹄筋，意在强筋健骨。

（2）威灵仙狗骨汤：威灵仙 20g，狗骨 250g。将威灵仙洗净、晒干、切片；狗骨洗净、砸碎。两味同入锅中，加水适量，煎煮 1 小时，去渣留浓汁。上下午分服。威灵仙微温不燥，善治风寒痹痛，不论内服、外敷，均有显效。狗骨在本方中替代虎骨。实验研究表明，狗骨具有与虎骨相似的消炎镇痛作用，但不及虎骨，所以食疗应用时宜增大用量。

4. 气血瘀滞证

症候：行走不慎，跌仆闪挫，腰膝疼痛，痛如锥刺，活动受限，局部肿胀，肢体麻木，舌质暗紫或有瘀点。

药膳原则：行气活血，通络止痛。

归芎红花酒：当归尾 200g，川芎 200g，红花 100g，低度白酒 1000mL。将当归尾、川芎同入锅中，加少量白酒，用中火炒至微黄，与红花同入酒坛中，倒入白酒，密封坛口，每日振摇 1 次，7 日后开始饮用。每日 2 次，每次 1 小盅（约 15mL）。骨关节炎往往出现气滞血瘀、脉络阻塞不通的病理变化，本药酒方采用活血化瘀、通络止痛的当归、川芎、红花，浸泡于具有驱风散寒、通畅血脉、活血散瘀作用的白酒之中，能更好地发挥食疗的作用。

（二）膳食养骨

1. 多吃富含 ω–3 脂肪酸的食物 关节炎是一种炎性反应，而前列腺素是造成炎性反应的罪魁祸首。部分来自动物油的脂肪酸是前列腺素的前体物，会加重炎性反应，所以烹饪食物时应避免使用动物油。ω–3 脂肪酸可阻止前列腺素产生，进而减轻关节发炎。最佳食物来源是深海冷水鱼（鲑鱼、鲭鱼、凤尾鱼、沙丁鱼）。如果不吃鱼，也可服用鱼油胶囊代替。

2. 补充钙质 成人每日的钙质摄取量应达 800mg，其中，牛奶是最好的钙质来源，成人每日应喝 1 ~ 2 杯牛奶（1 杯为 240mL），也可多吃带骨的小鱼、虾类、蛤和牡蛎等。此外，豆类、豆制品和深色蔬菜也含有较多钙质。

3. 补充含类黄酮的食物 生物类黄酮可以加强关节内胶质的能力，减缓炎性反应，加速关节伤害的复原。可以多吃柑橘、草莓等水果和新鲜蔬菜。

4. 补充抗氧化剂的食物 身体里有过多的自由基，会侵袭或摧毁关节组织。关节炎本身也可能引发或加速新的自由基形成，使用抗氧化剂能够对抗自由基，减轻关节炎。可以多吃富含抗氧化剂的食物，如含维生素 A 和维生素 C（橙子、奇异果、葡萄、香瓜、番茄、青椒、芥蓝）、硒（大蒜、洋葱、海产类）、类胡萝卜素（杏、桃、芒果、木瓜、南瓜、菠菜、番薯）、维生素 E（麦芽、葵花子、杏仁、核桃、腰果、花生、绿叶蔬菜）等的食物。

（三）药物养骨

【内治法】

1. 寒湿阻滞型 治宜温经散寒、除风祛湿。方用乌头汤加减。

2. 气滞血瘀型 治宜活血通经、温经通络。方用桃红四物汤加减。

3. 肝肾亏虚型 治宜补益肝肾、益气养血。方用益气补肾汤加减。

4. 湿热痹阻型 治宜清热祛湿、宣痹通络。方用宣痹汤加味。

【外治法】

中医熏蒸疗法是一种物理疗法，通过湿热蒸汽对局部或全身皮肤的刺激，促进血管扩张、血液循环，改善局部或全身的组织营养、代谢，调节局部或全身神经、肌肉、器官的功能。其次，通过局部或全身皮肤对药物的吸收，可以使药物直接对局部皮肤和全身器官发挥作用。

根据骨关节炎的病因、病机及临床表现，运用熏蒸疗法治疗骨关节炎的临床疗效肯定，关键在于辨证分型，合理用药。

1. 寒湿阻滞型 采用寒湿痹痛方。主要药物中，川乌、草乌、威灵仙祛风逐寒、除湿通络；桂枝、独活、秦艽温经散寒、除湿蠲痹、消肿止痛；当归、黄芪、乳香、土茯苓益气养血补肾、活血行气。诸药共奏祛风散寒、除湿通络、抗炎镇痛、扶正固本等作用。

2. 气滞血瘀型　药用鸡血藤、赤芍、红花、黄芪、当归、白芍、桂枝、功劳叶等。共奏补气活血、散寒止痛作用，适用于气虚寒凝瘀滞证。

（四）手法养骨

1. 急性期多采用祛风散寒、通经活络、补益肝肾、补益气血为主的手法。背部以督脉为主进行循经推拿，也可选取督脉的穴位如大椎、腰阳关、长强、肺俞、肝俞、脾俞、肾俞等。按压时用力要均匀、缓慢、持久，由轻到重，要将力度渗透到肌体的深部。选取关节周围的穴位和压痛点，可以起到疏通经络、滑利关节、祛风散寒的作用。

2. 缓解期以补益正气、扶正祛邪、提高机体免疫力为原则。采用的手法多以揉、㨰、搓、擦、压为主。选取背侧督脉和腹侧任脉，循经推拿。点穴按摩，选取的躯干部穴位如背俞穴、中脘、关元、气海等，肢体穴位如中府、尺泽、内关、足三里、三阴交、涌泉等。针对关节伸屈受限、挛缩畸形的患者，可采用挤压加摆动类方法解凝开滞，滑利关节，恢复关节功能。

3. 平乐正骨展筋丹揉药法，是按摩法和外擦药相结合的一种治疗方法，利用药物行气活血的功能，结合按摩通经活络，使毛窍开放，有利于药物的渗透、吸收，从而发挥其药效。根据病情的需要，揉药点可选择循经取穴或伤处附近取穴，或痛点附近，或关节附近，一般多于体表的阳侧选穴。

（五）运动养骨

1. 运动原则　伸屈为主，辅助抬腿，力度适中。

2. 训练目的

（1）肌力训练：按照肌肉收缩的方式不同，肌力训练可分为等长、等张和等速肌力训练。

（2）关节活动范围训练：适宜的关节运动可以改善血液循环，促进慢性炎症的消除，维持关节的正常活动范围，改善关节软骨的营养与代谢。

（3）身体适应性训练：主要是全身大肌群参与的有氧运动，其目的是建立一个规律性的体力训练模式，增强心血管适应性，提高机体有氧代谢能力，改善患者日常生活活动能力。

3. 运动项目（以膝骨性关节炎为例）

（1）关节运动：如果已经患上膝痛，表明关节软骨已经磨损。此时只能在锻炼股四头肌力量的同时，进行膝关节的伸屈活动。做每一项动作时，应遵从缓慢、沉稳的原则，做到极限动作时应稍停片刻，至不能耐受为止。运动强度宜适度，运动量宜由小到大。每次运动时间持续 5 ~ 30 分钟，据个人能力而定，达到中度疲劳即可。选择在精力和精神俱佳的时间练习，不宜在睡觉前或者工作很疲惫的时候练习。

（2）医疗体操：具体的锻炼方法以静力性动作为主，禁用起、蹲等膝关节活动范围较大的动作来锻炼股四头肌。

动作一，站立提踵：站立位，两脚与肩同宽，双膝保持伸直或微屈曲姿势，反复缓慢提踵。动作要慢，用力要缓。

动作二，直腿伸膝：人坐在床上或椅子上，双下肢自然垂直，然后大腿用力将膝关节尽量过伸，这时可以看到髌骨随着用力向大腿方向运动。保持用力过伸的位置几秒钟，然后放松。连续做 20 次，休息后再做 20 次，每日 3 次。然后逐渐增加次数，最终保持在 30 分 / 次，每天 3 次。

动作三，勾足屈伸：坐位或仰卧位，一足跖屈内翻的同时，屈曲膝关节至极限，稍停片刻，坚持至不能耐受，再缓慢伸直至膝关节过伸，稍停片刻，坚持至不能耐受，然后放松，为 1 次。两腿交替进行，连续做 15 次，每日做 1 ~ 2 遍。然后逐渐增加次数，最终保持在 30 分 / 次，每天 3 次。

动作四，仰卧抬腿：仰卧于床上，全身放松，两前臂放于身边，一条腿伸直、绷紧，缓慢上抬，至 60°时稍停，坚持至不能耐受，再屈膝关节，然后再缓慢伸直，向下放，至 10°时稍停片刻，坚持至不能耐受再放松，两条腿交替运动。连续做 15 次，每日做 1 ~ 2 遍。然后逐渐增加次数，最终保持在 30 分 / 次，每天 3 次。

4. 注意事项　运动量加量不可过快，要循序渐进，勿引起疲劳。变换动作，可依个人情况灵活选择。

（六）起居养骨

1. 尽量选择向阳居室，保持室内清洁干燥，避免潮湿、阴暗的环境；常开窗通风，但要避免直接吹风；关节处要注意保暖，局部可用护膝、护腕、长袜或手套等，鞋袜潮湿应及时更换；避免直接接触冷藏品或冰柜。

2. 平时洗手洗脸宜用温水，晚间用热水烫脚或药浴，不但可以促使下肢血流通畅，还可以消肿痛、除风湿。

3. 骨关节炎患者应密切关注天气变化，尤其应注意关节保暖，防止感冒；注意个人卫生，养成良好的作息规律与习惯，定时起居；出汗后不要立即用凉水冲洗和吹电扇和空调。

4. 骨关节炎患者要注意劳逸适度，过劳会加重骨关节炎患者的关节损伤，过于安逸则容易造成关节僵硬、功能受损甚至失用。

5. 养成良好的作息规律，作息有时。

6. 避免蹲位劳作及坐矮凳。

（七）四时养骨

1. 春季养骨　春季养生要顺应春天阳气生发、万物始生的特点，注意保护阳气，着眼于一个"生"字。按自然界属性，春属木，与肝相应（这是五行学说以五行特性来说明五脏的生理活动特点，如肝喜条达，有疏泄的功能，与木有生发的特性相应，故以肝属"木"）。肝的生理特点是主疏泄，在志为怒，恶抑郁而喜条达。在春季精神养生方面，要力戒暴怒，更忌情怀忧郁，要做到心胸开阔、乐观向上，保持心境恬愉。提倡早睡早起。春季的食物应选辛、甘、温润之品，忌酸、滑、苦、涩之味。早春期间还需补充优质蛋白质食品，如鸡蛋、鱼、虾、牛肉、鸡肉、兔肉和豆制品等。春天阳气升发，可以结合自己的身体条件，选择适当的运动，积极参加体育运动，锻炼效果更佳。例如可以选择低强度、低能量消耗的运动模式，具体包括快走、慢走、健身操、旅游、骑自行车等。

2. 夏季养骨　在炎热的夏天，尤其要重视精神的调养，因为神气充足则人体的功能旺盛而协调，神气涣散则人体的一切功能遭到破坏。夏季神气调养要做到神清气和，快乐欢畅，胸怀宽阔，使心神得养。夏季是人体心火旺、肺气衰的季节，应晚睡早起，顺应自然，保养阳气。夏天太阳升得早，清晨空气清新，早起后到室外参加一些活动，对增强体质颇有益处。不可在室外露宿，卧居潮湿之处及坐冷石冷地。睡眠时亦不可让电扇直吹，有空调设备的房间，亦要注意室内外温差不要过大。夏季的运动锻炼对健康起着重要的功效。夏天气候炎热，对人体消耗较大，若长时间在阳光下锻炼可能引起中暑，选择合适的项目锻炼，如太极拳、太极剑、保健功、广播操、慢跑、散步等。

3. 秋季养骨　秋季的主气是"燥"，肺属燥金，其气应秋。秋高气爽，空气清新，有利于肺主气、司呼吸之功能；但到秋分以后燥气过盛，超过了人体的防御能力，或虽燥邪不盛，而肺本身的主气、宣发功能薄弱，无力适应秋季的气候变化，无力抵御外邪，则肺所主的皮毛、鼻窍和肺自身就首当其冲，会受到燥邪的危害而产生一系列的病变。秋天的气候变化较大，早秋热湿，中秋前后燥，晚秋又以凉、寒为主，所以人们在起居上应提高警惕，注意养生。秋天，天高风劲，使肺气收敛，因此睡眠应做到"早睡早起"，睡眠时头向西卧为好。深秋时节，气候较寒冷，不宜终日闭户或夜间蒙头大睡，要养成勤开窗通风、夜间露头而睡的习惯，保持室内空气流通，减少呼吸疾患。秋日清晨气温低，锻炼时不可穿单衣去做户外活动，应根据户外的气温变化来增减衣服。锻炼前一定要做好充分的准备活动，因为人体在气温下降的环境下会反射性地引起血管收缩，肌肉伸展度降低，神经系统对运动器官的调控能力下降，因而极易造成肌肉、肌腱、韧带及关节的运动损伤。秋季饮食调养应遵循"养阴防燥"的原则，饮食宜滋润多汁，如银耳、甘蔗、燕窝、梨、芝麻、藕、菠菜、鳖肉、乌骨鸡、猪肺、豆浆、饴糖、鸭蛋、蜂蜜、龟肉、橄榄等。

4. 冬季养骨 冬季养骨的大前提就是"闭藏"。冬季养骨要注意科学起居，尽量早睡晚起，起床的时间最好在太阳出来之后。从阳气闭藏这个角度来讲，早睡晚起就是让阳气能够充分闭藏。白天人体活动的时候，阳气是处于消耗状态的，晚上睡觉的时候相对来讲是静态的，阳气处于闭藏状态。因此，冬天的睡眠时间比其他三个季节相应的时间要长。冬季养骨要注意保暖，内容包括头暖、背暖、脚暖。冬天营养应以增加热能为主，可适当多摄入富含糖类和脂肪的食物。对于老年人来说，脂肪摄入量不能过多，以免诱发老年人的其他疾病，但应摄入充足的蛋白质，因为蛋白质的分解代谢增强，人体易出现负氮平衡。

第二十三章 髋关节发育不良

一、定义与概述

髋关节发育不良（developmental dysplasia of the hip，DDH）是常见的骨关节畸形之一，是指股骨头和髋臼对应关系的异常，包括骨、软骨及软组织结构和形态的异常，导致髋臼软骨的骨化延缓、停滞，髋臼发育浅小，髋臼对股骨头的包容差，呈半脱位，失去正常解剖关系及生物力学内环境，使髋关节负重面减少，负重区关节面各种应力过于集中，产生创伤，关节间隙变窄，负重区软骨面不断硬化、囊性变，软骨面增生、剥脱，股骨头塌陷，最终形成骨关节病。因该病多在患者出生时伴随发生，故又称先天性髋关节发育不良。髋关节发育不良是对儿童健康影响较大的一种病变。文献记载，婴儿的先天性髋关节发育不良发病率为1‰～3.9‰不等，种族、地区发病的情况差别很大。我国六大城市对新生儿调查结果显示，髋关节发育不良平均发病率为3.9‰。女多于男，约6∶1。左侧较右侧多见，双侧者较少。

二、病因

本病由多因素所致，主要有以下几项：遗传因素；髋臼发育不良及关节韧带松弛；胎儿在子宫内胎位异常，承受不正常的机械性压力，影响到了髋关节的发育等；有家族史者；胎位不正，如臀位、羊水少；有足部跖内收畸形或肌性斜颈等；错误的襁褓方式，如蜡烛包。

三、病理特点

1. 髂腰肌紧张、挛缩，压迫髋臼的入口。
2. 关节囊变形，呈葫芦样。
3. 股骨头颈变形，主要有股骨头呈椭圆形、股骨颈短、股骨颈前倾角增大。
4. 髋臼变形，主要有髋臼窝浅小，呈三角形；髋臼指数增大、关节盂唇内卷。
5. 股圆韧带增粗变长、关节软骨变性等。

四、诊断与鉴别诊断

（一）诊断

1. 临床表现　因患儿年龄、脱位程度、单侧或双侧发病等不同，临床表现可有不同，主要表现如下。

（1）单侧脱位患儿早期可以有臀纹、大腿纹不对称，但特异性不强。一侧髋关节内收。双侧脱位患儿阴部变宽。

（2）单侧脱位患儿下肢不等长；行走期，双侧髋关节脱位的患儿有跛行步态、鸭步。

2. 检查

（1）体格检查：出生早期查体可以有奥托兰尼（Ortolani）征和巴洛（Barlow）征阳性。Ortolani 征是将髋关节外展、大粗隆上抬，股骨头复位回髋臼过程中产生弹响和复位感。Barlow 征是一种刺激性检查，即在髋关节屈曲和内收位触摸着股骨头，向外通过髋臼的嵴，部分或完全脱出髋臼的过程。Ortolani 征阳性可以确诊髋关节脱位，而Barlow 征阳性只是提示髋关节不稳定。晚期有髋关节外展受限，肢体不等长。

（2）超声检查：超声检查有多种方法，应用最广泛的是 Graf 方法。Graf 方法是通过测量 α 角和 β 角，它们分别代表骨性髋臼的角度和软骨部分的角度。根据不同的指标，髋关节被分成四型和数个亚型。超声检查主要用于 6 个月以内婴儿。

（3）X 检查：更适合 6 个月以上者，不建议对 3 个月以内者进行 X 线检查。拍摄髋关节正位片要求患儿安静，下肢与肩同宽，脚尖向内旋转20°左右。DDH 患儿的 X线表现有髋臼指数增大、沈通线中断、正常股骨头骨化中心不位于由 Hilgenreiner 线和Perkins 线所构成方格的内下 1/4 象限内。髋臼指数随年龄的增大而变小，2 岁时应该在24°以内。8 岁以内的儿童，髋臼指数是测量髋臼发育的可靠指标。当患儿年龄大于 5岁，测量 CE 角的价值大；在成人患者，测量 CE 角则是最有用的指标之一。当 Y 形软骨闭合后，Sharp 髋臼角也是测量髋臼发育不良的有用指标。

（二）鉴别诊断

需要与多发性关节挛缩、脑瘫、多种综合征合并的髋关节脱位、化脓性髋关节炎合并的髋关节脱位相鉴别。

多发性关节挛缩、脑瘫及多种综合征合并的髋关节脱位因为有其原发病的一些特点，鉴别比较容易。化脓性髋关节炎合并的髋关节脱位，询问病史，以往常有高热、髋关节活动障碍等，其 X 线表现可以有股骨头及髋臼破坏的征象。

五、治疗原则

对 DDH 治疗的目标是获得髋关节的同心圆复位，只有这样才能为股骨头和髋臼发育提供好的条件，同时要防止股骨头缺血性坏死。根据患儿的年龄和病变的严重程度不同，治疗方法也不相同。越早治疗，效果越好。反之，随着年龄和治疗复杂性的增加，发生股骨头缺血坏死等并发症的风险越大，患儿将来可能发展为髋关节退行性改变和骨性关节炎。按不同年龄，治疗方法如下。

1. 新生儿和小于 6 个月患儿　诊断最好在新生儿期做出，一经发现，立即治疗。最常用 Pavlik 连衣挽具治疗，对于 Ortolani 征阳性的髋关节恢复率达 95%。Pavlik 连衣挽具适合 6 个月内的 DDH 患儿，超过 6 个月者，Pavlik 连衣挽具的失败率大于 50%。

2. 6 月龄到 18 月龄患儿　对该年龄段患儿，髋关节的半脱位或脱位应当通过闭合复位或切开复位进行治疗，并将其作为首选治疗方式，对于髋臼发育不良者可以采用支具治疗。

3. 18 月龄到 8 岁患儿　大于 18 月龄的 DDH 患儿髋臼发育潜力很差，在做髋关节切开复位的同时多数需要做骨盆截骨术。4 岁内的 DDH 患儿可以选择 Salter、Pemberton、Dega 等骨盆截骨，对于脱位高、复位后关节压力大、前倾角和颈干角大的患儿，需要同时做股骨近端的短缩、去旋转和内翻截骨。不良者可以采用支具治疗。

4. 8 岁以上患儿　对于 8 以上的患儿，如果是双侧脱位，则不进行治疗；单侧脱位者，在 Y 型软骨闭合前可以做 Pemberton、Dega、三联骨盆截骨，如果 Y 型软骨闭合，可以行 Ganz 骨盆截骨。Chiari 骨盆截骨作为一种姑息性手术，对一些患儿也可以取得很好的治疗效果。

六、养骨要点

1. 动静平衡，有常有度　患者因髋臼窝发育浅平，髋关节在非正常位置，导致走路时双下肢受力不均，久之骨盆倾斜，加速腰椎退行性变，继而引发其他骨关节疾病。故对于患侧髋关节的养护必须注意活动适度，避免患侧髋关节过度劳损。尽量避免爬山、登高、跳跃等剧烈运动，"动"和"静"要结合，可以练习太极拳、游泳等动作缓和的活动。尽量避免髋关节负重，注意锻炼臀中肌及内收肌群，避免关节周围肌肉的挛缩。对于肥胖患者来说，要控制体重，积极减肥，使髋关节达到"平衡"。

2. 补肝肾、养气血　日常生活中应根据自身体质特点，在衣、食、住、行方面有意识地养护髋关节，达到阴阳平衡、脏腑协调的目的。具体参见体质养骨法。

3. 避免遭受外伤　随着人民物质文化生活水平的提高，交通业日益发达，人们的健康意识也在逐步提高，发生交通事故及体育运动损伤的人群也在不断增多。出行时自觉遵守交通秩序，运动时做好各项准备工作，科学、适度运动，也是髋关节发育不良者养骨的重点。

七、养骨方法

（一）膳食养骨

中医认为"药补不如食补""药食同源"。髋关节发育不良，先天多与肝肾不足、气血亏虚等有关，故髋关节的药膳养骨配以补肝肾、壮筋骨、补气血、温热类药物为主，比如枸杞子、补骨脂、杜仲、当归、熟地黄、生姜、白术等；膳食应辅以羊肉、大枣、小茴香等，如当归生姜羊肉汤等。温阳散寒，一年四季应顺时而宜。春季宜扶助阳气，多食葱、枣、花生之品；夏季阳气胜而阴气弱，宜少食辛干燥烈之品，多食甘、酸、苦味之物，如水果、苦瓜等；秋季多燥，宜少食辛辣之品，多食蜂蜜、芝麻、苹果、乳品等；冬季寒冷，宜进补品，如羊肉、狗肉、甲鱼等。

（二）药物养骨

【内治法】

中药内服养骨主要是依据以上体质分型，根据不同的体质类型进行中医辨证分型，选用相应功效的药物煎服。主要以平乐正骨益气活血养骨汤为主进行加减应用。

【外治法】

多选取具有活血通络、通经行气功效的药物进行药浴；也可采用平乐展筋酊，每日适量，外涂患处，并辅以按摩及理疗，可以达到舒筋活络、行气止痛的目的。

（三）运动养骨

1.膝贴地面，端坐在地上，两脚掌心贴在一起，同时向身体靠拢，尽量贴近会阴部。弯曲的两膝向两侧的地面压，直到贴地。保持这个动作 15 秒后放松，重复 10 次。如果双腿同时做有困难的话，可以两腿分开，一腿伸直、一腿弯曲，交替做 10 次。

2.肘碰大腿，坐在地上，双腿伸直，弯曲右腿架在左腿上。将右腿向下压，平放于地，然后上身右转，至左手肘部能够触碰到右侧大腿的外侧时为止。坚持 10 秒后放松，左右交替做 10 次。

3.踝拉胸前，仰卧，右腿弯曲，踝部放在左膝上，呈"4"字形，左腿伸直上举，双手抓住右足踝向胸前拉，使弯曲的右大腿感到紧绷，保持 10 秒后放松，左右交替做 5 ～ 10 次。

4.胸触大腿，面对齐腰高的桌子站立，将右腿抬高放在上面，使右臀部充分伸展，这时右腿与身体呈垂直方向。上身前倾下压，使胸部尽量触到右大腿。这样保持 10 秒后放松，左右交替做 5 ～ 10 次。

放松髋关节及臀部肌肉的最佳方法是在水中行走，水的浮力大大减轻了腰臀的负重，这时人可以借助浮力，轻松自如地向各个方向活动髋关节。不会游泳的人，可站在浅水中进行练习。

（四）情志养骨

人的情绪变化对髋部的健康有很大的影响。如果人体长期受到精神刺激或突然遭受到剧烈的精神创伤，超过人体正常的调节范围，就会导致情志发生异常，使内脏气机紊乱而致病。因而必须注意心理上的调适，正确把握自己，学会自行解脱。可采取与朋友交流沟通、参加户外活动及文体活动等方式进行调理。

（五）起居养骨

合理安排起居作息，早睡早起，劳逸适度，妥善处理生活细节，保持良好的生活习惯，建立符合自身生物节律的活动规律。

（六）四时养骨

该病多伴随髋部活动受限、关节周围肌肉挛缩及髋部疼痛，故秋冬季节养骨要注意髋关节的防寒保暖，避免受凉，在天气寒冷时要注意及时增减衣服，天气转冷时避免髋部长时间裸露。

（七）年龄养骨

少儿的生活不能自理，父母当精心护养，防止发生疾病与意外事故。少有七情损伤为病。然而小儿不善自调寒暑，节制饮食，易患肺与脾胃之疾。因此，少儿养生防病当以"节饮食，适寒暑，宜防微杜渐"为主。

婴幼儿时期，不同阶段的食品应以营养均衡、易消化为原则。及时添加辅食，并逐渐向成人膳食过渡。要注意食物品种的多样化及粗细粮、荤素菜的合理搭配。要特别注重提高幼童膳食中优质蛋白质的比重，让孩子食用足量的鱼、肉、蛋及豆类食物。

脾胃为后天之本，而小儿"肠胃脆弱""脾常不足"，饮食又不能自节，喂养稍有不当，就会损伤脾胃，妨碍营养物质的消化吸收，影响生长发育。因而，幼儿的喂养应着眼于保护脾胃，其饮食应以易于消化吸收为原则，辅食的添加应该由流食到半流食再到固体，由少到多，由细到粗。增加辅食的数量、种类和速度要视小儿消化吸收的情况而定。随时观察孩子的大便，以了解食物的吸收情况。食物的烹调宜细碎软烂、色香味美，通常采用煮、煨、烧、蒸等方法，不宜油炸。

要鼓励孩子到户外活动，充分接触大自然的日光、空气、绿地。10岁以内儿童，每日至少保证2～3小时的户外活动，以增强机体的抗病能力。要让孩子积极参加体育锻炼，但是不宜进行过多的力量练习，以体操、游泳、游戏、短跑、武术、跳绳和球类运动为宜。

第二十四章　颈椎病

一、定义与概述

颈椎病是一种常见的颈段脊柱慢性退行性疾病，通常指颈椎骨质增生、颈项韧带钙化、颈椎间盘萎缩退化等改变，刺激或压迫颈部神经、脊髓、血管而产生一系列症状和体征的综合征。本病多见于40岁以上的中老年患者，发病率3.8%～17.6%，且有逐渐上升、低龄化的趋势。

中医学关于颈椎病的论述散见于"项强""项筋急""痹症""头痛""眩晕"等条目之下，以颈痹为多。本病多由外感风寒湿邪伤及经络、长期劳损、肝肾亏虚、痰瘀交阻、气滞血瘀等所致，并与长期不当的颈部姿势有关，因此平日做好颈椎养骨工作尤为重要，可以起到预防与治疗的双重作用。

二、病因病机

（一）中医学

中医学认为，颈椎病多发生于中老年人，其病因有内因和外因两种。内因一个是由于人过中年，脏腑功能逐渐衰退，气血衰少，筋骨失养，出现手足拘挛、肢体麻木、屈伸不利，致骨质疏松，骨刺形成；二是先天发育不足，发育异常，加之劳则伤气血，继发骨质疏松，筋肌劳损。外因一是长期从事低头工作，引起颈部韧带、关节囊松弛乏力而加速颈椎的退变；二是颈椎外伤，如骨折、脱位反复扭挫伤等，引起颈椎周围软组织、骨及椎间盘的损伤，久则出现多种症状；三是由于风寒湿邪侵袭，或年老体弱，卫阳不固，外邪痹阻经络，引起麻木不仁等症状。

（二）现代医学

现代医学认为，颈椎病一是由于颈椎椎体退变增生，引起周围组织产生无菌性炎症。椎间关节退变增生及关节囊、韧带松弛，可引起颈椎失稳，刺激周围的血管及神经产生一系列症状。颈椎间盘退变、变性失水，并向不同方向突出时，可出现相应的症状。如突出在前方，一般不引起临床症状。如果是向椎体侧方突出，则可刺激压迫椎动脉，造成椎-基底动脉系统的供血不足，导致椎动脉型颈椎病，出现以体位性眩晕为主的一组临床综合征。向后侧突出，可使椎间孔变窄，造成颈神经根受挤压或颈髓受挤压，而发生神经根型或脊髓型颈椎病。二是由于力学失衡造成的颈椎生理结构改变。长期低头工作者，颈部经常处于一种强直性前屈体位，可引起颈部后群肌肉、韧带、筋膜为维持体位而持续收缩—拘挛—劳损—痿软无力—力学失衡—颈椎生理曲度变直甚或反曲—顽固性力学失衡……形成恶性循环状态；或椎间关节承力不均，应力异常集中，劳损、增生、炎变等，出现疼痛、活动受限等系列症状，加重力学失衡。另外，平时姿势不良、枕高枕和睡姿不当等，也可造成颈部软组织的劳损及颈椎生理曲度改变，导致力学失衡及劳损。

（三）平乐正骨学说

平乐正骨认为，颈椎病发病过程中，以气血失衡、脏腑失和为本，经脉痹阻、筋骨失养、力学与动静失衡为标，外邪侵袭为重要致病因素。其中，脏腑失和重在肝肾。肝藏血、主筋，肾藏精、主骨，精血互生，筋骨互用。平乐正骨认为，气血平衡则五脏调和，肝血满盈，淫气于筋，一身之筋尽得滋养；肾精充足，生髓泽骨，上下骨节无所不壮。如此肝血盈、肾精充，则筋强骨壮，筋强则束骨、利机关有力，骨壮则张筋性佳，故颈项、肢节运动灵活，经脉活利，邪弗能伤。气血失衡则五脏失和，正气内虚，肝肾充养失常，筋束骨无力，骨张筋失能，则颈椎失稳甚至反弓；气血不畅，腠理不固，虚中加滞，卫外无力，复加风寒湿邪乘虚辐散，循于肌肤、传于血络、滞于筋骨，则内外合邪，使瘀滞加重，筋骨虚损更甚；正虚无力驱邪，邪留日久不去，久则内舍其合，致肝肾受损。气血本五脏所化，肝肾既损，五脏亦失安和，使原本失衡之气血生化、输布失常愈甚，如此，气血失衡、脏腑失和与经脉痹阻、筋骨失养恶性循环，形成"荣血泣，卫气去""气血失和，经筋失衡"的病理变化，导致颈椎病的发生。

三、病理特点与辨证分型

（一）病理特点

1.发病缓慢，年龄多在40岁以上，常有颈肩部疼痛或向颈、枕部发展，颈活动受限。

2.病变范围广，常可涉及四肢、头部、躯干、内脏。

3.症状表现不一，常为混合症状出现，颈型颈椎病主要表现为颈项疼痛僵直，整个肩背部疼痛、僵硬感，头部屈曲、转动受限，呈斜颈姿势。神经根型颈椎病以持续性手臂疼痛，呈阵发性加剧为主。患侧上肢可出现明显根性症状，如手指疼痛、麻木、无力、肌肉萎缩等症状。当咳嗽、深呼吸时，均可诱发患肢症状加剧。脊髓型颈椎病初期，颈部仅有轻微异常感觉，甚至完全没有症状，而四肢症状又缺乏神经定位体征。

（二）辨证分型

1.寒湿阻络　头痛或后枕部疼痛，颈僵，转侧不利，一侧或两侧肩臂及手指酸麻胀痛；或头痛牵涉至上背痛，肌肤冷湿，畏寒喜热，颈椎旁可触及软组织肿胀结节。舌淡红，苔薄白，脉细眩。

2.气血两虚　头晕、眩晕，视物模糊或视物目痛，身软乏力，纳差，颈部酸痛，或双肩疼痛。舌淡红或淡胖，边有齿痕，苔薄白而润。脉沉细无力。

3.脾肾阳虚　本型常见于脊髓型颈椎病手术后遗症或久治不愈者。四肢不完全瘫（硬瘫或软瘫），大小便失禁，畏寒喜暖，饮食正常或纳差。舌淡红，苔薄白或微腻，脉沉细弦，或沉细弱。

4.痰湿阻络　头晕目眩，头重如裹，四肢麻木不仁，纳呆，舌暗红，苔厚腻，脉弦滑。

5.肝肾不足　眩晕头痛，耳鸣耳聋，失眠多梦，肢体麻木，面红目赤，舌红少津，脉弦。

四、诊断与鉴别诊断

（一）诊断

1.有慢性劳损或外伤史，或有颈椎先天性畸形、颈椎退行性病变。

2.多发于 40 岁以上中年人，长期低头工作者或姿势不良者，往往呈慢性发病。

3.颈、肩背疼痛，头痛头晕，颈部僵硬，上肢麻木。

4.颈部活动功能受限，病变颈椎棘突、患侧肩胛骨内上角常有压痛，可摸到条索状硬结，上肢肌力减弱或肌肉萎缩，臂丛牵拉试验阳性，压顶试验阳性。

5.X 线正位摄片显示，颈椎关节增生，或张口位可有齿状偏歪。侧位摄片显示颈椎曲度变直，或反 C 型侧弯，椎间隙变窄，有骨质增生或韧带钙化。斜位摄片可见椎间孔变小。CT、MRI 对定性定位诊断有意义。

（二）鉴别诊断

1.肌萎缩性侧索硬化　以痉挛性四肢瘫为主，无感觉障碍，且常侵犯延髓而出现脑神经症状。胸锁乳突肌肌电图多数表现出失神经支配现象，而脊髓型颈椎病则均为阴性。该病可以和脊髓型颈椎病同时存在，当颈部 MRI 显示颈髓无明显受压或者受压程度与症状不吻合时需要注意。

2.椎管内肿瘤　可发生于任何年龄，症状发展较快。MRI 检查有助于鉴别。

3.脊髓空洞　主要表现为感觉障碍，运动障碍出现较晚。MRI 可清晰显示脊髓中央管增粗。

4.梅尼埃病　梅尼埃病多发于中青年，发作时伴有耳鸣、耳聋、恶心、呕吐，故甚易与椎动脉型颈椎病误诊。椎动脉型颈椎病引起的颈性眩晕属中枢性眩晕，主要特点是多伴有一系列脑干缺血的症状和体征，发作时间短，多与转颈有关。梅尼埃病引起的眩晕属周围性（又称内耳性）眩晕，其特点是眩晕发作有规律性，伴有水平性眼球震颤，缓解后可毫无症状。神经系统检查无异常发现，前庭功能试验不正常。

5. 神经官能症　患者症状多，但体检无神经根性或脊髓体征，神经内科用药无必然疗效。减轻压力，症状可缓解。

五、治疗原则与常见误区

（一）治疗原则

气血失衡既是本病发生的内在原因，也是此病的主要病机，它贯穿于疾病的整个过程。所以，平乐正骨在颈椎病防治方面强调以气血共调平衡为纲，养肝肾，和五脏，实营卫，强筋骨。

1. 补肝肾，和五脏　气血根于肝肾，出于脾胃，贯于营卫，敷布于筋骨、四肢、百骸，肝肾健、脾胃和，则营卫实、气血调和而百病却。筋骨外络肢节，内合肝肾，肝肾充足则气血调畅，骨正筋柔，颈项、肢体活动如常；肝肾亏虚则五脏失和，化生失常，气血虚弱，输布滋养无力，则百骸、筋骨失养。故在临床治疗中应首补肝肾，健脾胃，调和五脏，以益气养血，荣养筋骨。

2. 实营卫，强筋骨　颈项、肢体的活动有赖于气血对筋骨的滋养。气血调和充足，则营卫盈实，百脉得灌，四肢百骸得养，筋骨强健，颈项、肢体活动灵活自如。气血亏虚或失调，则营卫空疏或经络痹阻，筋骨失养，颈项沉困，羸弱无力。气虚甚者，痰浊瘀血阻滞经络，不通则痛，筋脉拘挛，或麻木无力。临床多用健脾益气、养血活血之品。

3. 扶正气，却外邪　气血失调，则正气内虚，卫外不固，风寒湿乘虚而入，痹阻经络，留滞筋骨，致气血运行失常，瘀滞于颈项、肢体，出现颈项、肢体掣痛、麻木、转顾不能。故治疗上应补气血、扶正气、和营卫、祛邪固表。以气血共调为主，气血得和则项病自愈。同时平乐正骨禀承"邪去正自安"的理念，兼有外邪者，兼而祛之，佐以散寒、祛风、除湿之药。

4. 气血活，动静合　气贵畅，血贵活，动则使通，静可善养，动静结合，气血得活，动和静相互为用，互补平衡，应将二者有机结合，应用于伤科疾病防治的整个过程。气性属阳，动则使升，适当、适时的功能锻炼，可促进局部气血循行，疗损伤、利关节、强健筋骨，促进疾病康复；血质属阴，静以充养，适时、适度静息、静养，一方面可以补充诸劳虚损所伤之血，另一方面也可以防止过劳伤血，形成血虚、血瘀。长时间低头工作或颈部姿势不正，缺乏适当休息或功能锻炼，则颈部动静失衡，气机不畅，经脉循行受阻，不通则痛；复加风寒湿邪侵袭，则经脉瘀阻更甚，疼痛加剧，转顾不能。治疗上多配以正确的功能锻炼，以恢复颈椎生理曲度为要点，达到动静互补平衡、气畅血活之效。

5. 重起居，天人应合一　平乐正骨认为，起居有常平衡是筋骨健康的基本保证。在颈椎病的诊治过程中，坚持平乐正骨起居有常平衡理论，养治结合，做到起居有常、作息有时、饮食有度、劳逸结合、畅悦情志、房事有节，则能保持脏腑健运、气血调和、筋骨平衡，有利于颈椎疾病的治疗与康复。

（二）常见误区

绝大多数患者通过正规的综合治疗及自身积极锻炼是可以治愈的，但是康复治疗中也容易出现误区。

1. 乱按摩　颈椎病的临床表现较多，也容易和很多疾病混淆，因此首先要明确诊断，采取相应的治疗措施。但是不少患者出现类似颈椎病的表现后，不到正规医院检查，就随便找人按摩、推拿，结果使病情恶化。比如脊髓型颈椎病，在急性期绝不能按摩、推拿、牵引，否则会加重脊髓功能障碍，严重的可导致瘫痪。

2. 乱用药或仪器消除骨刺　80%以上的颈椎病患者都有骨刺生长，适当的骨刺不仅不需要治疗，反而对颈椎的稳定起到一定作用，是颈椎退变的一种表现。只有少数对脊髓神经有压迫的骨刺才需要治疗，而这种治疗，只有手术可以解决，药物和仪器无法达到消除骨刺的目的。骨刺与正常骨骼成分相同，若药物、仪器能将骨刺"消"掉，也一样会将正常骨骼"消"掉。

3. 恐惧手术　"能保守治疗的尽量保守治疗，能不手术就不手术"。这的确是颈椎病的治疗原则，但有一点必须强调，该手术时就要及时手术。资料显示，97%的颈椎病患者可在改变不良生活和工作习惯、减少诱因的同时，通过保守治疗和微创手术解除或明显改善症状，只有约3%的患者需要开刀。但经保守治疗和微创手术无效的患者、症状不断加重的脊髓型颈椎病患者，要尽快开刀手术，否则会严重贻误病情，甚至导致瘫痪。

4. 重治疗、轻预防保健　很多患者希望通过一次治疗能永久消除颈椎病，却不注重日常生活中的预防保健。平时注意持续低头伏案工作不超过1小时、睡眠不枕高枕头、坚持行颈椎操锻炼等，对颈椎病的预防和治疗有着非常重要的作用。否则即使疾病治愈后很快还会复发，病情也会越来越重。

六、养骨要点

1. 明确诊断　首先要明确是否是颈椎病，其次要明确颈椎病的类型。

2. 对症治疗　颈椎病的治疗方法很多，各种方法都有其适应证和禁忌证，应严格掌握。

3. 动静平衡　一方面，适当、适时的功能锻炼，可促进局部气血循行，动以柔筋，促进疾病康复；另一方面，防止过劳伤血，形成血虚、血瘀，静以正骨。

4. 养治结合 在颈椎病的防治过程中要注意日常起居，休息时选择合适的枕头，养成良好、科学的生活、作息习惯，避免颈部劳损，注意防风寒、潮湿，避免午夜、凌晨洗澡或受风寒侵袭。同时，劳逸结合，适当参加体育锻炼，增强身体协调性，加大颈项肌肉力量，促进全身血液循环，有效减少颈椎病的发生。

七、养骨方法

（一）药膳养骨

1. 风寒湿痹型

（1）生姜粥：粳米 50g，生姜 5 片，连须葱数根，米醋适量。将生姜捣烂与米同煮，粥将熟时加葱、醋，食后覆被取汗。具有祛风散寒之效。

（2）川乌粥：生川乌 12g，香米 50g。将上物加水适量后慢火熬熟，下姜汁 1 茶匙，搅匀，空腹啜服。具有散寒通痹之效。

（3）姜葱羊肉汤：羊肉 100g，大葱 30g，生姜 15g，大枣 5 枚，红醋 30mL。加水适量，做汤 1 碗，日食 1 次。具有益气、散寒、通络之功能。

2. 气血两虚型

（1）人参枣粥：人参 3g，粳米 50g，大枣肉 15g，白糖适量。将人参粉碎成细粉，粳米用水淘洗干净，大枣洗干净去核。粳米、大枣肉放入锅中，加适量水，用武火烧沸，再改文火慢熬。粥熟后调入人参细粉及白糖适量。具有补益气血的作用。适用于气血不足型颈椎病。

（2）黄芪桂圆肉粥：黄芪 20g，桂圆肉 20g，粳米 50g，白糖适量。黄芪切片，置锅中加水 500mL，煎取汁；粳米用水洗净。取黄芪液及加适量水煮沸，放桂圆肉同煮成粥后加适量白糖即可。适用于年老体弱、气血不足的颈椎病患者。

3. 脾肾阳虚型

（1）附片狗肉汤：附片、狗肉、盐各适量。将附片先煎 2 小时，然后加进狗肉，煮熟，加盐食用。具有回阳补火、温中止痛、散寒燥湿之功。煮时用开水，严禁冷水，否则会中毒。睡前服，服后不能吹冷风和接触冷水。适用于脾肾阳虚的颈椎病患者。

（2）山药韭菜粳米粥：山药、芡实、韭菜、粳米。将韭菜切成细末，将芡实煮熟去壳，捣碎；将山药捣碎后，与粳米相合，小火煮成粥。空腹食，食后饮少许热酒，效果更佳。具有壮阳补虚、益气强肾的功效。适用于脾肾阳虚气弱、气短乏力等颈椎病患者。

4. 痰湿阻络型

（1）薏米赤豆汤：薏米、赤豆各 50g，山药 15g，梨（去皮）200g。将原料洗净，加水适量，武火煮沸后文火煎，加冰糖适量即可。具有化痰除湿的功效。适用于痰湿阻络型颈椎病患者。

（2）木瓜陈皮粥：木瓜、陈皮、丝瓜络、川贝母各10g，粳米50g。将原料洗净，木瓜、陈皮、丝瓜络先煎，去渣取汁，加入川贝母（切碎），加冰糖适量即成。具有化痰除湿通络的功效。适用于痰湿阻络型颈椎病患者。

5. 肝肾不足型

（1）天麻炖鱼头：天麻10g，鲜鳙鱼头1个，生姜3片。天麻、鳙鱼头、生姜放炖盅内，加清水适量，隔水炖熟，调味即可。具有补益肝肾、祛风通络之效。

（2）桑枝煲鸡：老桑枝60g，母鸡1只（约1000g），食盐少许。将鸡洗净、切块，与老桑枝同放锅内，加适量水煲汤、调味，饮汤、食鸡肉。具有补肾精、通经络之效。

（二）药酒养骨

1. 独活寄生酒　当归50g，川续断50g，独活30g，寄生20g，秦艽30g，防风20g，细辛12g，赤芍30g，川芎20g，生地黄150g，杜仲50g，川牛膝15g。将药物研磨压碎，用40～60度白酒1500mL浸泡，密封瓶口14日。每日1～2次，每次10mL。具有补气益肝、祛风止痛之作用。用于治疗颈椎病肢体麻木、疼痛。

2. 牛膝玉米酒　川牛膝30g，薏苡仁30g，酸枣仁30g，白芍30g，制附子30g，炮姜30g，石斛30g，柏子仁30g，炙甘草20g。将药物混在一起，捣细和匀，用40～60度白酒1500mL浸泡，封口7日，每日1～2次，每次温饮10mL。具有祛风散寒除湿之功效。用于颈椎病手臂麻木、疼痛。注意，酒饮尽，即添酒泡药，味薄即止。

（三）膳食养骨

平乐正骨养骨思想认为，预防脊柱疾病，在饮食方面应该形成科学的饮食观，养成良好的饮食习惯，营养要全面、均衡，同时应清淡饮食、节制饮食，注重补充人体所需维生素。

1. 注重饮食补钙　青少年每日要摄入800～1000mg钙，才能保证骨骼的正常发育，获得理想的骨钙峰值。应常吃牛奶、蛋类、鸡肉、鱼、大豆及豆制品等含钙丰富的食物，尤其是黄豆、黑豆中含有异黄酮，分子结构与雌激素相似，有类似弱雌激素样作用。

2. 注重饮食补蛋白质　蛋白质是形成肌肉、韧带、骨不可缺少的营养素。人体每日必须补充一定量的蛋白质。富含蛋白质的食物有大豆及其制品、羊肉、鸡肉、牛肉、动物肝脏、鱼类、鸡蛋、花生仁、核桃仁、蚕豆、芝麻等。

3. 注重饮食补脂肪　这里所说的脂肪是指富含健脑营养成分的不饱和脂肪酸，主要是亚油酸和亚麻酸，这两种物质在人的生长、发育过程中起着重要作用。亚油酸和亚麻酸在人体内不能合成，只能从食物中摄取，如核桃仁、芝麻、花生仁等食物含较多亚油酸和亚麻酸。

4. 注重饮食补维生素　B族维生素是神经工作时需要的营养素，还能起到解除疲劳的作用。B族维生素含量多的食品包括粗米、精米、大豆、花生米、芝麻、浓绿蔬菜等。维生素 C 是人体制造骨、血管、皮肤等结缔组织的必需营养物质，具有抗菌、抗病毒、提高人体免疫力的功能，有助于防止亚硝胺的形成，具有抗癌作用。维生素 C 在人体内不能合成，只能从食物中获得。常见的含维生素 C 丰富的食物有红薯、草莓、鲜枣、菠菜、番茄、卷心菜、油菜、菜花、芹菜、马铃薯、韭菜等。维生素 E 主要作用是防止人体内的不饱和脂肪酸的过氧化。维生素 E 有扩张血管、促进血流、消除肌肉紧张的作用，维持肌肉的韧性，富含维生素 E 的食物有棉子油、大豆、花生仁、芝麻、菠菜、杏仁、粗米等。

（四）药物养骨

【内治法】

1. 寒湿阻络 治宜祛风散寒除湿，通络蠲痹止痛。方用蠲痹汤加减。

2. 气血两虚 治宜益气养血，通络止痛。方用归脾汤加减。

3. 脾肾阳虚 治宜温阳益气，舒筋活络，行气止痛。方用黄芪桂枝五物汤加减。

4. 痰湿阻络 治宜燥湿化痰，通络止痛。方用二陈汤加减。

5. 肝肾亏虚 治宜补益肝肾，温阳通督止痛。方用右归丸加减。

【外治法】

1. 牵引疗法 牵引疗法为平乐正骨疗法中既安全又系统科学的治疗方法。颈椎牵引是平乐正骨理论体系中重要一环，是防治颈椎病的一种常用的最为有效的方法之一。牵引方法常用的有坐位牵引和卧位牵引两种，均用枕颌带进行牵引。重量可以根据患者的体重及具体病情而定，一般情况下可以从 3 ～ 4kg 开始，逐渐增加重量。牵引角度也应根据患者具体情况、不同的病变椎体及病情阶段需要，进行相应调整。牵引时间为每日 1 ～ 3 次，每次 20 ～ 60 分钟，10 日为 1 个疗程。

2. 中药熏洗 中药熏洗作为一种治疗方法被广泛地应用于骨科临床，颈椎病的治疗也不例外。中药辨证施治不仅可以调整全身情况，更可以直接作用于局部，促进局部症状的改善。应用中药熏洗治疗，热量不仅可以直接促进局部血液循环，加快代谢废物及炎性介质的迅速清除，也可以促使中药有效成分直接作用于局部水肿的组织，促进僵硬的颈部肌肉及韧带软化，减轻局部刺激及炎症水肿。

3. 中药敷贴 贴法具有活血化瘀、通络止痛、祛风散寒之功效。在颈肩部进行贴敷治疗对各型颈椎病均可起到较好的辅助治疗作用。具体的贴剂有狗皮膏、筋伤保健膏、舒筋活血止痛膏、通络祛痛膏、颈痛贴、云南白药膏、万通筋骨贴等。

4. 中药酊剂 酊剂有伤筋药水、平乐展筋酊、活血酒等，每日擦揉颈部患处，可缓解肌肉痉挛、活血止痛，适于作为其他疗法的辅助疗法。

5. 中药热熨 热熨法具有温经通络、舒筋活络、活血止痛、驱寒止痛的功效。将药物粉碎为粗粉，搅匀，装布袋封口，或水煮，或笼蒸，热后外敷于患处，不能烫伤皮肤，每次使用 30 ～ 60 分钟，凉后加热，继续使用。外用药物有透骨草、伸筋草、威灵仙、生山楂、川乌、草乌、川椒、细辛、海桐皮、红花、木鳖子、羌活、艾叶、防风等。

【温灸养骨法】

温灸治疗颈椎病疗效显著且无不良反应，其中以治疗神经根型颈椎病疗效最佳，交感神经型、椎动脉型次之，脊髓型较差。

1. 灸穴位　具有良好的温经通络、行气活血、散寒止痛、温阳补中和益气固表的作用。常用穴位有大椎、关元、足三里、气海等。艾条灸一般分为温和灸和雀啄灸。温和灸是将艾条的一端点燃，对准施灸部位，距离 1.7～3.3cm 进行熏烤，使患者局部有温热而无灼痛。一般每处灸 3～5 分钟，使皮肤稍起红晕为度。雀啄灸是将艾条点燃的一端像鸟雀啄食一样上下移动，也可以均匀向左右方向移动或反复旋转施灸。施灸过程中注意防止燃烧的艾绒和烧尽的热灰脱落引起烫伤。颜面部、血管表浅部位及孕妇的腰骶部要慎用。

2. 灸足底　用艾条对准颈项反射区灸治（大脚趾根部脚掌面）。此时，大脚趾应向脚背方向弯，以打开脚底褶皱，露出颈项反射区。艾条燃着端离颈项反射区最近处 1～1.5cm 即可，一旦感到烫，应立即移远，如此反复 15～20 次。再沿涌泉穴用前后移动式手法灸（足掌最凹处）。艾条燃着端距离涌泉穴 2cm，来回移动灸 5 分钟，每日做 1 次。

3. 穴位贴敷　用乳香、没药、血竭各 5g，冰片 1g，共研细末，酒调成饼，敷于大椎穴（位于颈部下端，第 7 颈椎棘突下凹陷处），每 3 日换药 1 次，10 次为 1 个疗程。一般治疗 2～3 个疗程可愈。

（五）手法养骨

1. 在颈背部反复做掌揉、擦法和一指禅推法，然后在颈肩部的督脉、手三阳经的部分腧穴如风池、风府、肩内俞、肩井、天宗、缺盆等穴做点、压或拿法，再在斜方肌与肩胛提肌处行弹拨法。若为神经根型，手法治疗应包括肩、肘、手的主要穴位；若为椎动脉型，应包括头、面部的百会、太阳等穴位。接着用旋扳手法。最后以抹法、叩击、拍法结束。

2. 施行旋扳手法时，先嘱患者向一侧旋转颈部，施术者两手分别置于患者的下枕部和枕后部，顺势同时稍用力旋转头颈。注意，旋转角度不可过大；不可片面追求旋颈时可能发出的"咔嗒"声。

3. 常用手法类型

（1）舒筋法：术者用双手掌根部，从头开始，沿斜方肌、背阔肌、骶棘肌的纤维方向，分别向项外侧沟及背部分梳。手法由轻到重，再由重到轻，反复 8～10 次。

（2）提拿法：术者用双手或单手提拿颈后、颈两侧及肩部的肌肉，反复 3～5 次。

（3）揉捏法：术者立于患者后侧，以双手拇指或掌侧小鱼际肌部置于颈后两侧，着力均匀，上下来回揉捏 10 ～ 20 次。

（4）点穴拨筋法：术者用中指或拇指点按天宗、合谷、阳溪、曲池等穴，以及阿是穴（痛点），以有麻窜酸胀感为宜。继之拨腋下的臂丛神经、桡神经和尺神经，以麻窜至手指端为宜。在背部拨脊柱两侧的骶棘肌，沿该肌垂直方向从外向内拨 3 ～ 5 次。

（5）端提运摇法：术者立于患者后侧，双手置于颈项部，用力向上提颈，并慢慢用力使头部向左右两侧旋转各 30°～ 40°，重复 8 ～ 12 次。

（6）端提摇晃法：患者正坐，术者立其身后，双手虎口分开，拇指顶住枕部，其余双手四指托住下颌部，双手前臂压在患者肩部，双手向上端提，同时手腕立起，在维持牵引下，双手腕做回旋活动 6 ～ 7 次。再将患者头部在屈曲时旋转至右侧。

（7）拍打叩击法：术者分别在项背部及肩胛部用手掌或双手握拳进行拍打、叩击，反复 3 ～ 5 次，使组织舒展和缓解。运用此法时，动作要轻柔，要使患者感到轻松舒适。

（六）运动养骨

各型颈椎病急性发作期宜局部休息，不宜增加运动刺激。有较明显或进行性脊髓受压症状时禁忌运动，特别是颈椎后仰运动。椎动脉型颈椎病做颈部旋转运动宜轻柔缓慢，幅度要适当控制。通过颈部各方向的放松性运动，活跃颈椎区域血液循环，消除瘀血水肿，同时牵伸颈部韧带，放松痉挛的肌肉，从而减轻症状，增强颈部肌肉力量，增强其对疲劳的耐受能力，改善颈椎的稳定性，从而巩固治疗效果，防止反复发作。

1. 颈椎保健操

准备动作：两脚平行站立，与肩同宽，全身放松，目视前方。

第一节：双手叉腰，头部缓慢转向左侧，再转向右侧。然后在肩部不动的情况下，头部缓慢倒向左肩，再倒向右肩。反复做 4 次。

第二节：双臂平行在胸前缓慢举起，与肩同高，然后向两侧展开成侧平举，手心向上。与此同时，身体后仰，目视天空。保持这个姿势片刻，然后双臂落于体侧，身体恢复成准备动作。这时再开始缓慢地向前低头，使下巴尽量贴近胸部，目视地面。保持这个姿势片刻。反复做 4 次。

第三节：垂直举起左臂，掌心向下，抬头目视掌心。身体慢慢转向左侧，停留片刻后再慢慢转向右侧，也停留片刻。转身时手臂要轻触头部。换右臂再做一次。这个练习反复做 2 次。

第四节：双肩慢慢耸起，颈部尽量向下缩，停留片刻后恢复成准备动作。然后双肩用力向下沉，同时颈部尽量向上伸展。停留片刻后，双肩放松。反复做 4 次。

第五节：双手放在胸前，像拉钩一样扣在一起，然后在不松手的前提下双手用力向两侧拉，持续片刻后放松。然后改为双手在胸前合掌且用力挤压，持续片刻后放松。

这个练习反复做 4 次。

第六节：两脚平行，比肩稍宽，重心下沉，身体呈马步。先将双臂交叉置于胸前，然后左手向左侧、指尖向上、掌心向外慢慢推掌，而右手则拉至右肩处且右肘与肩同高，像拉弓一样，目视左手中指的指尖。保持这个姿势片刻后放松。换身体右侧再做一遍。各反复做 2 次。

整套练习的动作要领是缓慢、轻松和舒展，以不感到难受为宜。没患颈椎病的人士也可以将这套练习列为自己日常健身活动的一部分，以收到预防颈椎病的效果。

2. 体育活动

（1）游泳：尤其是蛙泳，有利于锻炼颈椎，对预防颈椎病作用明显。日常生活中一些体育锻炼对预防甚至治疗颈椎病有特殊功效。蛙泳在换气时，颈部由平行于水面向后向上仰起，头部露出水面呼吸，头颈始终处于一垂、一仰的状态，正好符合颈椎病的锻炼原则，因此能对预防和治疗颈椎病起到积极的作用。

（2）羽毛球：打羽毛球时，颈部随着球的运动而向各方向运动，而且以抬头后仰为主，因此坚持锻炼，对颈椎病的预防治疗有一定疗效。

禁极度屈曲颈部，以免造成颈椎反弓。症状急性发作期宜局部休息，不宜增加运动刺激。有较明显或进行性脊髓受压症状时禁做颈椎后仰运动。椎动脉型颈椎病时颈部旋转运动宜轻柔缓慢，幅度要适当控制。

（七）情志养骨

第一，要保持平和乐观的心态，尽量减少不良情绪刺激，更要戒骄戒躁，避免生闲气、怨气和闷气，以避免诱发疾病的可能；第二，要善于调节情绪，有效转移不快情绪；第三是培养爱好，充实生活；第四是采用适当的形体锻炼来辅助情志调节。既可以选用适合自己的较剧烈一些的锻炼方式，如爬山、长跑、球类运动等，也可以根据自己的身体状况选择漫步、竞走、气功、太极拳等舒缓一些的运动项目来修身养性，调节情志。

当然，真患了疾病，单靠锻炼和情志调节是不够的，还必须在调节情志的同时予以药物治疗。郭维淮先生在诊疗疾病时，就很强调药物治疗与情志调节并重的原则。郭老说："颈椎病患者常常病情迁延日久，反反复复发作，对个人、对家人影响都比较大，有些患者思想压力大，情绪悲观，认为自己长期受病痛折磨，容易出现情志失常。两者互为因果，恶性循环。因此，在进行药物治疗的同时加强情志调养十分有必要。"

（八）起居养骨

颈椎病起居养骨法主要包括调整生活环境、住宅寝室、睡眠及衣着等。选择良好的起居之地，可以达到充分获得氧气、阳光、饮食、睡眠的效果，进而达到提高饮食、睡眠质量，增强生活信心而骨健益寿的目的。

1. 改善睡眠习惯　正常人仰卧位，枕高应在 12cm 左右；侧卧时，枕高与肩等高。

颈椎病患者与正常人大致相同，椎体后缘增生明显者，枕头可相应偏高些；黄韧带肥厚、钙化者枕头应偏低些。枕芯内容要求细碎、柔软，常用谷皮、荞麦皮、绿豆等充填。枕头的形状以中间低、两端高的元宝形为佳，可利用中部凹陷来维持颈椎的生理曲度，对头颈部起到相对制动与固定的作用。

2. 改善工作习惯　对于低头工作或头颈部固定在一个姿势下工作的人，首先要使案台与坐椅的高度相称，尽量避免过度低头屈颈。桌台可适当高些，勿过低，半坡式的斜面办公桌较平面桌更为有利。除改善工作条件外，另一个必须注意的方面是应做工间操，包括颈椎保健操等。低头工作或仰头看电视1小时左右，应起身适当活动和休息。在长时间工作中，做短暂的颈部前屈、后伸、左右旋转及回环运动，可以改善颈肌疲劳，恢复最佳的应力状态。另外每日早晚坚持必要的锻炼可达到预防及治疗颈椎病的作用。对于专业化程度高的工作，适当改变工种，或定期轮换工作，对预防颈椎病均可起到良好的作用。从事低头工作的人易患颈椎病，但若长时间保持挺胸、抬头、收颌，会使颈部肌肉紧张，颈椎曲度变直，也容易导致颈椎病。所以，在听报告或坐立状态，更应注意放松颈部肌肉，保持颈椎的自然状态。

3. 注意颈部保暖　颈部受凉，肌肉中的小血管收缩，代谢产物堆积，可以刺激肌肉发生痉挛，这不仅使椎体之间的压力增加，而且颈部肌肉也容易发生劳损。如果一侧颈部肌肉痉挛，颈椎会长时间处于失衡状态。

日常生活中颈椎保暖策略如下。

①应注意防风寒、潮湿，避免午夜、凌晨洗澡或受风寒吹袭。

②避免夏季颈部久吹电扇，卧睡风口或冬季睡觉时被头压不紧等。

③任何季节，保持颈椎舒适的温度，在办公室准备一件披肩，以保护好颈背部。

4. 预防呼吸道感染　咽喉部炎症及上呼吸道感染是常见的呼吸道疾病，这类炎症一旦经淋巴系统向颈部扩散，往往成为颈椎病的原因或诱因。因此，防止各种上呼吸道炎症，预防感冒，保持口腔清洁，也是预防颈椎疾患的措施之一。

5. 避免和减少各种颈部损伤　日常生活中各种急慢性损伤容易引发颈椎疾患，因此一定要养成良好的生活和工作习惯，从日常的生活细节入手，避免颈部遭受急慢性损伤，从而保护颈椎。一些急性损伤如乘车中睡眠，遇到急刹车，头部突然后仰，可造成颈椎挥鞭性损伤；游泳者在浅水处跳水，经常有造成颈椎严重撞伤者，都要注意避免。有人生气时随意拧孩子耳朵，孩子为了防御而急性扭颈，或用巴掌打击孩子后头部造成颈椎急剧弯曲等，均易引起颈肌及其周围软组织损伤。婴幼儿颈部肌肉尚不发达，颈软，如过早抱起或抱孩子姿势不合适，可造成过伸性颈椎损伤。

有些青少年体育运动不得要领或不重视运动前的准备活动，做顶牛、头顶立、前滚翻及骑颈娱乐等活动时，均可造成损伤。颈椎病患者在急性发作期，颈椎要减少活动，尤其要避免快速转头，必要时用颈托保护。

（九）四时养骨

1. 春季养骨　春季气温温差大，在颈椎病的病因中，外邪侵袭是常见因素之一。外邪，通常是指"气候变化、冷热交替、雨水、潮湿"等，因此在气候多变、潮湿多雨的春季里颈椎病较为高发。据统计，80% 的颈椎病患者会因春天的到来再次复发。此时应特别注意颈部保养。颈部受寒会加剧颈椎的退行性改变，如果处理不及时，寒气入侵并滞留颈椎关节，可导致肌肉受累，发生痹痛，造成病情加重，严重时甚至可造成瘫痪。

2. 夏季养骨　颈椎病高发有五种原因：一是晚上气温高，睡眠翻身次数增多，容易导致落枕；二是天气燥热，心情烦躁，睡眠不好，影响骨关节及肌肉休息，诱发颈肩部疼痛；三是空调温度过低或猛吹风扇，使颈背部肌肉受寒，尤其是衣着单薄的女性更易得颈椎病；四是天气炎热，人懒得外出，在家上网、看电视，长期保持一个姿势，颈部血液不容易畅通，造成颈椎僵硬；五是夏日易犯困，很多人如上班族坐着睡，这些不良姿势也易伤颈椎。因此，夏季更要预防颈椎病。首先要增加跑步、游泳等全身运动，促进颈椎和全身骨骼、关节的健康。其次，每日做颈部旋转，使颈椎朝不同的方向和角度活动，并在每个方向停留五六秒钟，以增进肌肉对颈椎的保护能力。如果颈部出现长时间疼痛、手发麻、走路步态异常等早期颈椎病变症状，应及时到医院诊治。

3. 秋季养骨　尤其是夏秋交替时节，天气逐渐变得干燥，容易导致虚火过旺，引起肝肾功能失调；再者，入秋后气温多变，机体最易受风寒湿邪侵袭，也能导致风寒湿侵袭之经络受阻型颈椎病，此时宜多食祛风除湿、散寒舒筋、通络止痛、补益肝肾、调和气血的药膳或食品，如葛根煲猪脊骨、桑枝煲鸡、天麻炖鱼头等。注意少吃辛辣食物，多吃"清火"的食物，如新鲜蔬菜、黄瓜、橙子、绿茶等；随时关注天气变化，及时更换床上用品。

4. 冬季养骨　冬季气温较低，中医认为冬季主蛰藏，对于颈椎病患者，冬季尤其应该注意保暖，避免受风和着凉，防止气血的瘀滞。冬季适宜用滋阴潜阳、热量较高的膳食。冬季人体的阴精潜藏，阳气不致妄泄，脾胃的功能每多健旺，是营养物质易于蓄积的最佳时机。在寒冬季节，应防寒保暖，多吃温热之物及血肉有情之品。

第二十五章 腰肌劳损

一、定义与概述

腰肌劳损是引起慢性腰痛的常见疾患之一。为便于对损伤的部位和具体组织分别施治，这里所论述的腰肌劳损，主要是指腰部肌肉、筋膜的慢性积累性损伤。慢性劳损性腰背痛，又名慢性腰背部劳损，是临床常见的疾患之一，一般无明显外伤，可见于腰部急性损伤治疗不及时、治疗不当或反复受伤后遗留的慢性腰痛。发生在腰部的劳损称为腰部劳损；发生在背部者则称为背部劳损；两种情况同时存在者，则称为腰背部劳损。两者常延续发生，逐渐形成，所以又有慢性腰背部劳损之称。

二、病因病机

（一）中医学

腰肌劳损因感受外邪，寒湿留着；或肾气本虚，复因劳作后汗出过多、冒雨涉水；或汗出当风，或久居湿地，致使寒湿入侵，痹阻经络，以致筋脉不和，气滞瘀阻而发病。或过度劳累，反复损伤，伤及肾气，肾精不能充养筋骨、经络，局部气机不畅、瘀血留滞，致筋脉不舒，痉挛疼痛。或因肾虚精亏，经脉失养，年高肾衰，精血亏耗，或先天禀赋不足，或劳欲过度，或慢性疾病，迁延日久，致肾虚精亏，不能濡养经脉而发病。

（二）现代医学

现代医学认为，腰肌劳损是以腰背部软组织纤维化改变为特征的一种局部非特异炎症性疾病。腰肌筋膜劳损的原因较多，常见的有长期从事腰部持力或弯腰活动工作，以及长期的腰部姿势不良等，引起腰背肌肉筋膜劳损，或者筋膜松弛，或有慢性撕裂伤，或有瘀血凝滞，以致腰痛难愈。亦有腰部急性扭挫伤之后，未能获得及时而有效的治疗。或治疗不彻底，或反复轻微损伤，因损伤的肌肉筋膜发生粘连，迁延而成为慢性腰痛。腰椎有先天性畸形和解剖缺陷者，引起腰背部肌力平衡失调，亦可造成腰部肌肉筋膜的劳损。

（三）平乐正骨学说

平乐正骨学说认为，腰肌劳损的病因病机核心为腰背部平衡失调。

力学失衡：长期的低头劳作，头部重垂、前置。其一，腰部姿势性静力及动力失衡，腰背肌群长时间处于牵拉紧张状态，甚至痉挛；其二，腰神经后支处于持续牵张状态，致其支配的腰背肌群反射性痉挛。二者共同作用，久之，肌纤维损伤，气滞血瘀，经络痹阻不通，局部僵硬疼痛。

气血失衡：正气不足，荣卫空虚，气虚血瘀，血不荣筋，加之腰背部多裸露当风，风寒湿邪乘虚而入，痹阻经络而作痛，形成本虚标实证。

三、病理特点与辨证分型

（一）病理特点

1.病程长，无明显伤史，多发生于长期弯腰慢性积累的创伤，或因急性扭伤治疗有反复或治疗不彻底而引起。

2.疼痛症状时轻时重，严重者需持拐行走，并产生腰椎畸形，甚至卧床不起。

3.肌痉挛常表现在一侧骶棘肌、臀肌或两侧肌群。

4.压痛点广泛，以棘突两侧、腰椎横突及髂后上棘最为多见。

5.下肢放射痛通常放射至膝部，很少到小腿与足部。

（二）辨证分型

1. 风寒痹阻型　腰部冷痛重着，静卧不减，舌淡，苔白，脉弦紧。

2. 血瘀气滞型　晨起腰背僵硬疼痛，痛有定处，日轻夜重，舌质紫暗，苔薄，脉弦涩。

3. 湿热阻络型　腰痛时有热感，炎热或阴雨天加重，活动后减轻，舌红，苔黄腻，脉濡数，小便黄赤。

4. 肾气亏虚型　腰背隐痛，腿膝乏力，绵绵不绝，时轻时重，劳累后疼痛加重，休息后缓解，舌淡，苔少，脉细。

四、诊断与鉴别诊断

（一）诊断

1.一般有腰背部长期姿势不良、急性腰扭伤后治疗不当或外感风寒等病史。

2.常见腰背部、腰骶部酸困疼痛，部分患者可有下肢牵拉性疼痛。疼痛多为钝痛，可局限于一个部位，亦可散布于整个腰部。长期反复发作性腰部酸痛或胀痛，疼痛常与天气变化有关，阴雨天及劳累后症状可加重。

3.检查时腰椎外观一般正常，活动度多无受限，一侧或两侧骶棘肌处、髂骨崤后部或骶骨后面腰背肌止点处有压痛。病情严重时疼痛较重，腰椎活动稍有受限。神经

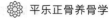

系统检查多无异常，直腿抬高试验阴性。

4. X 线检查，除少数可发现腰骶椎先天性畸形和老年患者椎体骨质增生外，多无异常发现。

（二）鉴别诊断

1. 增生性脊柱炎 腰痛主要表现为休息痛，即夜间、清晨腰痛明显，而起床活动后腰痛减轻。脊柱可有叩击痛。X 线检查可见腰椎骨钙质沉着和椎体边缘增生骨赘。

2. 陈旧性腰椎骨折 有外伤史，不同程度的腰部功能障碍。X 线检查可发现椎体压缩或椎体附近骨折。

3. 腰椎结核 有低热、盗汗、消瘦等全身症状。血沉加快，X 线检查可发现腰椎骨质破坏或椎旁脓肿。

4. 腰椎间盘突出症 有典型的腰腿痛伴下肢放射痛，腰部活动受限，脊柱侧弯，直腿抬高试验阳性、挺腹试验阳性、腱反射异常和皮肤感觉障碍等神经根受压表现。可做腰椎 CT 或 MRI 检查辅助诊查。

五、治疗原则

1. 注重五脏协调平衡，调理肝脾肾 平乐正骨理论认为，脏腑是化生气血、通调经络、濡养筋骨、主持人体生命活动的主要器官。"五脏应四时，各有收受。"平乐正骨理论强调以气血为纲，认为五脏系统各有其功能特点和活动规律，系统内部及系统间相互资生、相互制约，维持动态平衡，协调有序。五脏平衡，共调气血化生，共促气血循行。若五脏功能失衡，则影响气血化生及循行，导致筋骨失养。

2. 注重动静互补平衡，促进筋骨平衡 平乐正骨认为，筋与骨在生理上相互依存，相互为用，在病理上相互影响。骨病必及筋，筋损则束骨无力，亦影响骨之功能。筋与骨的动态平衡关系犹如桅杆和缆绳之间的关系，其中任何一方遭到破坏，均可引起筋骨平衡状态的丧失，从而导致伤科疾病的发生。平乐正骨重视筋骨并重，认为骨强则筋健，筋健则骨强。通过综合治疗，恢复人体筋骨动态平衡关系，骨正筋柔，气血以流，则机体自然健康。动静失衡是腰椎间盘突出症的重要病因与病理结果。筋骨平衡是动静平衡的基本条件，反之，动静平衡是维持筋骨平衡的重要因素。筋骨失衡必然造成动静失衡，反之，动静失衡必然伤及筋骨，而造成筋骨失衡。

3. 注重天人形神合一，颐养筋骨守平衡 平乐正骨认为，腰肌劳损不是孤立存在的，它受到人的体质禀赋、起居习惯、性格特点、年龄阶段、七情六欲、时令气候、地域环境、职业角色、经济条件等多种因素的影响和制约。在治疗过程中，重视局部与整体、内在因素与外在因素的相互联系，以及环境、情志、社会与创伤的相互关系，做到天人合一，全面调治，顺应自然，法天则地，养筋骨以守平衡。

六、养骨方法

（一）药膳养骨

腰肌劳损从中医角度上看，属于中医的"腰痹"。"痹"即为"疼痛、屈伸不利、麻木不仁"之意，故治疗以祛痹痛、补肝肾、强筋骨为主。

1. 牛膝蒸栗子

原料：生栗子 300g，牛膝 20g。

制法：生栗子洗干净，泡透。牛膝洗净，润透，切片。将生栗子、牛膝片放入瓷盆中，加入清水 500g，置蒸笼中蒸熟，饮汤食栗子肉。

功效：补肝益肾，强筋壮骨。适用于腰肌劳损病属肝肾亏虚证。

2. 当归牛尾汤

原料：当归 30g，杜仲 12g，何首乌 15g，牛尾巴 1 条。

制法：将牛尾巴去毛洗净，切成小段，和上述药物加水适量，煲熟，调味，饮汤吃牛尾。

功效：补气血，益肝肾，强筋骨。当归有补益气血、活血化瘀、散寒止痹及润肠通便的作用。现代研究表明，当归对非特异免疫功能有显著的刺激作用，对细胞及体液免疫功能均有一定的促进作用。杜仲有补肝肾、强筋骨、安胎作用。何首乌有养血安神、祛风通络之功。配合牛尾巴以补充身体所需的钙，亦取牛尾巴筋骨坚强，活动自如之意。

3. 牛膝黄精猪肾汤

原料：牛膝 20g，黄精 15g，川续断 10g，杜仲 10g，猪肾 1 对。

制法：洗干净诸药，清水浸泡 30 分钟后，加入猪肾，水煎至熟，调味食用。每日 1 次，连服 30 日。

功效：补肾阴，强筋骨。牛膝和黄精都有补肾阴的功效。川续断以四川、湖北产的质量最好，故又称之为川断。川续断有补益肝肾、强筋壮骨、止血安胎、疗伤续折之功效，有抗维生素 E 缺乏的作用，有促进伤口排脓、止血、镇痛及促进机体组织再生的作用。杜仲有补肝肾、强筋骨、安胎的作用。猪肾有健肾补腰、和肾理气的作用。诸药共奏补肾强骨之功。

4. 独活黑豆汤

原料：独活 12g，黑豆 60g，米酒少许。

制法：将独活、黑豆洗干净后置清水中浸泡 30 分钟，放入砂锅中，用中火煮 2 小时，取汁，兑入米酒。一日内分次温服。

功效：祛风湿痹，活血止痛。独活为祛风寒湿邪之主药，凡风寒湿邪所致之痹证，无论新久，均可应用；因其主入肾经，性善下行，故以腰膝、腿足下部疼痛寒湿者用之为宜。现代药物研究显示，独活有抗炎、镇痛及镇静作用，对血小板凝聚有抑制作用；有降压作用，但不持久。独活配合黑豆，加强了祛湿之功效。米酒调服，意在利用米酒活血通经之性，引药入经而止痛，适合腰肌劳损属风寒湿痹阻者服用。

5. 良姜猪脊骨粥

原料：高良姜 10g，薏苡仁 30g，杜仲 10g，桑寄生 20g，猪脊骨 25g，大米 120g。

制法：薏苡仁较难煮熟，在煮之前需以温水浸泡 2～3 小时，将高良姜、杜仲、桑寄生及薏苡仁洗干净后加入适量清水，放入砂锅内以文火煮，待水开后再煮半个小时，去渣，再加入猪脊骨及大米煮粥，调味，温服。

功效：温经祛痹，强筋壮骨。《本草汇言》载："高良姜，祛寒湿、温脾胃之药也。"高良姜药性辛热，归脾、胃经，有散寒止痛、温中止呕的功效，为治疗胃寒、腹背冷痛之常用药。现代研究显示其水提取物具有镇痛抗炎作用。李时珍在《本草纲目》中记载：薏苡仁能"健脾益胃，补肺清热，去风胜湿。炊饭食，治冷气。煎饮，利小便热淋。"近年来，大量的科学研究和临床实践证明，薏苡仁还是一种抗癌药物。杜仲和桑寄生具有舒筋活络、补益肝肾的作用。猪脊骨味甘，性微温，入肾经，滋补肾阴、填补精髓，可用于治疗肾虚耳鸣、腰膝酸软、阳痿、遗精、烦热、贫血等病症。诸药配以大米熬粥温服，具有温经祛痹、强筋壮骨之效。

6. 柳枝木瓜粥

原料：鲜木瓜 1 个（或干木瓜片 20g），鲜柳枝 5g，粳米 50g，砂糖少许。

制法：将鲜木瓜切成四瓣（或干木瓜片），与柳枝同放入砂锅内，加适量清水，煮开 30 分钟，去渣取汁，加入粳米、砂糖，再加水煮成稀粥，温热服，每日 2 次。

功效：舒筋活络，祛风除湿。木瓜味酸入肝，益筋活血，善舒筋活络，且能祛湿除痹，尤为治湿痹、筋脉拘挛之要药，常用于腰膝关节酸重疼痛。本品亦具温通药性，为治疗湿邪停滞之脚气水肿的常用药。柳枝，《本草纲目》载："煎服，治黄疸，白浊；酒煮，熨诸痛肿，去风，止痛消肿。"功效有祛风、利尿、止痛、消肿。现代研究显示，柳枝的主要成分是水杨苷，水杨苷与稀盐酸或硫酸共煮可水解为水杨苷元及葡萄糖。水杨苷可作苦味剂（局部作用于胃），吸收后部分变为水杨酸（解热止痛），随即很快水解。木瓜与柳枝搭配，既能舒筋活络，又能祛除风湿痹邪。

（二）膳食养骨

预防腰部疾病应合理膳食，全面营养，注重人体所需维生素，防止肥胖。向患者说明减肥或控制体重的重要性，注意进食低脂、低糖饮食。

1. 应重视加强补充钙剂。钙是骨的主要成分，所以要充分摄取。成长期自不必说，成年以后，骨也要不断进行新陈代谢。钙含量多的食品有鱼、牛奶、干酪、酸奶、芝麻、浓绿蔬菜、海藻类。

2. 蛋白质是形成肌肉、韧带、骨不可缺少的营养素。蛋白质含量多的食品有羊肉、鸡肉、牛肉、动物肝脏、鱼类、贝类、干酪、鸡蛋、大豆、大豆制品等。

3. B族维生素是神经工作时需要的营养素，还能起到解除疲劳的作用。B族维生素含量多的食品有粗米、精米、大豆、花生米、芝麻、浓绿蔬菜等。

4. 结缔组织的形成离不开维生素C。椎间盘的纤维环是由结缔组织形成的，要形成结实强健的纤维环，维生素C是不可缺少的。维生素C含量多的食品有红薯、马铃薯、花椒、青白萝卜叶、油菜、菜花、卷心菜、芹菜、草莓、甜柿子、柠檬等。

5. 维生素E有扩张血管、促进血液循环、消除肌肉紧张的作用，能够维持肌肉的韧性。维生素E含量多的食品有大豆、花生、芝麻、杏仁、粗米、植物油等。

（三）药物养骨

【内治法】

1. 风寒痹阻　治宜祛风散寒除湿。方用羌活胜湿汤或独活寄生汤加减。

2. 血瘀气滞　治宜活血行气、通滞散瘀。方用舒筋活血汤或身痛逐瘀汤加减。

3. 湿热阻络　治宜清热化湿、舒筋活络。方用二妙汤加减。

4. 肾气亏虚　治宜温补肾阳或滋补肾阴。方用金匮肾气汤或六味地黄汤加减。

【外治法】

1. 牵引疗法　腰肌劳损牵引多以放松腰部软组织痉挛为主，故其牵引多为卧位顺势牵引。一般以三屈位为宜，重量宜轻不宜重，多为 16 ～ 20kg，每日 2 次，每次 30 ～ 40 分钟。两次牵引间隔需超过 4 小时。

2. 物理疗法　主要有 TDP 烤灯、低频脉冲电磁场和超短波治疗，配合外用药物（如扶他林乳膏、红花油、展筋酊等）外搽患部，每日 2 次，每次 30 分钟，7 日为 1 个疗程。

3. 中药熏蒸　采用自制温控中药熏洗床进行治疗。患者仰卧于熏洗床上，腰背部疼痛区域对准熏洗窗，每次 30 分钟，每日 2 次。两次熏洗间隔 4 小时以上，患者根据个人耐受程度调整熏洗温度，一般温度控制在 58±2℃，最高不宜超过 65℃，防止烫伤。中药熏洗 10 ～ 14 日。以活血通络、散寒除湿类药物为主。

4. 中药湿热敷　需借助 TDP 烤灯进行治疗。该方法须事先根据患者病情进行辨证，开具中药处方，并将中药熬制成药汁备用。患者俯卧于治疗床上，医者用较大的纱布垫浸泡中药药汁，取出纱布垫，拧至药汁不再滴下，将该药垫覆盖于患者腰背部疼痛区域，并用 TDP 烤灯进行加热。一般每次 30 分钟，每日 2 次，两次热敷间隔 4 小时以上。患者根据个人耐受程度调整 TDP 烤灯的高度以调整温度，一般温度控制在 50±2℃，最高不宜超过 55℃，防止烫伤。中药以活血通络、散寒除湿类药物为主。

【针灸疗法】

腰肌劳损主要以局部取穴、足太阳膀胱经穴及阿是穴为主，常取肾俞、大肠俞、小肠俞、膏肓、腰阳关、委中等穴，每日 1 次，2 周为 1 个疗程。

（四）手法养骨

1. 治疗原则　舒筋通络，温经活血，解痉止痛。

2. 取穴及部位　肾俞、腰阳关、大肠俞、八髎、秩边、委中、承山，以及腰臀部位。

3. 主要手法　按揉、点压、弹拨、搽、拍击、扳等。

4. 操作方法

（1）准备手法：患者俯卧位，医者先用柔和的掌根按揉法沿两侧足太阳膀胱经，从上向下施术5～6遍。

（2）治疗手法：接着用掌根在痛点周围按揉1～2分钟。医者以双手拇指依次点揉两侧三焦俞、肾俞、气海俞、大肠俞、关元俞、志室、秩边等穴位，约4分钟，以酸胀为度；并用双手拇指弹拨痉挛的肌索10次；然后，患者取侧卧位，医者施腰椎斜扳法，左右各1次。

（3）结束手法：用掌擦法直擦腰背两侧膀胱经循行部位，横擦腰骶部，以透热为度；并用桑枝棒拍击腰骶部，约2分钟，结束治疗。

（五）运动养骨

除了在劳动中注意腰背部体位，避免使腰背肌处于高张力状态的前屈位外，还应注意劳动的节奏性。对于非此类体位无法操作的工作，应选择较为符合腰部生物力学特性的坐姿，并经常更换，不宜在一种坐姿下持续过久。每间隔1～2小时做一次工间操或类似课间休息的腰背部活动，对本病的防治十分有效。腰肌劳损的功能锻炼主要以腰背肌锻炼为主，方法有拱桥、小燕飞、平板支撑、倒走等。

（六）起居养骨

1. 保持良好姿势，并矫正各种畸形。正确的姿势是抬头平视，收腹挺胸，维持脊柱正常的生理弧度，避免颈椎和腰椎过分前凸。在儿童和青少年发育期，保持良好姿势最为重要。

2. 加强体育锻炼能使肌肉、韧带经常处于健康和发育良好状态。肌力及韧带弹性良好者，发生劳损机会少。

3. 注意劳逸结合，慢性病、营养不良、肥胖者要注意休息。急性扭伤者应及时治疗。

第二十六章　腰椎间盘突出症

一、定义与概述

因诸多因素致腰椎间盘纤维环破裂，髓核突出，刺激或压迫后纵韧带、硬膜囊、神经根或马尾神经，出现腰痛及沿神经支配区域感觉、运动障碍，以及马尾神经症状者，称为"腰椎间盘突出症"，是常见的腰腿痛病因之一，中医称之为"腰腿痛"或"腰痛连膝"等。据报道，该病的发病率约占门诊腰腿痛患者的15%。本病好发于 20～50 岁的青壮年，男多于女。其发病部位以 $L_{4、5}$ 为多见，L_5-S_1 次之，$L_{3、4}$ 及其以上节段较少见。该病为临床的常见病与多发病之一，严重影响患者正常的生活与工作，随着现代社会电子信息化的进步，人们的工作与生活方式的改变，久坐办公室的人群逐步增多，也使该病的发病率出现了高发与低龄化趋势。85%～90% 的该病患者可通过非手术治疗得以痊愈或好转，需手术治疗者仅为少数。

二、病因病机

（一）中医学

腰椎间盘突出症属于中医"腰痛症""痹症""痿证"的范畴。从《黄帝内经》的经典论述到历代医家对腰痛、痹症等的理论探讨，对中医腰腿痛病因病机有完整的论述，认为其病因主要是外伤、劳损与外感风寒湿热邪气，导致营卫失调、气血经络受损，或是由于肝肾不足，外邪乘虚而入，致使气血瘀阻而发病。《素问·逆调论》曰："营气虚则不仁，卫气虚则不用，营卫俱虚，则不仁且不用。"肝肾不足，气血两虚，邪气深伏，治当搜风祛湿，以止痹痛；益肝肾，补气血，扶正祛邪。巢元方《诸病源候论》对此病的论述比较全面，其曰："凡腰痛病有五：一曰少阴，少阴肾也，七月万物阳气伤，是以腰痛。二曰风痹，风寒著腰，是以痛。三曰肾虚，役用伤肾，是以痛。四曰臀腰，坠堕伤腰，是以痛。五曰寝卧湿地，是以痛。""劳损于肾，动伤经络，又为风冷所侵，血气击搏，故腰痛也。阳病者不能俯，阴病者不能仰，阴阳俱受邪气者，故令腰痛不能俯仰。"这些论述较全面地概括了腰腿痛的病因病机，具体论述了肾脏功能和外邪侵入、劳损外伤在腰腿痛发病中的关系，以及腰椎间盘突出症的发病原因是肝肾不足，风寒湿邪侵入，反复过劳或跌仆损伤。

（二）现代医学

相邻两个椎体之间有椎间盘连接，构成脊椎骨的负重关节，为脊柱活动的枢纽。椎间盘由纤维环、髓核、软骨板所组成，有稳定脊柱、缓冲震荡等作用。纤维环是由坚韧致密的弹性纤维在软骨基质中交织而成，与上下椎体紧密相连。髓核是一种含水分较多的胶状物，纤维环与上下椎体面上的软板把髓核限制在一个球形腔内。随着年龄的增长，以及不断遭受挤压、牵拉和扭转等外力作用，椎间盘逐渐发生退化，髓核含水量逐渐减少而失去弹性，继之椎间隙变窄，周围韧带松弛或产生裂隙，形成腰椎间盘突出症的内在原因。在外力作用下，如弯腰提起重物时，椎间盘后部压力增加，即容易发生纤维环破裂和髓核向后外侧突出。因在日常生活或劳作中，脊柱前屈运动较其他活动多，当脊柱前屈运动时，有使髓核向后移位的倾向；又因椎体前方和后方各有一条纵贯脊柱全长的坚强韧带，前方为前纵韧带，后方为后纵韧带。后纵韧带的两侧很薄弱，所以椎间盘常自后纵韧带的两侧突出。此处也正是脊神经穿出椎间孔的所在，故突出的椎间盘可压迫脊神经，引起明显的神经痛症状。亦有患者无明显外伤史，于受凉后而发病。由于腰部着凉后腰肌痉挛，促使已有退行性变的椎间盘突出，神经根受压后而变扁，发生充血、水肿、变性，日久可有周围组织的增生肥厚，甚至与突出的椎间盘发生粘连。初起时神经根受激惹，出现该神经根支配区放射性痛、感觉过敏、腱反射亢进等症状，以后部分神经纤维功能丧失，则除放射痛外尚可出现支配区感觉减退、腱反射减弱或消失、肌肉萎缩等现象。目前，临床上对于腰椎间盘突出症的病因有三种学说：机械压迫学说、炎性反应学说及免疫反应学说，大多情况下以上三种病因同时存在，只是在不同的病变阶段以某一种病因表现为主。

（三）平乐正骨学说

平乐正骨认为，腰椎间盘突出症的病因病机核心为腰部平衡失调，具体表现为腰部筋骨互用平衡失调和气血共调平衡失衡。平乐正骨理论十分重视筋骨并重，认为骨强则筋健，筋健则骨强，筋健骨强，腰椎健康。若因慢性劳损或外伤致腰椎间盘突出则为筋伤，筋伤则失束骨之用，而致腰椎骨骼及关节失稳或错位，反会加重腰部筋伤，筋骨互用失衡，腰痛丛生，因此筋骨并重是治疗伤科疾病的重要原则。在伤科诸疾的诊治中要重视筋与骨的相互依存、动态平衡关系，做到二者兼顾，避免顾此薄彼，从而达到优化治疗、减轻损伤、促进康复之目的。对于慢性劳损、退行性病变，平乐正骨主张平时应多做有利于恢复筋骨平衡的功能锻炼，同时在用药上强调筋骨并重、肝肾同治，通过益肝填肾并举，达到养筋壮骨、恢复筋骨平衡之目的。

平乐正骨认为气血是人体生命活动之总纲，也是伤科病机之总纲。腰部筋骨损伤可引起脏腑功能紊乱，气血运行失常。气血平衡，则机体安；气血失衡，则病患生。腰部损伤首犯气血，气血乱则腰痛生，故其辨证论治核心就是调理气血至平衡状态，则腰腿疼痛可去，活动如常。

三、病理特点与辨证分型

（一）病理特点

少数患者发病前无明显的外伤史，只有受凉史，究其原因多为纤维环过于薄弱，肝肾功能失调，风寒湿邪乘虚而入，腰部受凉后引起腰肌痉挛，致使原有退变的椎间盘突出。

下腰部是全身应力的中点，负重及活动度大，损伤概率高，是腰椎间盘突出的好发部位。其中以 $L_{4、5}$ 椎间盘发病率最高，L_5-S_1 椎间盘次之。

纤维环破裂时，突出的髓核压迫、挤压硬脊膜及神经根，是造成腰腿疼痛的根本原因。如果只有后纵韧带受刺激而神经根未受压时，临床症状以腰痛为主。如果椎间盘突破后纵韧带压迫神经根时，则以腿痛为主。坐骨神经由 $L_{4、5}$ 和 S_1、S_2、S_3 椎间孔穿出的五条神经根的前支组成，故 $L_{4、5}$ 和 L_5-S_1 的椎间盘突出，可引起下肢坐骨神经痛。初起神经根受到激惹，出现该神经支配区的放射痛、感觉过敏、腱反射亢进等征象。日久，突出的椎间盘与神经根、硬膜发生粘连，长期压迫神经根，导致部分神经功能障碍，除了反射痛外，尚有支配区的放射痛、感觉减退、腱反射减弱甚至消失等现象。

大多数髓核向后侧方突出，为侧突型。单侧突出者，常出现同侧下肢症状。若髓核自后纵韧带两侧突出，则出现双下肢症状，多为一先一后，一轻一重，似有交替现象。髓核向后中部突出，为中央型，有的偏左或偏右。压迫马尾甚至同时压迫两侧神经根，则出现马鞍区麻痹及双下肢症状。

腰椎间盘突出的病理形态与治疗方法的选择有密切的关系。根据临床表现、病理变化及 CT、MRI 的表现，腰椎间盘突出症可分为如下三型。

1. 腰椎间盘膨出　椎间盘退行性变，纤维环松弛、变软、变薄，向四周均匀膨出，但仍完整。

2. 腰椎间盘突出　纤维环破裂，髓核从破裂处挤出，压迫神经根。

3. 腰椎间盘脱出　纤维环破裂，髓核从破裂处挤出后，突破后纵韧带，游离于椎管，压迫神经根脊髓。

（二）辨证分型

1. 气血瘀阻型　腰部痛如针刺，固定不移，昼轻夜甚，不能转侧，舌质暗或有瘀斑，脉弦涩。

2. 肝肾亏虚型　腰部疼痛，膝部乏力，劳累加剧，卧则减轻，形体消瘦，舌质淡，脉沉细。

3. 寒湿侵袭型　腰部冷痛重着，转侧不利，静卧疼痛不减，得寒则重，得温则舒，舌质淡苔白，脉紧。

四、诊断与鉴别诊断

（一）诊断

依据病史、症状、体征及影像学检查作出诊断。

1.腰痛伴有下肢放射痛或麻木。

2.直腿抬高试验阳性及屈踝加强试验阳性，屈颈试验阳性。

3.有肌肉萎缩、运动无力、反射减弱、感觉减退的体征。

4.X线片、脊髓造影、CT 或 MRI 等影像学检查，以及肌电图检查，对诊断有重要参考价值。

（1）腰椎 X 线片：部分患者可显示椎间盘突出的一些间接征象，如生理前凸平浅或消失甚至后凸，椎间隙变窄，骨质增生等。

（2）造影检查：对腰椎间盘突出症的诊断准确率较高，但有一定的不良反应。

（3）CT 扫描：可直接显示椎间盘突出物的位置、大小、形状及其与周围结构的关系；可显示硬膜囊和（或）神经根受压变形、移位、消失的压迫征象；还可显示黄韧带肥厚、椎体后缘骨赘、小关节突增生、中央椎管及侧隐窝狭窄等伴发征象。

（4）MRI 检查：对软组织的分辨率较 CT 高，能清楚地显示椎间盘退变、突出的状态和椎管内硬膜囊神经根受压状态，对腰椎间盘突出症的诊断价值较大。可以鉴别同样能引起腰腿痛的椎管内肿瘤、椎体结核等病。

（二）鉴别诊断

1.腰椎管狭窄症　该症多发于中年人，起病缓慢，主要症状为腰痛、腿痛及间歇性跛行，站立行走时症状加重；休息、下蹲时症状可减轻。一般 X 线片、椎管造影或 CT 检查可明确诊断。

2.腰椎结核　部分腰椎结核患者可出现以腰痛或坐骨神经痛为主的临床表现，易与腰椎间盘突出症相混淆。但结核常为缓慢发病，进行性加重，无间歇期，多伴有午后潮热、盗汗、全身乏力、身体逐渐消瘦，且实验室检查多有血沉加快，肺部多有原发病灶。X 线片可发现椎间隙变窄，椎体边缘模糊不清，有明显骨质破坏及寒性脓肿形成，有时可见腰椎小关节的破坏。

3.梨状肌综合征　其症状与腰椎间盘突出症很相似，但患者多无腰痛及脊柱体征，在梨状肌处有明显压痛，或伴下肢放射痛。直腿抬高试验 60°以前疼痛明显，但超过 60°后疼痛减轻。梨状肌局部痛点封闭可使症状减轻或消失，此乃与腰椎间盘突出症的鉴别要点。

4.骶髂关节炎　其压痛在髂后上棘、髂后下棘及骶髂关节处，骨盆分离、挤压试验均为阳性。X 线片显示骶髂关节间隙模糊、硬化或狭窄。

5. 马尾部肿瘤　马尾神经肿瘤初期因侵及一条神经根，可出现根性痛，表现为腰痛、腿痛或腰腿痛，以及类似椎间盘突出的神经功能障碍。但肿瘤的生长是持续发展的，故其症状多呈渐发的持续性加重，无间歇，不因卧床休息而减轻。后期因肿瘤增大，侵及多个神经根，故症状由一腿扩展到另一腿，出现双下肢自下而上的疼痛麻木，最终导致马鞍区麻木，直肠膀胱功能障碍，这与中央型椎间盘突出所出现的马尾神经障碍是不同的。马尾神经肿瘤患者腰穿多显示不完全或完全梗阻，且脑脊液检查显示蛋白含量增高。脊髓造影或磁共振检查可明确病变部位。

6. 腰背肌筋膜炎　又称纤维组织炎。好发于腰背筋膜、棘上、棘间韧带，以及髂嵴后部等肌筋膜附着处，属软组织风湿性疾病。其发作时腰痛剧烈、活动受限、腰肌痉挛，疼痛有时牵扯到臀部、大腿两侧，甚至小腿，但其性质属牵扯性疼痛，与腰椎间盘突出症所引起的根性疼痛实质不同。该病缺乏阳性体征，无感觉及反射改变，偶可摸到硬结或条索状物，可有明显的压痛点，痛点封闭可使疼痛症状消失。

7. 腰₃横突综合征　该病可有外伤或劳损史，表现为腰痛、臀部疼痛，活动时加重，疼痛可牵涉大腿后侧，少数牵涉小腿。但查体时，直腿抬高试验阴性，无下肢放射痛及神经根受累改变。常可触及腰₃横突过长，于骶棘肌外缘横突处，局部有明显压痛点。做横突及周围浸润封闭，症状可明显缓解。

五、治疗原则与常见误区

（一）治疗原则

1. 补肾益气　腰为肾之府，腰椎间盘突出症与肾脏关系密切。如肾气充足，精血充沛，腰部筋骨、经脉得所养，则腰脊强健；若先天禀赋不足，或劳累过度，耗伤肾气，或年老久病体虚，致肾中精气亏虚，腰府失于濡养，则见腰腿疼痛、麻木。假若肾气衰弱，肾精不足，不能荣养腰部肌肉、筋骨，则可见腰部疼痛，转摇不能，膝软、足跟痛，甚至腰脊不举、足不任身等症。

2. 调理肝脾肾　肝主筋，脾主肌肉，肾主骨，筋骨的强健灵活有赖于肾阳的温煦与肝肾精血的滋养。肝肾同源，精血互生，若肝血不足则可累及肾精，筋骨失养，发为本病。肾为先天之本，有赖于后天的培补；脾胃为后天之本、气血生化之源，主四肢肌肉。肝、脾、肾功能协调，则筋骨得以濡养而健康。

3. 动静平衡　动静失衡是腰椎间盘突出症的重要病因与病理结果。筋骨与动静平衡在生理上平衡互助。筋骨平衡是动静平衡的基本条件，反之，动静平衡是维持筋骨平衡的重要因素。筋骨失衡必然造成动静失衡，反之，动静失衡必然伤及筋骨，而造成筋骨失衡。

（二）常见误区

1. 有的患者认为腰腿疼痛十分常见，不愿详细检查，贴贴膏药、服几片药了事，致使疾病长时间诊断不明，治疗无的放矢，贻误病机。

2. 将检查手段误以为治疗措施。如腰椎间盘突出症主要表现为坐骨神经痛，结合腰椎 X 线片、CT、磁共振或腰椎管造影等方可明确诊断。这些检查有的价格较高，但充其量只是达到诊断目的，而非治疗手段。

3. 急功近利，浅尝辄止。例如腰椎间盘突出症做牵引、推拿治疗，一般每日 1 次，3 周以上方能见效。有的患者才做了两三次，不见有效，便失去信心，放弃治疗。另一极端是某些患者一味相信保守方法而延误了治疗，惧怕手术。

4. 忽视基础治疗和恰当休息。出现腰腿痛大多是运动系统疾病，治疗要求减少运动量并放松休息。但有人认为不上班即是休息，整日坐着看电视、搓麻将、打牌，比上班还累，加重腰椎负担。

5. 受广告误导，将有效和治愈混为一谈。错误认为某些治疗仪通过电磁或发热效应，可减轻腰腿疼痛。但实际这种方法离治愈标准却相去甚远，作为辅助治疗措施未尝不可，一旦停用便故态复萌。

6. 迷信偏方秘方。

7. 治愈后不加防护，以致反复。除了肿瘤、畸形等原因外，腰腿痛大都由于劳损而发生，康复后仍须注意防止再次受伤。如果做不到这些，症状便可能复发，甚至加重。

六、养骨要点

1. 保持良好的生活习惯，防止腰腿受凉，防止过度劳累。

2. 站或坐的姿势要正确。脊柱不正，会造成椎间盘受力不均匀，是造成椎间盘突出的根源。正确的姿势应该"站如松，坐如钟"，胸部挺起，腰部平直。同一姿势不应保持太久，适当进行原地活动或腰背部活动，可以解除腰背肌肉疲劳。

3. 锻炼时压腿弯腰的幅度不要太大，否则不但达不到预期目的，还可能造成椎间盘突出。

4. 提重物时不要弯腰，应该先蹲下拿到重物，然后慢慢起身，尽量做到不弯腰。

5. 饮食均衡，蛋白质、维生素含量宜高，脂肪、胆固醇宜低，防止肥胖，戒烟控酒。

6. 卧床休息，宜选用硬板床，以保持脊柱的生理弯曲。

7. 平时应加强腰背肌锻炼，加强腰椎稳定性。

七、养骨方法

（一）药膳养骨

药膳食疗对预防和治疗腰腿疼痛有重要意义。中医认为"肝主筋，肾主骨；肝肾不足则筋骨不强"。故应以补益肝肾、强筋壮骨为治疗原则，从中医角度看，腰椎间盘突出症属于中医的"腰痹"，"痹"即为"疼痛、屈伸不利、麻木不仁"之意，故治疗以祛痹痛、补肝肾、强筋骨、通络活络为主。

1. 风寒型

（1）川乌粥

原料：川乌 5g，生姜 2 片，粳米 50g，蜂蜜适量。

制法：川乌研末成粉，将蜂蜜适量、生姜、粳米一同入砂锅，加适量水，慢火熬成稠粥。早、晚服食，每日 1 剂。

功效：祛风，散寒，除湿。用于寒湿痹阻型腰椎间盘突出症。

（2）茴香煨猪腰

原料：茴香 15g，猪腰 1 个。

制法：将猪腰对边切开，剔去筋膜，然后与茴香共置锅内，加水煨熟。趁热吃猪腰，用黄酒送服。

功效：温肾祛寒。

2. 湿热型

柳枝木瓜粥

原料：鲜木瓜 1 个（或干木瓜片 20g），鲜柳枝 5g，粳米 50g，砂糖少许。

制法：将鲜木瓜切成四瓣（或干木瓜片），与柳枝放入砂锅内，加适量清水煮开 30 分钟，去渣取汁，加入粳米、砂糖，再加水煮成稀粥，温热服，每日 2 次。

功效：舒筋活络，祛风除湿。

3. 瘀血型

（1）三七炖田鸡

原料：田鸡 2 只（约 200g），三七 15g，大枣 4 个。

制法：田鸡去皮、头、内脏，三七打碎，大枣去核，同入炖盅，加适量水，大火煮沸后改小火炖 1～2 小时。饮汤吃肉，每日 1 剂。

功效：益气活血，消肿止痛。用于气虚血瘀、脾胃虚弱型腰椎间盘突出症。

（2）枸杞叶羊肾粥

原料：猪脚筋 200g，精瘦肉 50g，三七 15g，大枣 4 个。

制法：猪脚筋、精瘦肉洗净，捞入砂锅，将三七打碎，和大枣一起下锅，共煎沸后改小火煮 1～2 小时。饮汤吃肉，每日 1 剂。

功效：活血定痛，强筋壮骨。

4. 肾虚型

（1）灵仙猪腰

原料：杜仲 20g，威灵仙 55g。

制法：分别研粉，后混合拌匀，再取猪腰子（猪肾脏)1～2个，破开，洗去血液，再放入药粉；摊匀后合紧，共放入碗内，加水少许，装入锅内置火上久蒸。吃其猪腰子，饮其汤，每日1剂（孕妇忌用）。

功效：补肾壮骨强腰，用于肾虚型腰椎间盘突出症。

（2）虫草炖乳鸽

原料：乳鸽2只，冬虫夏草5g，杜仲10g，肉苁蓉10g，火腿、香菇、冬笋、清鸡汤各适量。

制法：将乳鸽去头、爪，切成块，在沸水中焯一下捞出，冬虫夏草用温水洗净后加少量黄酒炖1小时；杜仲、肉苁蓉洗净，香菇泡胀洗净，冬笋、火腿切片。汽锅中放入鸽块、火腿片、冬笋片、香菇，表面盖冬虫夏草、杜仲、肉苁蓉，然后加少许清鸡汤，以盐、黄酒调味，上笼蒸1小时左右至鸽肉酥，去杜仲、肉苁蓉即可。喝汤食肉。

功效：肾虚所致腰椎间盘突出症。

（二）药酒养骨

1.乌藤酒　生川乌35g，生草乌35g，生杜仲35g，忍冬藤35g，当归35g，五加皮35g，海风藤35g，乌梅2个，白酒1500mL，冰糖100g，红糖100g。将前8味加水煎2小时，取药液加入冰糖、红糖，待溶化后再加入白酒即成。早晚各服1次，每次10～20mL。此酒能温经散寒，通络止痛。适用于腰痛日久不愈者，疗效高，收效快。

2.独活参附酒　独活35g，制附子35g，党参20g。上药研细，装瓷瓶中，用500mL白酒浸之，春夏五日，秋冬七日，常饮服。适用于腰腿疼痛，小腹冷痛，身体虚弱者。以散寒逐湿，温中止痛。

3.痛灵酒　生川乌、生草乌各50g，田三七、马钱子各25g。将川乌、草乌洗净切片晒干，用蜂蜜250g煎煮；马钱子去毛，用植物油炸；田三七捣碎。混合前药，加水煎煮两次。第1次加水1000mL，浓缩到300mL；第2次加水1000mL，浓缩到200mL。两次取液500mL，加白酒500mL即成。每日3次，每次10mL，10日为1个疗程。能散风活血，舒筋活络。用于慢性腰腿痛。

4.丝瓜藤酒　一节连根的丝瓜藤、黄酒，将丝瓜藤研成末。每日2次，每次3g，用黄酒送服。能祛风、除湿、通络。治慢性腰痛。

（三）膳食养骨

腰腿痛患者由于生病而减少了一定的活动量，胃肠蠕动慢，消化功能降低，所以饮食的摄入量也相应减少，故应合理安排饮食，注意少食多餐，多吃蔬菜水果及豆类食品，多吃一些含钙量高的食物，如牛奶、奶制品、虾皮、海带、芝麻酱、豆制品等，有利于钙的补充。尽量少吃肉及脂肪含量较高的食物，因其易引起大便干燥，排便用力而导致病情加重。

切记不能嗜饮烈性酒，以免内生湿热。避免过多地食用生冷寒湿性质的食物，即使在夏天，也不宜多饮冰冻的饮料。对于性寒滑的水果，如西瓜，也不宜一次进食太多。

常用的食疗方如下。

1. 海带 25g，荔枝 15g，小茴香 15g。加水共煮，每日饮服 1 次。

2. 生韭菜（或根）500g。捣汁温服，每次 500mL，每日 2 次。

3. 淡菜 300g。烘干研末，与黑芝麻 150g 炒熟，拌匀，早晚各服 1 匙。

4. 芝麻 15g，大米 100g。将芝麻用水淘净，轻微炒黄后研成泥状，加大米煮粥。每日 1 剂，供早餐食用。

5. 鲜龙眼肉 500g，白糖 50g。龙眼去皮、核，入瓷碗内加白糖，蒸熟后待凉，拌白糖少许，装瓶备用，每日分次服用。

（四）药物养骨

【内治法】

1. 气血瘀阻型　治宜活血化瘀，舒筋止痛。方用桃红四物汤加减。

2. 肝肾亏虚型　治宜补益肝肾，舒筋止痛。方用独活寄生汤加减。

3. 寒湿侵袭型　治宜温经散寒，祛风除湿。方用乌头通痹汤加减。

【外治法】

1. 多功能床头牵引　该疗法适用于中央型、旁中央型及旁侧型腰椎间盘突出症，进行下肢牵拉疼痛可减轻或不加重的患者。但对于腰椎间盘突出症急性期患者应慎用。将多功能床头牵引架固定于床尾，床尾抬高。患者排空二便后，俯卧位骨盆牵引带牵引，牵引重量为体重的 1/3～1/2，每次 40 分钟，每日 2 次，两次牵引间隔 4～6 小时。要求骨盆牵引带上缘绑扎在髂嵴以上，尾部牵引仰角 30°±5°。牵引结束后，患者常规卧床 30 分钟，可佩戴腰围下床，牵引 10～14 日。部分疼痛剧烈、根性刺激症状明显的患者可先用屈曲位牵引，牵引重量、角度同俯卧位牵引，但患者仰卧牵引时小腿下需垫一棉枕，使屈髋屈膝约 90°。目的在于拉宽椎间隙，扩大椎间孔和神经根管，并使腰部肌肉、韧带松弛，打破恶性循环，为手法整脊作准备。

2. 中药熏洗　乳香 9g，没药 9g，落得打 9g，川乌 6g，草乌 6g，秦艽 9g，鸡血藤 9g，干毛姜 9g，当归 12g，川续断 9g，海桐皮 9g，土鳖虫 6g，羌活 6g，独活 6g，防风 12g。将药盛于铁质脸盆内，加适量水煎煮至沸 5 分钟，离火，以药汽熏蒸患部，待温度降至手可忍受时，以毛巾蘸药液洗患处，以腰部正中、两侧及患侧臀部为重点，可结合揉、擦等手法，用力适中。每次洗 20～30 分钟，每日 1 次。每剂药可使用 2～3 次。

3. 中药药浴　生麻黄、桂枝、豨莶草各 50g，制川乌、木香各 15g，羌活、威灵仙、海风藤各 100g，加水 2000mL，煎煮 20 分钟，然后倒入放有温水的浴缸中泡浴，水温保持在 45℃左右，每次 20 分钟，每日 1 次。药浴结束后再用温水冲洗干净即可。

【针灸治疗】取肾俞、大肠俞、关元俞、环跳、承山、委中、绝骨、阿是穴等，每次 4～5 穴，每日 1 次，10 日为 1 个疗程。

（五）手法养骨

推拿疗法是治疗腰椎间盘突出症的有效疗法，其方法安全，简便易行，疗效满意。

1. 揉摩法　患者俯卧，术者立其身旁，以双手拇指和手掌，自肩部起循脊椎两旁足太阳膀胱经路线，自上而下揉摩脊筋，过承扶穴后改用揉捏，下至殷门、委中而过承山穴，重复 3 次。

2. 按压法　术者双手交叉，右手在上，左手在下，以手掌自第 1 胸椎开始，沿督脉向下按压至腰骶部，左手在按压时稍向足侧用力，反复 3 遍。再以拇指点按腰阳关、命门、肾俞、志室、居髎、环跳、承扶、委中等穴。

3. 擦法　术者于背腰部督脉和足太阳膀胱经，自上而下施行擦法，直至下肢承山穴以下，反复 3 次。重点在下腰部，可反复多次。

4. 牵引按压法　患者俯卧，两手把住床头，一助手在床前拉住患者腋部，一助手拉住两踝，向两端拔伸牵引 5～10 分钟。术者立于患者一侧，用拇指或手掌按压椎旁压痛点。按压时，力由轻变重。

5. 牵抖法　患者俯卧，双手把住床头，术者立于患者足侧，双手握住患者双踝，在用力牵引的基础上进行上下抖动，左手掌按揉下腰部，反复进行 2～3 次。

6. 俯卧扳腿法　术者一手按住腰部，另一手托住患者对侧膝关节部，使该下肢尽量后伸，双手同时交替用力，可听到有弹响声，左右各作 1 次。

7. 俯卧扳肩法　术者一手按住患者腰部，另一手抓住肩部，将肩扳到后伸位不能后伸时，推按腰部之手突然用力下按，有时可听到弹响声，左右各做 1 次。

8. 推腰拉腿法　患者侧卧位，术者一手推腰部向前，另一手握其足踝向后拉，如拉弓一样使腰部过伸，并有节奏地一松一紧晃动腰部。

9. 斜扳法　患者侧卧，健侧下肢伸直，另一下肢屈曲放在对侧小腿上部。术者站在患者面前，一手扶住患者髂骨后外缘，另一手扶住患者肩前方，同时推肩向后、拉髂骨向前，使腰部扭转，有时可听到或感觉到"咔哒"响声。

10. 擦摇伸腿法　患者仰卧，两髋膝屈曲，使膝尽量靠近腹部。术者一手扶两膝部，一手夹两踝部，将腰部旋转擦动，再将双下肢用力牵拉，使之伸直。

（六）运动养骨

腰腿痛急性期应该静养，不宜运动，在病情稳定后可以配以体操等适度的运动。在坚持合适的方法、正确的姿势、循序渐进的原则上持之以恒，针对腰部进行适当的康复体操运动，对促进本病的康复与防止本病的发生均有良好效果。

1. 锻炼前要热身，先慢慢将关节活动开。

2. 以散步为主，快慢走可自行调节，一般每次 20 ～ 30 分钟。如果快步走，20 分钟即可。一天运动量 1 ～ 2 小时。

3. "燕飞式"功能锻炼。俯卧位，双上肢平伸后上举，双下肢后伸上抬，持续数秒后放松，反复数次，根据个人情况适量进行。一般 1 组 12 次，每次做 3 组，每日锻炼 3 次。

4. "五点支撑式"功能锻炼。仰卧屈肘，双手放于胸前，屈膝，双脚踏床，与肩同宽，头、双肘、双脚五点支撑，向上挺腰，持续数秒后放松，反复数次，根据个人情况适量进行。一般 1 组 12 次，每次做 3 组，每日锻炼 3 次。

5. 腰椎左右侧弯，锻炼腰椎小关节。身体直立，左右手中指贴于裤缝，慢慢左右侧弯，中指沿裤缝上下运动。一般每次运动 20 ～ 30 次，每日 3 次。

6. "弯腰压腹"锻炼。站立于椅背后，双腿并拢，以椅靠背抵住腹部脐下 2cm 处，向前弯腰至最大限度，持续数秒再回原位，反复数次，根据个人情况适量进行。一般每次锻炼 20 ～ 30 次，每日 3 次。

7. 平板支撑：俯卧位，双肘与双足垂直支撑于床面或地面，将整个躯体呈平板状抬起，坚持挺直，劳累后慢慢放下。每日 3 次，每次做 3 ～ 10 个动作。

（七）情志养骨

1. 克服恐惧心理　每个腰椎间盘突出症患者最担心的是引起瘫痪，害怕丧失工作和生活能力，这是患者的主要心理。尤其是病情严重或已经出现肢体功能障碍的患者，更容易产生这种心理。针对此种患者进行腰椎间盘突出症科学知识的普及和教育，使他（她）们了解到，只要经过科学的、恰当的治疗，上述情况是完全可以避免的，即使是症状严重者，只要治疗得当，也可避免发生或经治疗后好转（或痊愈）。

2. 克服悲观心理　大多产生于已经过某些治疗而失败或疗效甚微的患者，严重者可产生悲观厌世的情绪。这种心理除了与治疗有关的诸因素外，亦与患者的心理反应有关。要帮助患者分析治疗失败或疗效不佳的原因。若因治疗措施不当者，可改用正确的治疗方法；若因疗程不够者，可帮助患者克服急躁心理，稳定情绪，耐心配合治疗，树立起战胜疾病的信心。尤其是有各种神经精神症状，出现肢体瘫痪和语言障碍类的患者，可适当加以暗示，以促使其恢复。

3. 克服急躁情绪　急躁情绪多与性格、职业和年龄有关。很多患者恨不得第二天就能治愈。他们要求医生使用最好的疗法、最好的药物，要求在最短的时间内得到满意的疗效，短期没有达到预期效果，就会失去信心，要求改变治疗方法。腰椎间盘突出症的演变为一缓慢过程，因此，治疗和康复也需要一定的时间，如果是病程较长、病情严重者，则需要更多的康复时间。

（八）起居养骨

1. 注意休息　本病急性期及缓解期发作时，首先强调卧床休息。一般需卧床 2～3 周，使腰部肌肉、韧带、关节囊松弛，关节间隙增大，局部的充血、水肿得以改善，进而减轻对神经根的压迫和刺激，阻断恶性循环，使早期突出之椎间盘有可能获得还纳复位。即使不能还纳，也可以防止神经根部的粘连现象，从而使症状得以改善。卧床休息期间可配合其他调养方法，以促进康复。

2. 床垫适度　过软的床铺在人体重量压迫下可形成中间低、四边高的形状，很容易影响腰椎的生理曲线，使椎间盘受力不均。因此，从治疗和预防腰腿痛的角度出发，选用硬板床较为合适。使用时一般应将被褥铺垫得松软合适，这样才能在最大程度上维持腰椎的平衡状态。卧床时的体位一般以自我感觉无痛苦为宜。仰卧时，只要卧具合适，四肢保持自然伸展，脊柱曲度变化不大。也可在腰部下垫薄枕，如此可以保持腰椎生理前突，对于缓解腰背肌紧张度、缓解症状有一定效果。侧卧位时一般不必过于讲究左侧卧位还是右侧卧位，因为人在睡眠中为了求得较舒适的体位，总要不断翻身。俯卧位时胸部受压，腰椎前凸增大，最容易产生不适感。所以，一般采取仰卧位或侧卧位为宜。

3. 姿势正确　日常起居应该注意正确的站、坐姿势，不要久坐、久站。保持一种姿势超过 1 小时后要注意变换一下体位。正确的站立姿势应该是两眼平视，挺胸直腰，两腿直立，两足距离约与骨盆宽度相同。站立不宜太久，应适当进行原地活动，尤其是做腰背部各方向的活动，以解除肌肉疲劳。正确的坐姿应是上身挺直，收腹，双膝并拢，可在双脚下垫一踏脚或脚蹬，使膝关节略微高于髋部。久坐之后也应活动一下，放松下肢肌肉。平时工作、生活中要劳逸结合，注意姿势的正确，避免弯腰抬重物。

5. 佩戴腰围　对腰腿痛患者来说，主要目的是制动，就是要限制腰椎的屈曲等运动，特别是限制一些不必要的前屈动作，以保证损伤的腰椎间盘可以充分休息。另外，腰部受寒、受潮很容易使症状加重或复发，患者可以选择既制动又保暖、透气、不积汗的高性能康复护腰来保护腰部。但是在疼痛急性期过后，要尽量减少佩戴腰围的时间，加强腰背肌的锻炼，否则形成依赖性，腰部肌肉力量变差，更容易使腰腿痛反复发作。

（九）四时养骨

1. 春季养骨　春季为多风的季节。中医认为，"风为百病之长，善行而数变"，意为风邪是外感致痛因素，且致病有游走窜行的特点。风邪所致疼痛不仅仅局限于腰腿部，还同时伴有全身的关节疼痛、活动受限。所以春季腰腿痛患者要注意防风。

2. 夏季养骨　夏季暑热时，气候潮湿，气压偏低，湿邪重浊且黏滞，湿邪致病后多见身重、四肢无力、关节酸痛等，又称为"湿痹"。平时所说的神经痛或软组织劳损，实际上是由于神经、肌肉、腱鞘、韧带等的无菌性炎症、肿胀，刺激神经末梢所致。一到阴雨天气，身体内的某些体液因素发生改变，导致这种炎性肿胀和渗出加重，因而疼痛加剧，所以老年人容易在阴雨天出现腰背酸痛。冬病夏治是中医学最传统的治疗方法，适用于所有阳气不足、虚寒疼痛及一些免疫功能低下的疾病。不论是内服还是外治，均能起到鼓舞正气、驱逐痰饮和瘀血、疏通经络、活血通脉、温经散寒等作用，使人体阳气充沛，抗寒能力增强，经络气血贯通。并可针对个体体质的不同，采用益肺、健脾、补肾的药物扶助人体阳气，纠正虚寒体质，使气血流行通畅，从而达到治本的目的。

3. 秋季养骨　秋季如果不注意及时增添衣被，很容易导致肢体屈伸不利，气血阻滞不通，不通则痛，肌肉、组织、经脉的气血凝闭阻滞，局部营养及循环障碍，常常导致腰痛的急性发作。

4. 冬季养骨　冬季是腰腿痛的多发季节。因为季节交替，天气逐渐寒冷，会不同程度造成腰背肌肉痉挛、充血、水肿，如果不注意调养，很容易发生腰腿疼痛的问题。另外，冬天风寒湿邪侵袭人体，容易诱发病患部位疼痛。冬季，人们首先要懂得"去寒就温"的养生之道，避免长时间在寒冷当风的地方停留，睡觉时应盖好棉被。另外，锻炼可以促进腰腿肌肉的血液循环，增强腰腿部的力量与灵活性，对于预防腰腿痛的发生很重要。但因冬天寒冷，易导致肌肉紧张，所以在锻炼时不要进行腰腿部的急剧运动，以免造成损伤。冬季锻炼不宜起得过早。对于中老年人，可在平地上进行倒走运动，以平衡腰椎，加强腰肌的力量。倒走时要注意障碍物，不要摔倒。每日应尽量减少弯腰的次数，可适当做一些腰部的旋转活动及腰部后伸的动作练习。冬季预防腰腿痛，应该注意饮食调节。饮食应控制总热量，少吃大鱼大肉，多吃富含维生素和纤维素的蔬菜和水果。

（十）体质养骨

腰腿痛多为气血不畅、寒湿痹阻或脾肾阳虚等引起，以血瘀及阳虚体质多见。

1. 血瘀体质养骨法

运动锻炼：多做有益于心脏血脉的活动，如各种舞蹈、太极拳、八段锦、动桩功、长寿功、内养操、保健按摩术，均可实施，总以全身各部都能活动，以助气血运行为原则。

饮食调理：可常食桃仁、油菜、慈菇、黑大豆等具有活血祛瘀作用的食物。酒可少量常饮，醋可多吃。山楂粥、花生粥亦颇相宜。

精神调养：在精神调养方面要注意培养乐观的情绪。精神愉快则气血和畅，营卫流通，有利于血瘀体质的改善。反之，苦闷、忧郁则可加重血瘀倾向。

2. 阳虚体质养骨法

精神调养：《黄帝内经》说："肝气虚则恐。"意思是肝的功能差的人容易恐惧。又指出："心气虚则悲。"这是说心的功能低下者，精神上易出现悲哀的情绪。中医认为，阳虚是气虚的进一步发展，故而阳气不足者常表现出情绪不佳、易于悲哀，故必须加强精神调养，要善于调节自己的情感，去忧悲、防惊恐、和喜怒，消除不良情绪的影响。

环境调摄：阳虚体质多形寒肢冷，喜暖怕凉，耐春夏不耐秋冬，故阳虚体质者尤应注重环境调摄，提高人体的抵抗力，多进行日光浴。对于年老及体弱之人，夏季不要在外露宿，不要直吹电扇，亦不要在树荫下停留过久。

加强体育锻炼："动则生阳"。春夏秋冬，每日可进行 1 ~ 2 次体育锻炼，具体项目依个人情况及喜好而定。

饮食调养：多食有壮阳作用的食品，如羊肉、狗肉、鹿肉、鸡肉。

第二十七章　特发性脊柱侧凸

一、定义与概述

生长发育期间原因不清的脊柱侧凸称为特发性脊柱侧凸。

根据发病年龄不同，一般将特发性脊柱侧凸分为三种类型：婴儿型（0～3岁）、少儿型（3～10岁）、青少年型（10岁后）。

按脊柱侧凸顶椎所在的解剖位置又可分为：①颈弯：顶椎在 C_1～C_6。②颈胸弯：顶椎在 C_7～T_1。③胸弯：顶椎在 T_2～T_{11}。④胸腰弯：顶椎在 T_{12}～L_1。⑤腰弯：顶椎在 L_2～L_4。⑥腰骶弯：顶椎在 L_5 或 S_1。

二、症状、体征

（一）婴儿型特发性脊柱侧凸

婴儿型特发性脊柱侧凸多发于3岁内，是一种结构性脊柱畸形。婴儿型特发性脊柱侧凸的早期诊断十分重要。本病分为自限型和进展型两型。婴儿型特发性脊柱侧凸的特点如下。

1. 男婴多见，通常侧弯凸向左侧。

2. 侧弯多位于胸段和胸腰段。

3. 多数侧弯在出生后6个月内进展。

4. 自限性婴儿型特发性脊柱侧凸占所有婴儿型特发性脊柱侧凸的85%。

5. 双胸弯易进展并发展为严重畸形。右侧胸弯的女性患者通常预后不良，常伴发畸形如扁头畸形、蝙蝠耳畸形、先天性斜颈，以及进行性髋关节发育不良等。

（二）少儿型特发性脊柱侧凸

少儿型特发性脊柱侧凸多发于4～10岁，占特发性脊柱侧凸的12%～21%，病因不明。

少儿型特发性脊柱侧凸的特点是在脊柱生长相对静止期进展。如何诊断少儿型特发性脊柱侧凸已成为讨论焦点。被诊断为少儿型特发性脊柱侧凸的患者很可能是晚期发病的婴儿型特发性脊柱侧凸或早期发病的青少年型特发性脊柱侧凸，常被错误地根据年龄诊断为少儿型特发性脊柱侧凸。该型多见于女孩。

少儿型脊柱侧凸多为右侧胸弯和双主弯。右侧胸弯占青少年型脊柱侧凸的 2/3，双主弯约占 20%，胸腰段侧凸占 15%。左胸弯在少儿型中不常见，如出现这一种侧凸，常提示存在椎管内病变，应对其进行全面的神经系统检查。

青少年型脊柱侧凸的自然史相对较佳，但少儿型则深具侵害性，它可以进展为严重畸形，损害肺功能。大约 70% 的少儿型特发性脊柱侧凸的弯曲进行性加重，需要给予一定形式的治疗。某些少儿型脊柱侧凸也可以自行消退或进展缓慢，但是相对于婴儿型而言，其自行消退的比例不高。

（三）青少年型特发性脊柱侧凸

青少年型特发性脊柱侧凸相对较常见，10 ～ 16 岁年龄组的青少年有 2% ～ 4% 的发病率，多数侧弯的度数较小。

绝大多数青少年型特发性脊柱侧凸（AIS）患者可以正常生活。在一定情况下，AIS 侧弯的进展常伴有肺功能下降和后背痛。胸弯如果大于 100°，用力肺活量通常下降到预期值的 70% ～ 80%。肺功能下降通常继发于限制性肺疾患，如果严重脊柱侧凸损害肺功能，患者早期有可能死于肺源性心脏病。

三、病理改变

1. 椎体、棘突、椎板及小关节的改变　侧凸凹侧椎体楔形变，并出现旋转，主侧弯的椎体和棘突向凹侧旋转。凹侧椎弓根变短、变窄，椎板略小于凸侧。棘突向凹侧倾斜，使凹侧椎管变窄。在凹侧，小关节增厚并硬化而形成骨赘。

2. 肋骨的改变　椎体旋转导致凸侧肋骨移向背侧，使后背部突出，形成隆凸，严重者称为"剃刀背"。凸侧肋骨互相分开，间隙增宽。凹侧肋骨互相挤在一起，并向前突出，导致胸廓不对称。

3. 椎间盘、肌肉及韧带的改变　凹侧椎间隙变窄，凸侧增宽，凹侧的小肌肉可见轻度挛缩。

4. 内脏的改变　严重胸廓畸形使肺脏受压变形。由于肺泡萎缩，肺的膨胀受限，肺内张力过度，引起循环系统梗阻，严重者可引起肺源性心脏病。

四、检测方法

脊柱侧凸的实际发病年龄较发现症状的时间早。因脊柱位置较深，通常不易早期发现侧凸，待两肩不等高或肋骨隆起后才发现，此时，脊柱侧凸角度已较大。其实，除了两肩不平、肋骨突出、肩胛后凸、骨盆倾斜、下肢不等长、"刀削背""剃刀背"

等明显症状之外，先让孩子站好，弯腰用双手触摸脚面，细心的家长不难从孩子的后背观察到脊柱的形状。脊柱 X 线片可排除椎体发育异常，MR 可排除神经系统异常等。

五、养骨方法

（一）运动养骨

特发性脊柱侧凸大多较柔软，早期发现后，对于侧凸 40°以下的患者，通过支具固定和体操锻炼有一定效果。

1. 俯卧向前伸单臂　在垫子上俯卧挺身，脊柱侧弯对侧的手全力前伸，同侧的手后伸，同时做抬头挺胸动作。

2. 俯卧腿和臂同时上举　俯卧在垫子上，用脊柱侧弯的对侧手和同侧脚，同时做挺身和上举的动作。重复 20～30 次，共练习 4 组。

3. 体转动作　两脚开立，扭转躯干，做向胸椎曲凸同方向的体转运动。完成一次体转后，两臂轻置体侧，再重复上述动作（不要做另一方向的体转动作）。在动作过程中强调双腿伸直，不要移动双脚，以免降低练习效果。重复 20～30 次，共练习 4 组。

4. 单臂外振　身体直立，两脚开立与肩同宽，弯侧臂伸直，空手用力向体外侧振举到极限，用力放下到体前内侧极限，做 30～50 次。接着手持重物（2.5～5kg）重复练 15～20 次，共做 4 组。

5. 持棒向侧上方摆动伸展　俯卧在垫子上，两手宽于肩距，持棍棒或绳子、毛巾，抬起胸部挺腹，弯曲胸椎曲凸面的另一侧手臂，伸直同侧面的手臂，用力向侧凸面使劲做摆振式体侧动作，并同时使上体和两臂尽力向上抬起。如持绳子和毛巾，务必绷紧，不让其放松、下沉。重复 20～30 次，共练习 4 组。

6. 肋木式垂移握把　面对肋木，直臂攀握，悬垂身体，然后徐徐向左或向右摆动腰腿，同时顺势移动攀握肋木的双手。重复练习，不计次数。

7. 手扶肋木体侧屈　身体侧面正对肋木站立，用胸椎侧凸面方向的手扶持肋木下档，另一侧的手攀握在头顶上的肋木侧，然后向反肋木方面不断做体侧屈运动。必须抬头、挺胸、收腹，上体不能前倾。重复 30～50 次，共练习 4 组。

8. 悬垂体侧摆　正面双手握单杠或肋木。两腿并拢，向左右侧摆，以使"S"形的脊柱逐渐伸直。重复 30～50 次，共练习 4 组。

9. 单杠单臂悬垂运动　凹侧臂手握单杠悬垂 20～30 秒，跳下休息 1 分钟。重复练习 6～8 次。

10. 单臂拉引橡皮筋　身体直立，两脚与肩同宽，手握橡皮筋一端（另一端挂在固定物上），凹侧臂侧平举，用力向身体另一侧拉引。重复 30～50 次，共练习 4 组。

11. 单臂上举哑铃　身体直立，两只脚与肩同宽，凹侧手持哑铃（10～15kg），向上举起时伸直臂，放下时屈肘，哑铃位于肩侧停止为 1 次，自然呼吸。重复 10 ～ 15 次，共练习 4 组。

（二）支具养骨

支具治疗在脊柱侧凸非手术治疗中占重要位置。适用于 20°～ 40°的轻度脊柱侧凸，以及婴儿型或早期少儿型的特发性脊柱侧凸，偶尔 40°～ 60°的脊柱侧凸者也可采用支具治疗。

（三）起居与膳食养骨

起居有常，端正姿势，勤做户外活动，多晒太阳，多做深呼吸。饮食均衡，适当补充维生素和蛋白质。

第二十八章 骨 折

一、定义与概述

骨的完整性或连续性受到破坏者，称为骨折。多因直接暴力或间接暴力引起，伤后可见肿胀、疼痛、功能障碍，出现畸形、骨擦音、异常活动。骨折可伤筋，伤筋亦能损骨，气血伤于内，气滞血瘀而为肿为痛。伤筋损骨可危及肝肾精气，影响骨折发生和愈合的因素很多，包含了很多不可控的因素，主动认知、积极防治、养骨强骨可以减少骨折的发生，促进骨折的愈合。

二、病因病机

（一）病因

1. 内因 骨折主要是由于外力伤害所致，但也与各种不同的内在因素有关，如年龄、健康状况、体质、局部解剖结构等。

年轻体健，筋骨坚韧，不易受损；年老体弱、运动锻炼过少，遭受外力作用则容易引起骨折。跌倒时臀部着地，外力作用相同，老年人易引发股骨颈骨折或粗隆间骨折，而青少年则较少发生。小儿因骨骼柔嫩不坚，易发生骨折，但其骨膜较厚而富有弹性，骨折多为不完全骨折。骨骺损伤分离多发生于儿童及正处在生长发育、骨骺尚未闭合的青少年。此外，先天性脆骨病、先天性骨关节畸形都可造成骨组织脆弱不坚，易发生骨折。内分泌代谢障碍可影响骨骼成分，骨组织疾病如骨肿瘤、骨髓炎、骨结核等，都可破坏骨组织，使骨骼强度及韧性降低而引发骨折。

2. 外因 根据外力性质的不同可以分为直接暴力、间接暴力、肌肉强烈收缩和持续劳损四种。

直接暴力可导致挫伤、裂伤、骨折及内脏或颅脑损伤。开放伤口较常见，污染物易进入伤口，感染概率较高，如砸伤、车祸等。

间接暴力如传导暴力、扭转暴力等。所致骨折类型多为斜形、螺旋形或压缩性骨折。大多没有开放性伤口，感染率较低。如自高处坠落，臀部先着地，身体下坠的冲击力与地面向上对脊柱的反作用力造成挤压，可致胸腰椎发生压缩性骨折，或伴有更严重的脱位及脊髓损伤。

肌肉过度强烈收缩可造成诸如撕脱骨折，跌扑时股四头肌强力收缩所引起的髌骨骨折，投掷手榴弹时肌肉强烈收缩引起肱骨干骨折等。

持续劳损与职业、工种关系密切。例如，长时间步行可能引起跖骨疲劳性骨折。

（二）病机

人体是一个内外统一的整体，由脏腑、经络、皮肉、筋骨、气血、精与津液等共同组成，形气相依，阴平阳秘，内外平衡，才能发挥其正常生理功能。机体在受到外在因素的作用或内在因素的影响而遭受损伤后，气血、筋骨、脏腑、经络之间的功能就会失调，之前的平衡被打破，一系列的症状便随之产生。如《在体类要》所说："肢体损于外，则气血伤于内，营卫有所不贯，脏腑由之不和。"说明了局部与整体的关系是相互作用、相互影响的。

所以，在整个诊治过程中，应从整体观念出发，对气血、筋骨、经络、脏腑之间的生理、病理关系加以研究，从而认识伤病的本质和病理变化的因果关系。

1. 气滞血瘀　跌仆闪挫，气滞能使血凝，血凝能阻气行，以致病变而为血瘀。滞于肌表则为青紫肿痛，阻于营卫则郁而生热，积于胸胁则为痞满胀闷，结于脏腑则为癥瘕积聚。由此可见，骨关节损伤和疾病的发生、发展，与气血的关系极其密切。

2. 骨断筋伤　筋可联络骨骼，维持肢体活动。骨有支持躯体、保护内脏的功能。肢体的运动虽赖于筋骨，但筋骨离不开气血的温煦。筋骨损伤和疾病可累及气血。伤筋损骨还可累及肝肾的精气，肝肾精气充盛的人，筋骨盛长，筋骨损伤后修复较快；肝肾精气衰的人，筋骨衰弱，筋骨损伤后修复迟缓。如果肝肾得到良好的调养，可促进损伤筋骨的修复。

3. 经络阻滞　《灵枢·本脏》曰："经脉者，所以行气血而营阴阳、濡筋骨、利关节者也。"指出了经络是运行气血的通路，它内联脏腑，外络肢体，沟通表里，贯穿上下，调节人体各部的功能。因此，经络畅通则气血调和，濡养周身，肢体健强，维持脏腑正常生理活动功能。若经络阻塞，则气血失调，濡养滞阻，肢体受损，致脏腑不和，引起病变。

经络的病候主要有两方面：一是脏腑伤病可以累及经络；二是经络运行阻滞，影响循行所过组织器官的功能，出现相应部位的症状。

4. 脏腑失调　脏腑是化生气血、通调经络、濡养皮肉筋骨、主持人体生命活动的主要器官。若脏腑不和，则经络阻塞，气血凝滞，皮肉筋骨失去濡养，以致引起肢体病变。《素问·至真要大论》指出："诸风掉眩，皆属于肝；诸寒收引，皆属于肾；诸气膹郁，皆属于肺；诸湿肿满，皆属于脾；诸痛痒疮，皆属于心。"说明各种病变与脏腑病候息息相关，互为因果。骨关节损伤和疾病若出现头晕目眩、手足抽搐、肢体强直、关节拘挛等症，有时可以视为肝风引动的病候；形体畏寒、四肢不温、腰背冷痛、膝酸腿软等症，多属肾阳不足的病候；胸膈胀闷、胁肋疼痛、喘咳气逆、少气自汗等症，多为肺气郁滞的病候；身体疲乏、四肢沉重、肌肤浮肿、筋不柔和等，多为脾阳失运的病候；红肿结块、焮热疼痛、肉腐化脓、高热昏迷等症，多为心火热毒的病候。

《灵枢·邪气脏腑病形》曰："有所堕坠，恶血留内；若有所大怒，气上而不下，积于胁下，则伤肝。有所击仆，若醉入房，汗出当风，则伤脾。有所用力举重，若入房过度，汗出浴水，则伤肾。"《外科正宗·杂疮毒门》曰："从高坠堕而未经损破皮肉者，必有瘀血流注脏腑。"此外，朱丹溪曰："凡损伤专主血论。肝主血，不论何经所伤，恶血必归于肝，流于胁，郁于腹而作胀痛。"所有这些论述，都说明损伤瘀血可反映于脏腑而引起病候。

三、病理特征与辨证分型

（一）病理特征

1. 不同部位骨折的临床表现不同。如手舟骨、距骨、胫骨中下 1/3 及肱骨中下段骨折易造成骨折迟缓愈合甚至不愈合，肱骨外上髁骨折易造成翻转，桡骨远端骨折易形成餐叉畸形，脊柱骨折脱位易造成神经损伤等。

2. 骨折轻重不同，对身体造成的影响亦不同。轻度暴力骨折全身反应较小，重度暴力易造成骨折粉碎，甚至出现创伤性、失血性休克。

3. 不同年龄阶段骨折特点不同。儿童骨折多见青枝骨折，中青年骨折一般需经受很大暴力，老年人则骨质疏松性骨折多见。

（二）辨证分型

1. 骨折早期　骨折后 1～2 周。此期骨断筋离，脉络受损，气血受阻停滞，血溢脉外成为离经之血，瘀积不散，出现肿胀疼痛。骨折端不稳定，容易再移位。

2. 骨折中期　骨折 2 周后，此时肿胀基本消退，疼痛减轻，断骨逐渐连接，气血始将恢复，但筋骨软弱，时而作痛。此为瘀血尚未化尽，筋络尚未畅通，气血仍欠旺盛。

3. 骨折后期　伤后 6～8 周，断端已基本连接，但尚未坚强，关节功能也未完全恢复，伤筋断骨累及肝肾，精血亏损。

四、诊断与鉴别诊断

骨折发生后常在局部出现疼痛、肿胀、畸形，肢体功能部分或完全丧失，或出现异常活动，一般多可据此做出诊断。凡疑为骨折者应常规进行 X 线摄片检查，可显示临床上难以发现的不完全性骨折、深部骨折、关节内骨折和小的撕脱性骨折等。X 线摄片应包括正、侧位，需包括邻近关节，有时要加摄斜位、切线位片，必要时拍摄健侧相应部位的 X 线片。仔细阅读 X 线片以辨明以下几点。

1. 骨折是损伤性还是病理性。

2. 骨折是否移位，如何移位。

3. 骨折对位对线是否满意，是否需要整复。

4. 骨折是新鲜的还是陈旧的。

5. 有否邻近关节或有骨骺损伤。

依据临床表现和 X 线检查，一般可以明确诊断。但临床上需特别注意骨折的发生是属于单纯性骨折还是由于患者本身原有疾病所导致的病理性骨折。因为在患者原有疾病而导致骨骼异常的情况下，轻微的力量便可造成骨折，在这种情况下发生较为频繁，需严格地观察和诊断。

如果骨折损伤了血管、神经等，则会出现相应的表现，故应注意是否合并其他器官损伤。

五、治疗原则与常见误区

（一）治疗原则

骨折的基本治疗原则有三个：即正确复位、牢固固定、早期功能锻炼。

1. 复位是将移位的骨折段恢复正常或近乎正常的解剖关系，重建骨的支架作用。它是治疗骨折的首要步骤，也是骨折固定和康复治疗的基础。早期正确的复位，是骨折愈合的必要条件。

2. 固定即将骨折维持在复位后的位置，使其在良好对位的情况下达到牢固愈合，是骨折愈合的关键。

3. 功能锻炼是在不影响固定的情况下，尽快地恢复患肢肌肉、肌腱、韧带、关节囊等软组织的舒缩活动。早期合理的功能锻炼可促进患肢血液循环，消除肿胀；减少肌萎缩，保持肌肉力量；防止骨质疏松、关节僵硬，促进骨折愈合，是恢复患肢功能的重要保证。

（二）常见康复误区

1. 动静失当　患者往往受到老经验"伤筋动骨一百天"的误导，卧床静养而不敢动，结果造成体质虚弱、情绪低落、关节僵硬、肌肉萎缩，甚至血栓形成等并发症。如前臂骨折的患者，手术后不积极做握拳和手指屈伸活动。也有些胫骨平台骨折的患者过早完全负重下地，造成关节面的塌陷。骨折或手术后是需要相对制动，但不等于完全不动，尤其是年老体弱患者，往往因体弱而更加缺乏运动，可导致一系列的卧床并发症，包括心肺功能下降、肺部感染、褥疮、骨质疏松、肌肉萎缩无力。但也要注意运动适度，以免超过关节或骨骼的承受能力，造成不必要的继发性损伤，反而延误骨折的恢复或加重骨折损伤。早期进行下肢肌肉的主动收缩是预防血栓的一个有效方法。现代医学认为早期康复运动对肢体功能恢复具有重要意义。因此在骨折或手术后，应遵从骨科医生或康复医生的建议，在他们的指导下进行系统、科学、适度的康复运动和治疗。

2. 按摩或热疗 对于急性外伤或手术后的患者，许多亲朋好友会帮忙按摩或做些热敷，误认为这样可活血化瘀止痛，结果导致患者受伤处异常肿胀疼痛，重者甚至出现血管、神经损伤，严重影响疗效。事实上，一般受伤后 24 小时内，较大手术后 72 小时内，是不宜在创伤局部进行按摩和热疗的，因为此期是急性炎症水肿期，在创伤局部进行按揉和热疗不利于组织修复，而且会影响下一步的治疗。正确的做法是，在急性创伤后应立即停止活动，做些冰敷，送到医院，由医生予以专业的处置，如冷疗、患肢抬高、轻柔的按摩等。

3. 打了石膏，能不动就不动 骨折初期的重要治疗步骤是固定，以利于断骨生长，石膏固定是常用的外固定方式。许多人误认为石膏固定就是不能动，结果由于长期制动，引起诸如关节僵硬、肌肉萎缩甚至血栓等并发症。骨折患者复位固定好后，一定要适当多运动肢体关节远端。例如，手臂骨折，可以采用"握拳—松手—握拳"的方法活动。对于获得充分内固定的患者，可在专业人员指导下进行循序渐进的系统康复训练。

4. 盲目大量补钙 钙是构成骨骼的重要原料，有人以为骨折后多补充钙质能加速骨折的愈合。但事实上有的骨折患者并不缺钙，即便是骨质疏松性骨折也不能乱补，保持适量的钙摄入即可。对于骨折患者，首先要度过的是骨痂形成期，骨痂的过度钙化将影响疾病痊愈后的功能。并且，增加钙的摄入量并不能加速断骨的愈合。

六、养骨方法

人体是一个内外统一的整体，由脏腑、经络、皮肉、筋骨、气血、精与津液等共同组成，形气相依、阴平阳秘、内外平衡，才能发挥其正常生理功能。机体在遭受损伤后，气血、筋骨、经络、脏腑之间的功能就会失调，之前的平衡就被打破，一系列的症状便随之产生。因为形体与气血相互依存，要恢复骨骼的连续和完整，使肢体恢复以往的功能，就要在治疗之时尽量多保留骨折处的血供与生气，恢复局部的解剖完整，减少手术出血时间。留得一分气血便是留得一分骨肉，留得一分功能。养骨要从恢复全身的平衡做起，术后三期辨证用药，养护调理患者的气血、经络和脏腑，筋骨并治，形气同复，内外兼治，恢复整体与局部的平衡，这也就是平乐正骨形气相依的气血理论和平衡理论。

（一）药膳养骨

1. 骨折早期 早期（骨折1～2周），受伤部位淤血肿胀，经络不通，气血阻滞，此期治疗应以活血化瘀、行气消散为主。

饮食方面以清淡为主，如食蔬菜、水果、牛奶、蛋类、豆制品、鱼汤、瘦肉等，忌食酸辣、燥热、油腻等，尤其不可过早吃肥腻滋补之品，如骨头汤、油腻的肉汤等，以免使淤血肿胀难以消散。药膳中可选用一些活血消肿的中药，如红花、当归、三七等。

（1）祛瘀生新汤：三七片 12g，生地黄 30g，大枣 4 枚，猪瘦肉 300g。将猪瘦肉剔除脂肪、筋膜，洗净，与三七片等共入砂锅，加水 1200 mL，武火煮沸 15 分钟，改文火煮 60 分钟，至肉熟烂，加盐、葱等调料，饮汤吃肉。具有活血祛瘀、消肿止痛之功效。

（2）骨碎山楂粥：骨碎补、山楂、蟹肉、月季花、藕粉、姜、葱、粳米、黄酒各适量。把骨碎补、山楂研末，与蟹肉、月季花、藕粉、粳米、姜、葱、黄酒等同置砂锅中，加水煮粥后食用。具有接骨续筋、活血化瘀、益胃生津之功效。

（3）田七蒸鸡：田七粉 15g，鸡肉片 250g，冰糖（捣细）适量。诸原料置瓷罐中，密闭，隔水慢火蒸熟。每日 1 剂，分 2 次食，具有活血化瘀、消肿止血之功效。

（4）当归桃仁粥：当归 9g，桃仁 6g，粳米 50g。当归、桃仁水煎，取其药汁，与粳米一同熬粥。具有补血活血的作用。可用于骨折早期血虚或气滞血瘀的患者。

（5）桃仁粥：桃仁 15g，牛膝 15g，木瓜 15g，粳米、红糖各适量。将桃仁捣烂，水浸，研汁去渣，与牛膝、木瓜、粳米、红糖同入砂锅中，加水 400mL，用文火煮成稀粥即可，每日 1～2 次。具有活血化瘀、通经止痛之效。可用于骨折早期气滞血瘀者。

2. 骨折中期　中期（骨折后 3～6 周），骨折所引起的疼痛已缓解，淤肿虽消但未尽，骨尚未连接，此期应以祛瘀生新、接骨续筋为主。

饮食方面要由清淡转为适当的高营养食物，以满足骨痂生长的需要。可在初期的食谱里加以骨头汤、鸡汤之类，多吃些青菜、番茄、萝卜等维生素含量丰富的蔬菜，以促进骨痂生长，药膳中可加入一些接骨药，如续断、骨碎补等。简单食疗可用当归 10g，骨碎补 10g，续断 10g，新鲜猪排 250g，诸味一同炖煮 1 小时以上，汤肉共进。

（1）骨碎补猪骨汤：骨碎补 15g，丹参 15g，鲜猪长骨 500g，黄豆 70g，料酒、葱花、姜末、精盐、五香粉、麻油各适量。先将骨碎补、丹参拣杂、洗净、晾干、切片，同入纱布袋，扎紧袋口，备用。将黄豆淘洗干净，放入温水中浸泡 1 小时。猪长骨洗净，用刀背砸断，放入砂锅，加足量水，大火煮沸，撇去浮沫，加入料酒，放入浸泡的黄豆及浸泡液（缓缓加入），再放进骨碎补、丹参药袋，中火煮 40 分钟，取出药袋，加葱花、姜末，继续用小火煮至黄豆熟烂如酥，加精盐、味精、五香粉，拌匀，淋入麻油即可。佐餐随意服用。具有接骨续筋、和营祛瘀的作用。

（2）猪骨乌豆汤：猪骨 500g，乌豆 70g，黄豆 70g，牛膝 20g，党参 20g，姜、葱、黄酒各适量。牛膝、党参加水煎煮，留汁去渣，与猪骨、乌豆、黄豆、姜、葱、黄酒一起用文火煮烂。具有补肾、活血、祛风、利湿的功能。

（3）续骨猪排汤：猪排骨 200g，肉苁蓉 12g，续断 12g，生姜 5 片，食盐适量。将洗净的猪排骨块放沸水中余出血水，再换清水，其他食材同入锅，用小火炖至肉烂熟即可，喝汤吃肉。具有续骨活血、祛瘀止痛的功能。

3. 骨折晚期　晚期（骨折后 7 周以上），骨折部位肿胀基本吸收，已经开始有骨痂生长。治疗宜补，通过补益肝肾气血，以促进更牢固的骨痂生成。

饮食上可以解除禁忌，能饮酒者可选用杜仲骨碎补酒、鸡血藤酒等。简单食疗可用枸杞子 10g，骨碎补 15g，续断 10g，薏苡仁 30g，将骨碎补与续断先煎去渣，再入薏苡仁煮软后，加入枸杞子稍煮即可。

（1）补气养血法：本法是使用补气养血药物，使气血旺盛以濡养筋骨的治疗方法。凡外伤筋骨、内伤气血，以及长期卧床，出现气血亏损、筋骨痿弱等症候，如创口经久不愈、损伤肿胀时久不消等，均可应用本法。补气养血法是以气血互根为原则，临床应用本法时常需区别气虚、血虚或气血两虚，从而采用补气、补血或气血双补之法。药膳常用方如下。

归芪杞子炖鸡：母鸡 1 只，当归 15g，黄芪 30g，枸杞子 15g，生姜 6 片，大葱 3g，黄酒、盐各适量。母鸡宰杀后，去毛及内脏，洗净。将当归、黄芪、枸杞子、生姜片、大葱、黄酒、盐放入母鸡腹腔内，再放入锅内，隔水炖 1～2 小时。食肉，饮汤。每日 1 次。具有补气升阳、行水消肿之效。

枸杞栗子乌鸡煲：枸杞子 15g，栗子 10 粒，乌鸡 1 只。乌鸡去毛及内脏，洗净剁块，与其他食材同入锅中，加清水，用小火炖 2～3 小时，熟时添加适量调料，吃肉喝汤。具有补气养血，滋补肝肾功能。

（2）补益肝肾法：又称强壮筋骨法，凡骨折、脱位、筋伤的后期，年老体虚，筋骨痿弱，肢体关节屈伸不利，骨折迟缓愈合，骨质疏松等肝肾亏虚者，均可使用本法加强肝肾功能，加速骨折愈合，增强机体抗病能力，以利损伤的修复。肝主筋，肾主骨，损伤筋骨必内动于肝肾，故欲筋骨强劲，必求之于肝肾。临床应用本法时，应注意肝肾之间的相互联系。

枸杞猪腰汤：猪腰子 1 对，枸杞子适量。猪腰子去筋膜洗净，切成中等大小的块，加清水，小火炖，快熟时加入枸杞子，以及适量食盐、小茴香粉等调味。具有益肾阴、补肾阳、固精强腰之效。

（3）补养脾胃法：本法适用于损伤后期，耗伤正气，气血亏损，脏腑功能失调，或长期卧床，缺少活动而导致脾胃气虚，运化失职，饮食不消，四肢疲乏无力，肌肉萎缩。因胃主受纳，脾主运化，补益脾胃可促进气血生化，充养四肢百骸。本法即通过助生化之源而加速损伤筋骨的修复，为损伤后期常用之调理方法。

乌鸡丹参汤：乌鸡 1 只，丹参 15g，枸杞子 20g，黄芪 20g，山药 20g，芝麻 20g，陈皮 5g，姜、葱、黄酒各适量。乌鸡宰杀，去内脏、洗净后，把丹参、枸杞子、黄芪、山药、芝麻、陈皮、姜、葱置于鸡肚内，加少量黄酒，文火煮至鸡肉熟烂。先喝汤，后吃肉。具有健脾开胃、调补气血之效。

（4）温经通络法：本法适用于损伤后期，气血运行不畅，瘀血未尽；或阳气不足，腠理空虚，复感外邪，以致风寒湿邪入络，遇气候变化则局部症状加重的陈伤旧疾的治疗。本法属温法，因血喜温恶寒，寒则涩而不流，温则流行通利。温经通络法用温性或热性药祛风、散寒、除湿，并佐以调和营卫或补益肝肾之药，以求达到祛除留注于经络、骨节之风寒湿邪，使血活筋舒，关节滑利，经络通畅。

丝瓜白芷汤：丝瓜 50g，白芷 20g。丝瓜洗净，切成小块，白芷洗净，两原料同置锅中，加清水 500mL，急火煮开 3 分钟，文火煮 20 分钟，去渣取汁，分次食用。具有行气和中、温经通络的功效。

4. 不同部位药膳养骨法

（1）上肢骨折

［早期常用药膳］

上肢消肿汤：新鲜猪长干骨 1000g，黄豆 250g，丹参 50g，桂枝 20g。丹参、桂枝用水漂洗，去杂质，加水煮沸 1 小时，去渣留汁。其汁与猪骨、黄豆同煮，待烂熟，入少量盐。每日 2～3 次，主要用于上肢骨折较严重者。湿气较重者可加入适量羌活，恶风寒者加入适量防风。具有补骨生髓、活血止痛的功效。

祛瘀生新汤：三七片 12g，生地黄 30g，桂枝 10g，大枣 4 枚，猪瘦肉 300g。猪瘦肉剔除脂肪、筋膜，洗净，与三七片、生地黄、桂枝等共入砂锅，加水 1200mL，武火煮沸 15 分钟，改文火煮 60 分钟，至猪肉熟烂，加盐、葱，饮汤吃肉。早晚各温服一小碗。具有化瘀止痛、养阴生津之功效。适用于创伤骨折早期或手法复位后体内有瘀，积瘀化热，胃纳不佳者。

［中期常用药膳］

长骨滋补汤：猪脊骨 500g，猪腰子 1 只，鸡爪 5 只，党参 30g，杜仲 25g，三七 12g，桑枝 10g，生姜 2 片，米酒 3mL。猪腰子切开，去筋膜，切片；猪脊骨及鸡爪置沸水中烫去血水，洗净。上料共入砂锅，加水 2500mL，武火煮沸 15 分钟，改文火煮 120 分钟，至猪脊骨松脆，鸡爪熟烂，加盐调味，饮汤吃肉，早晚各温服 1 小碗。具有补肾壮骨、健脾活血之功效。适用于骨折中期及术后调养。

［晚期常用药膳］

枸杞鹿筋双蹄汤：鸡脚 8 只，猪脚 2 只，鹿筋 30g，山药 60g，枸杞子 15g，生姜 3 片，红枣 5 个。加适量水，共入砂锅，慢火炖至肉烂熟，调味。分餐吃肉喝汤。具有补肾壮阳、强壮筋骨的功效。

（2）下肢骨折：下肢骨折在遵循骨折三期康复药膳的大原则下具有自身的特点。下肢骨折患者，骨折复位或术后进行双下肢制动的时间较长，卧床时间比较长。久卧伤气，气滞血瘀，更容易导致下肢血供不畅，特别是老年患者。故在辨证施膳过程中要加强活血药物的作用，并注意引经药的使用，以达到事半功倍的效果，如在药膳中适当加入牛膝、木瓜、独活、千年健、防己、泽泻等。

［早期常用药膳］

骨碎补山楂粥：骨碎补20g，牛膝15g，山楂15g，蟹肉2只，月季花10g，藕粉、粳米、姜、葱、黄酒各适量。把骨碎补、牛膝、山楂研末，与蟹肉、月季花、藕粉、粳米、姜、葱、黄酒同置入砂锅中，加水常法煮粥后食用。具有活血化瘀、强筋壮骨的作用。

［中期常用药膳］

骨碎补猪骨汤：骨碎补15g，丹参15g，牛膝10g，黄芪20g，鲜猪长骨500g，黄豆70g，料酒、葱花、姜末、精盐、五香粉、麻油各适量。先将骨碎补、牛膝、黄芪、丹参拣杂、洗净、晾干、切片，同入纱布袋，扎紧袋口，备用。将黄豆淘洗干净，放入温水中浸泡1小时。猪长骨洗净，用刀背砸断，放入砂锅，加足量水，大火煮沸，撇去浮沫，加入料酒，放入浸泡的黄豆及浸泡液，再放进骨碎补、牛膝、黄芪、丹参药袋，中火煮40分钟，取出药袋，加葱花、姜末，继续用小火煮至黄豆熟烂如酥，加精盐、味精、五香粉，拌匀，淋入麻油即可。佐餐当汤，随意服用。具有接骨续筋、强骨壮筋的作用。

［晚期常用药膳］

归芪杞子炖鸡：母鸡1只，当归15g，黄芪30g，枸杞子15g，牛膝15g，生姜6片，大葱3g，黄酒、盐各适量。将母鸡宰杀后，去毛及内脏，洗净。将当归、黄芪、枸杞子、生姜片、大葱、黄酒、盐放入母鸡腹腔内，再放入锅内，隔水炖1～2小时。食肉，饮汤，每日1次。具有补益气血、健骨补肾的功效。

枸杞桂圆粥：枸杞子50g，红枣10枚，龙眼肉（桂圆肉）50g，千年健10g，木瓜10g，大米100g。加水煮粥，快熟时调入冰糖。具有补脾益气、健骨通络的功效。

（3）躯干骨折：致躯干骨损伤的暴力一般较强大，损伤机制复杂，往往合并内脏损伤，存在严重并发症，甚者可导致终生残废甚至死亡。因此，对于躯干骨折的辨证施膳，既要重视躯干骨折局部，更要重视其全身状况。同时，要注重一些引经药的使用，如胸部损伤加柴胡、郁金、炙香附、苏子；两胁部损伤加青皮、陈皮、延胡索等；腰部损伤加杜仲、补骨脂、川续断、狗脊、枸杞子、桑寄生、山萸肉等；合并腹部损伤加炒枳壳、槟榔、川厚朴、木香；合并小腹损伤加小茴香、乌药等。

（二）药酒养骨

我国历代医家在长期的医疗实践中，认识到酒性温，味辛而苦甘，有温通血脉、宣散药力、开散瘀结、消饮食、通经络、行血脉、温暖肠胃、祛散风寒、振奋阳气、消除疲劳等作用。医家之所以喜好用酒，是取其善行药势而达于脏腑、四肢百骸之性，把某些药物用"酒渍"，或"以酒为使"，来引导诸药迅速奏效，故有"酒为百药之长"

的说法。很多药酒既可内服，又可外用，不但能治疗内科、妇科疾病，对骨科的关节酸痛、腿脚软弱、行动不利、肢寒体冷也独具疗效。如凤伤而兼风寒湿者，多选虎骨木瓜酒、损伤药酒、蕲蛇酒、三蛇酒等。药酒以其适应范围广、便于服用、见效快、疗效高、吸收迅速等特点，深受广大群众喜爱。下面介绍几种骨伤科常用的药酒。

1. 正骨药酒　制草乌 10g，当归、白芷各 75g，白酒适量。将前 3 味共研细末，备用。用时每取药末 2g，用白酒 50mL，共入瓷杯中，煮沸，候温服之。具有麻醉止痛、活血消肿功效。主治跌打损伤、骨折、脱臼。

2. 刘寄奴酒　刘寄奴、骨碎补、延胡索各 60g，白酒 500mL。将前 3 味切碎，置容器中，加入白酒，密封，浸泡 10 日以上，过滤去渣，即成。每次服 10 ～ 15mL，日服 2 次，口服。具有消肿定痛、止血续筋功效。主治跌打损伤、瘀血肿痛。

3. 跌打损伤酒　柴胡、当归、川芎各 12g，川续断、马钱子（制）、骨碎补（去毛）、黄芩、桃仁、五灵脂、赤芍、苏木各 6g，红花、三棱各 4g，乳香（醋制）3g，65 度白酒 1000mL。将前 14 味研为粗末，混匀，入布袋，置罐内，加入白酒，密封。浸泡 30 日，压榨、过滤、去渣，静置、沉淀，取上清液装瓶，备用。每次服 30 ～ 60mL，每日 2 次，口服。亦可外用，涂擦患处。具有舒筋活血、消肿止痛功效。主治跌打损伤、瘀血凝滞。

（三）膳食养骨

骨折患者还应根据骨折愈合的早、中、晚三个阶段，根据病情的发展，配以不同的食物，以促进血肿吸收或骨痂生成。

1. 早期　受伤部位瘀血肿胀，经络不通，气血阻滞，此期治疗以活血化瘀、行气消散为主。中医认为，"瘀不去则骨不能生""瘀去新骨生"。由此可见，消肿散瘀为骨折愈合之首要治则。饮食配合原则上以清淡为主，如蔬菜、蛋类、豆制品、水果、鱼汤、瘦肉等，忌食酸辣、燥热、油腻，尤不可过早施以肥腻滋补之品，如骨头汤、肥鸡、炖水鱼等，否则瘀血积滞，难以消散，必致拖延病程，使骨痂生长迟缓，影响日后关节功能的恢复。

2. 中期　瘀肿大部分吸收，此期治疗以和营止痛、祛瘀生新、接骨续筋为主。饮食上由清淡转为适当补充高营养，以满足骨痂生长的需要。可在初期的食谱中加以骨头汤、田七煲鸡、动物肝脏之类，以补给更多的维生素 A、维生素 D、钙及蛋白质。

3. 后期　受伤 5 周以后，骨折部瘀肿基本吸收，已经开始有骨痂生长，此为骨折后期。治疗宜补，通过补益肝肾、气血，以促进更牢固的骨痂生成，配合舒筋活络之品，使骨折部的邻近关节灵活运动，恢复往日功能。饮食上可以解除禁忌。

（四）药物养骨

外力侵及人体，伤及皮肉筋骨者为外伤，伤及脏腑经络者为内伤。无论外伤或内伤，其病机皆为"形伤肿、气伤痛"。在治疗上除手法复位和以外固定保护机体，自我修复外，以药物活通气血、调理脏腑也是不可缺少的一个重要方面。

【内治法】

早期主症多数为瘀滞，治以活血逐瘀，即以"破"为主，祛瘀接骨，常用方剂如活血疏肝汤、加味活血疏肝汤、血肿解汤、加味复元活血汤；中期主症多为经络不通、气血不和，治以通经活络、调和脏腑、通调气血，即以"和"为主，活血接骨，常用方剂如活血灵、活血通气散、加味柴胡疏肝散、复元通气散等；后期主症多为气血、肝肾亏损，治以益气血、补肝肾，即以"补"为主，补益肝肾，常用方剂如十全大补汤、加味当归补血汤、加味补中益气汤、补肾益气壮骨丸等。

【外治法】

早期主症多为局部瘀肿、疼痛，治以消肿散瘀止痛；中期主症多为瘀血泛注，治以活血散结；后期主症多为筋肉消瘦、关节不利，治以温通利结。常选用以下方剂。

1. 活血祛风汤　当归、藁本、蔓荆子、白芷各 60g，川芎、海桐皮各 30g。将上药共研粗末，每剂用药 90g，入盐半匙、葱白 1 握、米浆水 2000mL，煎煮 20 分钟后，淋洗痛处，每日 2 次。具有通调血脉、祛风止痛之功效。适用于伤折车碾、落马蹉跌，筋脉俱伤，疼痛难忍。

2. 活络续筋汤　苏木、当归、三棱、川椒各 10g，鸡血藤、透骨草、伸筋草、海桐皮、桑寄生、续断、天仙藤各 15g。将上药加水 1500mL，煮沸 20 ～ 40 分钟后过滤去渣，将药液倒入盆内。先以蒸汽熏蒸患处，待药液稍温，即可用毛巾蘸药液反复擦洗患处。每剂药用 2 日。具有舒筋通络、活血化瘀、接骨续损之功效。适用于四肢骨折后期，关节功能障碍者。

3. 舒筋散瘀汤　透骨草、伸筋草各 30g，泽兰、刘寄奴各 15g。上药加水适量，煎数沸，将药液倒入盆内，趁热熏洗患处。每日熏洗 3 次，每次熏洗 15 ～ 30 分钟。每剂可熏洗 5 ～ 6 日。具有散瘀、活血、止痛之功效。适用于骨折愈合后关节僵硬者。

（五）手法养骨

手法是中医传统的治疗方法，对骨伤患者具有良好的治疗效果。患者在骨折期间由于缺乏运动及营养等，导致肌肉萎缩、关节粘连，使关节活动受限，严重者还须借助辅助工具或外人帮助才能进行日常生活。运用手法进行辅助治疗，提高患者的生活质量，对肢体功能恢复有良好效果，可增强患者的自信心和治疗的主动性，最终使患者能够更好地回归社会、服务社会。

手法对于患者来说属于被动运动，通过手法促进血液循环，可以防止肌肉萎缩、坏死、僵硬、肌肉粘连，加快骨折愈合，促进功能恢复。手法辅助功能康复主要分为以下几个步骤。

1. 放松　抚摩、揉、捏、揉捏、滚法。

2. 加热　团揉（由轻到重）、摩擦、搓、颤抖。

3. 被动运动关节　按、摇、抖动、拉法、扳法。

4. 结束手法　揉、抚摩、滚、揉捏。以上手法每日 2 次，每次 30 分钟为宜。

手法治疗时的注意事项如下。

1. 手法治疗应该在骨折愈合后及早进行。

2. 应该针对不同的个体、受伤的部位、受伤的程度选择相应的治疗手法。

3. 根据具体情况，治疗时间可以适当延长或缩短。

（六）运动养骨

功能锻炼可促进血液循环，加快骨折愈合；促进骨代谢，提高骨质修复能力；减轻骨关节粘连，防止骨关节僵硬；加强肌肉力量，预防肌肉失用性萎缩。及早进行功能锻炼，可以使局部血管扩张，提高酶的活性，使肌纤维增粗，有效防止失用性肌萎缩的发生。

1. 骨折早期功能锻炼　早期关节活动度训练要以被动活动为主，包括按摩和关节被动活动。按摩适用于骨折断端有肿胀的肢体，通过轻微按摩可促使肿胀消退。关节被动活动适合于骨折固定初期，因惧怕疼痛不敢做主动锻炼，或体弱无力，暂不能做主动运动的患者。患者宜在医务人员的帮助下进行辅助性活动，在固定部位的远端关节做被动运动，以防止关节挛缩和肌腱粘连，促使患者更好地做主动锻炼，对早日消除肿胀、防止肌肉萎缩粘连、关节囊挛缩有一定作用。但应掌握循序渐进的原则，操作时要轻柔，以不使骨折再度移位和加重局部创伤为前提，使用持续被动活动机（CPM）进行功能锻炼更佳。术后3天可开始逐步加强主动的关节活动。康复训练要逐步加大至关节的最大活动度，切忌小范围快节奏活动，这样不仅无助于关节活动度的改善，而且对骨折局部也有不良影响。

肌力训练则以主动锻炼为主。骨折1～2周，断端虽经整复，但不稳定，或伴有轻度侧方移位或成角畸形。此时骨折并发的软组织损伤尚需修复，局部疼痛、肢端肿胀仍存在，因此主要锻炼形式是通过肌肉收缩放松运动，在不引起断端再移位的情况下进行关节屈伸活动，以促进血液循环和肿胀消退，防止失用性肌肉萎缩。同时也通过肌肉收缩和舒张形成压力垫效应，对稳固断端和逐渐整复残余畸形有一定作用。

前臂骨折时做握拳和手指屈伸活动。用力握拳和充分伸直五指，肩部和上臂肌肉做收缩活动，而腕、肘关节不活动。例如尺骨、桡骨双骨折，经复位固定后，即可进行指间关节、指掌关节的屈伸锻炼，手指内收外展，肘关节屈伸，肩关节屈伸、内收外展、旋转等锻炼。

锻炼下肢肌肉的方法是做股四头肌的静力收缩运动。原则上，骨折部上下关节不活动，身体其他部位均应进行正常活动。用力收缩和放松股四头肌，以等长收缩为主，即肌肉收缩时关节不运动，当肌肉达到最大收缩时要保持几秒钟，然后放松，再收缩。同时用力使踝关节背伸、跖屈，伸屈足趾。主动多次做肌肉收缩和远端关节活动，每日各100次左右，这样可以促进肢体的静脉及淋巴回流，消除肿胀，减少肌肉之间的粘连，减慢肌肉萎缩，给骨折部位造成一定的生理压力，促进骨折的愈合。

2. 骨折恢复期功能锻炼　骨折基本愈合，外固定物去除后，康复医疗的主要目的是为了促使关节活动度与肌力最充分的恢复，恢复日常生活、工作与运动能力。此项锻炼可配合使用康复医疗手段，如运动疗法、作业治疗、物理治疗等，必要时寻求康复医学工程工作者的帮助。

（1）主动运动

①摆动练习，最常用于肩，也用于腕、髋、膝。

②徒手的主动运动，要求包括受累关节的各轴位运动，逐步扩大运动幅度，常采用中慢速度。

③利用肢体重力作用和肌力起协同作用，以便完成动作，使动作幅度更大。例如仰卧位练习肩上举、俯卧位练习伸膝、坐位小腿下垂练习屈膝等。

（2）被动运动：最好由医务人员进行。包括关节各轴向运动，动作应平稳缓和，以不引起明显的疼痛和肌痉挛为原则，切忌使用暴力，以免引起新的损伤或骨化性肌炎等合并症。

（3）助力运动

①可以由病员自己在健肢的帮助下进行，如以左手帮助右手，也可由医务人员协助进行。

②用器械做自助运动。最常用的是左右上肢通过体操棒互相帮助或扯动挂在滑轮上的吊环进行两上肢互助，利用特制器械做腕关节、踝关节的自助运动等。

（4）主动牵伸：在固定器械上利用自身体重做被动的关节牵伸。

①架起肘及前臂，下蹲或向前弯腰，以扩大肩外展或外旋的活动度。

②手握肋木，身体前俯或后仰，以帮助肘关节屈或伸。

③跪在枕垫上，帮助膝关节屈曲。

④手扶肋木，前脚掌站木片上，足跟放松下沉，以帮助踝关节背伸。

⑤利用器械、支架、滑轮、沙袋等进行关节功能牵引。

⑥在两次功能锻炼的间歇期用夹板固定患肢，以减少纤维组织的弹性回缩，维持牵伸效果。夹板材料一般为石膏，若用低温热塑高分子塑料则更适合、方便。

3. 恢复肌肉力量的康复治疗　肌肉力量练习是恢复和增强肌肉功能的唯一途径。恢复肌肉力量的康复治疗，第一步要确定主要和次要受损肌群，以及该肌群现有的功能水平，再根据功能检查状况制订切实可行的肌力练习计划。当肌力较弱，不能抗地心引力时（2级），可做助力练习、主动练习和摆动练习、本体促进法和生物反馈练习；当肌力能抗地心引力时（3级），肌力练习应以主动运动和本体促进法为主；当肌力能够抗负荷时（4级），肌肉力量练习应以抗阻练习为主。抗阻练习可用橡筋、拉力器、沙袋、弹簧及特制器械进行，常用渐进抗阻练习法，肌肉练习的方式可选用等长练习、等张练习和等速练习。

第二十九章　关节脱位

一、定义与概述

关节脱位又称脱臼或脱骱，是指组成关节各骨的关节面失去正常的对合关系。脱位可分为先天性、外伤性、病理性和习惯性脱位四种。小儿的先天性髋关节脱位属第一种情况。临床上最多的是由暴力作用所致的外伤性关节脱位，以肩、肘、髋、下颌及手指关节最易发生，一般上肢脱位较下肢者多见，儿童多合并骨骺分离。习惯性脱位常有创伤及发育因素，如第一次脱位后治疗不当，以致关节囊松弛，受轻微外伤都可导致复发性脱位。

脱位还有另外几种分类方法。如按脱位程度来分，可分为半脱位和全脱位。按脱位后的时间来分，又可分为新鲜脱位和陈旧性脱位（指脱位超过3周者）。一般伤后3周，关节周围的肌肉挛缩粘连，关节腔充满瘢痕组织，手法复位较难成功，通常需选择手术治疗。但以3周的时限来绝对区分，也是不全面的。例如肘关节脱位10天以后就很难整复，而肩关节脱位3周以上仍多能复位，所以要区别对待。

二、病因病机

外伤性关节脱位多系间接暴力所致，如跌仆、挤压、扭转、冲撞等。暴力的方向不同，引起脱位的类型亦不同。关节脱位与年龄、性别、职业、体质等因素有关。不少关节脱位还与该关节的解剖特点有关，如肩关节的肩胛盂小而浅，肱骨头大，关节囊的前下方松弛和肌肉少，加上肩关节活动范围大，易发生脱位。此外先天性脱位、病理性脱位、习惯性脱位属内因脱位。关节脱位时，必然伴有关节周围韧带、肌腱、肌肉的扭挫撕裂，关节囊破裂，局部形成血肿，有时伴有血管、神经损伤或合并骨折，脱臼关节以远的肢体气血运行障碍，对机体产生更为广泛的影响。严重者可出现某些全身性反应。

三、辨证分型

（一）按病因分

1. 外伤性脱位 有明显外伤史，一般发病突然。

2. 病理性脱位 感受外邪，先表现为高热、肿痛，继发脱位或错缝。

3. 习惯性脱位 由于外伤性脱位整复后，固定时间短，组织修复不好，或肝肾不足，体弱筋弛，不能束骨，或先天发育欠佳，而致关节脱位多次发生。

（二）按程度分

1. 全脱位 头臼完全分离错移。

2. 半脱位 关节部分滑移。

3. 错缝 临床有疼痛、功能障碍等症状，但望诊、触诊未见明显错位及畸形；X线检查未发现明显异常；经手法整复，有复位声，且症状可立即缓解，能收到立竿见影之效。关节错缝又可分为错移型、嵌夹型与旋转型。

（三）按脱位的方向分

一般以近端为中心，以远端脱位的方向命名，可分为内、外、前、后、上、下及中心脱位等。

（四）按软组织损伤程度分

1. 闭合性脱位 软组织损伤较轻，关节与外界不相通。

2. 开放性脱位 软组织损伤较重，关节与外界相通，易感染化脓。如处理不当，常遗留关节活动障碍等后遗症。此类损伤不多见，一般多发于踝关节。

（五）按伤后就诊时间分

1. 新鲜性脱位 一般于伤后 3 周以内就诊者多属新鲜性脱位。

2. 陈旧性脱位 发病后 3 周以上就诊者属陈旧性脱位。本型可能由于漏诊、误诊、失治、误治等原因而延误了就诊时间，致气血瘀滞，筋肉挛缩，增生粘连，增加了整复难度。

四、诊断与鉴别诊断

1. 畸形 关节脱位处常有明显的畸形，移位的骨端常可在异常位置摸到，肢体形态异常，可变长或缩短。

2. 弹性固定 由于关节囊韧带的作用和肌肉的痉挛，将患肢保持在异常的位置，被动运动时可感到弹性抗力。

3. 关节盂空虚 可在体表摸到原关节盂处空虚。

X线检查可确定脱位的方向、程度，以及有无合并骨折等。

五、常见误区

1. 自行随意处理　一些患者认为脱位是小事，常自行处理。如果患者对骨骼组织不熟悉，随意自己整复脱位部位可能会有严重的后遗症，引起血管或神经的损伤。出现脱位应及早接受医生治疗。

2. 对儿童脱位重视不够、警惕性不高　儿童的筋肉稚嫩，骨骼发育不完善，关节囊松弛，大力拉拖儿童时，很容易致其骨骼发生脱位，常见的有桡骨小头半脱位等。此类情况容易误诊、漏诊，应及时就医。

由于儿童骨骼干骺端远较关节囊韧带脆弱，所以临床上多见干骺端骨折，而关节完全性脱位极其罕见。加之儿童骨骼处于发育阶段，关节骨端骨骺软骨较多，且 X 线不显影（年龄越小，骺软骨越多），诊查时往往易将骨骺骨折误诊为关节脱位，进而误治，造成不良后果。

3. 复位后不固定或轻固定　很多患者和医生认为关节脱位进行复位后便万事大吉，这是非常错误的。关节脱位复位后若无适当的外固定，不加约束便进行各种关节活动，往往会引起再脱位。关节脱位时常伴随关节囊破损，虽关节脱位已复位，但关节囊及周围损伤的软组织愈合尚需 3～6 周时间，所以关节脱位在复位及固定后，须遵医嘱进行适当的关节活动度练习，杜绝自行其是地乱活动。一般关节脱位在复位后必须固定 3 周，固定期间应在医生的指导下进行科学定量的活动。鼓励患者进行肘、手腕和手指的活动，严禁上臂外旋。3 周后才可去除固定，逐渐加强功能锻炼，恢复关节功能。否则容易造成脱位复发，甚或形成习惯性关节脱位。

4. 复位后重静养、轻锻炼　成年患者，尤其是一些老年人，复位后恐怕再脱位或影响愈合，谨慎过度，不遵医嘱，拒绝活动，往往因长时间固定造成筋脉挛缩、粘连，骨质疏松，拘急疼痛，活动受限，甚至不能活动，形成肩凝症。

六、养骨要点

求衡为纲，整体辨证，动静互补，活血通经，益气消肿，强筋健骨，使骨正筋柔。重在恢复功能，预防复发。

七、养骨方法

（一）药物养骨

1. 初期

（1）内服活血祛瘀方：生地黄 15g，当归 10g，赤芍 10g，红花 12g，栀子 10g，桃仁 10g，泽兰 10g，三七末（冲服）6g。水煎服，每日 1 剂。

（2）外用消瘀止痛药膏：大黄 150g，木瓜 60g，栀子 30g，蒲公英 60g，土鳖虫

30g，乳香 30g，没药 30g。共为细末，以饴糖或凡士林调敷患处。

2. 中期

壮筋养血汤（《伤科补要》）：续断 12g，当归 9g，川芎 6g，白芷 9g，红花 5g，生地黄 12g，牛膝 9g，牡丹皮 9g，杜仲 6g。水煎服，每日 1 剂。

3. 后期

（1）内服方补肾壮筋汤（《伤科补要》）：熟地黄 12g，当归 12g，山茱萸 12g，续断 12g，茯苓 12g，杜仲 10g，白芍 10g，青皮 5g，五加皮 10g，牛膝 10g。水煎服，每日 1 剂。

（2）外用方海桐皮汤（《医宗金鉴》）：海桐皮 6g，透骨草 6g，乳香 6g，没药 6g，当归 5g，川椒 10g，川芎 3g，红花 3g，威灵仙 3g，甘草 3g，防风 3g，白芷 2g。解除外固定，以本方煎水，熏洗患处。

也可用伤科跌打片、跌打丸、舒筋活血片以活血散瘀、消肿止痛。外用舒筋止痛水、茴香酒、红花油等。

（二）药膳养骨

1. 炒油菜苋

组成：油菜苋 250g。

用法：油菜苋洗净，切成小段，菜油起油锅，将油菜苋炒熟，加少许精盐、味精，分次食用，每日 2 次，连续 1 周。

功效：活血祛瘀通络。

主治：关节脱位复位后早期，肿胀明显不退。

2. 赤小豆竹笋汤

组成：赤小豆 100g，绿豆 100g，竹笋 30g。

用法：将赤小豆、绿豆、竹笋分别洗净，置锅中，加清水 500mL，急火煮开 3 分钟，文火煮 20 分钟，分次食用，连服 1 周。

功效：活血消肿，逐瘀利湿。

主治：关节脱位复位后早期，局部肿胀明显，瘀块不退。

3. 薤白鲫鱼汤

组成：鲫鱼 1 条，薤白 25g。

用法：鲫鱼去鳃、内脏等，洗净，油锅煎至微黄，加清水 500mL；薤白洗净，纱布包扎，同置锅中，急火煮开 3 分钟，加黄酒、姜、葱、精盐等，改文火煮 20 分钟，去薤白，食鱼及汤，连续 1 周。

功效：行气消肿，活血利水。

主治：关节脱位复位后早期，关节部胀痛明显，关节活动受限。

4. 韭菜炒佛手

组成：韭菜 250g，佛手 200g。

用法：韭菜洗净，切成小段；佛手洗净，切成小片。油锅烧热，将韭菜、佛手同置锅内炒熟，调味后分次食用，连续 10 日。

功效：行气止痛，温经通络。

主治：关节脱位复位中期，关节仍肿胀，活动不利。

5. 葱油拌莴笋

组成：莴笋 300g。

用法：将莴笋洗净，去皮切成丝。热油加葱末，与莴笋丝拌匀，分次食用。

功效：通经活络，养筋健骨。

主治：关节脱位复位后中期，关节僵直不能动。

6. 百合桃仁汤

组成：鲜百合 250g，桃仁 20g。

用法：鲜百合、桃仁洗净，同置锅中，加清水 500mL，急火煮开 3 分钟，文火煮 20 分钟，分次食用，连续 10 ～ 15 日。

功效：活血止痛，和营通络。

主治：关节脱位复位后中期，关节活动不利。

7. 木瓜粥

组成：木瓜 250g，粳米 50g。

用法：木瓜洗净，切成小片，置锅中，加清水 500mL，加粳米，急火煮开 3 分钟，改文火煮 30 分钟成粥，趁热食用，连服 10 ～ 15 日。

功效：接筋续损，和营通络。

主治：关节脱位复位后中期，关节活动不利。

8. 大枣甘草米粥

组成：大枣 10 枚，炙甘草 5g，粳米 50g。

用法：大枣、炙甘草洗净，置锅中，加清水 1000mL，加粳米，急火煮开 3 分钟，改文火煮 20 分钟成粥，趁热分次食用。

功效：调和营卫，缓急止痛。

主治：关节脱位复位后中期，关节隐痛不愈者。

9. 猪蹄黄豆汤

组成：猪蹄 2 只，黄豆 100g。

用法：猪蹄洗净，剁碎，与黄豆同置锅中，加清水 1000mL，急火煮开 3 分钟，加黄酒、姜、葱、精盐少许，改文火煮 60 分钟，分次食用，连服 10 日左右。

功效：滋养筋骨，滑利关节。

主治：关节脱位复位后晚期，关节僵硬，不能伸屈者。

10. 猪肝炒首乌

组成：猪肝 250g，鲜何首乌 10g。

用法：猪肝洗净，切成小片；鲜何首乌洗净，切成片。起油锅，将猪肝片与鲜何首乌同炒熟，加少许黄酒、精盐等调味，分次食用。

功效：补血养阴，养肝补肾。

主治：脱位后期关节屈伸不利。

（三）手法养骨（以肩关节脱位为例）

常用手法如按揉、捏拿、拔伸、摇法等。原则是活血祛瘀，理筋整复。

方法一：①点穴位与脉位以解痉。取穴第 2 掌骨侧头、肺穴之间，天宗穴、抬肩穴（肩峰前下 1.5 寸）、举臂穴（抬肩穴下 2 寸）。②搓、搽、揉、按以活血舒筋、通络止痛。③拨筋、弹筋以消瘀定痛。拨动同侧肩前筋或外侧筋，以及肩胛内上角诸筋，提弹斜方肌或胸大肌、腋后及腋下痛筋等。④旋肩。患者取坐位，术者立于患者身后，右手虎口背托于其右腕上，术者屈肘内收带动患者屈肘，由下向胸前上举，再外旋、外展、后伸放下。重复数遍，幅度由小变大。患者肘关节的活动随术者肘关节的屈伸而屈伸。

方法二：患者正坐，术者立于患侧，嘱患者尽量放松上肢肌肉。术者一手捏住患侧手腕，一手以虎口贴患肩，并徐徐自肩部向下抚摩至肘部，重复 5～6 次。接着术者一手托患肘，一手握患腕，将患肢缓缓向上提升，又缓缓下降，可重复数次。最后术者双手握患侧手腕，使患肢肩外展 60°，肘关节伸直，连续不断抖动 0.5～1 分钟，可使伤处有轻快感。

方法三：①按摩法。术者一手扶患侧手腕，另一手拇、示二指与虎口贴于患肩，由上而下按摩 3～5 次。②缓提法。术者一手托患肘，一手握患腕，将患肢缓缓向上提升，又缓缓下降，反复操作 3～5 次。③牵动法。术者双手握患侧手腕，使患肢肩外展 60°，肘关节伸直，轻轻牵抖 10～20 次。

方法四：患者正坐，患肢放松，医者用掌根轻轻抚摩 3～5 遍，再用掌根或拇指指腹自肩峰向下，理顺肩部至上臂的筋肉，并推压、揉捏之，重复 5～6 次；然后在阿是穴、肩髃、肩贞等穴压、掐、拿、揉，使有膨胀感，每穴约 0.5 分钟；再用双手搓揉肩臂，使有温热舒适感为止。最后双手握患侧手腕，使患肢肩外展 60°，肘关节伸直，连续不断抖动 0.5 分钟左右。损伤较重、筋肉撕裂者，可先作药物治疗，等肿痛稍减后再作理筋手法。急性伤筋后期或慢性伤筋者，可先拿捏肩部和上臂部，自上而下，疏松筋络，然后以肩部为重点，自上而下揉摩，以舒筋活血，再拨动及点按肩部、肩胛冈上部，以理顺筋络。最后医者一手扶住患肩，一手托住肘部，将肩部摇转并尽量外展，先向前摇转 4～5 遍，再向后摇转 4～5 遍。

方法五：适用于小儿肩关节牵拉后关节错缝、瘀痛、功能障碍者。患者坐卧位均可，朝向医生。术者一手放在患肩上，用拇指由肩前外方向后方推之；用另一手握住患者腕部，引患肢前伸、上举，后伸、下垂。在引导患肢活动时，要保持上肢外旋位，同时后推肩部肌肉。手法毕，患肩恢复正常活动功能，即为复位成功。损伤早期可以适当固定 2～3 日，待肿痛减轻后再施手法，可配合外擦剂、理疗等法以求速愈。

（四）运动养骨（以肩关节脱位为例）

复位术后开始做握拳活动和腕关节的活动。1 周后解除胸上臂绷带，做腕、肘关节活动和"小云手"锻炼。3 周后做"大云手"与肩关节各个方向的主动活动，幅度由小到大。注意保暖，避免过早地做肩关节旋转活动。禁止做强烈的被动牵伸活动与过度上举、外展、外旋等活动。

（五）药物（艾灸）养骨

借助艾灸温热肌肤的作用，温暖肌肤经脉，活血通络，可治疗寒凝血滞、经络痹阻所引起的多种病证。

肩关节脱位可选用隔姜灸。将鲜姜切成直径 2～3cm、厚 0.2～0.3cm 的薄片，中间以针刺数孔，然后将姜片置于应灸的腧穴部位或患处（以肩髃、肩贞、肩前、天宗、肩井、肩中俞、臂臑等穴位为主，配合阿是穴。每日 1 次，每次选主穴 3～4 个，阿是穴 1～2 个），再将艾炷放在姜片上点燃施灸。当艾炷燃尽，再易炷施灸。灸完所规定的壮数，以使皮肤红润而不起疱为度。

第三十章　类风湿关节炎

一、定义与概述

类风湿关节炎是一种病因尚未明了的慢性全身性炎症性疾病，以慢性、对称性、多滑膜关节炎和关节外病变为主要临床表现，属于自身免疫性疾病。类风湿关节炎属于中医学"痹症"范畴。并且病程迁延，顽固难愈，病邪多深入骨骼，疼痛剧烈，以至关节畸形、失用，有别于一般痹症，称为"顽痹""尪痹"和"历节风"。类风湿关节炎至今尚无特效疗法，仍停留于对炎症及后遗症的治疗，临床疗效不确切，病程长久，缠绵难愈。

二、病因病机

（一）病因

1. 外因　感受风寒湿邪是常见病因。早在《素问·痹论》中就指出："风寒湿三气杂至，合而为痹也。各以其时重感于风寒湿之气也。其风气胜者为行痹，寒气胜者为痛痹，湿气胜者为着痹。"

2. 内因　患者常因劳倦过度，或劳后汗出当风，或汗后用冷水淋浴，风寒湿邪乘虚入侵，痹阻气血经络，流注于经络、关节、肌肉，导致本病。在五脏之中，肝、脾、肾与痹症的发生关系尤为重要。脾虚不能化生气血，脾阳虚弱，可逆而损及肾阳。肝肾同源，故痹病后期多为肝肾俱损。肝肾精亏，肾阳虚弱，不能濡养和温煦筋骨，则筋挛骨弱而易遭受外邪侵袭。另外，正气虚弱，不能推动气血运行，气滞血瘀、痰饮内停等疾病过程中代谢产物又可成为新的致病因素，使疾病进一步发展。

3. 不内外因　《素问·痹论》指出："饮食居处为其病本。"若饮食失宜，则引起脾胃虚弱，运化失司，痰浊内生，气机不利而致病。过食酸咸，可内伤肝肾而致历节病。筋脉失养，导致弛缓不用。骨失充养，则骨痿软而不能立。筋骨失养，痿软不用，导致痹症。

（二）病机

1. 外邪入侵，瘀热互结　平乐正骨认为，经络中的瘀热毒邪长期不能得到清除，是类风湿关节炎难以根治的原因。机体外感风热，与湿相并，或风寒湿痹郁久化热，而致风湿热合邪，痹阻经络，关节为患。"趺阳脉浮而滑，滑则谷气实，浮则汗自出。"胃热胜而腠理开，故汗自出。汗出当风，风邪乘虚侵袭，日久蕴而化热，湿热交阻，壅遏于经脉，从而引发风湿热痹；或是由于素体脾气虚弱，运化失常，加之膏脂蕴积，酿生湿热，湿热内蕴，复感风邪，风与湿热相搏，流注经络关节，气血不得流通，而成类风湿关节炎。

2. 气机郁滞，瘀血内停　瘀血多被现代医家认为是类风湿关节炎的重要致病因素。瘀血是机体运化失常所产生的病理产物，与脏腑功能减退有密切的关系。脾为后天之本、气血生化之源；肝主疏泄，调畅气机。肝脾受损，气机不畅，风寒湿热侵入血脉中，随血脉流窜，阻碍津液气血的运行，造成经脉瘀阻。由于瘀血留于筋骨关节，阻碍经脉通畅，营卫失调，卫外不固，且瘀血不去，新血不生，组织失于濡养。另外，久病入络，经气不利，影响气血的运行，累及所络属脏腑及循行部位的生理功能；而气血运行不畅又是经络气滞、瘀血的主要成因，故经气不利，出现气虚血瘀，易导致风湿病。

3. 运化失常，痰浊内阻　痹证迁延日久，邪痹经络，影响气血津液之流通，或正虚气血运行无力，均可导致气滞血瘀，津凝为痰。痰瘀气阻则关节逐渐肿大畸形，活动不利，屈伸不灵。风寒湿邪侵袭，血气凝结，可致体内过量水液不得输化，停聚而变生痰湿。此外，脾肾亏虚易致痰浊形成。脾胃主运化水湿，肾主水液。若脾气虚损，运化无力，或肾阳不足，气化无力，均可导致水液内停，聚而成痰。痰瘀内停，经脉气血运行受阻，气机升降出入郁滞，内外合邪而致病。

总之，本病的发生主要是由禀赋不足、正气虚损，又感外邪而引起脏腑功能失调、经络气血运行不畅的全身性综合病症。多属本虚标实、虚实夹杂。虚乃气血脏腑亏虚，实则以风、湿、痰、瘀为患。

三、病理特征与辨证分型

（一）病理特征

1. 与多种因素相关但病因不明。类风湿关节炎的病因尚未完全明确。是一种与环境、细胞、病毒、遗传、性激素及神经精神状态等因素密切相关的疾病。

2. 诱因多，但不易查明。寒冷、潮湿、疲劳、营养不良、创伤、精神因素等常为本病的诱发因素，但多数患者发病前无明显诱因可查。

3. 慢性、对称性、小关节发病。起病多有小关节对称性疼痛、活动障碍，逐渐由周围关节呈向心性向大关节发展。

4. 滑膜肉芽组织呈侵袭性增生。类风湿关节炎最大的病理特征是关节滑膜侵袭性增生，最后破坏滑膜，侵袭关节软骨，造成关节功能障碍而失用。

5.病程长，迁延难愈，致残率高。本病早期发现容易，但规范、有效及个体化治疗难度大，以至于丧失早期治疗时机，随着疾病发展而更加难以治疗，病程漫长，以至于最后关节软骨及滑膜破坏，关节功能残障。

（二）辨证分型

1.急性期分型

（1）湿热型：四肢关节或肌肉局部红肿、灼热、疼痛，或关节肿胀重着，阴雨天疼痛加重，或伴有发热，口渴不欲饮，皮肤或有结节性红斑，溲黄，舌质红，苔黄腻，脉濡数或滑数。

（2）阴虚内热型：发热或午后潮热，四肢关节或肌肉局部红肿疼痛，触之发热，口干欲饮，夜间盗汗，手足心发热，恶风怕凉，溲黄，便干，舌质红，苔薄黄，脉细数。

（3）寒热错杂型：关节红肿热痛，但局部畏寒，或自觉发热，触之不热，肢体关节屈伸不利，得温则减，甚则僵硬强直，或伴有身热不扬，舌红苔白或舌淡苔黄，脉弦。

2.缓解期分型

（1）肝肾亏虚型：痹证日久不愈，骨节疼痛，筋脉拘急牵引，每因运动或天气变化时加重，神疲无力，头晕耳鸣，腰膝酸软无力；关节屈伸不利，甚则变形；舌质红，脉细。

（2）痰瘀痹阻型：疼痛时轻时重，关节肿大，甚至强直畸形，屈伸不利，舌质紫暗，苔白腻，脉细涩。

四、诊断与鉴别诊断

（一）诊断

1.受累关节数　一个中等、大关节（0分）；2～10个中等、大关节（1分）；1～3个小关节（2分）；4～10个小关节（3分）；大于10个小关节（5分）。

2.血清学监测　RF或抗CCP抗体均阴性（0分）；至少RF和抗CCP抗体中一项弱阳性，检测值介于正常人上限水平的1～3倍（2分）；RF和抗CCP抗体至少1项强阳性，检测值高于正常人上限水平的3倍（3分）。

3.症状持续时间　小于6周（0分），大于或等于6周（1分）。

4.急性期反应物检测　C反应蛋白和血沉均正常（0分）；C反应蛋白或血沉异常（1分）。

以上评分≥6分，类风湿关节炎诊断成立。

（二）鉴别诊断

1.增生性关节炎　本病发病多于40岁以上人群，无全身疾病。关节局部多无红肿，以负重关节为常见，肌肉萎缩和关节畸形边缘呈唇样增生，血沉正常，RF 阴性。

2. 风湿性关节炎 风湿性关节炎起病急骤，有咽痛、发热和白细胞增高，以四肢大关节受累多见，常呈游走性关节肿痛，关节症状消退后无永久性损害。常同时发生心脏炎，抗 O、抗链球菌激酶及抗透明质酸酶均为阳性，而 RF 阴性，水杨酸制剂疗效常迅速而显著。

3. 银屑病性关节炎 本病关节反应与类风湿关节炎相似，也常累及关节，但患者身体上可见到银屑病皮损。

4. 痛风 痛风早期症状与类风湿关节炎相似，尤其是小关节的炎性反应。但本病男性多发，且血尿酸含量明显增高，其发作多与饮食成分密切相关。

五、治疗原则与常见误区

（一）治疗原则

1. 早期诊断 类风湿关节炎是一种病因尚未明了的慢性全身性炎症性疾病，属于自身免疫性疾病。病情进展很快，不早期发现、及时治疗，只需要半年至一年工夫，就可以发展为关节畸形，致人残疾，甚至还可会造成内脏的损害，故必须对本病做好早期诊断。

2. 合理用药 针对类风湿关节炎这样必须长期服药治疗的疾病，必须考虑合理用药的问题，以最小药量，最大限度地控制病情发展，降低药物的不良反应。

3. 联合用药 联合用药有三层意思：一是第一线药物（即非甾体类消炎镇痛药）与第二线药物（甲氨蝶呤、氯喹、柳氮磺吡啶、青霉胺、金诺芬）的联合治疗；二是第一线药物中的 2～3 种药物的联合治疗；三是中西医联合用药，取长补短，降低不良反应。

4. 个体化诊疗方案 根据每个患者的自身情况，比如年龄、病情进展情况等，制订出一个符合自己病情的诊疗方案，更好地控制本病的病情发展。

（二）常见康复误区

类风湿关节炎虽然不能根治，但可以通过建立正确理念、合理治疗、养骨和康复，使疾病停留在初级阶段，不继续发展。常见误区有如下几点。

1. 治疗不规范 类风湿关节炎不仅仅是关节的肿胀、疼痛，最关键的是免疫功能的异常，免疫反应如果得不到抑制的话，患者可能一时肿胀、疼痛减轻了，但是病变还在进行，只要止痛药停下来，就会再次发作，反复几年下来就关节畸形了，所以要早期规范治疗。

2. 片面应用激素 激素对类风湿关节炎来讲有一定的治疗效果，尤其是对一些处于急性期的患者，用了激素以后会很快缓解症状。但是不能过于依赖激素，有的人可能不适合用；又或者，应用激素不规范，用量太大，时间太长，都会带来严重的不良反应。实际上激素是把双刃剑，需要谨慎应用。

3. 类风湿关节炎是不治之症 类风湿关节炎目前是不可治愈的，但是可以控制，而且可以控制得很好，前提是早期诊断，规范治疗。

4. 减药停药自己做主 类风湿关节炎目前尚无彻底治愈的方法，绝大多数患者在规范、系统、有序的治疗下可以达到临床缓解，过上正常人的生活，因此类风湿患者必须坚持合理用药。若症状消失就停止用药，这样会使病情会越来越重。

5. 动静失度 类风湿患者要坚持适当锻炼，以保持体质和恢复关节功能，否则身体会日渐衰弱，四肢甚至全身肌肉出现失用性萎缩、关节僵直、变形，成为终生残疾。患者在关节肿胀的急性期需要休息。过了急性期，可在床上做髋、膝、踝关节的屈伸运动，逐渐增加穿衣、吃饭、洗澡等生活能力的锻炼，以防止关节变形及失用。

6. 补养过度 类风湿关节炎患者需要通过合理的膳食和药膳来满足机体的需要，不可一味进食高蛋白、高脂肪食物，或不加辨证地选择中药进补，不仅所服食物和药物起不到相应的治疗作用，而且病情还会进一步恶化。

7. 过度保护 忽视关节锻炼，关节活动过少，长时间处于变形位置，可造成关节功能障碍，甚至关节畸形。

六、养骨要点

1. 要早期诊断，早期治疗 因为类风湿关节炎一旦早期失治误治，随着病情的发展，关节滑膜侵袭性生长，破坏滑膜和软骨后，关节功能会逐渐失用。所以要早期合理诊治，防止关节功能的丧失。

2. 要综合治疗 每种治疗方法都有其长处和不足之处，采用中西医结合及各种内治、外治的方法，发挥各种治疗方法的长处，防止或减轻某种一种疗法的不良反应，对类风湿关节炎这种病程长、疗效不确切、病情缠绵的疾病来说是非常必要和必需的。

3. 要个体化精准治疗 根据每个患者的不同情况（年龄、脏器损害、病情轻重、就医早晚、肝肾功能等）建立个体化的治疗方案，同时要监测和减少药物的不良反应，减轻关节疼痛及炎症，保护关节功能，提高生活质量。个体化治疗对患者病情的长期缓解及减少不良反应的发生十分重要。

4. 要均衡膳食 类风湿关节炎患者应选用高蛋白、高维生素及容易消化的食物，提高食欲，使患者饮食中的营养及能量能满足机体的需要。不宜服用对病情不利的食物和刺激性强的食品。不同类型的类风湿关节炎患者，其饮食宜忌也各不相同，根据不同病症选择合理膳食是很有必要的。

5. 要适当适时运动 类风湿关节炎现行治疗的目的在于控制关节及其他组织的炎症，缓解症状，保持关节功能和防止畸形。适当运动才能保留关节的功能，但应适可而止，不能造成疲劳，以防止关节承受不恰当的力而损伤，增加治疗难度。

6. 要调整心态，积极治疗 本病的特点是病程长、病情缠绵，患者面对这样的疾病不可避免会产生一些急躁或抑郁情绪，心情压抑、过度悲伤；郁怒则伤肝，过悲则伤肺，日久则伤脾肾。因此针对本病，要以良好的心态面对现实，要学会缓解自己抑郁、焦虑的心情，树立战胜疾病的信心和勇气，积极配合治疗和护理。

7. 要适当保护，形神共养 避免过劳或意外关节损伤，尽量不穿高跟鞋，避免关节受到反复的冲击力或扭力。适当减肥，降低关节负重。对半月板及滑膜等损伤要及时治疗。必要时手术矫形。

七、养骨方法

（一）药膳养骨

类风湿关节炎患者在配制药膳时，应遵循中医辨证论治的基本原则，采用虚者补之、实者泻之、寒者热之、热者寒之等治则。配膳时要根据"证"的阴阳、虚实、寒热，分别采用不同的原料。一般而言，风（行）痹患者宜用葱、姜等辛温发散之品；寒（痛）痹患者宜用胡椒、干姜等温热之品，忌食生冷；湿（着）痹患者宜用茯苓、薏苡仁等健脾祛湿之品；热痹患者一般有湿热之邪交织的病机，药膳宜用黄豆芽、绿豆芽、丝瓜、冬瓜等食物，不宜吃羊肉及辛辣刺激性食物。

1. 急性期

（1）外邪入侵，湿热蕴蒸型：表现为关节或肌肉局部红肿、灼热、疼痛等症状，或伴有发热、口渴，但不欲饮，溲黄，舌质红，苔黄腻，脉濡数或滑数。治宜清热利湿，活血通络。

偏风痹者宜用葱、姜等辛温发散之品。药膳可用木瓜 4 个，白蜜 1kg。将木瓜蒸熟去皮，研烂如泥，白蜜 1kg 炼净。将两物调匀，放入净瓷器内盛之，每日晨起用开水冲调 1～2 匙饮用，能起到通痹止痛作用。

偏湿痹者宜用薏苡仁、黑豆等利湿之品。热痹者一般湿热之邪交织，宜用黄芩、金银花、连翘等清热解毒药物。药膳要求清中能利，不宜食用辛辣刺激之品。风湿热痹，关节热痛而心烦、尿黄赤者，可用淡竹叶 30g，白酒 500mL。将淡竹叶剪碎，装入纱布袋中，浸泡于白酒内，制成竹叶酒，3 日后即可饮用。功能祛风湿，畅心神。

（2）阴虚内热型：表现为发热或午后潮热，四肢关节或肌肉局部红肿疼痛，触之发热，口干欲饮，夜间盗汗，手足心发热，恶风怕凉，溲黄，便干，舌质红，苔薄黄，脉细数。治宜养阴清热，祛风活血通络。可用新鲜桑椹 500g，新鲜桑枝 1000g，红糖 500g，白酒 1000mL。将桑枝洗净、切断，与桑椹、红糖同入酒中浸制，1 个月后即可服用桑椹桑枝酒，有补肝肾、利血脉、祛风湿之功效。若关节畸形者，加穿山甲（代）、地龙、蜈蚣，泡酒服用。

（3）寒热错杂型：关节红肿热痛，但局部畏寒，或自觉发热但触之不热，肢体关节屈伸不利，得温则减，甚则僵硬强直，或伴有身热不扬，舌红苔白或舌淡苔黄，脉弦。应治以温经散寒，清热祛风除湿。可选用老桑枝60g，雌鸡1只（约500g）。将老桑枝和鸡加水适量煲汤，用食盐少许调味，喝汤吃肉。

偏湿热者，可用木瓜10g，薏苡仁30g，粳米30g。木瓜与薏苡仁、粳米一起放入锅内，加冷水适量、武火煲沸后以文火炖至薏苡仁酥烂，即可食用。喜甜食者可加入白糖1匙。宜每日或间日食用，能祛湿消肿、解热镇痛。

2. 缓解期

（1）肝肾亏虚型：表现为骨节疼痛，筋脉拘急，遇冷时加重，神疲乏力，头晕耳鸣，腰膝酸软，关节屈伸不利，甚则变形，舌质红，脉细。应治以祛风除湿，补益气血，滋养肝肾。可用狗骨1具，黄羊角屑30g，芍药60g，白酒1000mL。将狗骨炙酥，与黄羊角屑、芍药一同浸泡于白酒中，封固7日（秋冬季14日）即可饮用。该酒能益肾强骨，祛风定痛。

偏虚寒者可用鲜狗肉150g，熟附子10g，桂枝9g，生姜15g，红枣6个。先将鲜狗肉洗净血污，斩块备用；生姜洗净沙泥，去皮，切成片状；桂枝、熟附子洗净；红枣洗净去核。然后取铁锅放油烧滚，下姜片和鲜狗肉，将狗肉炒至微黄，再将狗肉、生姜片放入砂锅内，加进洗净的熟附子、桂枝、红枣肉和适量清水，先用武火煮开，再用文火煮2个半小时，至狗肉熟烂，口尝其汤无麻辣感为度。加食盐调味，待温，随量饮汤吃肉。本汤具有祛风除湿、逐寒止痛之作用。

偏肾精亏虚和阴虚火旺者，多制作金樱子粳米粥、麦冬山药粥或天冬熟地粥等食用，也可煎汁作茶服用。

（2）痰瘀痹阻型：表现为疼痛时轻时重，关节肿大，屈伸不利，甚至畸形位强直，舌质紫暗，苔白腻，脉细涩。治宜祛风通络，化痰祛瘀，养血活血。此种类型常选用三七、丹参、桃仁、赤芍、半夏、瓜蒌等药物制作药膳，也可泡酒服用。

可用蛇1条（肉约250g），黄芪30g，当归9g，生薏苡仁60g，红枣5个。取蛇剖杀，去头及蛇皮、内脏，洗净血污，斩成小段备用；黄芪洗净，切成小段；当归、生薏苡仁洗净杂质，当归切成薄片，红枣洗净去核。将以上用料同放入砂锅内，加适量清水，先用武火煮开后，改用文火煮约1个半小时，调味后待温，饮汤吃蛇肉。本方具有补气活血、祛湿逐痹的作用。也可用羊骨（油炙酥）10g，木瓜9g，白术根30g，桑枝12g，五加皮3g，当归3g，天麻3g，川牛膝3g，红花3g，川芎3g，秦艽2g，防风2g，冰糖（捣碎）100g，白酒1000mL。将上药浸酒，密封浸泡3～4个月，制作成羊骨木瓜酒即可服用。功能温经蠲痹，强筋健骨。

（二）外治养骨

外治法在类风湿关节炎的治疗过程中具有极为重要的意义和不可替代的作用。在内服之外运用中药外敷、膏贴、熏蒸等方法，能改善患者的局部血液循环、疏通经络、消肿止痛，具有疗效明显、作用迅速、使用方便、经济实用等特点。

1. 外敷膏药 外敷膏药法治疗类风湿关节炎，药物直接作用于局部，能"切于皮肤，彻于肉理，摄于吸气，溶于渗液"，"并随其用药拔毒气以外治，抑毒气以内消，能扶正气，通营卫，调升降，理阴阳，安五脏"。根据不同的临床症状选择合适的膏药外敷，对本病有良好疗效。膏药外敷可使药物直接作用于病灶局部，促进局部血液循环，改善局部血液供应、营养状态及炎性致痛物质代谢，减轻炎性水肿，消除炎症引起的瘢痕和粘连。

外敷膏药中多用马钱子伸筋透骨、通络搜风、散结止痛，其开通经络、透达关节之力远胜他药；当归、乳香、没药、延胡索、川芎、土鳖虫、穿山甲（代）活血通络、行气止痛；川乌、草乌、威灵仙、伸筋草、透骨草、木瓜、白芍、甘草可祛风散寒、舒筋活络、通利关节；栀子、大黄、黄柏、连翘利湿消肿、消炎止痛；樟脑消肿止痛、透表达里。外敷膏药使药物直接作用于局部，直达病所，药力直接，临床效果明显，成为目前治疗类风湿关节炎比较常用的方法之一。

2. 中药熏蒸 中药熏蒸是利用药物煎液，趁热在皮肤或患处进行熏洗，借助药力和热力，通过皮肤作用于机体而达到治疗目的。中药经熏蒸后产生大量的药物蒸汽，与药物相互作用，促使药物有效成分渗入皮下，以增强发汗、散寒之功效；通过物理温热作用，还可促进血液循环及新陈代谢。药物在血中浓度很低，而在局部浓度较高，一定程度上可避免药物直接进入大循环对肝、肾等脏器产生有害作用。

根据类风湿关节炎的病因、病机及临床表现，于类风湿关节炎的早期和缓解期运用熏蒸疗法进行治疗，疗效肯定，关键在于辨证分型准确，合理用药。

（1）寒湿阻络症：以川乌、草乌、威灵仙祛风逐寒，除湿通络；桂枝、独活、秦艽温经散寒，除湿蠲痹，消肿止痛；当归、黄芪、乳香、土茯苓益气养血补肾，活血行气。共奏祛风散寒、除湿通络、扶正固本之效。

（2）气滞血瘀症：药用鸡血藤、赤芍、红花、黄芪、当归、白芍、桂枝、功劳叶等，补气活血、散寒止痛。

（3）顽痰凝结症：药用胆南星、白芥子、半夏、青皮、丹参、苏木、桑枝、地龙、当归、川续断、甘草等，化痰消瘀、祛风胜湿。

（三）热熨养骨

热熨疗法是传统中医疗法之一，是在热疗的基础上，以中医药理论为指导，将中药加热，利用温热之力使药物通过体表毛窍进入经络、血脉，直达病所，充分发挥药效，达到温经通络、活血行气、散热止痛、祛瘀消肿的作用。热熨适用于类风湿关节炎寒痹症，关节冷痛，得热则舒者。常用葱姜炒麸子，根据临床症状用药加减。用时将药物打碎、炒热，装入布袋，扎紧袋口。将药袋置于督脉、任脉和患病关节部位，上盖一块厚布，然后用装满开水的茶壶放在药袋上。开始时茶壶的温度较高，可以提着茶壶一起一落地连续热熨，等壶温稍稍降低后，即可放在药袋上不动，以患者能忍受而不烫伤皮肤为度。热熨任督二脉和患病关节，可起到鼓舞人体阴阳二气、驱邪外出之作用。

（四）运动养骨

对缓解期类风湿关节炎患者，保持合理的运动量是很有必要的。通过合理的锻炼，可以减少疲劳，使整个机体处于更加健康的状态。

1. 日常生活活动训练　训练内容包括衣、食、住、行、个人卫生等。为了保持或重新掌握这些基本动作和技巧，需要进行日常生活活动训练。

2. 医疗体操　根据需要选择合适的动作和运动量，以舒缓关节、保护功能为主。

3. 调气疗法　太极拳、八段锦、气功等是传统运动疗法，具有"调身""调息""调心"相结合的特点，可使身体运动、呼吸运动和集中思维的锻炼有机结合，起到调整和增强身体功能的作用，适宜于类风湿关节炎的长期锻炼。

4. 作业疗法　指利用适当的生产劳动来锻炼身体，为患者将来重返工作岗位作准备，常用的作业疗法有编织、手工、木工、金工、园艺等。

5. 生物反馈疗法　利用仪器设备把锻炼时的某些生理活动信息放大，使患者听到或看到这些信息。这样做可以引导病患向有利的方向努力，从而提高锻炼效果。

对类风湿关节炎急性期患者，关节肿胀者，以休养为主，禁忌过度锻炼。锻炼不宜大汗，锻炼过后不宜吹风扇及空调，严禁冲凉，避免感冒，否则会造成加重病情。

（五）膳食养骨

合理膳食对疾病的恢复起很大作用，但积极正规的治疗也不能忽略，不能以药膳代替正规治疗。一般而言，类风湿关节炎的膳食方法需注意以下几点。

1. 平衡饮食，少量多餐，少刺激性食物，多食可口、易消化的食物。膳食中糖类、蛋白质和脂肪的比例以 3：2：1 较为合适。多用植物油，少用动物油，饮水量应根据病情和个人饮食习惯决定。

2. 少食肥肉、高脂和高胆固醇食物，该类食物易引起和加重关节疼痛、肿胀、骨质疏松、关节破坏。

3. 少饮酒、咖啡、茶等饮料，避免吸烟，因其都可加剧症状。

（六）针灸养骨

1. 分期治疗

初期：当鼓舞脾胃阳气，以治其本。类风湿关节炎发病多以四肢小关节为首发，"四肢者，诸阳之本也，阳盛则四肢实"。脾胃为营气、卫气之源，主肌肉、四肢，鼓舞脾胃之气对早期类风湿关节炎的治疗非常必要。可采用针灸方法以培补阳气，以温针更宜。在灸的壮数上，宜多宜足，且在类风湿关节炎早期，只有组织肿胀和关节渗液时应用，效果更好。

进展期和严重期：当补益肝肾以防其变。类风湿关节炎作为一个反复发作的疾病，由皮肉肿胀疼痛、关节僵硬而至骨质破坏、功能受限或丧失，甚至变生他症。故针灸治疗须立足于本病由脾胃而至肝肾传变这一病机，切断其传变途径。除健补脾气之外，还当从强肝肾之精，以安未受邪之地入手，肝俞、肾俞、大杼、膏肓俞等穴可适时而用。

晚期：当根据兼证之有无，综合治疗为妥，不可执一为法。可根据补益肝肾、健脾益胃的原则选取主穴，如肝俞、肾俞、大杼、阳陵泉、膈俞、三阴交等。还要注意根据兼证取穴。针灸阿是穴在此期也有相当好的效果。

2. 养治结合　针灸治疗是通过刺激全身经络，平阴阳、导气血、调气机而达到防病治病的目的。在临床上可将针灸治疗的方法进行扩展，如针刺、温针、刺血、三伏穴位敷贴等，且根据不同的病情可联合运用不同的治法，但治疗原则都是以固本培元、调和阴阳为主，局部止痛为辅。

（1）关节疼痛游走，可用浅刺，并可用皮肤针叩刺。

（2）以疼痛为主者，多先用灸法，后深刺留针。疼痛剧烈者可隔姜灸。

（3）关节不肿，以重着麻木为主，或关节恶风怕冷的，可用温针温补督肾之阳。可取曲池、外关、八邪、八风、内膝眼、外膝眼、足三里、三阴交、阳陵泉、丘墟，或华佗夹脊穴（T_1–S_2）、大椎、肾俞等。

（4）关节肿胀严重、疼痛者，可取腰俞、大椎、阿是穴，上肢配阳池、曲池，下肢配解溪、委中、犊鼻。在穴位或其周围寻找显露的静脉，常规消毒，点刺放血拔罐。

（5）《内经》早已提出"春夏养阳，秋冬养阴"的养生原则和"急则治标、缓则治本"的治疗原则。伏天时人体皮肤腠理疏松，阳盛于外而虚于内，三伏穴位敷贴通过发疱和药物刺激穴位，补养机体内虚之阳，以助生长之能，达到扶正培本、促进病愈之目的。治疗感受风寒湿所致的关节疼痛，可选取督脉和关节所在经络为主，主穴取大椎、肾俞、命门、腰阳关。肩关节疼痛者配肩三针，上肢疼痛者配曲池、外关，下肢疼痛者配犊鼻、足三里、阳陵泉、三阴交等。一般 3～5 年为 1 个疗程。

平乐正骨认为针灸治疗类风湿关节炎当注重分期，各期之中，穴、法之选择当有所侧重。早期以健运脾胃为主，辅以局部针刺及灸法；中期当以补益肝肾为主，以防其变；晚期则当根据兼证之有无，综合治疗。在治疗过程中，维护正气当贯穿始终。

（七）手法养骨

类风湿关节炎属中医"骨痹"范畴，亦称"顽痹"，是风寒湿邪侵入骨骼、经髓，凝滞于关节，闭塞不通所致。手法治疗以循经按摩、点穴按摩和揉药按摩为主。

活动期类风湿关节炎多采用祛风散寒、通经活络、补益肝肾、补益气血为主的手法。背部以督脉为主进行循经推拿，也可选取督脉的穴位如大椎、腰阳关、长强，以及膀胱经穴位肺俞、肝俞、脾俞、肾俞等。按压时用力要均匀、缓慢、持久，由轻到重，将力度渗透到肌体的深部。选取关节周围的穴位和压痛点可以起到疏通经络、滑利关节、祛风散寒的作用。

类风湿关节炎缓解期以补益正气、扶正祛邪为原则，采用的手法多以揉、掖、搓、擦、压为主。选取背侧督脉和腹侧任脉循经推拿，点穴按摩选取的穴位以背俞穴、中脘、关元、气海为主，肢体穴位选取中府、尺泽、内关、足三里、三阴交、涌泉等。针对关节伸屈受限、挛缩畸形的患者，可采用挤压加摆动类手法解凝开滞，滑利关节，恢复关节功能。

推拿配合中药外用，比如平乐正骨展筋散，能通过皮肤、孔窍、腧穴等部位直接促进药物吸收，从而达到疏通经络、滑利关节、调和气血、消肿止痛的目的。采用揉药按摩外治，见效快，无副作用和不良反应。也可配合应用马钱子复合制剂外用治疗类风湿关节炎，以药物外敷，使病变部位发热发红后再行揉摩、推擦、捻搓、摇扳等推拿手法。

（八）情志养骨

由于类风湿关节炎的病程较长，病情反复，长时间疾病缠身，或失治误治，造成患者身心伤害，患者郁郁寡欢、悲观失望，疾病及情绪失衡造成脏腑阴阳失调、气血亏损，致原有病情因之加重或迁延难愈。因此，开展情志护理，使患者保持心情愉快，是提高类风湿关节炎治疗效果、预防其复发的一种重要方法。常见的类风湿关节炎情志干预疗法主要有以下几种。

1. 情志疏导法　医护人员通过谈心，解除患者抑郁、疑虑、自卑、忧思等不正常情志及心理顾虑。患者心理顾虑可导致情志异常，进而影响气机。谈心法是了解和解除顾虑、疏导情志的良好方法之一。开展谈心首先要求医护人员关心、同情患者，使患者感到温暖。在充分了解患者的心理症结后，针对其不同的情况，采用不同的事例进行开导，要做到既说理，又不失人情，才能收到使患者心悦诚服、明理治心的效果。

2. 情志导引法　针对心情郁闷，不得发泄，或易于惊恐的患者，医护人员应有计划地安排他们进行情志发泄，引导其消除不良情志，从而使气机得到疏泄，情绪得以平复。

3. 情志制约法　医护人员有计划地利用一定刺激强度的多种非药物手段，激怒患者情志，以怒制思，从而促使阴阳气血平衡，恢复心脾神气功能。用该法时应因人因病制宜，刺激强度及刺激量要适当，以防因过怒致气血上冲过甚而生变。

4. 悦情逸志法　悦情逸志就是规劝患者，适当参加文娱、体育活动，培养情操，活跃情趣，学会在绚丽多姿的世界中自得其乐。如观看花鸟鱼虫，操习琴棋书画等，保持愉快而平静的情绪，避免七情妄动。

（九）起居养骨

1. 尽量选择向阳居室，保持室内清洁干燥，避免潮湿、阴暗的环境；常开窗通风，但要避免直接吹风；关节处要注意保暖，局部可戴护膝、护腕、长袜或手套等，鞋袜潮湿应及时更换等。

2. 平时洗手洗脸宜用温水。晚间用热水烫脚或药浴，可以促使下肢血流通畅，消肿痛，除风湿。

3. 关节炎患者应密切关注天气变化，尤其应注意关节保暖，防止感冒。注意个人卫生，养成良好的作息规律与习惯，定时起居。出汗后不要立即用凉水冲洗，或吹电扇和空调。

4. 类风湿关节炎患者要注意劳逸适度。过劳对类风湿关节损害会加重；过于安逸则容易造成关节僵硬、功能受损甚至失用。

（十）四时养骨

1. 春日养骨   春天转暖，但气温并不稳定，类风湿关节炎患者对外界天气变化甚为敏感，因此，提醒患者要做好春季保养工作，以防旧病复发。

春季多风，感冒概率增高，要注意预防扁桃体炎、鼻窦炎、咽峡炎、龋齿等感染性疾病的发生。平时应加强体育锻炼，增强体质，一旦出现感染，要积极治疗。

2. 夏时养骨   夏季天气炎热，易于汗出，毛孔开启，如汗出时适逢雨水淋湿，湿邪极易侵入，滞留经络、肌肉、骨骼，可诱发本病或使本病缠绵难愈。且暑热多兼湿邪，湿邪重浊、黏滞，假如不及时治疗，会加重病情，使之反复发作。治疗可用甘淡渗透湿之中药，如茯苓、薏苡仁等煮粥或煎饼食用治，或用车前草煎汤代茶，以除湿散热。中药的选用可根据素体阴阳偏盛、感邪偏重而辨证论治。

3. 秋日养骨   中医认为秋末冬初自然界阴气上升，人体自身阳气不足，类风湿关节炎的各种症状便表现出来，比如晨僵、关节疼痛等。对于患有关节疾病的患者来说，逐渐转凉的天气是他们痛苦的源头。随着天气转凉，关节炎的症状不断明显，很容易出现痛症。特别是早晚温差大，更加剧了疼痛的症状。所以秋季应注意应用护膝等防护用品保护患病部分，注意保暖防风防寒，或是经常用热水烫脚。

4. 冬季养骨   类风湿关节炎患者要想安然度过冬季，必须做到三忌。

（1）忌寒冷：关节炎最明显的特征是遇寒冷疼痛加重。患者冬季要注意全身和关节部位的保暖，尤其病变局部要特别加强保护。每日可对病变部位进行 1 ～ 2 次热敷（用热毛巾或热水袋），水温一般保持在 50 ～ 70℃。每次热敷 15 ～ 30 分钟。

（2）忌潮湿：潮湿的环境与潮湿的皮肤会增加人体热量散发，使肢体温度下降，从而导致关节疼痛，故在冬季，关节炎患者要注意保持皮肤干燥，衣物、被褥要经常在阳光下翻晒。

（3）忌懒惰：懒惰、静坐对关节炎很不利，因为运动能促进肢体血液循环，使患病部位血液循环得以改善，减轻关节疼痛症状。因此，关节炎患者在冬季也应经常到户外参加运动，如慢跑、散步、打太极拳等。

此外，要预防寒冷的诱发刺激。风寒刺激容易诱发类风湿关节炎，从而导致本病发作或加重。再加上冬季气候寒冷，如果不注意保健，感冒、气管炎、鼻炎、中耳炎、扁桃体炎等疾病都容易发作，如不积极治疗，很有可能进一步侵犯关节和心脏，导致类风湿关节炎的病情恶化。

第三十一章　骨坏死

一、定义与概述

骨坏死是一种临床常见的骨科疾病，中医学统称为"骨蚀""骨痿"或"骨痹"，指的是人体骨骼活组织成分坏死。临床上比较常见的是股骨头部位的坏死，还可能发生在腕骨、月骨、胫骨结节、距骨、足舟骨、跟骨等解剖部位。骨坏死可致残，有严重的并发症及后遗症，一旦患上骨坏死，会给患者的工作和家庭带来很大的负担，故认识和了解骨坏死的养骨方法对于其预防及预后有重要意义。（以股骨头坏死为例）

二、病因病机

（一）病因

1. 外伤所致　外力作用于髋关节局部，轻者皮肉受损，严重者出现骨断筋伤，使经络、筋脉受损，气滞血瘀，气血不能濡养筋骨而出现本病。

2. 六淫侵袭　六淫中以风寒、湿邪最易侵袭人体，导致人体经络、气血不通，出现气滞血瘀，筋骨失于温煦，筋脉挛缩，屈伸不利，久之可出现骨坏死。

3. 邪毒外袭　外来邪毒侵袭人体，如应用大量激素、辐射病、减压病等，经络受阻，气血运行紊乱，不能正常濡养筋骨，出现骨痿、骨痹。

4. 先天不足　先天之本在于肾，肾主骨生髓，先天不足，肝肾亏损，可导致骨坏死。

5. 七情所伤　七情为喜、怒、忧、思、悲、恐、惊。七情太过，情志郁结，脏腑功能失调，导致气机失降，出入失调，久之肝肾亏损，筋弛骨软。

（二）病机

1. 气滞血瘀　由于外界暴力、创伤，轻者皮肉受损，重者组织结构破坏，使气血骤然瘀滞。气机不利，阻遏脉络，脉络不通，气滞血瘀，骨的局部血液供给受阻，从而发生骨坏死。

2. 寒邪凝滞　主要是感受寒湿之邪。寒湿之邪内敛，阳气受阻，气血鼓动无力，运行不畅，脉络痹阻不通，骨失所养或者阳气不足，阴寒内胜，气血凝滞，不能温煦四肢，发为骨坏死。

3.肝肾亏虚　毒邪内侵，脏腑功能紊乱，导致气机升降功能失调，久之肝肾亏损。肾阳不足，脾失于温煦，气血生化乏源，骨生长不利。由于阴阳互根互生，肾阳不足，阴精化生无由，致使肝肾阴精亏虚。肝肾不足，髓海空虚，久之则发生骨坏死。

4.脾肾阳虚　后天之本在于脾，先天之本在于肾，脾胃运化功能失调，水谷精微不生，无以濡养机体，先天肾精得不到后天水谷精微充养，则肾精不足。肾主骨生髓，肾精不足则骨失所养，易发生骨坏死。

5.气血不足　劳伤过度，伤及气血，气血不足，筋脉骨骼失养。四肢百骸及关节功能活动都赖于气血的温煦濡养，股骨头得不到充分血液供应，亦可造成骨质疏松，易发骨坏死。

三、病理特征与辨证分型

（一）病理特征

1.有明显的外伤或长期酗酒史。

2.早期症状少、病情轻，早期就诊者少。由于对骨坏死缺乏认识，在患病以后，很少有人意识到是骨坏死。

3.早期易误诊，常常把骨坏死疾病误诊为其他疾病，如风湿、类风湿、关节扭伤，甚至是腰椎间盘突出等。按上述疾病治疗，结果越治越重，直到最后才发现是骨坏死，但已经是晚期了。

（二）辨证分型

1.肾阳虚证　多见于使用大量激素者，长期大量使用激素类药物可致肾阳虚。表现为髋部钝痛，活动后加重，畏寒肢冷，腰膝酸软无力，跛行，精神萎靡，面色㿠白或黧黑，舌淡白或有瘀点，苔薄白或无苔，脉沉细弦涩。

2.气滞血瘀证　多见于股骨颈骨折患者。骨折后，气机凝滞，瘀血阻络。髋部胀痛或刺痛，痛处固定不移，久坐久卧后疼痛加重，适当活动后疼痛减轻。舌质略暗，脉沉涩。

3.气虚血瘀证　多见于中老年股骨颈骨折后股骨头坏死，或其他原因引起的股骨头坏死中期或晚期患者。以功能障碍和疼痛为主，肌肉萎缩，下肢无力。面色无华，少气懒言，舌质暗，苔薄白，脉细弱而涩。

4.气血两虚证　见于股骨头坏死晚期或退行性疾病，如骨关节炎等。由于长期功能障碍，机体抵抗力很差，食纳不佳，全身乏力伴有疼痛。髋部钝痛或有刺痛，跛行或行动困难，甚则大部分时间卧床。有时疼痛沿大腿内侧向膝部放射，休息时疼痛不明显，活动后加重。病侧肌肉萎缩，面色苍白，唇甲淡白无华，气短乏力，舌淡，苔薄白，脉细弱。

5. 肝肾两虚证　多见于先天性髋关节发育不良。一般随着年龄增长，逐渐发生股骨头坏死，常合并骨关节炎或髋关节脱位。长期功能障碍，活动困难，过度活动则疼痛加重，病情时重时轻。腰痛或患肢膝关节部疼痛，或患肢畏寒，肌肉萎缩，五心烦热，舌红少苔，脉细数。

四、诊断与鉴别诊断

（一）诊断

由于骨坏死早期没有明显的临床症状，不易引起患者的重视，故临床对下列患者要特别警惕。

1. 原因不明的局部疼痛，尤其是髋痛，偶有跛行。

2. 对侧髋关节已明确诊断为骨坏死。对于非创伤性骨坏死，髋关节双侧病变率高达 30%～80%

3. 有明显诱因，如大量应用类固醇激素、长期大量饮酒、胶原病（系统性红斑狼疮、类风湿病等）、镰状细胞贫血、减压病等，以及有前述病因中所提及的各种诱发骨坏死的疾病的病史。

（二）常见诊断方式

1. 骨扫描　即放射性核素骨显像。在骨坏死最初几周，由于局部血供差，表现为局部示踪剂摄取减少，即"冷区"。数周或数月以后，由于组织修复，有新骨形成，则表现为局部示踪剂摄取增多，即"热区"。

2. CT　CT 扫描显示病变较敏感，层面薄，分辨力高，避免结构重叠，可进行多平面的重组和立体显像分析，能更好地显示骨关节面的塌陷和软骨下骨的部位、大小，较 X 线能更早、更详细地提示组织的密度变化，从而有助于早期诊断。

3. 磁共振成像（MRI）　MRI 能反映骨坏死的组织学改变，并具有轴位、矢状位、冠状位多平面扫描。其敏感性较骨扫描及 CT 扫描高，对骨坏死是一种很有效的检测方法。

4. X 线　骨坏死早期 X 线表现为阴性或骨小梁模糊、斑点状骨质疏松，均无特殊意义，只有当出现硬化或囊性变，或两者并存时，才提示可能有骨坏死。软骨下骨溶解或微骨折和局限性关节面塌陷是本病的典型 X 线表现。

（三）鉴别诊断

1. 髋关节骨关节病　髋关节骨关节病多发生在 40 岁以上人群，症状也以髋部疼痛、活动受限、跛行为主，但髋关节骨关节病 X 线片表现多伴有髋臼发育不良。首先表现为髋关节间隙变窄或消失，髋臼和股骨头负重区硬化，髋臼外缘骨赘形成。而股骨头坏死则以股骨头的囊变、硬化、塌陷为主，关节间隙和髋臼往往是正常的。除非到晚期并发骨关节病时则难以区分。

2.强直性脊柱炎　强直性脊柱炎是一种结缔组织性疾病，其病变自骶髂关节开始，上行影响脊柱，引起脊柱的强直，但有30%的患者引起髋关节病变，有的患者甚至脊柱病变并不明显而首先在髋关节发病，容易与股骨头坏死混淆。但强直性脊柱炎的髋关节病变首先是滑膜病变，影响软骨；X线片主要表现为关节间隙的明显变窄或消失，骶髂关节模糊或融合，很少出现股骨头的塌陷。症状是以关节活动受限为主，直至强直。另外病变进行期血沉可增快，90%的患者HLA-B27为阳性，可资鉴别。

3.髋关节结核　髋关节结核以关节间隙变窄、关节面模糊或破坏为主，髋臼骨质疏松。若为单纯骨结核，可见股骨头内呈磨砂玻璃样破坏，后期有全关节破坏。骨坏死则关节间隙往往正常，以股骨头的囊变、塌陷为主。结核还可有全身结核中毒症状、血沉快，可资鉴别。

五、治疗原则与常见误区

（一）骨坏死养骨原则

1.改善股骨头的血供　股骨头坏死是由于各种原因，导致供应股骨头血供的血管发生损伤，或是由于股骨头压力过高，股骨头血供受阻而减少，使股骨头骨组织等失去正常的血液营养而发生坏死。所以股骨头坏死是由其血供障碍导致的。改善和促进股骨头血供，可以促进股骨头坏死组织的修复，加快股骨头坏死的康复。

2.去除诱发因素　股骨头坏死是由于各种复杂的原因引起的，一旦发现股骨头坏死，应立即查找原因，去除那些长期作用的发病因素，有助于治疗。

3.减少负重　股骨头组织坏死后，正常骨组织会自行进行坏死组织的修复。减轻股骨头的压力会促进股骨头的骨组织修复，还能减少对股骨头的压力，促进股骨头的血液循环，防止股骨头塌陷。

4.综合治疗　骨坏死时期不同，治疗方法的侧重点不同。骨坏死早期是可逆的，通过保守疗法是可以抑制疾病的进展；到了坏死晚期，骨萎缩、坏死塌陷，则需行手术结合其他治疗方法。

（二）养骨康复误区

1.股骨头坏死无法治愈　股骨头坏死的早期诊断与及时治疗对预后具有最重要的意义。因股骨头坏死早期，股骨头骨小梁尚未断裂，股骨头尚未塌陷畸形，炎变及坏死组织尚可修复，可以进行早期诊断、早期治疗，达到理想的治疗效果。

2.股骨头坏死只能换关节　人工关节置换的最佳年龄为60岁以上。低于60岁的患者如果因关节疾病影响日常生活，为提高患者的生活质量也可做转换手术，只是面临更长时间的考验。

3.股骨头坏死无须进行全身整体治疗　股骨头坏死是一种全身性疾病，只是表现在局部而已。股骨头坏死后全身的微循环、血液流变学均发生变化。此外，股骨头坏死后发生肢冷、放射痛、肌肉、关节囊、韧带等一些改变，均说明了它是一个全身性疾病。治疗需要从大局着眼，进行系统治疗，不能仅仅局限在病变局部。

4. 股骨头坏死一定不能运动　股骨头坏死的传统治疗方法之一就是制动、避免负重，以减少股骨头的负荷，达到治疗的目的。但是，必须认识到制动不是不活动，而是减少患肢活动、不能负重活动，避免坏死骨因压力或剪切力而造成形变，影响预后，增加致残率。动则使通，适当的运动可以保持经络畅通、气血畅行，维持脏腑、筋骨、四肢、百骸的濡养，有利于骨坏死恢复。所以，临床上要加强患肢在不负重情况下的活动，防止肌肉萎缩和关节囊、韧带挛缩带来的关节功能障碍，促进血液循环，使骨得到气血的充养，促进康复。否则患病的肢体"雪上加霜"，肢体的功能障碍会更加明显。

六、养骨要点

1. 早诊断、早治疗，树立战胜疾病的信心。

2. 功能锻炼要在医师指导下循序渐进，持之以恒。

3. 治疗方案个体化。

4. 以"平衡理论"为指导，整体辨证施养。

5. 减少或避免患肢的负重或劳损。

七、养骨方法

此处以骨坏死疾病中多发的股骨头坏死为例，介绍相应的养骨方法。

（一）药膳养骨

1. 气滞血瘀证

（1）四物腰骨汤：猪腰骨 150g，桃仁 10g，红花 9g，枳实 12g，当归 10g，柴胡 10g，牛膝 10g，川芎 6g，赤芍、白芍各 10g。各药煎取药液 500mL，与洗净、切块的腰骨一起下锅，文火炖 1 小时，待肉烂汤浓，加油、盐调味，即可食用。本方为桃红四物汤加减配合猪腰骨同煮。桃红四物汤行气活血、强筋健骨，配合猪腰骨更增强筋健骨之功。

（2）加味桃仁粥：桃仁 10g，生地黄 30g，肉桂末 3g，粳米 100g。桃仁去皮尖，肉桂研末。生地黄、桃仁加生姜，用适量酒浸泡后，绞取汁。取锅先加水，煮粳米成粥，下桃仁等药汁，再煮沸，调入肉桂末即成。每日 1 次，空腹食用。方中桃仁活血祛瘀，生地黄凉血止血、破瘀生新，肉桂温经止痛、活血通络，配合粳米健脾益气。

（3）牛筋汤：牛蹄筋 100g，当归、丹参、香菇、火腿各 15g，生姜、葱白、绍酒、味精、盐等各适量。牛筋用温水洗净，取 500g 清水煮沸后，放入食用碱 15g，倒入牛筋，盖盖焖 2 分钟捞出，用热水洗去油污，反复多次，待牛筋涨发后才能进行加工。

发涨后的牛筋切成段状，放入蒸碗中，将当归、丹参入纱布袋放于周边，香菇、火腿摆于其上，放入生姜、葱白及调料后，上笼蒸3小时左右，待牛筋熟烂即可出笼，挑出药袋、葱、姜即可。佐餐食用，有活血补血、舒筋活络之功。

2. 肝肾不足证

（1）杜仲骨碎瘦肉汤：猪瘦肉200g，骨碎补15g，杜仲15g，云耳（木耳）50g，米酒50g。将瘦肉洗净、切块；云耳用清水浸透、洗净；杜仲、骨碎补分别用清水洗净。将上料一起放入砂锅内，加清水适量，武火煮沸后，改用文火煲2～3小时，调味食用，每周2～3次。方中杜仲补肝肾、强筋骨，骨碎补补肾强骨、活血化瘀、疗伤止痛，猪瘦肉补虚损、强筋骨，配合云耳补气养血，具有良好的辅助治疗作用。

（2）猪腰煲杜仲：杜仲15～30g，猪腰子1个。杜仲先置锅里，微火小炒，并洒盐水，炒至微黄，然后与洗干净的猪腰子一起放进砂锅内，加入清水1000mL，以武火煲沸后，改用文火煲1.5小时，调入适量食盐便可，每周2～3次。方中杜仲补肝肾、强筋骨，猪腰健肾益精、理气补虚。

（3）肉鳝羹：黄鳝250g，猪肉100g，杜仲15g，葱、姜、料酒、醋、胡椒粉各适量。杜仲水煎去渣，取汁备用。将黄鳝宰杀，去肠、肚，用开水略烫，刮去外皮的黏物，切段。将猪肉剁成末，放油锅内煸炒，加水及杜仲汁，放入鳝鱼段、葱、姜、料酒，烧沸后改文火煮至鱼酥，加醋、胡椒粉，起锅，撒香菜，配餐食用。方中杜仲补肝肾、强筋骨，鳝鱼肉与猪肉补虚损、强筋骨，共具补肝肾、益气血、祛风通络之功。

3. 气血两虚证

（1）田七煲去皮鸡汤：田七20g，鸡1只（去皮），猪瘦肉100g，生姜3片。先将田七置锅中，用少许油慢火炒至微黄，压碎；鸡去尾，洗净，切块；猪瘦肉洗净，切块。上料与生姜一起放入砂锅中，加水2500 mL，武火煲沸后改文火煲2小时，调入适量食盐便可，每周2～3次。方中田七活血，鸡肉与猪肉益气补虚，同起益气养血、强壮筋骨之效。

（2）云耳瘦肉粥：云耳（木耳）50g，猪瘦肉100g，粳米50g。先将云耳剪去蒂脚，用清水浸软，切丝备用；猪瘦肉洗净，切丝，腌制备用；粳米洗净。把粳米、云耳一起放入锅内，加清水适量，文火煮成稀粥，再加入猪瘦肉煮熟，调味即可，每日1次。该膳中云耳为著名山珍，营养丰富，有"素中之荤"之美誉，可益气养血；配合瘦肉、粳米可健脾益气补虚。

4. 兼有湿热内结证

（1）银花莲米粥：金银花15g，莲米30g，白糖少许。将金银花洗净，水煎煮沸5分钟后，去渣取汁，加莲米煮至熟透，加入白糖调匀服食，每日2剂。莲子健脾益肾，金银花清热解毒。

（2）二豆薏米粥：绿豆、赤豆、薏米各25g。将二豆及薏米淘洗，先取二豆煮开花后，下薏米煮为稀粥，待熟后调入白糖服食，每日 2 剂。绿豆味甘性凉，有清热解毒之功；赤豆味甘酸性平，可解毒消肿；配合薏苡仁健脾利湿，可清热解毒，消肿止痛。

（二）针灸养骨

根据股骨头坏死的程度不同，选取不同的穴位，采用不同的进针手法、深度和角度，改善局部血液循环，通畅血脉、调理气血、平衡阴阳，从而达到治疗的目的。具体治疗根据就近原则和循经原则，取臀部穴位秩边、环跳、环中等施行针刺，还可取府舍、冲门、巨髎、阳陵泉、足三里及三阴交等穴，交替使用。

（三）手法养骨

首先要掌握患者的年龄、性别、身体素质、发病原因及疾病分期，科学、合理地实施手法按摩。

具体操作：①患者俯卧位，先用㨰、揉法施于患者双侧竖脊肌 3 ～ 5 分钟，然后在髋关节后侧、大腿、小腿后侧行㨰、揉、弹拨法 5 ～ 8 分钟。②患者仰卧位，拿揉髋部前侧、大腿前侧，以及膝关节两侧的副韧带 5 ～ 8 分钟，然后从下向上，依次拿揉大腿内侧、外侧肌群，直至大腿根部腹股沟处，再弹拨腹股沟、髋关节周围肌肉 10 分钟。③被动做髋关节屈曲、内旋、外旋、内收、外展活动 4 分钟。

（四）运动养骨

股骨头坏死早期的患者配合髋关节运动养骨方法可改善股骨头缺血状态，应在不负重状态下进行。

1. 屈髋　患者正坐于床边或椅子上，双下肢分开；患肢反复做屈膝屈髋运动 3 ～ 5 分钟。

2. 患肢摆动　单或双手前伸，或侧身扶住固定物，单脚负重而立，患肢前屈、后伸、内收、外展，摆动 3 ～ 5 分钟。

3. 内外旋转　手扶固定物，单脚略向前外伸，足跟着地，做内旋和外旋运动 3 ～ 5 分钟。

4. 扶物下蹲　以单手或双手前伸，扶住固定物，身体直立，双足分开，与肩等宽，慢慢下蹲后再扶起，反复进行 3 ～ 5 分钟。

5. 抱膝　患者正坐床边、沙发、椅子上，双下肢分开，双手抱住患肢膝下，反复屈肘后拉，与主动屈髋运动相配合，加大屈髋力量及幅度。

6. 开合　正坐于椅、凳上，髋、膝、踝关节各成 90°，双足并拢，以双足尖为轴心做双膝外展、内收运动，以外展为主，活动 3 ～ 5 分钟。

7. 蹬车活动　稳坐于特制自行车运动器械上，如蹬自行车行驶一样，速度适当加快，活动 10 ～ 20 分钟。

需要指出的是，这套锻炼操以患肢感觉微热、不疲劳为度，每次时间因人而异。每日早晚进行锻炼，以自动活动为主，被动活动为辅。这 7 个动作在活动都要由小幅度到大幅度，由慢到快，循序渐进，切不可操之过急。锻炼应适度，避免劳损，必要时遵医嘱，患肢减少负重或卧床。

（五）膳食养骨

中医学认为，骨坏死多为热毒侵袭，气滞血瘀，腐骨坏髓，精血亏虚，当以清热行滞、补益肝肾为治。饮食以米、面、杂粮为主食，做到营养丰富，品种多样，粗细搭配；多吃含钙多的食物，如牛奶、奶制品、羊肝、猪肝、虾皮、豆类、海藻类、鸡蛋类；以清淡饮食为主，忌辛辣、刺激、油腻；不盲目增加营养、服用补血药品；戒烟酒。

（六）情志养骨法

精神负担可间接影响机体有序的生理功能，异常的情志变化也可加重病情，影响身心健康。对于股骨头坏死患者来讲，要尽量避免外界环境的不良刺激，积极配合医生治疗。医生也要帮助患者提高自我心理调摄能力，使其做到自我心理调节，以提高人的精神正气，给机体营造一个抗病治病的条件。

第三十二章 骨髓炎

一、定义与概述

骨髓炎是由化脓性细菌引起的骨骼感染，常见致病菌为金黄色葡萄球菌、溶血性链球菌，多系血源性感染。其他尚有外伤或邻近软组织感染而蔓延所致。

中医学虽无骨髓炎之病名，但对本病早已有认识，在历代中医文献中，因患病部位而异，有不同的名称。如生于大腿外侧者称"附骨疽"，生于大腿内侧者称"咬骨疽"，破溃出朽骨者称"多骨疽"或"骨胀"，发于足踝者称"穿踝疽"，窦道多支、经久流脓者称"蜣螂蛀"等。在治疗上，历代医家积累了丰富的经验，包括洗药、拔毒、去死肉、去腐骨、开口除脓、贴膏、收口、生肌等外治之法，对当前临床治疗仍有重要的参考价值。

二、病因病机

（一）病因

1. 热毒炽盛 由于疔毒疮疖、扁桃腺炎、麻疹、伤寒等病后热毒未尽，深蕴入内，流注于骨，繁衍聚毒为病。六淫以风、寒、湿、火邪致病为多，风、寒、湿皆可化火，炎毒内伤则生疽，故《外科心法》有"痈疽原是火毒生"之说。

2. 外伤感染 因开放性损伤或跌打损伤，因伤成毒，侵延注骨为病。或因肢体软组织感染湿热邪毒，深蕴入里，留于筋骨经络，气凝血滞，腐筋蚀骨，蕴郁成脓。

3. 内伤化热 包括内伤七情和饮食劳伤两个方面。七情过度刺激，可影响内脏的功能，使其发生紊乱，气血瘀滞，瘀毒内生，发为"疽变"，多为思、忧、郁、怒等情志引起。五味不节，恣食膏粱厚味及刺激之品，可使脾胃功能失调，湿热内蕴，炎毒内生，灼筋伤骨，发为骨疽。房劳过度，肾精内伤，肾气虚弱，正气不足，风寒湿邪乘虚侵袭，脉瘀血滞，亦可为患。

4. 正气亏损 正气虚弱，正不胜邪，毒邪深窜入骨，是本病的内在因素。陈实功《外科正宗·附骨疽》曰："夫附骨疽者，乃阴寒入骨之病也。但人之气血生平壮实，虽遇寒冷而邪不入骨。"

（二）病机

1. 热毒内蕴 热毒是本病常见的致病因素，可见于患疔毒疮疖、麻疹、伤寒等病之后，其余毒未尽，久而不解，深蕴于内，流注入骨；或因跌打闪挫，气滞血凝，壅塞络脉，积瘀成痈，蕴脓腐骨，而成死骨，遂成此疽。"热毒"为患，始终是本病的主要矛盾。

2. 寒湿内袭 外感寒湿，深袭于骨，久而化热，热胜则腐肉，肉腐则为脓，脓不泻则烂筋，筋烂则伤骨而成疾。久病不愈，阳气益耗，形寒肢冷，经脉痹阻，形成血虚寒凝证，病由外寒而向内寒转化。

3. 正气亏虚 这是本病的内在病机。体虚酿致本病者，主要是由于肾虚，盖肾主骨也。

三、病理特征与辨证分型

（一）病理特征

1. 有一定的发病诱因，如感冒、跌打损伤、过度劳累或手术后感染等。

2. 骨髓炎急性期，局部易出现红肿热痛的表现，全身症状明显，恶寒、高热、呕吐，呈败血病样发作。

3. 病程长，反复发作，容易形成窦道，缠绵难愈。

4. 致残率高，容易发生病理骨折。

（二）辨证分型

1. 热毒内蕴 恶寒发热，头痛汗出，烦渴引饮，食欲不振；小溲黄赤，大便干燥，局部漫肿，皮肤灼热，脓液稠黏、量多、色黄。舌质红，苔黄腻，脉洪数或弦数。

2. 血虚寒凝 面色苍白，形寒肢冷，体倦乏力，腰酸膝软，小便清长，患处色白、漫肿无头；或坚硬不消，酸楚疼痛，成脓难溃；或溃后难愈，脓稀色白，肉芽淡白不长；或有窦道，经久不愈。舌质淡，苔薄白，脉沉细而迟。

3. 气血两虚 面色无华，神疲无力，自汗纳减，心悸气短，窦道流脓清稀；肉芽浮生，其色灰白，愈合不良。舌质淡红，苔薄白，脉细或虚大。

4. 肝肾亏虚 形体消瘦，头晕耳鸣，腰酸膝软，肢倦气短，心悸盗汗，肤干色悴，骨蒸潮热，局部肉削形羸，创口久溃不愈，窦道流脓清稀量少，或可见死骨。舌色红或红绛，苔少，脉细无力或细数。

四、诊断与鉴别诊断

（一）诊断

1. 症状

（1）发热：起病急骤，恶寒发热。热毒炽盛酿脓时，体温可高达 39～41℃，持续数日不退，或伴有寒战，烦躁不安，汗出口渴，脉洪数。脓肿破溃后，体温递减。慢性化脓性骨髓炎一般体温不高，急性发作时可有全身发热。

（2）疼痛：患肢局部疼痛、压痛，多局限于骨端，呈进行性加剧。热毒酿脓时，肢端疼痛剧烈。当脓肿穿破骨膜进入周围软组织时，疼痛可暂时减轻。穿溃皮肤形成窦道，脓液流出后，疼痛逐渐缓解。慢性化脓性骨髓炎非急性发作时，患肢仅有隐痛。

（3）肿胀：病变处多呈环形弥漫性肿胀，局部皮肤微红微热。脓液形成后，指压有波动。病变初起皮色不变，脓肿溃时，肿胀中心表皮透红。慢性化脓性骨髓炎者，患肢常较健肢粗大。

（4）功能障碍：急性发病后，患肢很快即不能活动。后期，患肢呈挛缩畸形，功能障碍。

（5）窦道：脓肿外溃后形成窦道，经久不愈。窦道外口时流脓水，或夹杂小块死骨。慢性化脓性骨髓炎可出现数个窦道，疮口凹陷，瘘管周围皮肤色素沉着或有瘀斑组织，边缘常有少量肉芽形成。

（6）虚弱：经年日久，局部肌肉萎缩，全身形体瘦弱，面色㿠白，神疲乏力，畏寒肢冷，身体倦怠。

2. 检查

（1）X线检查：早期X线检查无异常发现。发病2～3周，X线摄片可见骨质疏松，干骺端有一模糊区和阴影，为骨膜反应或骨质破坏；发病4周或更长的时间后，X线片示骨质不规则增生和硬化，有残留的骨吸收区和空洞。

（2）实验室检查：急性化脓性骨髓炎早期周围血象中，白细胞计数增高，（20～30）×10^9/L以上，甚至核明显左移；血沉增快；血培养常为阳性。慢性化脓性骨髓炎非急性发作时，白细胞计数、血沉可在正常范围。

（3）病理学检查：见炎性坏死组织。

（二）鉴别诊断

1. 化脓性关节炎　急性化脓性关节炎早期即有关节内液体积聚，关节穿刺可抽出炎性渗出液；红肿热痛在整个关节而不在干骺端；疼痛和压痛局限于受累关节，关节活动明显受限，周围肌肉疼挛；后期关节穿刺可抽出脓性关节液。早期X线表现为关节间隙增宽，随着病变发展，关节间隙变窄甚至消失。

2. 蜂窝织炎　早期急性血源性骨髓炎与蜂窝织炎、深部脓肿不易区别。可以从下列几方面进行鉴别。

（1）全身症状不一样：急性化脓性骨髓炎，毒血症症状重。

（2）部位不一样：急性化脓性骨髓炎好发于干骺端，而蜂窝织炎与脓肿则不常见于此处。

（3）体征不一样：急性化脓性骨髓炎疼痛剧烈，但压痛部位深，表面红肿不明显，出现症状与体征分离现象。软组织感染则局部炎性表现明显。如果鉴别困难，可作小切口引流，化脓性骨髓炎可发现骨膜下脓肿。

3. 急性风湿热　虽有发热和关节疼痛，但多呈关节游走性肿痛，局部症状主要在关节而非干骺端。炎症消退后，关节功能完全恢复正常。

4. 骨肉瘤和尤因肉瘤　部分恶性骨肿瘤也可以有肿瘤性发热，但起病不太急骤，部位以骨干居数，特别是尤因肉瘤，早期不会妨碍邻近关节活动，肉瘤表面有曲张的血管并可摸到肿块。部分病例与不典型的化脓性骨髓炎混淆不清，必要时需作活组织检查。

5. 骨结核　骨结核也有可能形成窦道，病程较长，X 线检查也可见死骨和骨质硬化，合并感染时与慢性化脓性骨髓炎不易区分。但骨结核有典型的全身乏力、午后低热、夜间盗汗、体重减轻、食欲不振、贫血、两颧潮红等阴虚火旺的表现，肺部 X 线片多有粟粒状肺结核改变，窦道分泌物结核菌培养呈阳性。

五、治疗原则与常见误区

（一）养骨原则

化脓性骨髓炎总的养骨原则是标本同治，内外结合，祛邪与扶正兼施。急性期，以祛邪为主；慢性期，以虚为本，扶正祛邪为主。

（二）康复误区

1. 重视局部，轻视全身　重视抗感染，轻视调节全身免疫力。化脓性骨髓炎患者在急性期局部症状较严重，常局部应用大量抗生素，容易忽视患者的全身情况。患者免疫力低下，后期患处出现窦道久治不愈，才重新考虑全身情况，给予相关检查。

2. 重视制动，忽略功能锻炼　化脓性骨髓炎患者在急性期进行必要的制动可使患肢得到休息，促使炎症消退，防止发生畸形和病理性骨折。但是化脓性骨髓炎的康复是骨与软组织修复的过程，患者长期制动，如卧床等，限制了其户外活动，阳光照射不足，会降低钙在骨骼中的沉降；长期不活动，也会造成脾胃虚弱、纳呆、饮食不足，运化失常，则机体缺乏营养，影响疾病康复；长期不活动，经络不畅，影响气血循行，使脏腑功能低下，机体抵抗疾病的能力也由之下降，不利于康复。所以，急性期之后要注意进行适当的功能锻炼。

3. 治疗不规范　慢性化脓性骨髓炎病程较长，患者及家属容易思想麻痹，不能保持持续规范的治疗。

六、养骨要点

1. 重视医患合作　化脓性骨髓炎的临床治疗要在医师指导下循序渐进，持之以恒。急性化脓性骨髓炎一般病程较短，医患配合较好，预后好；慢性化脓性骨髓炎病程较长，对患者生活、工作影响较大，后期以康复为主，更应该医患协调合作。

2. 重视精神调养 人与自然和社会环境是统一和谐的，处于一个动态的平衡中，尽量避免来自社会环境、家庭因素等方面的不良刺激。由于该病病程较长，家庭成员和患者要积极配合医生治疗，避免加重患者的心理负担。患者本身也要树立信心，增强战胜疾病的勇气。

3. 注重调气养骨 我国的气功与导引术是中华文化遗产的瑰宝，如五禽戏、太极拳、易筋经、八卦掌等，都各具特色。在化脓性骨髓炎各期下地活动时，可以根据病情需要，坚持做气功或导引术以辅助养骨，增加肌肉、骨骼的应变调节能力。

4. 注重养精护肾 对于成年人，要节制性欲和性生活，过度的性生活消耗肾精，如果消耗过度或不加节制，必致肾气亏虚。肾虚不能充养筋骨，则骨质松软脆弱，抗病能力下降。

七、养骨方法

（一）药膳养骨

1. 消肿止痛药膳

（1）百合绿豆粥：百合 15g，绿豆 35g，粳米 50g。将绿豆去泥沙、洗净，百合洗净，粳米淘净。把粳米、百合、绿豆放入锅内，加水适量，武火烧沸，文火炖熬至熟即可，每日 2 次，当主食。具有清热消肿、滋阴清热之效。

（2）菊花莲子粥：野菊花 40g，莲子 50g，粳米 80g，白糖 20g。野菊花洗干净，莲子去心，同放锅内，加水适量，煮 30 分钟，过滤，留汁液。将汁液内菊花药渣除去，加入粳米和适量水，置武火上烧沸，再用文火煮 30 分钟，加入白糖即成，每日 1 次。具有清热解毒之效。

2. 排脓拔毒药膳

（1）金银花粳米粥：金银花 20g，白菊花 10g，粳米 100g。金银花、菊花焙干，研成细末；粳米淘洗干净。将锅置火上，加适量水，放入粳米煮粥，粥成后加入金银花、菊花药末，搅拌均匀后再煮片刻，即可出锅，适量食用。具有清热解毒、杀菌除湿之效。

（2）绿豆金银花饮：金银花 15g，绿豆 50g，白糖 20g。绿豆洗净，去泥沙及杂质；金银花洗干净。金银花、绿豆同放瓦罐内，加水适量，置武火上烧沸，改文火煎煮 35 分钟，停火、滤渣，加入白糖搅匀即成，每日 3 次，每次 100mL。具有消热解毒、透脓消肿之效。

3. 生骨、养肌敛口药膳

（1）猪骨炖海带：猪排骨 500g，猪大骨 1000g，海带 250g，枸杞子、山茱萸、龙眼肉各 30g，调味品适量。将猪排骨洗净、剁块，大骨捶破，海带洗净，同入高压锅中，加清水适量及葱、姜、花椒、盐、米醋、料酒等，文火蒸烂后，调入味精适量，每周2剂，每日3次，每次100mL。具有补益气血、生骨养肌之效。

（2）猪髓壮骨汤：猪骨髓1条，鹿茸5g，枸杞子、鱼鳔各20g，调味品适量。将猪骨髓洗净，与诸药同放入锅中，加清水适量，文火煮至猪骨髓烂熟后，加调味品，再煮一二沸即成，每周2剂，每日3次，每次50mL。具有强筋壮骨、收敛生肌之效。

4. 健骨壮骨药膳

（1）金髓膏：枸杞子200g，白酒500mL。将枸杞子洗净，沥干水分，放入白酒内浸泡15日后取出，再放入盆内研成浆汁。将泡过枸杞子的白酒与枸杞子浆汁一起倒入纱布袋内，绞取汁液，将其倒入锅中，武火烧沸后，转用文火煮，至汁液浓缩呈膏状，停火，待药膏稍凉时，盛入瓶内备用，每次1汤匙，早晚各服1次，用温热的白酒或黄酒冲服。具有填精补髓之效。

（2）枸杞苡仁粥：枸杞子20g，骨碎补、续断各15g，薏苡仁50g。将骨碎补、续断择净，放入药罐中，加清水适量，浸泡片刻，水煎去渣取汁，药汁加枸杞子、薏苡仁，煮为稀粥服食，每日1剂。具有补益肝肾、强筋壮骨之效。

（3）枸杞鹿筋汤：水发鹿筋150g，枸杞子30g，蘑菇、火腿、菜心、调味品各适量。将鹿筋发开，切段，用清汤、清水、盐水、料酒余片刻，捞出控净水。蘑菇、火腿切薄片。炒勺放火上，加油烧至六成热，放入料酒烹，加入鹿筋、清汤适量，旺火烧开，放入枸杞子、蘑菇薄片、火腿薄片、菜心、调味品等，再煮一二沸即成，每周2剂。具有强筋健骨之效。

（二）膳食养骨

1. 炎症渗出期　根据骨髓炎的不同时期进行饮食调理，可增强患者的抗病能力。在此阶段，应食用清淡可口的素食。只要搭配合理，清淡天然的素食一样能提供身体所需的营养。在清、淡、素、全的原则下，主食米、面占每餐全部饮食总量的1/3；副食中蔬菜占1/3，水果占1/3。

以各种谷类熬制成稀粥或米浆，能益血生津、填髓充肌。在熬制中还可加入各种新鲜果类、瓜类，如以大米、小米加入新鲜龙眼、枸杞子、藕、百合、莲子、核桃仁、鲜山药、葡萄干等煮稀粥。也可以用银耳、大枣熬成汤饮用，熬制时间要久一些，将银耳熬成半固体状，便于充分吸收，也不伤及脾胃。

2. 脓肿形成期　以清淡素食为主。除多食水果、蔬菜外，还需要补充一些高蛋白的饮食，膳食中可以加入少量荤腥。少荤多素搭配，粮、菜搭配食用，以广泛摄取多种营养。还可经常饮用易消化吸收、营养丰富的新鲜豆浆、花生浆等流质食品。

3. 生肌收口期　这一阶段，病患区死骨已排除，死腔、窦道愈合，骨与软组织明显修复，已基本治愈。此时可以适当增加荤腥、高蛋白饮食。此时是骨与软组织的修复生长期，要特别注意缺钙为主的营养缺乏。古语云"以骨补骨，以骨养骨，以骨治骨"，所以猪骨汤对于骨与软组织的修复与生长有着重要作用。

4. 康复期 本阶段的饮食要注意有利于组织再生和修复环境的保持，仍要保持食物多样化，以谷类为主，多吃蔬菜、水果和薯类，增加奶类、豆类、蛋类或其相关制品类饮食。补充适量的猪瘦肉、鸭肉，少吃肥肉和荤油。注意低盐饮食，不吃烟熏、油炸、霉变食品，不可暴饮暴食、酗酒、偏食，以免损伤脏腑功能。

（三）运动养骨（以下肢为例）

1. 扶物下蹲 单手或双手向前扶住固定物，身体直立。双足分开，与肩同宽。慢慢下蹲后再起立，反复进行 3 ～ 5 分钟。

2. 患肢摆动 单手或双手前伸或侧伸，扶住固定物。单足负重而立，患肢前屈、后伸、内收、外展，摆动 3 ～ 5 分钟。

3. 内外旋转 手扶固定物站立，单足略向前伸，足跟着地，内旋和外旋 3 ～ 5 分钟。

4. 屈髋 患者正坐于床边或椅子上，双下肢自然分开，反复做屈髋屈膝运动 3 ～ 5 分钟。

5. 开合 患者正坐于椅、凳上，髋、膝、踝关节各成 90°，双足分开，以双足间为轴心，做双膝外展、内收运动 3 ～ 5 分钟。

6. 蹬空屈伸 患者仰卧位，双手置于体侧，双下肢交替屈髋、屈膝，使小腿悬于空中，像蹬自行车行驶一样，运动 5 ～ 10 分钟，以屈曲髋关节为主，幅度、次数逐渐增加。

7. 屈髋开合 患者仰卧位，屈髋、屈膝，双足并拢踩在床栏上，以双足下部为轴心，做双膝内收、外展活动 5 ～ 10 分钟，以髋关节受限严重侧为主，幅度、次数逐渐增加。

8. 俯卧开合 患者取俯卧位，双膝与肩同宽，下肢伸直，双手置于胸前上方，然后屈膝 90°，以膝前部为轴心，做小腿内收、外展活动 5 ～ 10 分钟，以髋关节严重一侧为主，幅度、次数逐渐增加。

活动时必须用力，使肌肉紧张，以产生拮抗作用，促进骨质稳定，但绝不可使用暴力或做不正确的活动。活动要均匀，动作要协调，不要急于求成，应当循序渐进，坚持不懈。

第三十三章　骨结核

一、定义与概述

骨与关节结核是由结核杆菌侵入骨或关节而引起的化脓性破坏性疾病。其病发于骨，耗伤气血津液，导致形体虚羸，缠绵难愈，中医学称之为"骨痨"。骨与关节结核成脓破溃后，脓液中常伴败絮状痰样物，可流窜至他处，形成寒性脓肿，又名流痰。

骨与关节结核多继发于肺结核或肠结核（80% 以上的原发病灶在肺和胸膜，其余在消化道和淋巴结），一般是原发病灶中的结核杆菌经血液（血源感染）侵入骨骼或关节，少数是由邻近病灶蔓延而来（胸膜或纵隔淋巴结结核可侵犯附近的胸椎、肋骨或胸骨），当机体抵抗力降低时，可繁殖形成病灶，并出现临床症状。

骨与关节结核在我国是常见病、多发病，儿童与青少年发病率高（成人也有发生），其中脊柱结核约占 50%，负重关节如髋关节、膝关节、踝关节结核等发生率也较多，上肢如肩、肘、腕关节结核较少。

二、病因病机

（一）病因

骨与关节结核病因以内因为主，外因为辅，多由正气虚弱，筋骨损伤，气血失和，蓄积化瘀为痰浊，流注骨骼关节而发。

1.正气虚弱　因先天禀赋不足，肝肾亏虚，以致髓弱骨嫩；或儿童稚阴稚阳之体，气血未盛，肝肾之气尚未充实；或因后天失调，伤及脾肾，导致肾亏骨空。人体正气一旦虚亏，抗病能力不强，结核杆菌就会乘虚内袭，发为骨与关节结核。

2.筋骨局部损伤　闪挫跌仆，筋骨受损，气血失和，正气虚弱，外邪乘虚而入。风寒外邪客于经络之中，以致气血不和，筋骨失荣，结核杆菌蓄积于此。留聚于骨或关节的结核杆菌与气血搏结，津液不得输布，痰浊内生，凝聚骨与关节而为病。

（二）病机

骨与关节结核整体病机是寒、热、虚、实交杂，以阴虚为主。其始为寒，久而化热。既有全身的先后天不足、气血不和、肾亏骨空之虚，又有局部的痰浊凝聚、筋骨腐烂之实。化脓之时，不仅寒化为热，阴转为阳，而且随着病变的发展，气血日益消耗，肾阴更加不足。阴愈亏则火愈旺，以致中、后期常出现阴虚火旺证候。脓肿溃后，久不收口，脓水清稀不断。脓为气血所化，必致气血两亏，加以病邪的入侵，必致阴精气血更加不足，形体更加羸瘦，正气更加衰败。

三、病理特征与辨证分型

（一）病理特征

骨与关节结核的病程可分为三个阶段。第一阶段为单纯性病变阶段。只限于骨组织者称为单纯骨结核，限于滑膜者称为单纯滑膜结核。第二阶段为全关节结核。病变累及全关节组织。第三个阶段为合并感染阶段。后期出现窦道，溃疡经久不愈，往往并发混合感染，预后较差。

（二）辨证分型

1. 阳虚痰凝 初起症状不明显，病变处隐隐酸痛，全身倦怠，少气乏力，关节活动障碍，动则痛甚，舌质淡红，苔薄白，脉濡细。

2. 阴虚火旺 病变处渐渐漫肿，皮色微红，形成脓肿。伴有午后潮热，颧红，夜间盗汗，食欲减退，或咳嗽咯血。舌红，苔薄白或少苔，脉细数或沉细。

3. 肝肾亏虚 溃脓后疮口流稀薄脓液，往往夹有败絮样物，形成窦道。舌质淡红或红绛，苔少，脉细无力或细数。

四、诊断与鉴别诊断

（一）诊断

1. 有结核病接触史和发病隐渐、缓慢、进行性加重的病变过程。

2. 症状与体征

（1）全身症状、体征：初期多无明显的全身症状。随着病情的发展，出现精神倦怠、少气乏力、食欲减退、形体消瘦等。继而午后低热（37.5 ～ 38.5℃），夜间盗汗，咽干口燥，两颧发赤。后期可见日渐消瘦、精神委顿、面色无华、舌淡唇白、头晕目眩、心悸怔忡等。如高热恶寒、全身热毒症状明显者，考虑合并有其他化脓菌混合感染的可能。

（2）局部症状、体征

①疼痛：初期仅感患处隐隐酸痛，活动加重，有叩击痛，呈渐进性加重。多于夜间加剧，故成年人常在夜间痛醒，儿童可有夜啼或夜间惊叫的现象。

②肌肉痉挛：表现为局部肌肉紧张，关节拘紧，活动不利。此为保护性肌痉挛，可限制受累关节的活动以减轻疼痛。如腰椎结核，可出现腰部肌肉僵直如木板状，伸屈等活动受到限制。

③肿胀：病变关节呈梭形肿胀，皮肤不红不热。

④功能障碍：早期因疼痛和肌肉痉挛而呈现屈曲体位，功能受限；后期则因病理性脱位，致关节功能丧失；或骨与关节结构破坏、筋肉挛缩而产生功能障碍。

⑤畸形：畸形的产生，早期是由肌肉痉挛所致，后期是因骨、关节破坏，或病理脱位、肌肉挛缩而形成。由于患者处于保护性体位，多数表现为屈曲畸形，如脊柱结核的屈曲畸形，髋、膝关节结核的屈曲不能伸直等。肢体活动减少，周围肌肉萎缩，局部畸形更加明显。

⑥寒性脓肿、窦道、瘘管形成：由于病变骨关节及周围组织破坏，形成脓肿，局部皮肤可无明显的红、热（将溃时，皮肤中央可透红）表现，按之柔软，有波动感，即为寒性脓肿（即冷脓肿）。寒性脓肿穿溃后即形成窦道，日久不愈，疮口凹陷、苍白，周围皮色紫暗，开始可流出大量稀脓和豆花样腐败物，以后则流出稀水，或夹有碎小死骨。寒性脓肿穿破肺、肠管，则形成内瘘。如合并其他化脓菌感染，则脓液明显增多。

3. X线检查

（1）单纯骨结核：病灶呈不规则的透光破坏区，其边缘无硬化增密现象，破坏区内有时可见到较小的密度增高影（死骨）。

（2）单纯滑膜结核：关节周围软组织肿胀，附近骨骼骨质疏松，关节间隙呈云雾状模糊不清。如关节腔积液多，可见关节间隙增宽。

（3）全关节结核：关节边缘呈局限性破坏凹迹，或边缘不规则。如关节面破坏，则关节间隙狭窄或消失，甚至关节僵直畸形或发生脱位。关节附近骨骼萎缩，但无明显增生征象。寒性脓肿形成时，病灶附近有软组织肿胀阴影。并发混合感染时，病变周围可出现明显骨质硬化密度增高阴影和骨膜反应性新骨形成。

4. 实验室检查

（1）血常规：红细胞和血红蛋白可能偏低，白细胞计数正常或稍有增多。如合并混合感染，白细胞计数、中性粒细胞均明显上升。

（2）血沉：病变活动期，血沉增快，可达正常值的3～4倍，甚至10倍以上；稳定期或恢复期，血沉多数正常。

（3）细菌学检查：关节液作结核菌培养，或涂片寻找抗酸（结核）杆菌，对明确诊断和鉴别诊断有重要价值。

（二）鉴别诊断

1. 四肢骨与关节结核应与类风湿关节炎、化脓性骨与关节感染相鉴别。

（1）类风湿关节炎以女性多见，常累及手、足小关节，多呈对称性发病。血清类风湿因子常呈阳性（70%）。疾病的后期可出现关节变形及关节强直，但无寒性脓肿或窦道。

（2）化脓性骨与关节感染发病多急剧，开始就有高热、寒战、剧烈疼痛，白细胞计数及中性粒细胞数均明显增高。X线片可见骨质破坏及大量新骨形成。细菌培养和病理检查可以帮助诊断。

2. 脊柱结核应与下列疾病相鉴别

（1）强直性脊柱炎好发于15～30岁男性，病变多由骶髂关节开始，沿脊柱向上发展至颈椎，四肢大关节可同时受累。多数患者脊椎的韧带、软骨发生钙化、骨化，椎间形成骨桥，脊柱由僵硬逐渐变为强直，骨质疏松，但无破坏及死骨，无脓肿。

（2）化脓性脊柱炎发病多急剧，开始伴高热、剧烈疼痛，白细胞计数及中性粒细胞数均明显增高。X线片可见骨质破坏及大量新骨形成。细菌培养和病理检查可以帮助诊断。

（3）脊柱肿瘤一般只累及单个椎体，表现为椎体骨质疏松、破坏和压缩性骨折。破坏多从椎体中央开始，常早期侵犯椎弓根，但相邻椎间隙多保持正常。

五、治疗原则与常见误区

（一）治疗原则

本病总因"虚""瘀""毒"而成，本质为内虚而外实，以扶正祛邪为总的治疗原则。提高全身抵抗力，合理使用抗结核药物，必要时配合手术治疗，以控制感染病灶的发展，防止单纯骨与关节结核或单纯滑膜结核转化为全关节结核或混合感染。

（二）康复误区

1. 骨与关节结核无法预防　骨与关节结核95%以上继发于肺结核，因此预防肺结核就成为预防骨与关节结核的一个重要途径。在日常生活中要注意环境卫生，如果家庭成员中有结核患者，要注意适当隔离，注意合理锻炼身体，提高自身抵抗力，这样可以降低骨与关节结核的发病率。

2. 骨与关节结核是小病　骨与关节结核发病初期，患者仅仅出现局部不典型疼痛、轻度肿胀，因病情较缓，往往不被重视。但是随着病情的发展，骨与关节破坏，出现功能障碍、畸形、窦道、瘘管等，严重影响患者的正常生活和工作。

3. 单纯手术可治愈　很多人认为骨与关节结核是一种很严重的病，只有通过手术清除病灶才可能治愈，且不会复发。但临床上有一部分患者虽经过手术清除病灶，不久之后又复发。骨与关节结核患者本身抵抗力低下，有创性手术对老年患者的机体康复不利。严格骨与关节结核的手术适应证，需要手术者要尽量全部清除病灶，但是手术在肉眼直视下进行，不能保证把病灶内所有的结核菌病灶全部清除，仍然要结合局部和全身用药。

4. 用药不规范　有些患者在治疗中症状稍有好转，或担心长期服用抗结核药物造成肝肾损害，随意停止抗结核治疗，停药后症状加重又再继续服药，如此反复，导致耐药结核杆菌的形成，增加了治疗难度。因此在治疗骨与关节结核的过程中要持续用药，坚持规律用药，直至完成规定疗程。

5. 中医药治疗骨与关节结核无效　很多人认为骨与关节结核主要是由结核杆菌侵入骨或关节而引起的，中医药无抗结核功效，因此在治疗骨与关节结核时摒弃中药。中医理论认为，骨与关节结核病机是寒、热、虚、实交杂，以阴虚为主，分阳虚寒凝、寒郁化火、阴虚内热、气血亏虚等不同证型，中医药可通过调整人体免疫力来抑制结核病灶的进展，一些中药合剂外敷对单纯滑膜结核效果也较为理想。中药与西药合用，不但能减少西药的不良反应，还能防止结核杆菌耐药的产生，提高杀菌抑菌的效果。

六、养骨要点

骨与关节结核患者在病情允许时要注意身体锻炼，积极提高机体抵抗力，以防结核病的感染或复发。对患过肺结核、临床治愈或正在治疗的患者，出现脊柱与四肢不明原因的疼痛和肿胀，应尽早检查。对有密切接触史的家庭成员，出现全身某部分骨关节疼痛，也要想到是骨与关节结核的可能，应尽早检查，并进行多次追踪检查，以做到早诊断、早治疗。

骨与关节结核患者早期优先考虑支持疗法，要保证充分的营养，比如蛋白质、维生素等，补充热量，保证充足的休息等，以提高机体抵抗力。骨组织内的感染，因微循环较差，加上骨质的破坏和局部炎症的反应，局部水肿，较难达到病变部位灭菌或者抑菌的药物浓度，故提高患者自身抵抗力对防治骨关节结核有重要意义。

有手术适应证者，可手术清除病灶，手术前后要早期、联合、按时、规则应用抗结核药物。

七、养骨方法

平乐正骨认为，骨与关节结核是全身性感染和局部损害并存的慢性消耗性疾病，正气的强弱对病邪的消长和病灶的转化有直接影响，因此需扶助正气，整体与局部并重，祛邪与扶正兼顾，内治与外治结合。

（一）药膳养骨

1. 骨结核初期

（1）大黄甘草粥：大黄粉 3g，甘草 10g，粳米 150g，白糖 15g。甘草洗净，加水煮 15 分钟，停火，过滤去渣，留汁液。再将大黄粉、甘草汁、粳米、白糖放入锅内，加水，煮 30 分钟即可，每日 1 次。具清热泻火、解毒活血、泻下攻积之功效。

（2）芩前合地粥：黄芩、车前子各 8g，生地黄、百合各 15g，柴胡、甘草各 5g，白糖 30g，粳米 150g。将前 6 味药洗净，加水 1000mL 煎煮 15 分钟，滤渣。将粳米加入药水中煮至黏稠，放入白糖，融化后即成。每日 1 次，具有滋阴和阳、利湿化痰之功效。

2. 成脓期

（1）黄柏消炎粥：黄柏 15g，金银花 25g，连翘 10g，赤芍 15g，当归 10g，蒲公英 10g，防风 6g，车前草 15g，生黄芪 20g，粳米 50g，砂糖适量。将诸药洗净，入砂锅，加清水 1000mL，煎煮取汁 200mL，去渣备用。将粳米淘洗干净，加水适量，煮成稠粥，兑入药汁，加砂糖，搅拌后再煮沸即成。上下午分食，每日 1 剂。具有清热解毒、祛风化湿、消肿排脓之功效。

（2）清炒葫芦：葫芦 500g，料酒、精盐、味精、生粉各适量。将葫芦去瓤、核，洗净后切片，入油锅翻炒片刻，调入料酒、精盐，稍加翻炒后，加味精、生粉适量，勾芡即成。佐餐当菜，随量食用。具有清热利水之功效。

（3）葫芦粥：陈葫芦粉（越陈越好）20～25g，粳米 50g，冰糖适量。先将粳米、冰糖同入砂锅内，加水 500mL，煮至米开时，加陈葫芦粉，再煮片刻，视粥稠为度。每日 2 次，温热顿服，5～7 日为 1 个疗程。具有清热解毒消肿之功效。

3. 溃后期

（1）十全大补汤：党参、炙黄芪各 20g，肉桂 3g，熟地黄、当归各 15g，炒白术、酒白芍、茯苓各 15g，炒川芎、炙甘草各 10g，墨鱼、猪肚各 50g，猪肉 500g，姜、猪棒子骨、葱、料酒、花椒粉、盐、味精各适量。将原料中的中药装入洁净的纱布袋内，扎口备用；将猪肉、墨鱼、猪肚洗净；猪棒子骨洗净，砸破；姜拍破备用。将猪肉、墨鱼、猪肚、猪棒子骨、药袋放入锅内，加水适量，加姜、葱、花椒粉、料酒、盐，置武火上烧沸，后用文火煨炖，待猪肉熟烂时，捞出切条，再放入汤中。捞出药袋不用，将汤和肉入碗，加少许味精调味即可。食肉喝汤，早、晚各 1 碗，每日 2 次，全部服完后，隔 5 日再服。具有补气养血之功效。

（2）茯苓莲子红枣粥：茯苓 15g，莲子 50g，红枣 12 颗，粳米 100g，红糖 25g。莲子泡发去心；红枣洗净去核，茯苓打粉；粳米淘洗干净；将粳米、茯苓粉、莲子、红枣入锅，加水适量，先用武火烧沸，再用文火煮 40 分钟，放入红糖即成。每日 1 次，当正餐食用。具有健脾胃、补气血、止疼痛之功效。

4. 康复期

党参炒猪肝：党参 20g，麦冬、丹参各 10g，陈皮 6g，猪肝 150g，鸡蛋 1 个，淀粉 20g，料酒、酱油各 10mL，葱 10g，姜、盐各 5g。将党参、麦冬、丹参、陈皮放炖锅内，加水煎煮 25 分钟，去药渣，留汁待用。把猪肝洗净，切成薄片；葱切段，姜切片。猪肝片放碗内，加入淀粉、酱油、盐，打入鸡蛋，拌匀待用。炒锅放植物油，武火烧至六成热，放姜、葱爆香，放进猪肝、料酒、药汁，炒匀断生即成。每日 1 次，佐餐食用。具有补肝肾、益气血之功效。

（二）膳食养骨

1.饮食结构　本病患者的膳食以清、淡、素、全为主。如主食米、面占每餐全部饮食总量的 1/3；副食中蔬菜占 1/3，水果占 1/3。小儿与老年人要根据生理特点与要求，选择偏碱性一些的食物。饮食中要做到三低：低脂肪、低糖、低盐。适量补充蛋白质。

2.注意补钙　因患者本身长期卧床，限制了户外活动，阳光照射不足，减少了利用光能转化为身体所需要的钙；又因饮食差，从食物中摄取钙质不足，很容易造成钙的缺乏，所以饮食中应注意增加钙的摄入。

3.注意补充维生素　维生素和无机盐对结核病康复促进作用很大。如维生素 A、B 族维生素和维生素 C 可增进食欲。反复咯血的患者，还应增加摄入含铁元素的食物。多吃绿叶蔬菜、水果及杂粮，可补充多种维生素和矿物质。

4.适度食用海产品　海产品的营养价值很高。检测发现，每百克虾肉含蛋白质可达 20.6g，还含有脂肪、钙、磷、铁、维生素及核黄素等成分。所以可适当注意摄入紫菜、深海鱼、对虾等海产品。

第三十四章 化脓性关节炎

一、定义与概述

化脓性关节炎是指发生在关节腔及其组成部分，如滑膜、骨、软骨的化脓性感染。常见的病原菌85%以上是金黄色葡萄球菌。感染途径多数为血源性传播，少数为感染直接蔓延。本病常见于10岁左右儿童。最常发生在髋关节和膝关节，以单一大关节为主。

二、病因病机

（一）病因

1. 热邪痰浊流注关节 因疔疮疖肿等失于治疗，或余毒未尽，脏腑功能失调，邪毒痰浊内蕴，机体正气不足以使其内消外散，热邪痰浊走散，流注关节而发病。

2. 感受外邪，蕴热成脓 外感风寒暑湿，客于肌腠，内入关节，阻塞经络，郁而化热，蕴热成毒，流注于关节而发病。

3. 瘀血停滞，化热成毒 积劳、过累，或因跌仆闪挫，瘀血停滞，久之化热成毒，凝注关节而为害。

4. 损伤感染 开放损伤，或因关节手术，或因进行关节腔内药物治疗等，邪毒随之而入，引起感染。

（二）病机

1. 火毒内蕴 火热之邪客于营卫，经络阻塞，全身不适，恶寒发热。病变部位肿胀疼痛、灼热。舌红，苔黄，脉数。

2. 湿热酿脓 局部红肿热痛，寒战、高热，汗出热不退，此为湿热之毒内侵，正邪交争。舌红，苔黄腻，脉数。

3. 正虚邪实 脓液为气血所化生，脓成或已溃，脓液外泄，耗损气血；脓毒外泄，邪随脓出，全身和局部症状减轻，出现正虚邪实之证。舌红，苔黄，脉数。

4. 气虚血瘀 邪气已退，身凉热退，正气已虚，神疲乏力，面色无华；血瘀致关节挛缩肿痛。舌淡，苔薄，脉细或涩。

三、病理特征与辨证分型

（一）病理特征

1.起病较急、全身中毒症状重。寒战高热，体温可高达39℃，并有关节剧痛、红肿及明显压痛等急性炎症表现。

2.多有原发灶或发病原因可查，如手术感染、关节外伤感染、其他病灶血源性感染。

3.发病年龄小，多发于小儿或青少年，手术或外伤所致者多见于成人。

（二）辨证分型

1.急性期

火毒内蕴：病变处于初期。火热之邪客于营卫，全身不适，恶寒发热；病变部位肿胀疼痛，热邪致病，局部灼热，舌红，苔黄，脉数。

湿热酿脓：病变处在成脓期。寒战、高热、汗出热不退。局部红肿热痛，舌红，苔黄腻，脉数。

正虚邪实：病变处于成脓未溃或已溃而毒邪未解之时。脓液为气血所化生，脓成或已溃，脓液外泄，耗损气血；脓毒外泄，邪随脓出，全身和局部症状减轻，出现正虚邪实的表现，舌红，苔黄，脉数。

2.缓解期

气虚血瘀：病变处在后期。邪气已退，身凉热退，正气已虚，神疲乏力，面色无华，关节挛缩肿痛，舌淡，苔薄，脉细或涩。

四、诊断与鉴别诊断

（一）诊断要点

1.询问身体有无感染灶及外伤史。

2.全身表现有起病急、食欲差、全身不适、畏寒、高热等。

3.局部表现有关节疼痛、肿胀、积液、皮肤发红温度增高、关节拒动或呈半屈曲位。可发生病理性脱位。

4.关节穿刺液呈混浊样或脓性。

5.X线摄片，早期关节间隙变宽，后期间隙变窄，晚期关节破坏、关节间隙消失。

6.实验室检查，白细胞计数升高，中性粒细胞增多，血沉增快，血培养可呈阳性。关节滑液检查是诊断的关键，宜尽早进行。做细菌培养，同时做药敏试验，以指导临床用药。

（二）鉴别诊断

本病尚须与下列疾病相鉴别，通过病史、疾病特点及实验室检查，不难鉴别。

1. 急性化脓性骨髓炎   病变部位及压痛在干骺端，关节部位无压痛、肿胀。

2. 小儿髋关节暂时性滑膜炎   全身情况较好，体温稍高，白细胞计数多在正常范围，血沉正常，发病 2 周可痊愈。

3. 类风湿关节炎   类风湿关节炎以女性多见，起病缓慢，通常先侵犯手足小关节，且呈对称性，有类风湿皮下结节。血清 RF 常阳性，HLA-B27 抗原常阴性。白细胞数大多正常，关节穿刺液检查外观清，含中等量白细胞。

4. 关节结核   起病缓慢，最常受累关节为膝关节和髋关节。急性炎症表现不明显，全身症状表现为低热、乏力、盗汗、食欲不振。周围血象正常，血沉增快。X 线检查早期无变化。关节液培养可找到结核杆菌。

5. 痛风   常午夜起病，因疼痛而惊醒，突然发作。下肢远端单一关节红、肿、热、痛和功能障碍，最常见于踇趾及第 1 跖趾关节，其余为踝、膝、腕、指、肘等关节。患者有发热，血白细胞增高，血沉增快。给予秋水仙碱治疗后，关节炎症可以迅速缓解，血尿酸增高。

6. 急性风湿性关节炎   起病前有 A 族溶血性链状菌感染史，病变主要侵犯心脏和关节。抗溶血性链球菌抗体升高如 ASO > 500U，抗链球菌激酶 > 80U，抗透明质酸酶 > 128U。水杨酸制剂治疗有效。

五、治疗原则与常见误区

（一）治疗原则

早期诊断、早期治疗是治疗本病的关键。本病急性期以邪实为主，缓解期以正虚为主，总的治疗原则是扶正祛邪，标本同治。及时、足量、有效施用抗生素，不仅保护患者的生命，还能保护肢体功能，最大限度地防止患肢致残。一旦关节脓液形成，应及早切开排脓。密切观察患者的生命体征，以防出现并发症，如菌血症、败血症及中毒性休克等。

（二）康复误区

1. 早期确诊不及时，延误病情，常常被误诊为急性风湿、类风湿关节炎而失去最佳治疗时机。

2. 抗生素应用不规范。认为选择头孢或其他抗生素越高级疗效越好，造成抗生素选择不当。或无法早期及时提供细菌培养及药敏试验结果，或抗生素应用不及时、不恰当，错过最佳治疗时机。

3. 只重视局部，而忽视全身症状。出现菌血症、败血症及中毒性休克没有得到有效、及时的治疗，甚至危及患者生命。

4. 早期患者由于关节疼痛而维持在屈曲位，没有制动在功能位，随着病情发展，造成关节功能残障。关节活动过少，长时间处于变形位置，造成关节功能障碍。

5. 动静失度。化脓性关节炎急性期未严格制动，导致炎症扩散；或局部炎症消退后，关节依然制动，病变后期关节粘连，周围软组织挛缩，没有及时进行功能锻炼，从而出现关节功能障碍。

六、养骨要点

1. 早期诊断、早期治疗　化脓性关节炎一旦早期失治误治，随着病情的发展会出现关节破坏，关节功能丧失，所以要早期合理诊治。

2. 综合治疗　采用中西医结合方法，内治、外治相结合，发挥各种治疗方法的长处，防止或减轻某一种疗法的不良反应，对化脓性关节炎的治疗非常必要。

3. 个体化　针对每个患者的不同情况（年龄、脏器损害、病情轻重、就医早晚、肝肾功能等）建立个体化的治疗方案，减轻关节疼痛及炎症，保护关节功能，提高生活质量。

4. 均衡膳食　化脓性关节炎患者应减少酸性食物的摄入。膳食结构要合理，最好以清、淡、素、全为主。饮食中要做到三低：低脂肪、低糖、低盐。

5. 适当保护，适时运动　早期患者要卧床休息，关节制动，后期要适当活动，必要时在保护下活动。

6. 调理情绪，调达气血　患者面对这样的疾病，不可避免会产生一些急躁或抑郁情绪，心情压抑、过度悲伤。郁怒伤肝，过悲伤肺，日久伤脾肾。因此针对本病，要使患者以良好的心态面对现实，学会缓解自己抑郁、焦虑的心情，树立战胜疾病的信心和勇气，积极配合治疗和护理。

七、养骨方法

（一）药膳养骨

1. 火毒炽盛

（1）大黄甘草粥：大黄粉 3g，甘草 10g，粳米 150g，白糖 15g。甘草洗净，加水煮 15 分钟，停火，过滤去渣，留汁液，将大黄粉、甘草汁、粳米、白糖放入锅内，加水，煮 30 分钟即可，每日 1 次。具有清热泻火、解毒活血、泻下攻积之功效。

（2）黄芩山栀饮：车前子、木通、龙胆草、山栀子、黄芩各 5g，甘草、柴胡各 6g，当归、生地黄各 15g，泽泻 10g，白糖 30g。以上药物炮制好后洗净，放砂锅内，加水 500mL，置武火上烧沸，再用文火煎煮 40 分钟，停火，过滤，去渣，留药液，加入白糖搅匀即成，代茶饮用，每日 2 次，每次 1 小杯。具有清热、利湿、泻火之功效。

2. 湿热酿脓

（1）黄柏消炎粥：黄柏 15g，金银花 25g，连翘 10g，赤芍 15g，当归 10g，蒲公英 10g，防风 6g，车前草 15g，生黄芪 20g，粳米 50g，砂糖适量。将诸药洗净，入砂锅，加清水 1000mL，煎煮取汁 200mL，去渣备用。将粳米淘洗干净，加水适量，煮成稠粥，兑入药汁，加砂糖，搅拌后再煮沸即成。上下午分食，每日 1 剂。具有清热解毒、祛风化湿、消肿排脓之功效。

（2）清炒葫芦：葫芦 500g，料酒、精盐、味精、生粉各适量。将葫芦去瓤、核，洗净后切片，入油锅翻炒片刻，调入料酒、精盐，稍加翻炒后，加味精、生粉适量，勾芡即成。佐餐当菜，随量食用。具有清热利水之功效。

（3）葫芦粥：陈葫芦粉（越陈越好）20～25g，粳米 50g，冰糖适量。先将粳米、冰糖同入砂锅内，加水 500mL，煮至米开时，加陈葫芦粉，再煮片刻，视粥稠为度，每日 2 次，温热顿服，5～7 日为 1 个疗程。具有清热解毒消肿之功效。

3. 气血两虚

（1）十全大补汤：党参、炙黄芪各 20g，肉桂 3g，熟地黄、当归各 15g，炒白术、酒白芍、茯苓各 15g，炒川芎、炙甘草各 10g，墨鱼、猪肚各 50g，猪肉 500g，姜、猪棒子骨、葱、料酒、花椒粉、盐、味精各适量。将配方原料中的中药装入洁净的纱布袋内，扎口备用，将猪肉、墨鱼、猪肚洗净；猪棒子骨洗净砸破，姜拍破备用。将猪肉、墨鱼、猪肚、猪棒子骨、药袋放入砂锅内，加水适量，放入姜、葱、料酒、花椒粉、盐，置武火上烧沸，后用文火煨炖，待猪肉熟烂时，捞起切条，再放入汤中。捞出药袋不用，将汤和肉入碗，加少许味精即可。食肉喝汤，早、晚各吃 1 碗，每日 2 次，全部服完后，隔 5 日再服。具有补气养血之功效。

（2）茯苓莲子红枣粥：茯苓 15g，莲子 50g，红枣 12 颗，粳米 100g，红糖 25g。莲子泡发去心，红枣洗净去核，茯苓打粉，粳米淘洗干净，将粳米、茯苓粉、莲子、红枣放入锅内，加水适量，先用武火烧沸，再用文火煮 40 分钟，放入红糖即成。每日 1 次，当正餐食用。具有健脾胃、补气血、止疼痛之功效。

（3）党参炒猪肝：党参 20g，麦冬、丹参各 10g，陈皮 6g，猪肝 150g，鸡蛋 1 个，淀粉 20g，料酒、酱油各 10mL，葱 10g，姜、盐各 5g。党参、麦冬、丹参、陈皮放炖锅内，加水煎煮 25 分钟，去药渣，留汁待用，把猪肝洗净，切成薄片；葱切段，姜切片。猪肝片放在碗内，加入淀粉、酱油、盐，打入鸡蛋，拌匀待用，炒锅放植物油，武火烧至六成热，放姜、葱爆香，放进猪肝、料酒、药汁，炒匀断生即成。每日 1 次，佐餐食用。具有补肝肾、益气血之功效。

（4）白扁豆粥：白扁豆 50g，粳米 100g，白糖 20g。白扁豆用水发 2 小时，粳米淘洗干净，将粳米、白扁豆放到砂锅中。加适量水，置武火上烧沸，再用文火煮 40 分钟，加入白糖搅匀即成。每日 1 次，每次吃粥 100g，单独主餐食用。具有补脾胃、益气血之功效。

4. 气虚血瘀痰凝

牛筋祛瘀汤：牛蹄筋 100g，当归尾 15g，紫丹参 20g，雪莲花 10g，鸡冠花 10g，香菇 10g，火腿 15g，生姜、葱白、绍酒、味精、盐各适量。将牛蹄筋放入 5000mL 清水中煮沸后，放入食用碱 15g，倒入牛蹄筋，盖盖焖 2 分钟，捞出，用热水洗去油污，反复多次，待牛蹄筋发涨后才能进行加工。发涨后的牛蹄筋切成段状，放入蒸碗中；将当归、紫丹参入纱布袋放于周边，将雪莲花、鸡冠花点缀于四周，香菇、火腿摆其上面，放入生姜、葱白及绍酒等调料，上笼蒸 3 小时左右，待牛蹄筋熟烂即可出笼，挑出药袋、葱、姜即可，日常佐餐食用。具有活血化瘀通脉之效。

（二）运动养骨

应坚持动静互补，根据不同时期各有所侧重。早期，患肢功能位制动，卧床休息，或牵引患肢于功能位，减少关节腔内压力，缓解肌肉痉挛，减轻疼痛，防止或矫正畸形。

局部炎症消退后，关节尚无明显破坏（一般在发病 3 周左右），应鼓励患者逐渐锻炼关节功能，配合理疗、按摩、湿敷，以防关节粘连和强直。有关节脱位或半脱位者，可用持续皮牵引复位。

病变后期关节粘连、周围软组织挛缩，还可进行按摩和理疗，促进血液循环、松解粘连，增加关节活动度，促进功能恢复。

（三）膳食养骨

1.注重碱性食物的摄入。碱性食物有蔬菜、水果、薯类和海藻（紫菜、海带和海菜等），它们含有丰富的钾、钠、钙、镁等金属元素，宜多食用。

2.膳食结构要合理，最好以清、淡、素、全为主。如主食米、面占每餐全部饮食总量的 1/3；副食中蔬菜占 1/3，水果占 1/3，避免内环境酸化而加重局部组织的负担与损害。小儿与老年人要根据生理特点与要求，多摄入碱性食物。

第三十五章 痛 风

一、定义与概述

痛风性关节炎是由于嘌呤代谢紊乱致使尿酸盐沉积在关节囊、滑囊、软骨、骨质和其他组织中而引起的病损及炎性反应。痛风性关节炎属中医学"热毒痹""历节病"等范畴，有遗传因素和家族因素，好发于 40 岁以上的男性，多见于踇趾的跖趾关节，也可发生于其他较大的关节，尤其是踝部与足部关节，严重者不仅会引起关节疼痛、畸形，甚至导致肾衰竭。本病还常与动脉硬化、冠心病、脑血管意外等并存，因此加强对痛风的防治具有重要的意义。

二、病因病机

（一）病因

1. 外因 居处、劳动环境寒冷潮湿，或涉水淋雨，或长期水下作业，或气候剧变等原因，以致风寒湿邪侵袭人体而发病。或外感风热与湿相并，导致风湿热合邪为患；或风寒湿邪侵袭人体，郁而化热，痹阻经络、关节而发病。

2. 内因 素体虚弱，或病后气血不足，腠理空虚，卫气不固，外邪乘虚而入。痹证日久不愈，血脉瘀阻，津聚痰凝。由经络及脏腑，导致脏腑痹。劳倦过度，耗伤正气，或汗出当风，外邪乘虚而入，以致经络阻滞，气血运行不畅而成痹证。

3. 诱因 若是正虚邪侵，或邪滞经脉，复加过度劳累，七情所伤，内耗正气；或饮食不节，嗜酒、酗酒，偏食海鲜厚味，损伤脾胃，内生痰浊；或复感外伤，或手术，或关节损伤等。

（二）病机

1. 素体阳盛，脏腑积热 脏腑积热蕴毒是形成本病的内在病理基础，亦是外感邪气从阳化热的主要原因。正如《诸病源候论》所说："热毒气从脏腑出。攻于手足，手足则热，赤肿疼痛也。"因此，热毒痹是由素体阳盛，脏腑积热蕴毒，外感风寒湿邪，郁而化热，攻于骨节，留滞筋脉而成。

2. 湿热蕴结，流注骨节 湿热之形成，主要责之于脾胃。若素日过食醇酒厚味，辛辣肥甘，湿热内生，复感外邪，内外相引，湿热壅闭经络，留滞经脉，流注骨节，发为湿热痹。正如《金匮要略·中风历节病脉证并治》指出："趺阳脉浮而滑，滑则谷气实，浮则汗自出。"正是说明脾胃湿热，热蒸迫液，腠理开泄，汗出当风，或汗出入水后形成痛风。

3. 脾虚为本，湿浊为标 素体脾虚，加之饮食不节，损伤脾胃，运化失调，酿生湿浊，外注皮肉关节，内留脏腑，发为本病。

4. 外邪侵袭 外邪留滞肌肉、关节，致气血不畅，经络不通，不通则痛，久则可致气血亏损，血热致瘀，络道阻塞，引起关节肿痛。

三、病理特征与辨证分型

（一）病理特征

1. 早期无症状，仅表现为血尿酸升高。

2. 发病突然，在急性关节炎发作消失后关节可完全恢复正常，但每遇过食海鲜等高粱厚味及过度饮酒后可以反复发作，首发关节多为第 1 跖趾关节。

3. 晚期出现明显的关节畸形及功能障碍，皮下痛风石数量增多、体积增大，可以破溃出白色尿盐结晶。

4. 晚期可出现尿酸性肾病及肾结石，肾功能明显减退，可出现氮质血症及尿毒症。

5. 多发于成年男性，尤其是偏嗜海鲜和酒类饮料者。

（二）辨证分型

1. 湿热壅盛证 关节剧痛忽然发作，且多在夜间发作。关节红肿热痛，得冷则舒，痛不可触。发热，大便秘结，小便黄赤，舌红，苔黄腻，脉弦数或滑数。

2. 风寒湿盛证 关节肿痛，屈伸不利，或见皮下结节或痛风石。风邪偏胜则关节游走疼痛或恶风发热等；寒邪偏胜则关节冷痛剧烈，痛有定处；湿邪偏胜则肢体关节重着疼痛，痛有定处，肌肤麻木不仁。舌苔薄白或白腻，脉弦紧或濡缓。

3. 痰瘀痹阻证 日久不愈，反复发作，关节疼痛时轻时重，关节肿大，甚至强直畸形，皮下有痛风结节，舌淡体胖或有瘀斑，苔白腻，脉细涩。

4. 气血两虚证 久痹不愈，骨节酸痛，时轻时重，而以屈伸时为甚。面色无华，心悸气短，乏力，自汗，食少便溏，舌淡，苔白，脉濡细。

四、诊断与鉴别诊断

（一）诊断

西医诊断标准，临床一般参照 1977 年美国风湿病协会的拟诊标准。

1. 多为中老年肥胖男性，少数见于绝经后女性，男女之比为 20 : 1。

2. 主要侵犯周围单一关节，常反复发作。首次发作多为第 1 跖趾关节，此后可累及跗、踝、膝、指、腕关节等，呈游走性。

3. 起病突然，关节红、肿，热、痛，活动受限，一日内达高峰，日轻夜重。

4. 反复发作，关节肥厚、畸形、僵硬。

5. 在耳郭、关节附近骨骼中、腱鞘、软骨内、皮下组织等处有可疑或证实的痛风结节。

6. 高尿酸血症，血尿酸大于 416μmol/L。

7. 发作可自行终止。

8. 对秋水仙碱治疗反应良好。

9. X 线摄片检查，关节附近的骨质中有不整齐的穿凿样圆形缺损。

（二）鉴别诊断

1. 风湿性关节炎　多发于大关节，呈游走痛，抗链"O"常增高。

2. 类风湿关节炎　多见于年轻女性，好发于手足近端小关节，关节肿胀呈梭形，对称性，类风湿因子阳性。

五、治疗原则与常见误区

（一）治疗原则

1. 中西医结合，尽快控制急性关节炎发作　消炎镇痛，以减轻患者痛苦。西药秋水仙碱、别嘌醇疗效好，但不良反应很大。中医辨证治疗，或清热解毒利湿，或清热解毒，或活血化瘀。中西医结合治疗，可在最短的时间内控制症状，缓解患者痛苦；同时，在西药停用后，中药还可持续发挥作用。临床研究还发现，服用中药时可减少西药用量，并有降低西药不良反应的作用。

2. 标本结合，尽量延长间歇期　急性关节炎缓解后，局部炎症虽然消除，但嘌呤代谢障碍并未解除，血尿酸依然升高，故间歇期仍需坚持治疗。标本同治可延长患者间歇期，减少发作次数。

3. 养治结合，注重病后调摄与预防　痛风急性发作稳定后，在坚持药物治疗的同时养治结合，同样可以达到预防复发甚至完全控制复发的目的。结合饮食调养、心理调节、生活起居调养，就能促进病情好转与身体康复。

4. 防止合并症，防止相互影响、恶性循环　在治疗痛风的同时，还要积极防治其并发病，以防止本病、并病相互影响，恶性循环。

（二）康复误区

1. 只要忌口就可治好痛风　在临床上，许多患者认为药物不良反应大，因此，不愿长期接受药物治疗。一些患者认为既然痛风通常是由于摄入含高嘌呤的食物所诱发的，那么采用所谓的"饮食控制"疗法，通过单纯的饮食控制，就可达到降低血尿酸水平的目的。更有甚者，试图通过"饥饿疗法"治疗痛风。实际上对于血尿酸水平较高的患者，单从饮食等方面来治疗，往往难以使血尿酸降低到理想水平。

2. 疼痛时治，不痛不治　在痛风的急性发作期，患者由于出现了难以忍受的关节红肿热痛，会去医院就诊，一旦关节不痛了，患者就自认为病已"好"了，不需要再看医生，也不需要再治疗。

3. 单纯服药就可治好痛风　还有一些患者正好相反，认为自己一直在使用降尿酸药，血尿酸控制得还可以，因此，在服用药物期间既不控制饮食，也不运动。但是很多患者并不知道，在痛风治疗中，非药物治疗是至关紧要的。

4. 在痛风性关节炎急性发作期使用抗生素　有些痛风性关节炎急性发作期的患者，甚至一些非风湿免疫科的医师，看到患处红肿热痛明显，误认为是细菌感染所致，因而使用抗生素治疗。实际上，抗生素对尿酸的代谢是不起作用的。

5. 长期服用非甾体抗炎药或激素　为消除急性炎症反应，解除疼痛，终止发作，医生常给痛风急性发作患者开消炎痛等非甾体抗炎药，而且剂量较大，每日服用次数也较多。但此类药既不影响尿酸代谢，也不增加尿酸排泄，属于对症治疗，并非对因治疗，解决不了根本问题。

六、养骨要点

1. 饮食调治需贯穿始终　现代医学认为高嘌呤饮食、高血脂、肥胖是高尿酸血症的基础，是痛风发作最常见的诱发因素。因此，在药物治疗的同时，要坚持少食嘌呤含量丰富的饮食，如动物内脏、鱼虾、禽类、豆类物质；不能酗酒，不喝咖啡、浓茶等饮料。

2. 通利二便为治疗要务　现代医学认为，1/3 尿酸经肠道排泄，2/3 尿酸经肾从尿中排泄。痛风患者寒湿内盛，要通利二便，湿浊从二便而下，使邪有出路，故通便利尿既能祛邪而消除瘀滞，又防久病入肾，一举多得。

3. 化湿利湿、活血通络通用于各期　痛风无论是急性期、间歇期、慢性关节炎期，还是肾病期，湿盛于内、瘀血阻滞、经络闭阻始终存在，因此，在分期辨证基础上，均宜适当加入化湿利湿、活血通络之品。

4. 健脾补肾为治病之本　痛风之病，始由先天禀赋不足，后由脾肾损伤，脾健、肾强，则湿无从生，气无从滞，血无从瘀，气血津液运行如常，则病自愈，故此乃治本之法。

5. 止痛不容忽视　痛风除了间歇期，其余各个阶段均有关节疼痛症状存在，严重影响患者的工作和生活，给患者带来许多痛苦。在急性期、慢性关节炎期、痛风性肾病期，均宜加入止痛之品。

七、养骨方法

（一）药膳养骨

1.急性期　关节红肿热痛，当以清热利湿、化痰泄浊、活血通络为主。常选用以下药膳。

（1）土茯苓粥：土茯苓 30g，生米仁 50g，粳米 50g。先用粳米、生米仁煮粥，再加入土茯苓（碾粉）混匀，煮沸食用。具有清热解毒、除湿通络之功效。

（2）白茅根饮：白茅根（去心）30g，飞滑石 30g。将鲜茅根洗净后，用刀背轻轻敲扁，去除硬心；滑石用布包。两者一起放入保温杯中，以沸水冲泡 30 分钟，代茶饮。具有清热利尿、凉血通淋之功效。

2.慢性期　病久，发作频繁，肿痛不消，结节较多，关节破坏，关节周围有瘀斑，长期不能活动，体质较差者，以健脾利湿、燥湿化痰、活血化瘀、补肾壮骨为主。常选用以下药膳。

（1）南瓜粥：取南瓜适量，去瓤洗净，切成薄片，放锅内加水煮沸，调入玉米粉适量，煮成稀糊状。更适合肥胖的痛风患者长期食用，具有健脾利湿之功效。

（2）薏仁粥：取适量的薏苡仁和白米，两者的比例约为 3∶1。薏苡仁先用水浸泡四五个小时，白米浸泡 30 分钟，然后将两者混合，加水一起熬煮成粥。具有健脾利湿、化瘀止痛之功效。

（3）冬瓜汤：冬瓜 300g（不连皮），红枣五六颗，姜丝少许。先用油将姜丝爆香，然后连同冬瓜（切片）和红枣一起放入锅中，加水及适量的调味料煮成汤。具有健脾制水、通淋止痛之功效。

（4）玉米须饮：鲜玉米须 100g。鲜玉米须加水适量，煎煮 1 小时滤出药汁，小火浓缩至 100mL，停火待冷，加白糖搅拌，吸尽药汁，冷却后晒干，压粉，装瓶，每日 3 次，每日 10g，用开水冲服。具有利尿、利湿化瘀、补肾之功效。

（二）膳食养骨

1.制订膳食治疗卡　制订膳食治疗卡，将患者经常食用的食物种类列入卡内，供患者参考。根据食物含嘌呤的多少分为 3 类。

第 1 类为含嘌呤高的食物：每 100g 食物含嘌呤 100～1000mg。如肝、肾、心、脑、胰等动物内脏；大豆及其制品，肉汤；鲤鱼、鲭鱼、鱼卵、小虾、蚝、沙丁鱼等；鹅肉、鹧鸪肉；发酵类如酒等。以上食物在急性期与缓解期禁用。

第 2 类为含嘌呤中等量的食物：每 100g 食物含嘌呤 90～100mg。如牛肉、猪肉及绵羊肉；菠菜、豌豆、蘑菇、扁豆、芦笋、花生等。

第 3 类为含微量嘌呤的食品：如牛奶、鸡蛋、精白面、米、糖、咖啡、可可，以及除第 2 类所列菜类以外的蔬菜及水果类。

2. 膳食选择

（1）急性期膳食的选择：急性期应严格限制嘌呤的摄入，每日应在 150mg 以下，可选用低嘌呤食物。蛋白质每日 50～70g，以牛奶（每日 250g）、鸡蛋（特别是蛋白）、谷类为主要来源，脂肪不超过 50g，以糖类补足热量的需要。禁用高嘌呤食物，中等嘌呤食物也应控制。液体入量不少于每日 3000mL，此外可用碳酸氢钠等药物使尿液碱性化。

（2）缓解期膳食的选择：蛋白质每日仍以不超过 80g 为宜。存在肾功能明显受损者应减少蛋白质的摄入。禁用高嘌呤食物，中等嘌呤食物有限量地选用，其中的肉、鱼、禽类每日可用 60～100g，还可将肉类煮熟，弃汤后食用。低嘌呤食物可自由选用，其中新鲜蔬菜每日 250～500g，水果每日 100～200g。如果患者坚持服用降尿酸药物，血尿酸长期保持在较理想的水平，饮食控制相对可以放宽。反之，如果血尿酸居高不下，饮食控制就应相对严格。

一日食谱举例如下：主食（米饭、馒头、面条、面包等均可）适量，牛奶 1 袋，鸡蛋 1 个或鸡蛋清 2 份，瘦肉或河鱼 2 两，豆制品 1 两，绿叶蔬菜 1 斤，新鲜水果 200g，植物油 20mL（约 2 汤匙），食盐 4g。

蛋白质每日摄入不宜超过 1g/kg。避免第 1 类食物，限量选用第 3 类食物，每周 2 日选用第 3 类食物，5 日选用第 2 类含中量嘌呤的食物。应继续维持理想体重，避免体重增加，要长期坚持脂肪的限量。

（3）鼓励选食碱性食品：增加碱性食品摄取可以降低血清尿酸的浓度，促进尿酸的排出，甚至使尿液呈碱性。应鼓励患者选食蔬菜和水果等碱性食物，既能促进排出尿酸，又能供给丰富的维生素和无机盐，有利于痛风的恢复。如蔬菜、马铃薯、甘薯、奶类、柑橘等。

（4）科学、合理饮水：痛风患者要求多饮水，以便增加尿量，有利于尿酸排泄。适当饮水还可降低血液黏度，对预防痛风合并症（如心脑血管病）有一定好处。但要讲究科学饮水，合理饮水。碱性饮料是痛风患者较为理想的饮料，有助于碱化尿液。尿液 pH 6.5～7 时，尿酸可变为可溶性尿酸盐，溶解度明显增加。

（5）限制饮酒：饮酒易使体内乳酸堆积，对尿酸的排泄有竞争性抑制作用。一次大量饮酒，可使血清尿酸含量明显升高，诱使痛风发作。慢性少量饮酒，也会刺激嘌呤合成增加，升高血清和尿液的尿酸水平。茶叶碱或咖啡因在体内代谢成甲基尿酸盐，不会生成痛风结石，所以对咖啡、可可、茶等的摄入可不作严格限制，适量选用。酸奶因含乳酸较多，对痛风患者不利，故不宜饮用。应尽量少食蔗糖或甜菜糖，因为它们分解代谢后产生大量果糖，而果糖能增加尿酸生成。蜂蜜含果糖亦较高，不宜食用。禁止吸烟。

（三）运动养骨

适当运动可预防痛风发作，减少内脏脂肪，减轻胰岛素抵抗性。运动量一般以中等量为宜。50 岁左右的患者，以运动后心率 110 ~ 120 次 / 分、少量出汗为宜。以散步、打网球、健身运动等耗氧量大的有氧运动为好。剧烈运动使有氧运动转为无氧运动，组织耗氧量增加，无氧酵解致乳酸增加，可诱使急性痛风发作，故应尽量避免。

（四）起居养骨

痛风患者在日常起居中应注意加强防护，积极通过饮食干预，配合治疗；注意劳逸结合，避免过度劳累；注意保暖和避寒，鞋袜宽松，心情舒畅。急性期应卧床休息，将患肢抬高。定期复查血尿酸，定时足量服药。尽量维持体重于标准范围内，体重过重时应慢慢减重，每月减重以 1000g 为宜，但急性发病期不宜减重。

第三十六章　软组织损伤

一、定义与概述

凡因各种急性外伤或慢性劳损，以及风寒湿邪侵袭等原因，造成的人体软组织的伤害，统称为软组织损伤，中医学称之为"筋伤"。软组织包括的范围很广泛，四肢、头、颈、项、胸、腰、背部除骨骼以外的组织皆可称为"软组织"。综合历代中医文献记载，结合现代医学解剖知识，所谓"筋"主要是指人体皮肤、皮下浅筋膜、深筋膜、肌肉、肌腱、腱鞘、韧带、关节囊、滑膜囊、椎间盘、周围神经及血管等软组织。软组织损伤是骨伤科最常见的疾病，在工农业生产、日常生活、交通运输、体育活动、军事训练及战场上皆可发生，外来暴力、强力扭转、牵拉压迫、跌扑闪挫或慢性劳损及风寒湿邪侵袭等均可导致软组织损伤。

二、病因病机

（一）病因

外来暴力是造成伤筋的主要原因，素体虚弱、风寒湿侵袭等因素与筋肉的损伤亦有密切关系。

1. 外因　指外界作用于人体引起软组织损伤的因素，主要是指外力伤害，但与外感六淫之邪也有密切关系。根据外力的性质不同，一般可分为直接暴力、间接暴力和慢性劳损三种。

（1）直接暴力：是指直接作用于人体，引起软组织损伤的暴力，如棍棒打击、撞压碾轧等，多引起软组织的挫伤。

（2）间接暴力：是指远离作用部位，因传导而引起软组织损伤的暴力，如因肌肉急骤、强烈而不协调地收缩和牵拉，造成肌肉、肌腱、韧带的撕裂或断裂，多引起软组织的扭伤。

（3）慢性劳损：是由反复、长期地作用于人体某一部位较小的外力所致，如长期弯腰工作而致的腰肌劳损、反复伸腕用力而致的网球肘等疾病，就属于这一类软组织损伤。中医学有"久视伤血，久卧伤气，久坐伤肉，久立伤骨，久行伤筋"之说，认为久行、久坐、久卧、久立，或长期以不正确的姿势劳动、工作，或不良生活习惯，可造成人体某一部位慢性劳损。

（4）风寒湿邪侵袭：外感六淫邪气与软组织损伤关系密切。如损伤后受风寒湿邪侵袭，可使急性软组织损伤缠绵难愈，或使慢性软组织损伤症状加剧。

2. 内因　无论是急性损伤还是慢性劳损，都与外力作用因素有着密切关系，但是一般都有相应的各种内在因素和对应的发病规律。通常，软组织损伤与年龄、体质、局部解剖结构等内在因素有十分密切的关系，与从事的职业也有直接联系。

（二）病机

人体是由脏腑、经络、皮肉、筋骨、气血、津液等共同组成的一个整体。软组织损伤可导致脏腑、经络、气血的功能紊乱，除出现局部症状之外，还可引起一系列的全身反应。"肢体损于外，则气血伤于内，营卫有所不贯，脏腑由之不和。"明确指出了外伤与内损、局部与整体之间的相互关系，辩证说明了损伤的病理机制和发展变化的规律，对于正确指导临床诊断、治疗和判断预后，具有现实指导意义。

1. 气滞血瘀　当人体受到外力损伤，伤及经络血脉，以致损伤出血，瘀血停积。伤气则气滞，伤血则血凝，气滞能使血凝，血凝能阻气行，瘀血滞于肌表则见青紫肿痛。

2. 伤津耗液　软组织损伤而致血瘀时，由于积瘀生热，热邪灼伤津液，可使津液一时性消耗过多，而使滋润作用不能很好发挥，出现口渴、咽燥、大便干结、小便短少、舌苔黄而干燥等症。由于重伤久病，常严重耗伤阴液，除了可见较重的伤津证候外，还可见全身情况差、舌色红绛而干燥、舌体瘦、舌苔光剥、口干而不欲饮等症。

3. 肝肾不足，筋脉失养　全身筋的功能与肝脏有密切关系，肝血充盈才能使筋得到充分濡养，以维持正常的生理功能。若肝肾虚衰，或先天不足，后天失养，肝肾不足，肝血亏损，则血不养筋。筋失荣养常成为软组织损伤的内因。肝的病变可导致筋脉损伤，同样外伤筋脉亦可内伤于肝。肾藏精生髓、主骨，由于筋附于骨，故筋伤疾病与肾有着密切关系。同样，筋伤疾病日久，亦可导致肾虚。

4. 脾胃失调，筋肉不充　人体的筋肉等组织亦皆依赖脾胃的营养才能不断丰满，臻于健壮。如胃受纳失权，脾运化失司，则清阳不布，气血亏虚，常致筋肉失养，临床可表现为筋肉萎缩、四肢倦怠、举动无力，甚则可发为筋痿、肉痿等。此外，临床上筋伤、肉痿的治愈时间和功能恢复程度皆与脾胃功能相关。若脾胃功能正常，则肌肉壮实，四肢活动有力，受伤后易于恢复正常。反之，则肌肉消瘦、四肢痿软、懈怠、举动无力，伤后不易恢复。所以，筋伤一证，虽外在皮肉筋膜，但亦要注意调理脾胃，以利损伤之恢复。

三、病理特征与辨证分型

（一）病理特征

1. 充血和水肿 充血分为动脉性充血和静脉性充血，静脉性充血又称"瘀血"。动脉性充血见于软组织损伤的早期。

2. 渗出和增生 它们是软组织损伤中普遍存在的两个病理生理过程。渗出主要存在于损伤的早期和炎症的急性期。增生在慢性软组织损伤中尤为多见。

3. 出血 一般多见于机械性损伤。开放性损伤时，血液流出体外，为外出血；出血流入组织内或积在体腔内，则为内出血。

4. 组织变性 软组织损伤后，若未及时治疗，可出现组织变性，甚至可出现组织凝固样坏死、液化等。

（二）辨证分型

1. 急性软组织损伤 急性软组织损伤亦称为新伤，常是由突然暴力造成的损伤，一般指伤后不超过 2 周的新鲜损伤。急性软组织损伤的特点，一般有明显的外伤史，局部疼痛、肿胀，有血肿及瘀血斑，功能障碍等。常见如扭伤、挫伤、碾压伤等。

2. 慢性软组织损伤 亦称为陈伤、夙伤。一般是指急性软组织损伤后，因失治或治疗不当而形成的疾病。软组织损伤后，超过 2 周未愈者，即属慢性软组织损伤，慢性劳损造成的软组织损伤也属此类。根据其发病原因可分为原发性软组织损伤和继发性软组织损伤两种。原发性软组织损伤系指在较小外力长期作用下或受反复轻伤所引起的慢性软组织劳损，故又称积累性损伤。其好发于多动关节及负重部位。由于局部频繁活动，劳累过度，致使肌筋疲劳与磨损，气血运行不畅，筋失荣养。继发性软组织损伤则是由于急性筋伤失治或治疗不当，迁延日久所致的慢性软组织损伤。由于外伤瘀血凝结，积久不散，或与风寒湿邪相杂合，痹阻经络，以致伤处气血滞涩，血不养筋，筋肉挛缩等。

四、诊断与鉴别诊断

（一）诊断

1. 急性软组织损伤 根据受伤史及临床表现可作出明确诊断。

（1）有明显损伤史和局部疼痛。

（2）局部肿胀。

（3）活动明显受限。

（4）出现疼痛和肌紧张、压痛点明确。

（5）X 线检查无骨折及关节脱位。

2. 慢性软组织损伤 劳损多为慢性发病，并无明确的急性外伤史；有的患者有重

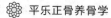

体力劳动、剧烈运动或外伤史；有的患者姿势不良或曾长期弯腰工作。症状时轻时重，一般休息后好转，劳累后加重，不能久坐久站，须经常变换体位。有些患者在患处有不同程度的压痛，有的患者压痛范围广泛或无固定压痛点。X 线检查一般无异常发现。

（二）鉴别诊断

急性软组织损伤的鉴别诊断主要是注意有无合并肢体、躯干、头颅的骨折，有无合并颅内损伤、血气胸、腹内脏器损伤的可能，予以 X 线片、CT 等鉴别排查，如合并有神经、大血管、肌腱、关节囊损伤，可检查肌电图、彩色多普勒、MRI 予以确诊。慢性软组织损伤需与一些非特异性炎症相鉴别，如强直性脊柱炎、风湿性关节炎、类风湿关节炎等。

五、治疗原则与常见误区

（一）治疗原则

软组织损伤的治疗同其他疾病一样，应在明确诊断的基础上，结合患者本身的具体情况，选择不同的治疗方法。

1. 筋骨并重　筋骨不仅在生理上有密切的联系，在病理上亦会相互影响。损骨能伤筋，筋伤亦能损骨。因此在治疗软组织损伤的时候，要采用筋骨并重的治疗原则，可起到筋柔助骨正、骨正促筋柔的作用。

2. 动静结合　软组织损伤的治疗同骨折一样，存在着动与静、固定与锻炼、休息与活动的辩证关系。正确理解和贯彻动静结合的治疗原则，对加速软组织损伤修复、减少后遗症发生、促进肢体功能恢复有着重要意义。

3. 内外兼顾　人体是一个内外统一的整体，软组织损伤通常会累及经络和脏腑。经络为运行气血的通道，内连脏腑，外络肢节。因此软组织损伤可导致气血伤，引起经络阻滞；反之经络损伤，亦必然引起气血、脏腑功能失调。

4. 病证合治　病反映了软组织损伤的解剖部位和损伤类型。证是疾病发展过程中某一阶段出现的各种症状和体征的概括，它能不同程度地反映软组织损伤的病因、病机、病位和病性等本质性特征，为治疗提供依据、指明方向。所以软组织损伤在治疗时要病证兼顾，辨证施法。

（二）康复误区

1. 治疗不得当　急性软组织损伤在治疗早期用冷敷、加压包扎、外敷新伤药等方法，把损伤肌肉置于放松位置以减轻疼痛。在受伤的后期，通常 4～5 日用热敷，可加速局部区域的血液循环，舒缓紧张的肌肉。每日可多次用蒸汽、热毛巾或暖袋等进行治疗，每次 10～15 分钟。一些患者在治疗过程中常常不分时机地采用热敷或冷敷的方法，最后转变为慢性损伤，久治不愈，所以早期治疗要规范、科学、合理。

2. 动静失度　在急性期要注意休息，使受伤的软组织处于良好的位置，以期减轻疼痛、加速肿胀的吸收和消退，防止已归位的筋骨再移位。但仍需进行适度的功能锻炼，特别是在康复期。适度的功能锻炼对软组织的修复、肢体功能的恢复有着重要的意义。否则，身体气血运行不畅，筋骨失荣，出现肌肉萎缩、关节僵直和变性，有可能成为终生残疾。

六、养骨要点

1. 合理膳食　跌打损伤轻者伤及肌肤，多于短期内痊愈，只用日常膳食调养即可；重者伤筋动骨，创面污染，或出血过多，而致血虚气衰，甚至伤及内脏，生命垂危，病期较长，需膳食治疗加以辅助。

2. 合理运动　《吕氏春秋》中说："流水不腐，户枢不蠹，动也。形气亦然。形不动则精不流，精不流则气郁。"说明了动形以防精气郁滞的道理。运动形体还能增强脾胃功能，有助于气血的化生。软组织损伤后，势必有气滞血瘀的现象，更需要进行适当的功能锻炼，合理的运动可以促进血液循环，使患者达到早日康复的目的。

3. 补益肝肾　肝主筋，肝生血以养筋，所以筋伤后应适当补益肝肾，可以养筋生髓，促进病变早日康复。

4. 调节正气　气是构成人体和维护人体生命活动的最基本物质。气充满全身，运行不息，推动和激发着人体的各种生理活动。在软组织损伤的康复过程中要记得调节正气，以补气行气为主，帮助软组织损伤的修复。

七、养骨方法

（一）药膳养骨

1. 早期　软组织损伤初期（伤后 1～2 周）以气滞血瘀、疼痛、肿胀或瘀血化热为主。根据"结者散之"的原理，宜用攻利法，常治以攻下逐瘀、行气活血和清热凉血。

（1）黑鱼理筋汤：黑鱼肉 500g，竹笋 100g，葱白 5 根，生姜 5 片，黄酒 50mL。先将原料洗干净，黑鱼肉切片，竹笋切丝。在锅里放适量清水，加入黑鱼肉、竹笋、生姜，大火煮开，小火煨熟，加酒、葱白，趁温热食用。黑鱼又名乌鱼，具有很高的营养价值，有研究表明，黑鱼肉有生肌抗炎的作用；竹笋具有消肿作用；葱白、生姜、黄酒具有温阳、通血脉、行药势之效。所以本品特别适合急性软组织损伤，伤处肿胀剧痛者服用。具有活血利水、消肿止痛的作用。

（2）桃仁生地黄酒：桃仁 30g，生地黄汁 500mL，酒 500mL。将桃仁去皮后研膏，将生地黄汁与酒煎至沸，下桃仁膏再煮数沸，去渣，收贮备用。每次温服适量，不拘时。桃仁味苦甘性平，《药品化义》谓："桃仁，味苦能泻血热，体润能滋肠燥。"生地黄具有清热凉血、养阴生津之效。针对软组织损伤早期瘀血化热的情况，加酒以通血脉、行药势。具有舒筋活血、凉血祛瘀的效果，主要用于跌倒扑损筋脉，有瘀血化热之势者。

（3）三七蒸鸡：母鸡1只（约1500g），三七20g，姜、葱、料酒、盐各适量。将母鸡宰杀去毛，剁去头、爪，剖腹去肠杂，冲洗干净；三七一半上笼蒸软，切成薄片，一半磨粉。姜切片，葱切成大段。将鸡剁成长方形小块装盆，放入三七片，葱、姜摆于鸡块上，加适量料酒、盐、清水，上蒸笼2小时左右。出锅后拣去葱、姜，调入味精，拌入三七粉即成。吃肉喝汤，佐餐随量食用。三七功能"和营止血，通脉行瘀，行瘀血而敛新血"，为治疗瘀血出血之要药。鸡肉甘温，可温中益气、补精填髓，尤适用于软组织损伤出血、体虚者，主治跌打、出血等一切瘀血证。具有散瘀止血定痛、益气养血和营之功。

（4）莴苣子乳没方：莴苣子30g，粟米6g，乌梅肉5g，乳香5g，没药5g，蜂蜜适量。莴苣子、粟米一起炒香，再与乌梅肉、乳香、没药共研细末，加蜂蜜搓成丸，每丸约6g，每日1丸，温酒送服。适用于软组织损伤早期，特别是腰部急性扭伤，有活血壮腰、消肿止痛之功。

（5）鸡血藤酒：鸡血藤60g，冰糖60g，白酒500mL。将鸡血藤、冰糖一同浸入白酒中7日，每次饮20mL，每日2次。鸡血藤能活血舒筋，对软组织损伤之筋脉不通者效果明显；冰糖能和中缓急，能缓筋脉不通之痛；加白酒以通血脉，行药势。主要用于上肢扭挫伤，有活血化瘀、通络舒筋的功效。

2. 中期　软组织损伤中期（伤后3～6周）病情虽已减轻，但仍有一定程度的疼痛、肿胀，同时可能出现肝、脾、胃虚弱，虚实兼夹。治疗上宜攻补兼施，调和营卫，以"和"法为主。常用和营止痛法和舒筋活络法。

（1）牛筋祛瘀汤：牛蹄筋100g，当归尾15g，紫丹参20g，雪莲花10g，鸡冠花10g，香菇10g，火腿15g，生姜、葱白、绍酒、味精、盐各适量。将牛蹄筋放入5000mL清水煮沸后，放入食用碱15g，倒入牛蹄筋，盖盖焖2分钟，捞出，用热水洗去油污，反复多次，待牛蹄筋发涨后才能进行加工。发涨后的牛蹄筋切成段状，放入蒸碗中；将当归、丹参装入纱布袋放于周边，将雪莲、鸡冠花点缀于四周，香菇、火腿摆在上面，放入生姜、葱白及调料，上蒸笼3小时左右，待牛蹄筋熟烂即可出笼，挑出药袋、葱、姜即可，日常佐餐食用。具有活血化瘀通脉之效，主治瘀血痹阻，筋脉不通，肢体疼痛。适合于软组织损伤中期，邪正相争，瘀血不去者。

（2）归参炖母鸡：当归身15g，党参15g，母鸡1500g，生姜、葱、料酒、食盐各适量。将母鸡宰杀，去毛与内脏，洗净；再将洗净切片的当归、党参放入鸡腹内，置砂锅中，加入葱、姜、料酒等，掺入适量清水，武火煮沸后，改用文火炖至鸡肉熟透即成，可分餐食肉及汤。当归身补血和血；党参补中、益气、生津，主治脾胃虚弱，气血两亏，体倦无力，食少；母鸡为补虚上佳之品。具有补血益气、健脾温中之功效。适用于软组织损伤中期，气血虚弱，脾不健运者。

（3）黑豆白芷饮：黑豆 20g，白芷 20g，白糖 2 匙。将黑豆、白芷分别洗净，置锅中，加清水 500mL，急火煮开 5 分钟，改文火煮 30 分钟，滤渣取汁，加白糖，趁热分次饮用。其中黑豆活血祛风，白芷行气止痛。适用于软组织损伤中期，肿胀疼痛不减，但较稳定者。

（4）韭菜炒鹌鹑蛋：韭菜 200g，鹌鹑蛋 10 只。韭菜择洗干净、切段，鹌鹑蛋去壳打匀。将鹌鹑蛋下油锅炒黄，盛起备用；韭菜炒熟，再入鹌鹑蛋拌炒，加盐、味精调味即可。韭菜辛温，温阳补虚，行气理血，活血散瘀。鹌鹑蛋强筋壮骨，润肺养阴。适用于软组织损伤中期，以腰以下损伤为明显者。

3. 后期　急性软组织损伤后期（软组织损伤 6 周以后），瘀血、肿胀基本消除，但撕裂损伤之筋尚未能愈合坚固，经脉未能完全畅通，气血、脏腑虚损突出。其治法应同慢性软组织损伤，以补益为主，常用补养气血法、补益肝肾法。损伤日久，络脉滞涩，正气虚弱，若调护不当，复感风寒湿邪者颇多，故后期治法还包括温经通络法。

（1）归参牛膝猪腰方：当归 10g，党参 10g，牛膝 10g，猪腰子 500g，酱油、醋、蒜末、香油各适量。将猪腰子切开，剔去筋膜等，洗净；余药装入纱袋，扎紧口，均放入锅中，加清水适量，炖至熟透。捞出猪腰子，待冷后，切成薄片，拌入酱油、醋、蒜末、香油，酌量食用。猪腰子即为猪肾，能补肾益阴，主治肾虚、腰痛等；当归补血活血，党参为补中益气药，对热伤津气、气血不足者尤为适宜。本品药食合用，适用于软组织损伤后期气血虚弱、肝肾不足的慢性腰扭伤，有养血益气、补肾壮腰之功。

（2）老母鸡三七汤：老母鸡 1 只（约 1000g），三七 9g，葱、姜、盐各适量。将鸡宰杀，去毛及内脏，洗净；三七放入鸡肚内，以小火炖至肉烂，加葱、姜、盐调味，分餐酌量食用。三七能散瘀止血、消肿定痛，具有镇痛、抗炎、抗衰老等作用；老母鸡为补虚上佳之品。药食合用，适用于软组织损伤后期，体虚且瘀滞未消者，具扶正化瘀之效。

（3）杜仲当归鸡汤：母鸡 1 只（约 1000g），杜仲 60g，当归 20g，桂枝 15g，生姜适量。将杜仲、当归、桂枝用纱袋装，扎紧袋口，与鸡肉、生姜同炖至肉熟烂，去纱袋，调味，食肉饮汤，可分 4～5 次饮用，连服 10～15 日。汤中杜仲补肝肾、强筋骨，善治腰膝酸痛；当归活血补血；桂枝温通经络；生姜温阳。本汤适合软组织损伤后期患者食用，具补肝肾、通经络之效。

（4）当归生姜狗肉汤：当归 9g，生姜 15g，狗肉 250g，三七 9g。先将狗肉洗净入锅，加入其余药材，再加适量水煎煮，至狗肉熟烂，稍加黄酒、味精、盐等调料，食之即可。此药膳中狗肉能温补脾胃、强肾壮阳，适用于阳虚阴寒之体；当归、三七活血补血，生姜温胃散寒。本汤适用于慢性软组织损伤血瘀型，有壮筋骨、活血脉之功，但阴虚内热者不宜。

（二）药物养骨

1. 药酒   多用于闭合性软组织损伤或陈伤，有活血止痛、舒筋活络、追风散寒的作用，但开放性伤口不宜使用。应用时先将药酒涂于患处，然后用手在患处揉擦数分钟，以揉为主，不宜过多、过度地用力摩擦，以免损伤皮肤。常用活血酒、正骨水、舒筋药水、舒筋止痛水等。

2. 搽擦药   用香油、花生油把药物煎熬后去渣制成油剂，也可加黄蜡制成油膏。具有温经通络、消散瘀血的作用。适用于关节、筋络寒湿冷痛；也可用于理筋手法前的局部搽擦，以增强手法的效果。常用伤油膏、跌打万花油、活络油膏、按摩乳、松节油等。

3. 熏洗湿敷药   将药物置于锅或盆中加水煮沸后，先用热汽熏蒸患处，待水温稍降后用药水浸洗患处。也可以将药物分成 2 份，分别用布包住，放入锅中加水煮沸后，先取出药包熏洗患处，待药包凉后再放回锅中，取出另一包交替使用。温度以患者感觉舒适为度，注意不要烫伤皮肤，尤其是对于皮肤感觉迟钝的患者。冬天可在患肢上加盖棉垫后再熏洗，使热能持久，每日 2 次，每次 15 ～ 30 分钟，每剂药可熏洗数次。本法具有舒松筋络、疏导腠理、流通气血、活血止痛的作用，适用于软组织损伤后关节强直拘挛、酸痛麻木或损伤兼夹风湿者。新伤初期，肿痛明显者多用散瘀和伤汤；后期常用海桐皮汤、舒筋活血洗方；陈伤风湿冷痛者常用八仙逍遥汤等。开放性筋伤合并感染、伤口久不愈合者，常用野菊花煎水、2% ～ 20% 的黄柏溶液、蒲公英鲜药煎汁、苦参汤等外洗。

4. 热熨药   将药物加热后用布袋装好，熨贴于损伤局部。热熨的作用，一方面是借火气之热力来温通经络、调和血脉，另一方面取药物的温通作用。所选药物多为辛温通络之品，加热后起温通祛寒、行气止痛的作用。对于损伤日久、瘀血凝聚者，可使肿胀消退，疼痛减轻，肌肉、关节活动灵便。本法适用于不宜外洗的腰脊躯体之新伤、陈伤。

（三）手法养骨

损伤后早期即可开始在损伤部位的近端做向心性手法养骨，以促进静脉回流，减轻水肿。2 ～ 3 日也可做损伤周围轻手法的按摩，以促进瘀血吸收。手法治疗时，动作要轻柔，不可引起或加重损伤。

（四）运动养骨

1. 主、被动运动练习   其作用在于保持和恢复关节的活动范围，通过被动运动、助力运动和主动运动来维持和扩大关节各方向的活动范围。伤后即可开始健肢和全身轻微的主动活动。运动练习时，动作宜平稳可控，避免暴力或冲击性运动，活动时应无明显的疼痛。每日 1 ～ 2 次，每个关节每次活动 3 ～ 5 遍。

2. 恢复肌肉功能的练习　伤后应尽早开始伤肢肌肉的等长练习，防止肌肉萎缩，恢复肌肉功能，根据病情逐渐增加运动量，进行等张练习和等张（抗阻）练习。未固定的肌肉也应进行适当的等长或等张练习。

3. 牵伸练习　牵伸练习的作用在于恢复和保持肌肉、肌腱及韧带等结构的正常长度，松解已发生的粘连。在损伤后的早期应做被动的牵伸手法；后期关节活动受限明显时，使用关节功能牵引或伸展手法可获得较好的疗效。

第三十七章 卧床与瘫痪

一、定义与概述

卧床瘫痪患者多由神经系统疾病所引起，常伴有感觉障碍，由于神经功能障碍，随意动作减退或消失，身体的某部分完全或部分丧失运动能力，不能正常生活和工作。临床上将瘫痪分为功能性瘫痪和器质性瘫痪两类。前者由心理疾病引起，即癔症性瘫痪。器质性瘫痪按照病变的解剖部位，可分为上运动神经元瘫痪、下运动神经元瘫痪和肌病瘫痪。常见的疾病有脊柱脊髓损伤、脑梗死、脑出血等。

二、常见误区

1. 重药物治疗，轻康复理疗 长期卧床患者在临床药物治疗过程中，不重视康复理疗各项措施的临床应用，造成患者体质下降，肺功能萎缩，出现尿路、肺部感染，肌肉萎缩，严重时可危及患者的生命。

2. 忽视或不重视心理疏导及调护 卧床与瘫痪的患者大多有焦虑、恐惧、悲观和抑郁，或烦躁不安、容易冲动等不良情绪，甚至有自杀倾向。在治疗过程中忽视患者的这些不良情绪，往往会影响临床疗效及患者的康复。

3. 膳食补养不当 卧床患者一味地进食高蛋白、高脂肪等食物，不注意膳食的合理搭配，膏粱厚味在体内会酿湿生痰，对虚弱的脾胃来说负担加大，损伤脾胃功能，出现一系列并发症如便秘、肠梗阻等。

4. 功能锻炼缺乏规范指导 针对不同的疾病及疾病的不同阶段，都有相应的功能锻炼项目，不恰当、不合理的功能锻炼会造成进一步的损伤，不利于疾病的恢复。

5. 忽视或遗漏并发症防治 长期卧床患者有时会有低热等症状，有时体温正常，容易忽视治疗，这些或许都是患者出现坠积性肺炎或尿路感染的信号。如果不注意，遗漏相关并发症的信息，因患者本就体质虚弱，治疗起来会非常棘手，影响患者的临床康复。

三、养骨要点

1. 规范合理的功能锻炼及康复理疗措施　卧床瘫痪患者一般病情比较复杂，药物治疗在控制疾病发展和康复起着主要作用，但是由于患者瘫痪卧床，许多功能的恢复是药物治疗无法解决的。如肌肉萎缩、肺功能降低等，只有通过合理的康复理疗措施，指导患者主动活动，才有利于促进其康复。

2. 合理膳食指导　瘫痪在床的患者，脾胃功能往往都会有不同程度的降低，对膳食的要求相对较高。给予其易消化、营养丰富的饮食，并且根据不同疾病、疾病的不同时期和患者以往的饮食习惯，制订出恰当的膳食食谱，对疾病的恢复会有很大帮助。

3. 合理药膳指导　针对卧床患者脾胃虚弱的特点，在临床治疗过程中，可以调理脾胃为中心，兼顾肝肾不足，防止痰、瘀血等病理产物出现，发挥中医药的特长，结合膳食指导，制作合适的药膳，以促进疾病的恢复。

4. 重视患者的心理调护　在心理疏导过程中，针对不同性格、不同疾病及不同疾病中不同阶段的患者，以良好的人际关系及高度的同情心、责任心为基础，与患者积极交流，影响和改变患者的不良心理状态和行为，促使其疾病的康复。

5. 预防和积极治疗并发症　卧床患者要经常翻身，主动咳嗽，进行吹气球、憋气等功能锻炼，以增强肺活量，防止发生坠积性肺炎；定期进行膀胱冲洗，预防尿路感染；鼓励患者主动进行功能锻炼，尽最大可能防止肌肉萎缩，预防深静脉血栓。

四、养骨方法

（一）药膳养骨

1. 瘫痪患者由于长期卧床，伤气耗血，导致气血虚弱，进一步造成气虚血瘀。常见患者气短乏力、肢软神疲、肢体瘫痪等，所以要以益气活血为原则制作药膳，进行调理。

（1）黄芪桂枝粥：黄芪12g，炒白芍、桂枝各10g，生姜2片。4味水煎取汁，与大米80～100g、大枣5枚同煮为稀粥服食。具有益气养血、温经通络之功效。

（2）黄芪肉羹：黄芪30g，大枣10枚，当归、枸杞子各10g，猪瘦肉100g（切片）。以上原料共炖汤，加食盐调味，食肉喝汤。具有滋阴助阳、补气活血之功效。

（3）黄芪地龙瘦肉粥：鲜地龙50g，剖开洗净去泥；猪瘦肉50g，切丝。共用调味品勾芡。取黄芪10g，大米50g，加清水适量煮沸后，下地龙及瘦肉，煮至粥熟即可调味服食。具有补益中气之功效。

2. 患者卧床时间过久，肌肉萎缩，筋骨懈怠，伴见短气乏力、耳鸣目糊、腰酸膝软、失眠多梦、肢体麻木、筋肉抖颤等。现代医学研究也表明，卧床日久会造成骨质疏松。因此治疗上要以补养肝肾为原则进行调理，可采用以下食疗方法。

（1）栗子桂圆粥：栗子 10 个（去壳，切成碎块），龙眼肉 20g，粳米 50g。一同熬粥，将熟时放入龙眼肉（桂圆肉），再熬 10 分钟，即可服食。具有补益肝肾、温阳健脾之功效。

（2）芪杞炖鳖：鳖肉 200g，黄芪 30g，枸杞子 20g。加适量水同炖至鳖肉熟烂，即可服食。具有益气补肾、强筋健骨的功效

（3）二冬鱼肚粥：天冬、麦冬各 30g，枸杞子 20g，大米 50g，鱼肚胶 10g。天冬、麦冬水煎取汁，与枸杞子、大米同煮粥；粥将熟时，调入捣碎的鱼肚胶烊化，再煮一二沸，即可食用。具有滋阴养肝、柔筋活络之功效。

（4）黄精珍珠牡蛎粥：黄精 10g，珍珠母、牡蛎各 30g。3 味水煎取汁，加大米 50g 煮为稀粥服食。可平肝潜阳、息风通络。宜于兼见面色潮红、烦躁不宁者。

3. 有些瘫痪患者卧床日久，出现消化不良、头昏眩晕、神志恍惚、肢体麻木、运动不利、胸脘满闷、食少纳呆等症状，治当以健脾化痰为治则。可选用以下药膳调养。

（1）山药葛粉羹：山药 150g，葛根粉 200g，小米 100g。共熬粥服食，具有健肺益肾、柔肝解痉之功效。

（2）怀莲柠檬糊：怀山药 18g，莲米 30g。分别焙干，共研细末。另将酸柠檬半只研磨如浆状，置小锅内加水 200mL，煮沸，冲入怀山莲米粉，拌搅成糊状，入冰糖 40g 溶化，凉后可随意食用。具有健肺益肾、软肠通便之功效。宜于兼见口唇干燥、大便干结者。

（3）橘皮山楂粥：橘皮 10g，山楂肉（干品）15g，莱菔子 12g。分别焙干，共研为细末。另将糯米 100g 煮粥，粥将成时加入药末再稍煮，入食盐少许调味，候温可随意食用。具有健脾益胃、行气通滞之功效。用于消化不良，腹胀纳差者，也宜于兼有血脂偏高者。

（二）膳食养骨

瘫痪与卧床患者多不思饮食，食欲不振，体重下降。此外，长期卧床的患者精神萎靡，有些并发泌尿系统感染、高热、褥疮等，均可使身体消耗增多，体重减轻。再加上损伤初期，机体处于应激状态，患者食入的糖类及静脉补充的葡萄糖也不能很好地被氧化和利用，机体的新陈代谢和营养主要依靠消耗自身蛋白质及脂肪。

因此瘫痪初期饮食宜清淡、易消化，富有营养，有利于胃气的恢复和疾病的康复，如米粥等。若用粳米微炒、煮粥食，还有暖中健脾、化湿止泻之效。主食以大米、面粉、玉米、小米等为主；多吃豆制品及瓜果蔬菜，如芹菜、菠菜、白菜、萝卜、黄瓜、莲藕、橘子等。病情稳定时，应鼓励患者多食高蛋白、低脂肪、高糖类及富含各种维生素的食物，形式可以多样化，餐次适当增加，可吃些瘦肉、鸡脯、牛奶、蛋类等。注意逐步增加谷类营养素，如精大米、精面粉等主食。将面粉、小米、大豆等按

合适的比例制成混合食物食用，或如牛奶搭配鸡蛋冲服等，可通过互补作用，提高蛋白质的净利用率。高维生素食物可选一些新鲜水果、蔬菜等。长期卧床的截瘫患者应适当限制高脂肪食物的摄入，多吃些富含维生素的芹菜、韭菜等，以促进肠蠕动，防止便秘。

（三）运动养骨

1. 物理治疗　包括肌力训练、平衡和协调训练、站立和步行训练、轮椅训练、体位和转移训练、减重训练、理疗、肌电生物反馈治疗等。

床上运动：待病情稳定后，应加强患肢和躯干部肌肉的训练。定时翻身，防止发生褥疮，一般2小时翻身1次，或使用气垫床。排尿困难者，可放置导尿管，每3～4小时开放1次。对丧失运动功能的部位和肢体进行按摩和轻柔的被动活动，以防止肌肉萎缩、关节僵硬，手法宜轻柔。可做适当的主动运动，如用哑铃、弹簧拉力器等练习。随着病情好转，肌力达到2～3级后，尽量鼓励患者做助力运动或主动运动。肌力达4级后，开始做抗阻运动。还可做床上保健操，包括瘫痪肢体的运动，如呼吸、抬头、挺胸、抬腿、举臂、翻身、坐起、坐撑等。应特别注重上肢支撑力量和耐力的训练，为上下轮椅及扶拐行走做好准备。

轮椅训练：患者经过前期训练后，已有足够的上肢肌力和平衡能力，此时应加强坐起、坐位平衡、坐位稳定、坐撑、四肢爬行及肩、腰、背等部位肌力的训练，逐渐从床上运动过渡到轮椅训练。在轮椅上，患者可用肘支撑，增加肩部和上肢肌肉的力量锻炼。

站立和步行训练：瘫痪后应根据情况尽早进行站立和步行训练。先期可行斜板床站立，逐渐增加床的倾斜度，直至站立。然后可行站立架站立，待平衡和耐力较强后，可逐渐扶平衡杠站立和扶拐站立。站立训练时应有医生监护，教患者左、右腿移动，转移重心、维持平衡等。然后利用腋拐行走，最终使患者能独立行走。

2. 作业治疗　包括日常生活活动能力训练、娱乐和工作训练等。目的是增强患者的自主生活能力，减少依赖。如穿脱衣服、进食、洗漱、如厕、身体移动等，一般在坐位或轮椅上进行。轮椅上可安放适当的支架，以便于患者进食、读书、写字等。

（四）手法养骨

手法养骨理筋具有整复、活血、祛瘀及调整气血、改善内脏功能的作用。可采用推、运、按、摩、掐、搓、理、擦、捏、摇、抖等，但施术过程中必须根据年龄、病情、症状等辨证施术。

（五）情志养骨

卧床与瘫痪的患者大多会产生焦虑、恐惧、悲观和抑郁的情绪，甚至烦躁不安，容易冲动。在长期的治疗康复过程中，患者有时会感到孤独无助，甚至会有自杀倾向。种种不良心理状态须引起高度重视。对这一类患者务必要加强心理康复指导，疏导种种不良情志，促进患者早日达到身心的全面康复。

建立良好的医患关系是成功交流的前提，也是促进患者康复的关键之一。要做到这一点，首先要取得患者的信任，要求护理人员经常深入病房，全面了解患者的思想动态及其家庭的实际情况，根据病情的发展与转变，分析患者的动态心理变化，关心患者，尊重患者。从患者的实际出发，解除患者的疑虑，消除其悲观情绪，使患者能积极主动配合医护人员的诊疗工作。

瘫痪卧床患者一般病情复杂，病程较长，要经受很多精神和躯体上的痛苦，往往导致患者心理失衡、行为消极，身体功能处于抑制状态，从而使机体的抵抗力下降，病情加重。患者产生猜疑心理，同时又渴望获得同情和支持，希望得到良好的救治，以求早日康复。此时护理人员应安慰开导患者，掌握患者不同的心理反应和病情各阶段的护理措施，以良好的行为语言和职业道德服务于患者。正如古人所说："善医者必先医其心，而后医其身。"

第三十八章　围手术期

一、定义与概述

　　围手术期是指围绕手术的全过程，具体是指从确定手术治疗时起，直到与手术有关的治疗基本结束为止，包含手术前、手术中及手术后的一段时间。因骨科手术的特殊性——大多数患者需要植入内固定物或外固定物；治疗范围特殊——运动系统疾病若治疗不当，会造成患者的终生残疾，给家庭、社会和患者本人带来巨大的痛苦。所以如何正确诊断、合理制订治疗方案、准确精巧地进行手术操作，以及实施完善周密的术后处理等，成为保证手术成功的重要基础与环节。围手术期养骨是对手术治疗的有益补充和配合，有利于患者的早期康复。围手术期养骨应该从患者的整体性出发，根据患者的病情、体质、精神，从术前、术中、术后等多方位、多角度考虑，采用合理的养骨方法，与良好的手术操作一起相得益彰，提高临床治疗效果。

二、围手术期管理与常见误区

（一）围手术期管理

1. 手术前准备

（1）确定手术治疗前后必要的诊断措施。

（2）讨论手术方案，制订围手术期的处理预案。

（3）做好患者的心理准备，包括相应的治疗和解释工作。

（4）完成患者机体包括并存疾病的检查和处理。

（5）疾病或手术本身所需要的特殊准备。

（6）特殊器械、药物和血液的准备。

（7）预防或治疗感染的用药与措施。

（8）麻醉的选择与麻醉术前用药。

（9）其他手术前处理，目的是使患者与手术组人员以最佳状态进入手术。

2. 手术中处理

（1）麻醉的实施与管理。

（2）术中的监测与护理。

（3）意外情况的预防与处理。

（4）抗感染药物及其他特殊药物的应用。

3. 手术后处理

（1）对生命体征与重要脏器功能的监测与异常情况的处理。

（2）维持内稳定平衡与良好的代谢支持。

（3）防治并发症。

（4）抗感染药物与措施的合理使用。

（5）患者体内引流物及其他安置物的管理和创口的处理。

（6）手术后所需的特殊治疗与护理。

（7）并存疾病的必要处理。

（8）患者的心理护理。

不同的手术，以及同种手术的不同患者，其围手术期的处理不尽相同。因此，严格来讲，各种手术、各个患者都有自己围手术期处理的具体内容。

（二）常见误区

1. 过度补养或营养不当　膳食结构不合理，蛋白质、热量、维生素及脂肪等供给不均，造成体内代谢的不平衡，可能影响手术的成败及手术后伤口和体质的恢复。

2. 重手术治疗，轻心理调护　骨科围手术期患者尤其容易产生恐惧、紧张及焦虑情绪。特别是对病史较长、久治不愈的患者，常出现情绪焦虑、抑郁，甚至脾气暴躁的情况，骨科医生在临床活动中如果只注重手术治疗，忽视或轻视患者的心理调护，有时会造成不可挽回的损失。

3. 重手术治疗，轻术后管理　手术完成并非万事大吉，术后的管理与康复也是决定最终治疗效果的关键之一。

4. 重手术治疗，轻功能锻炼　作为骨科医师，对骨科创伤患者力求对位对线的解剖复位、追求畸形的完美矫正等，这都是必须的，但手术仅仅是治疗疾病的一个环节，尚需要其他治疗方法协调配合。例如术后的功能锻炼等，即是很重要的治疗项目。可以说功能锻炼在一定程度上决定着手术的成败。

5. 注重局部治疗，忽视全身基础疾病及并发症防治　在临床治疗中，如果对并发症的估计或重视不够，比如深静脉血栓、肺栓塞及脂肪栓塞，对一些基础疾病失治或治疗措施不周全，可能造成原有基础疾病的发作或出现并发症，严重者甚至危及生命。

三、养骨要点

1. 合理膳食、均衡营养　食物应多样，以谷类为主，粗细搭配，多吃蔬菜、水果等，保证蛋白质、能量和维生素的均衡吸收，促进切口及身体顺利恢复。

2. 个体化情志调护 针对不同性格的患者加以侧重引导，告知患者注意事项，鼓励患者树立战胜疾病的决心和信心。

3. 进行合理的功能锻炼 告知患者何时功能锻炼、怎样功能锻炼、功能锻炼的重要性，以及不进行锻炼的危害性。指导患者在疾病的不同阶段采用相应的锻炼方式。

4. 重视基础疾病及并发症的防治 全面治疗，积极发现并解决并发症，防患于未然。

四、养骨方法

（一）药膳养骨

骨科手术过程中，由于失血、组织损伤及麻醉等因素的影响，患者术后常会出现贫血、切口感染及呃逆等情况，尤其是一些大手术后，由于广泛的组织损伤，患者可能出现"气虚、阳虚"的表现，采用下列常见的药膳食疗法可予以配合治疗。

1. 番茄牛肉片 牛里脊肉 200g，番茄酱 100g，花生油、蛋清、葱头、胡萝卜、豌豆、精盐、白糖、味精、料酒、醋、香油、淀粉、清汤各适量。将肉切片，用精盐、蛋清、淀粉抓匀，用六成热油下勺滑熟。炒勺底留油，炒葱头、胡萝卜、豌豆，待渗透出滋水，烹料酒，加番茄酱炒散，加入清汤、白糖、味精、醋烧开，用淀粉勾成薄浆，倒入牛肉片，加香油翻匀盛出即可。具有补肾壮阳、舒筋活血、补气养血的功效。适用于外科手术后贫血症状严重者。

2. 桑椹鸡茸蹄筋 桑椹 100g，鸡茸 200g，肥肉泥 150g，水发牛蹄筋 100g，蛋清和各种调料适量。将鸡茸、肥肉泥置于碗内，加清汤、蛋清、料酒、香油、精盐搅匀。将牛蹄筋切好，放沸水里烧透捞出，挤净水分，放入鸡茸、肥肉泥抓匀，用沸水煮熟，捞出控净水。炒勺加入大蒜油，用葱、姜爆锅，烹料酒，添清汤，加精盐、味精、桑椹烧开，撇净浮沫，用淀粉勾芡，淋入鸡油，翻匀盛出即可。具有补虚扶正的功效。适用于外科术后贫血严重者。

3. 四物补血粥 龙眼肉 50g，大枣 50g，带衣花生米 50g，糯米 200g。将龙眼肉、大枣、带衣花生米、糯米一起放入锅内，加水适量文火煮成稀粥。具有补气养血的功效。适用于术后贫血及术后出血者。

4. 鸡茸银耳丸 银耳 100g，鸡茸 150g，鸡蛋清、牛奶、湿淀粉、调料各适量。将银耳加料酒、姜汁泡 10 分钟后沥干。鸡茸与银耳拌好，打入蛋清拌匀，做成丸状。锅内加清水，烧开后端离火口，将鸡茸银耳丸下入沸水，烧开，捞出。锅内放油，烧至四五成热，下入葱丝煸炒，烹入料酒，倒入鸡汤，煮几分钟，加入牛奶、姜汁、味精等，汤要开时淋入淀粉汁勾芡，淋上鸡油，最后将牛奶鸡汤淋在鸡茸银耳丸上即成。具有滋阴的功效。适用于术后阴虚烦热的患者食用。

5. 橘汁竹茹饮 橘子 2 个，竹茹 50g，生姜汁半茶匙，蜂蜜适量。将橘皮、竹茹共煮取汁，橘瓣榨汁，两汁相兑，加入姜汁、蜂蜜即可。具有清热和胃、降逆止呕的功效。适用于腹部手术后呃逆频作，甚至干呕者。

（二）膳食养骨

1. 术前膳食调养 应根据个人所患疾病的性质、全身营养状况及消化功能的不同，进行个性化、有针对性的术前饮食调养。

首先，应注意顺其自然，因病而异，因患者个体的消化吸收功能而异。尤其有幽门梗阻、肠梗阻等消化道阻塞者，如再进食油腻、不易消化的食物，不仅不能补充营养，反而会加重病情。

其次，要注意现在营养的概念不仅仅指高蛋白、高热量、高脂肪，更是指均衡、全面的营养，包括动物蛋白、植物蛋白、各种维生素、各种纤维素、糖、脂肪等。糖、脂肪、蛋白质能为机体提供足够的热量，各种水果、蔬菜中含有大量的纤维素和维生素，有利于保持大便通畅和术后伤口的愈合。

再次，要注意食品卫生，以天然新鲜的食品为佳。并注意患者自身的饮食习惯与规律，食量要适中，切忌暴饮、暴食。如果手术前患者营养状况良好，就不必有意增补营养，以免给胃肠道增加不必要的负担。

最后，对于因疾病所致长期不能正常进食，有中度、重度营养不良的患者，家属不必要求患者勉强进食，医生可以通过静脉营养的方法来适当增强患者的营养，以提高其手术耐受力。在术前给患者进食适量的、高质量的动植物蛋白，均衡补充各种维生素、糖、脂肪非常重要，具体方案应根据患者的病情及其胃肠道功能情况，在医生的指导下，由家属配合施行。

2. 手术后对不同体质的饮食调养 人的体质有强弱之异，有偏热、偏寒之不同，手术后体质也会有所改变。所以手术后饮食调养应注意根据个人术后的具体情况进行，加强营养素的吸收，改善体质和免疫功能，促进患者手术后早日康复。

（1）术后气虚：术后气虚者常表现为少气懒言，疲倦乏力，食欲不振，不耐劳动，稍动即头晕、气短、汗出，易感冒。这种气虚体质一般是久病或术后，因伤及正气、饮食失调等因素所致，所以宜用补气健脾之类的食物调养。脾为气血生化之源，故健脾是补气的重要方法。补气健脾食物有山药、大枣、糯米、莲子、猪肉、猪肚、牛肚、羊肉、鲫鱼、鸡肉、黄鳝、泥鳅、黄花菜、香菇等。

（2）术后血虚：术后血虚者常表现为面色苍白或萎黄，唇色及指甲淡白，头晕眼花，心悸，健忘，失眠，手足发麻，舌质淡，脉细濡等。此类患者常因脾胃虚弱、生化不足、手术失血过多，以及七情过度、暗耗阴血等所致。"气为血帅"，所以在补血食疗方中常配补气的食物，气血双补，更好地起到补血养血的作用。可选用的食物有猪心、猪蹄、猪肝、鸡肉、羊肉、羊腔骨、龙眼肉、胡萝卜、葡萄等。补血食物多黏腻，体肥多疾、腹胀胸闷、纳差便溏者应少吃。

（3）术后阴虚：术后阴虚者常表现为形体消瘦、手足心发热、口燥咽干、头昏眼花、虚烦不眠、潮热盗汗、颧赤、大便干燥、小便赤短、舌质红、舌苔少、脉细数等。阴虚体质的术后患者宜食用滋阴养液的食物，可选用百合、梨、椰子汁、甘蔗、芝麻、黑豆、豆腐、银耳、松子、猪蹄、鸡蛋、鸭肉、鹅肉、蜂蜜、兔肉、燕窝等。由于滋阴类食物多属滋腻之物，故过食之容易出现胸闷腹胀、纳呆便溏、舌苔厚腻等症，应酌情选用。

（4）术后阳虚：术后阳虚者常表现为神疲乏力、嗜睡畏寒、面色㿠白、性欲减退、口淡不欲饮、喜热食、四肢厥冷、腹冷痛泄泻、小便频数、脉细弱等。对此类术后患者，应常食温补阳气类食物，如韭菜、核桃肉、羊肉、羊肾、虾等。由于温补食品大多具温燥之性，凡阴虚火旺或感冒发热者均应忌用。

上述四种常见病理改变临床上可单一出现，也可两种或两种以上并存，故应根据个人的具体情况，在医师的指导下"辨证施食"，选用适宜的食品或药膳食用。

（三）运动养骨

骨折或骨与关节损伤术后，肌肉收缩、关节强直、骨质疏松等是普遍存在的并发症。运动养骨之目的便是促进患者恢复功能，尽可能减少术后并发症。

1. 肢体功能锻炼　骨、关节、肌肉、肌腱或神经损伤等手术修复后，对于非固定的关节或肢体部分，每日应进行肌肉的收缩活动锻炼，部分患者可进行连续性被动活动。活动强度及活动范围应逐渐加强，不可急躁冒进，否则可能造成新的损伤或导致手术修复失败。

2. 肢体被动锻炼　此法可促进局部血液循环、增进代谢、消除肿胀，使僵硬的组织逐渐松软，尤其对脊髓损伤截瘫、关节术后僵硬及肌腱术后的患者，被动活动及按摩可收到一定效果。

3. 物理疗法　包括超声波、电疗、磁疗、蜡疗及热疗等多种方法，可促进血液循环、止痛、消肿。理疗作为功能锻炼的辅助方法，应适度操作，不能过度、过滥。

4. 连续被动活动　关节置换术后、四肢骨折术后、肌腱损伤修复与重建术后，关节连续被动活动，可以有效防止关节粘连和强直，有利于肌腱修复和伤口愈合。使用CPM 装置可根据患者具体情况确定，一般可在术后立即进行。

（四）情志养骨

在骨科围手术期患者的管理中，情志养骨具有重要作用，可稳定患者情绪，消除其对手术的恐惧，变被动接受为主动配合，使手术顺利实施，减轻患者痛苦，同时也利于患者术后尽快康复。

1. 术前　患者因缺乏疾病知识、惧怕手术或其他问题，容易产生焦虑、不安等心理因素，医者术前要了解和掌握患者及其亲属对疾病诊断、治疗、护理的认识程度及思想状况，通过认真分析，采取积极的措施，消除患者的不良心理反应，充分保证患者的睡眠、休息和食欲，使内分泌系统、免疫系统功能保持基本正常，从而增强机体的抗病能力和对手术的耐受力。为得到患者亲属的理解和支持，千万不要忽视对患者亲属的心理指导，使患者及其亲属对手术治疗有正确的态度和健康的心理准备，与医护人员更好地配合。

2. 术中　手术过程中应减轻患者的心理压力，如经常询问患者情况，向患者讲一些其他事情以分散其注意力，抚摸患者额头、握住患者的手等，给患者以心理上的支持。减轻手术器械的碰击声，避免给患者造成不良心理刺激。对患者进行安慰与疏导，尽可能采取各种措施，有效减轻患者的情绪异常。

3. 术后　术后，患者身心受到双重折磨，容易产生忧虑、紧张、悲观、忧郁等心理，此时医者应主动关心患者，展开形式多样的健康知识宣讲，使患者了解"忧思伤脾""恐则伤肾"的道理，向患者解释五脏六腑相辅相成的原理，运用中医理论知识指导情志护理，使患者尽快康复。

第三十九章 糖尿病性骨关节炎

一、定义与概述

糖尿病是关节炎的独立危险因素，研究发现，非胰岛素依赖型糖尿病患者更易患骨关节炎。糖尿病性骨关节炎是由高血糖症、炎症反应、氧化应激反应等多因素参与的复杂的病变，日渐受到人们的重视。

二、病因病机

糖尿病近似于中医学所称的"消渴"，主要是由于素体阴虚，五脏柔弱，复因饮食不节，过食肥甘，情志失调，劳欲过度，而导致肾阴亏虚，肺胃燥热。病机重点为阴虚燥热，以阴虚为本，燥热为标。病延日久，阴损及阳，致阴阳俱虚。阴虚燥热，耗津灼液，使血液黏滞、血行涩滞而成瘀。阴损及阳，阳虚寒凝，亦可导致瘀血内停。

1. 素体阴虚 导致素体阴虚的原因较多。①先天不足：《灵枢·五变》说："五脏皆柔弱者，善病消瘅。"是指在母体胎养不足所致阴虚为病。②后天损耗过度：如毒邪侵害，损耗阴精。③化源不足：如化生阴精的脏腑受损，阴精无从化生，如《外台秘要·消渴门》说："消渴者，原其发动，此则肾虚所致，每发即小便至甜。"④脏腑之间阴阳关系失调，终致阴损过多，阳必偏盛，阳太盛则致"消"，阴过损则致"渴"。

2. 饮食不节，形体肥胖 ①长期过食甘美厚味，使脾的运化功能损伤，胃中积滞，蕴热化燥，伤阴耗津，更使胃中燥热，消谷善饥加重。②因胖人多痰，痰阻化热，也能耗损阴精，阴精不足又化生燥热，燥热复必伤阴。如此恶性循环而发生消渴。

3. 情志失调，肝气郁结 由于长期情志不舒，郁滞生热，化燥伤阴；或因暴怒，导致肝失条达，气机阻滞，也可生热化燥，并消烁肺胃的阴精，导致肺胃燥热，而致口渴多饮、消谷善饥。阴虚燥热日久，必然导致气阴两虚。阴损及阳而出现气虚阳微现象。由于肺、胃、肾三经阴气虚，阳气被遏，而出现阴阳两虚病证。

4. 外感六淫，毒邪侵害 外感六淫，燥火风热毒邪内侵散膏（胰腺），旁及脏腑，化燥伤津，亦可发生消渴病。

三、辨证分型

根据临床主要症状并结合糖尿病的中医分型，可将糖尿病性骨关节炎按照阴阳偏盛、偏衰，分为阴虚型、阳虚型、阴阳两虚型。

四、养骨要点

（一）情志养骨

当情志波动时，肾上腺大量分泌肾上腺素，刺激肝糖原释放，同时又抑制胰岛素分泌，从而使血糖升高。因此，患者自身要注意情志调节，特别是家庭成员在生活上要给予患者更多的关心和爱护。加强体育锻炼，不仅能使患者的精神情绪有好的改善，也能促进血液循环，使血糖下降，骨关节炎的病情得以改善。

（二）起居养骨

合理安排起居作息，早睡早起，劳逸适度，妥善处理生活细节，保持良好的生活习惯，建立符合自身生物节律的活动规律。

（三）膳食养骨

1. 适宜的饮食

①宜食五谷杂粮。粗杂粮如荞麦面、燕麦面、玉米面富含 B 族维生素、多种微量元素及食物纤维等，糖尿病性骨关节炎患者长期食用粗杂粮可降低血糖、血脂。

②宜食豆类及豆制品。豆类食品富含蛋白质、无机盐和维生素，且豆油含丰富的不饱和脂肪酸，具有降低血清胆固醇及三酰甘油的作用。

③宜食苦瓜、洋葱、香菇、柚子、南瓜等，以上食物既可做菜食，亦可作为降低血糖的药食，是糖尿病性骨关节炎患者的理想食物。

④宜食海带、木耳、鱼等。

2. 饮食禁忌　忌白糖、红糖、葡萄糖及糖制甜食，如果糖、糕点、果酱、蜂蜜、蜜饯、冰激凌等。少食土豆、山药、芋头、藕、洋葱、胡萝卜、猪油、羊油、奶油、黄油、花生、核桃、葵花子、蛋黄、动物内脏等。

（四）运动养骨

糖尿病性骨关节炎患者锻炼时采用有氧运动的方式效果最好，要选择有规律性又能长期坚持的项目，如慢跑、跳舞、游泳、快步行走、骑车、扭秧歌、水中运动，以及各种球类运动等。也可进行家务劳动、步行购物、做广播操、打太极拳等活动量较轻的运动，不可过度活动。

附：养骨食物与具有肾毒性的中药

养骨食物

一、含蛋白质丰富的食物

牛奶、蛋类、核桃、肉皮、鱼皮、猪蹄胶冻、牛羊肉、坚果与种子等。但是蛋白质摄取过多反而对骨骼不利，会使人体血液酸度增加，加速骨骼中钙的溶解和尿中钙的排泄。

二、含钙丰富的食物

1. 绿色蔬菜 菠菜、雪里蕻、荠菜、小白菜、香椿、萝卜叶、苋菜、豌豆苗、油菜、芫荽、扁豆、毛豆等。

2. 乳制品 牛乳（脱脂、低脂、全脂）、酸奶、奶酪。

3. 豆制品 大豆及大豆制品，如豆腐、干豆腐、豆腐皮、豆腐丝、豆腐干、素鸡。

4. 海产品 海带、虾皮、沙丁鱼等。

5. 谷类 燕麦、黑芝麻、黑豆、黑米等。

三、含钾丰富的食物

香蕉、橙子、李子、葡萄干等水果，西红柿、土豆、菠菜、山药等蔬菜，以及紫菜、海带、橙汁等。

四、含镁丰富的食物

紫菜、全麦食品、杏仁、花生和菠菜。

五、含维生素 D 丰富的食物

谷物、金枪鱼、三文鱼、鸡蛋、酸奶、奶酪等。

六、含维生素 B$_{12}$ 丰富的食物

动物肝脏、贝类、牛瘦肉、全麦面包和低脂奶制品。

七、含维生素 K 丰富的食物

酸奶酪、紫花苜蓿、蛋黄、红花油、大豆油、鱼肝油等。

八、具有补肾壮骨作用的药食同源的食物

山药、芡实、核桃仁、白果、莲子（莲子心）、豇豆、柏子仁、羊骨、猪肾、猪肚、冬虫夏草、韭菜子等。

具有肾毒性的中药

运用中药养骨是养骨保健的重要方法，但是，众所周知，中药作为一种具有药用价值的自然资源，仅仅强调其治疗作用是不够的，对其毒副作用的研究同等重要。由于人们对中药毒性问题的认识不足，导致长期、大量、盲目服用中药的现象非常普遍，有关服用中草药后引起肾损害的报道逐渐增多。根据中医理论，肾主骨生髓，肾的精气盛衰直接影响骨骼的生长、营养、功能等。一些具有肾毒性的中药自然会影响骨的生长发育，不利于健康，笔者通过查阅相关研究资料，在此列出部分具有肾毒性的中药，以警示医者，临床上要循证、谨慎使用，合理配伍，不可单味长期、过量运用。

毒性成分	中药名称
马兜铃酸	马兜铃、天仙藤、寻骨风、朱砂莲、细辛、厚朴等
生物碱	雷公藤、马钱子、北豆根、防己、藜芦、益母草、草乌、川乌、附子、槟榔、商陆、山豆根、相思子、麻黄、蓖麻子
毒性蛋白	苍耳子、天花粉、望江南、蓖麻子、相思子
蒽醌类化合物	大黄、决明子、芦荟、虎杖、何首乌、番泻叶
苷类	川楝子、苍耳子、土贝母、苦杏仁、牵牛子、白头翁
脂肪油类	巴豆、千金子
内酯类	穿心莲、马桑
其他	黑豆、甘遂、独活、鸦胆子、泽泻、洋金花、桃仁、大风子、常山、博落回、肉桂、丁香、半边莲、大戟、芫花、土荆芥